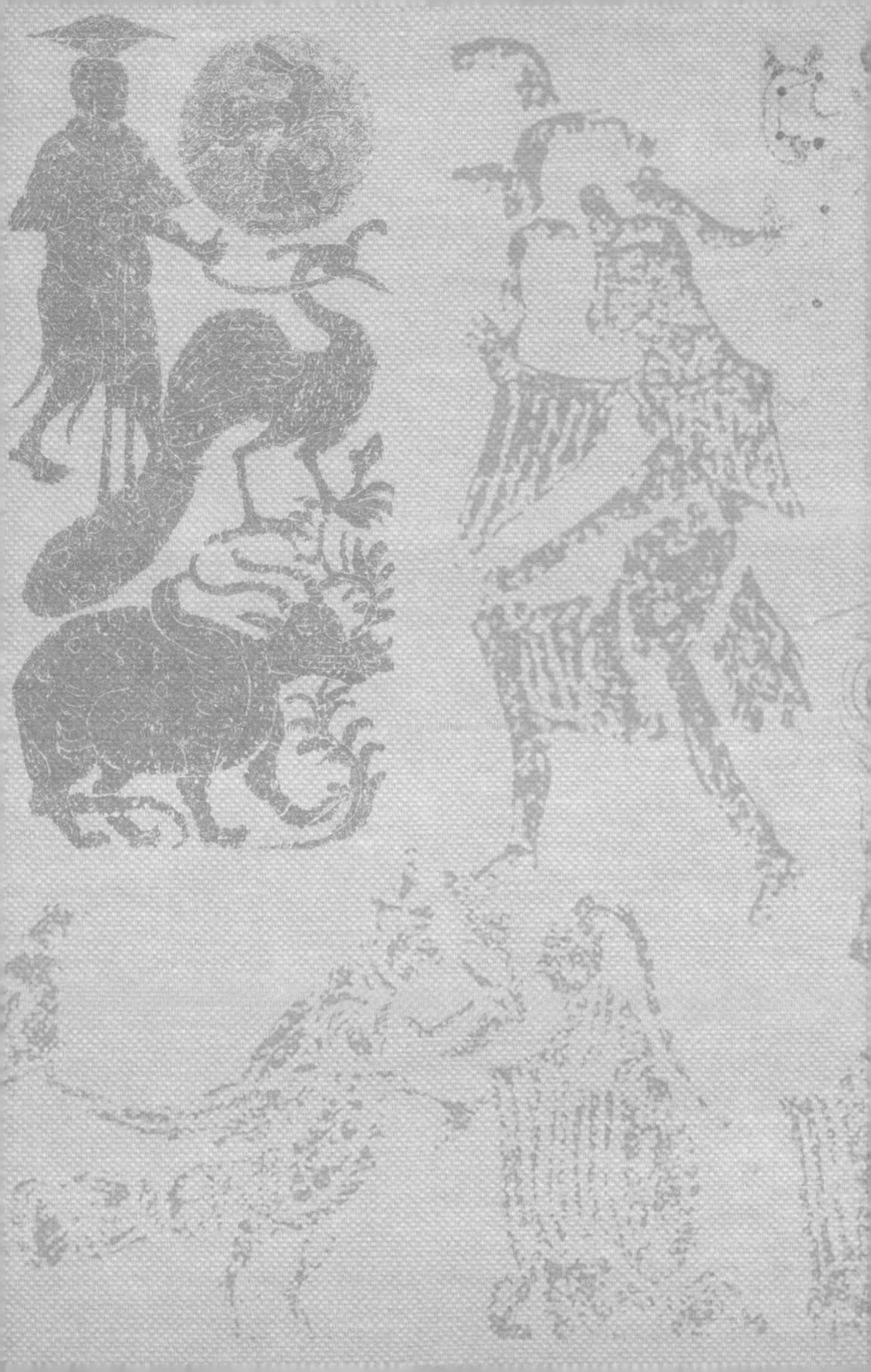

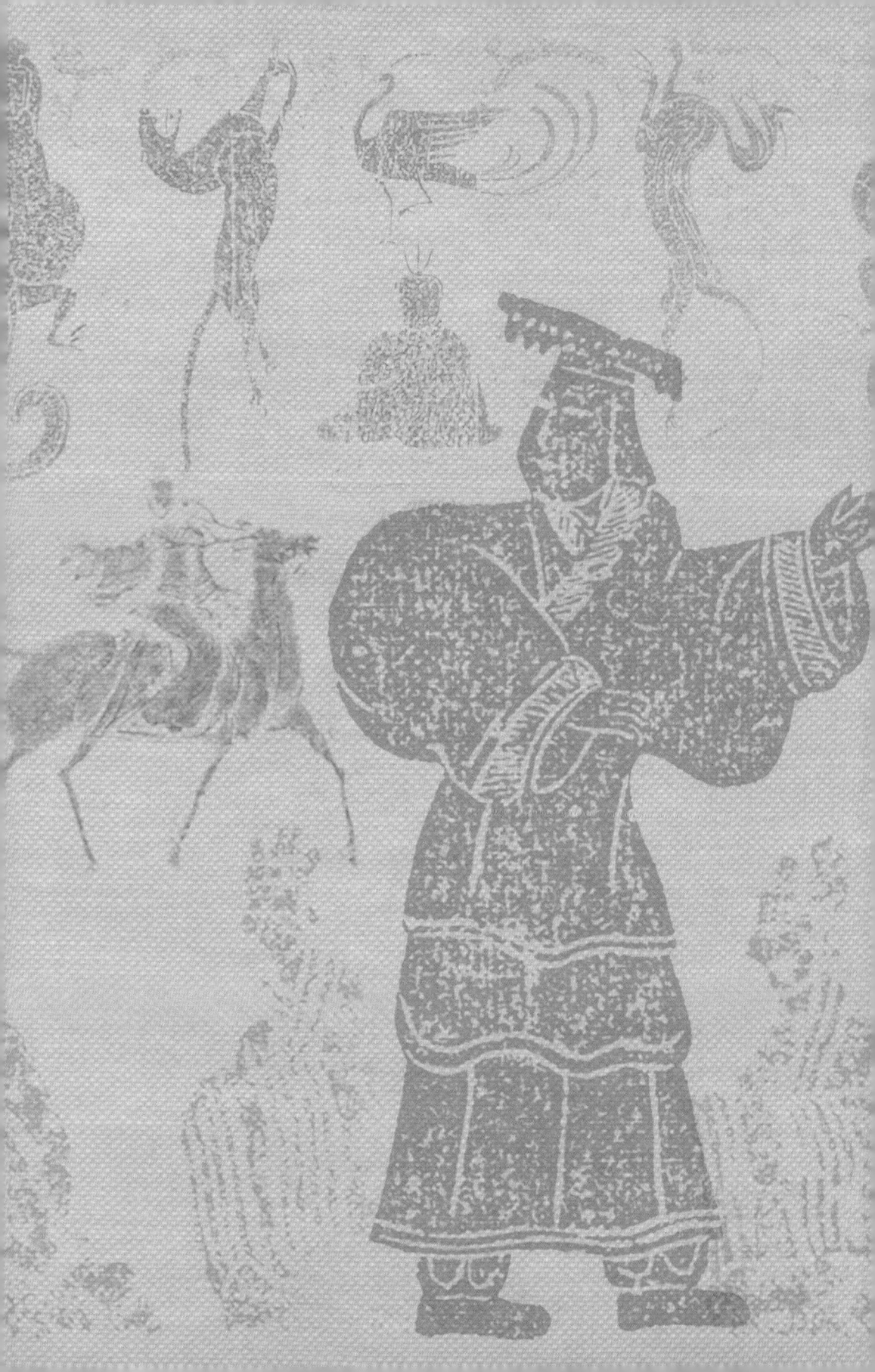

中国古医籍整理丛书

圣济总录

（第二册）

宋·赵佶　敕编

主　校　王振国　杨金萍

校注者（按姓氏笔画排序）

王飞旋　王春燕　田丹枫　刘　鹏　李怀芝

李建业　李绍林　何　永　张丰聪　陈　聪

范　磊　周　扬　金秀梅　孟　玺　郭君双

路明静　臧守虎

中国中医药出版社

·北京·

图书在版编目（CIP）数据

圣济总录 /（宋）赵佶敕编；王振国，杨金萍主校 . —北京：中国中医药出版社，2018.12（2023.10重印）

（中国古医籍整理丛书）

ISBN 978 – 7 – 5132 – 3940 – 0

Ⅰ . ①圣… Ⅱ . ①赵… ②王… ③杨… Ⅲ . ①方书 – 中国 – 宋代 Ⅳ . ①R289.344

中国版本图书馆 CIP 数据核字（2016）第 312837 号

中国中医药出版社出版

北京经济技术开发区科创十三街31号院二区8号楼

邮政编码 100176

传真 010 64405721

保定市中画美凯印刷有限公司印刷

各地新华书店经销

开本 710 × 1000 1/16 印张 281.5 字数 3005 千字

2018 年 12 月第 1 版 2023 年 10 月第 2 次印刷

书号 ISBN 978 – 7 – 5132 – 3940 – 0

定价 2980.00 元

网址 www.cptcm.com

服务热线 010-64405510

购书热线 010-89535836

侵权打假 010-64405753

微信服务号 zgzyycbs

微商城网址 https://kdt.im/LIdUGr

官方微博 http://e.weibo.com/cptcm

天猫旗舰店网址 https://zgzyycbs.tmall.com

如有印装质量问题请与本社出版部联系（010 64405510）

第二册目录

卷第五

诸风门

诸风统论 ①

论曰：《易》曰挠万物者莫疾乎风。夫以吹嘘鼓舞，巽而易入，枯者荣，甲者拆，成物之功，实在于是。然而分四时，位八方，适应其时，则为正，弗循其方，则为邪。人惟万物之灵，能察诸此。观冬至之日，有从南方来，必曰贼风，其他可以类推矣。感之浅者，留于肌肤；感之深者，达于骨髓。而况仓卒顷刻之间，大可畏惧。固②有治疗所不迨者，盖祸患之机，藏于细微，非常人所豫见，及其著也，虽智者不能善其后。是以上古圣人之教下，皆谓之虚邪贼风，避之有时，乃向福威极之意也。不然，何以言风者百病之始，风者百病之长，风者善行而数变？

中 风

论曰：风邪中人，以春甲乙得之，为肝风；以夏丙丁得之，为心风；以季夏戊己得之，为脾风；以秋庚辛得之，为肺风；以冬壬癸得之，为肾风③。若中其五脏六腑之俞，则各随其证而治之。

治诸中风**灵宝丹**方

人生自幼稚至于老耄，率多因风而致疾。或嗜食伤饱，或

---

① 诸风统论：明抄本、乾隆本、日本抄本、文瑞楼本同，元刻本作"统论附"。

② 固：日本抄本、文瑞楼本同，明抄本、乾隆本作"因"。

③ 风邪中人……为肾风：此段文意源自《素问·风论》。行文差别较大。

不食失饥，或渴而失饮，或饮而过量，或因五味之伤，或冒热冲风，或大寒近火，或暴露寒湿，或刺损肌肤，扑伤肢体，或失节宣，或多嗜欲，缘此风趋诸窍。或留一偏，遂使手足不随，言语謇涩，或痛连骨髓，或痹袭皮肤，瘙痒如虫行，痛痹如铁石。或多痰好睡，或健忘多嗔，血脉不行，肉色干瘦，久在床枕，起便须人，语涩面浮，精神困 ① 耗，皆其证也。若积岁不愈，肢节不能运动者，但如法服十数粒即效。亦有中风卒毙者，但心头未冷，取药五粒，以醋调摩脐中一千余遍，当从脐四面渐暖，待眼开后，以热醋研下十丸，入口即活。凡病不问轻重、年月深浅，先以红雪通中散三钱茶调下，须臾更以热茶投，令宣泻一两行，便依法煎姜豆汤下三粒，当以他人热手更摩所患处，须臾热彻，当觉肉内有物如火至病所。一二百日内及一年内风疾不能下床者，一服三粒，十服后，便可行步。如患至重者，每利一度后，隔日服五粒，又住三五日，即更利，不过三十粒，平复如故。若打扑伤 ② 损多年，每遇天阴疼痛，举动不能者，可五七服。服此药多者，疾去后药力常在，具方如后：

丹砂 两半。碎如皂子大，绢袋盛，以荞麦灰下汁煮三复时，取出，研如粉 自然铜一两。先捣碎，更研如粉 硫黄一两。碎如皂子大，绢袋盛，以无灰酒煮三复时，取出，研如粉 雄黄一两。碎如皂子大，绢袋盛，以米醋煮三复时，取出，研如粉

四味用有盖瓶子，先以金箔三片铺瓶底上，便入硫黄，又以金箔两片盖之，次入雄黄，又以金箔两片盖之，次入丹砂，又以金箔两片盖之，次入自然铜，又以金箔三片盖之，以瓶盖合却。不用固济，于灰内坐瓶子令稳，以火养三日三夜。第一日，用熟炭火半斤 ③ 围瓶子，去瓶子三寸，第二日，用熟火十两，去瓶子二

① 困：明抄本、乾隆本、文瑞楼本及《普济方》卷八十七"诸风门"引《圣济总录》同，日本抄本作"昏"。

② 伤：原无，日本抄本、文瑞楼本同，据明抄本、乾隆本补。《普济方》卷八十七"诸风门"引《圣济总录》"伤"在"扑"之前。

③ 熟炭火半斤：此处指熟炭半斤，后文中"熟火十两"、"火一斤"等，皆指熟炭的用量。

寸半，第三日，用火一斤，去瓶子二寸，以火尽为度。候冷取药出，以纸三重裹药，于净湿土中培至来旦，取出，更研令细；

磁石煅，醋淬一七遍，捣碎如粉　阳起石研如粉　理石研如粉　紫石英研如粉

四味各三分，用有盖瓷瓶子，先入磁石，次入阳起石，次入理石，次入紫石英。其所入金箔，一依前法，以盖合之。不用固济，用火养三日三夜。第一日，用熟火一斤，去瓶子三寸，第二日，用火三斤，去瓶子二寸半，第三日，用火半秤，去瓶子二寸。一日至夜，任火自销。候冷取出药，用纸裹入湿土中培至来旦，取出，更研令细；

牛黄　龙脑　麝香　腽肭脐酒刷炙　龙齿　虎脑骨酒涂炙

六味各一两，捣罗为末，更研如粉；

石钟乳十两。以绢袋盛，先以长流水煮半日后弃水，别用水五斗^①，煎取一斗，留煮后草药外，更留钟乳水三合^②，磨生犀角三分　苦参　远志去心　巴戟天去心　乌蛇酒浸，去皮、骨，炙　仙灵脾　天麻各一两一分^③

六味捣罗为末，以前钟乳水一斗^④，煎至七^⑤升，用生绢滤去滓，澄清；

木香　肉豆蔻去壳　鹿茸去毛，涂酥炙　桂去粗皮。各一两半　延胡索　胡桐泪各三分^⑥

六味捣罗为末，以前钟乳汁七升，煎至四升，以生绢滤去滓，

---

①　斗：明抄本、乾隆本、文瑞楼本及《普济方》卷八十七"诸风门"引《圣济总录》同，日本抄本作"升"。

②　合（gě 葛）：容量单位，市制一升的十分之一，约二十毫升。《孙子算经》卷上："十勺为一合。"《汉书·律历志上》："十合为升。"

③　一两一分：日本抄本、文瑞楼本及《普济方》卷八十七"诸风门"引《圣济总录》同，明抄本脱，乾隆本作"一分"。

④　一斗：明抄本、乾隆本、日本抄本、文瑞楼本同，《普济方》卷八十七"诸风门"引《圣济总录》作"七升"。

⑤　七：明抄本、乾隆本、文瑞楼本同，日本抄本作"一"，《普济方》卷八十七"诸风门"引《圣济总录》作"四"。

⑥　分：明抄本、乾隆本、文瑞楼本及《普济方》卷八十七"诸风门"引《圣济总录》同，日本抄本作"两"。

澄清；

半夏汤洗七遍，去滑　当归切，焙。各一两

二味捣罗为末，以前钟乳汁四升，煎至三升，以生绢滤去滓，澄清；

皂子仁一两半。捣罗为末　芒消一两。细研　生地黄汁一升　无灰酒一升　童子小便一升

上三十四[①]味，以地黄汁等，通前三升计六升贮锅中。于静室内，以文火养至一升，下金石药末在内，以柳木篦搅，勿令住手，稀稠得所，去火。然后入牛黄等六味，搅令极匀，即下皂子仁末及磨下犀角水，以绵滤过，入在药内，研于钵内，以乳[②]椎研三五千转。此药黏如胶，须用力研之。研讫，分为三分，内一分，入上件芒消，别更研令匀，并丸如梧桐子大。此药三名，一名归命丹，一名返魂丹，入芒消者名破棺丹。如有中一切风，牙关紧急及尸厥暴亡者，以热醋研三两丸，灌在口中，下得咽喉即活。如要常服，空心温酒下二丸。

红雪通中散方

大青别研。一两　消石五斤。煎药后下　丹砂别研。半两　桑根白皮一两　羚羊角镑。半两　苏枋木二两　栀子仁一十五枚　槐花一两　升麻一两半　淡竹叶一握　诃黎勒一十五枚。去核　大腹　槟榔各五枚。剉

上一十三味，别研丹砂、大青外，余并粗捣筛，用水一斗浸一宿，煎至五升，去滓，入银石锅，即下消石、丹砂、大青，不住手搅，候泣尽水[③]，即成红雪。置瓷器中，三日取出，捣罗为末。却用瓷瓶子盛，不得泄气。有患风疾及一切滞闷不通，临卧用温水调下二钱匕，小儿半钱匕。亦治伤寒。

---

① 三十四：原作"三十五"，明抄本、日本抄本、文瑞楼本同，据乾隆本及实际药味数改。

② 乳：研磨。清·蓝浦《景德镇陶录》卷一："又有乳料之工，用矮凳贮料钵，上装直木安瓷槌乳之，有双手乳者，有左右乳者。"

③ 泣尽水：日本抄本、文瑞楼本同，明抄本脱，乾隆本作"减尽水"，《普济方》卷八十八"诸风门"引《圣济总录》作"沫尽"。

治中风神仙大验，**备急黑神丸方**

雄黄研　硇砂研　丹砂研　硫黄研　水银先以慢火生铁铫内熔硫黄销，始倾入水银，急以火箸搅，恐焰起，即离火，以湿布搭灭，候冷刮取，与上三件同捣研

此五味各一两，取一湖南烧药罐子，先用六一泥①固济，待干，入上件研者末，都入罐子中，实按令平，连盖子泥四缝，只留一寸缝不泥，合慢火匀养一复时，加火近罐子烧令通赤，缝中有烟焰出，急抽火，令人按盖子，急泥合缝周遍，用净筛土窨②定药罐子，不得令露，透出药气，上以大盆合之，来日③取出药捣罗，用湿重帛包裹，以净湿土内窨盆合，出火毒三日三夜，逐日起盆，微洒水，日满取药，再研如粉，入后药末：

犀角镑　鹿茸酥炙，去毛。各一两　牛黄研。半两　天竺黄研　升麻　天麻　干蝎酒炒。各一两　木香半两　阿胶慢火炙燥。二两　天南星牛乳④煮一复时，暴干。一两

上一十五味，将后十味除研外，捣罗为末，次入牛黄、天竺黄，并前研五味再同研匀，用青州大枣蒸熟，去皮核，研如膏，和药，捣一千杵，丸如梧桐子大。中风急风，牙关急，口噤不开，用豆淋酒、生姜酒去滓，研二丸至三丸，斡开口灌下；如人行五里，更一服，连三服汗出解。宜食生姜、酒、粟米粥。合此药宜三月三日，五月五日，或腊日，于净室中焚香斋沐修合。切忌禽兽并妇人等见。

---

① 六一泥：道家用语。道家炼丹时，以矾石、戎盐、卤碱、礜石、左顾牡蛎、赤石脂、滑石七物合捣为泥。七乃六与一之合数，故名"六一"。《九丹经诀》："六一泥者，六与七合，圣人秘之，故云六一。""用矾石、戎盐、卤碱、礜石四物，先烧之二十日。东海左顾牡蛎、赤石脂、滑石七物，分等，多少自在，合捣万杵……和百日华池为泥。"

② 窨（yìn 印）：窑藏，深藏。《说文解字注·穴部》："窨，今俗语以酒水等埋藏地下曰窨。"宋·张邦基《墨庄漫录》卷二："令众香蒸过，入磁器有油者，地窨窨一月。"

③ 来日：日本抄本、文瑞楼本同，明抄本、乾隆本作"次日"。义皆通。

④ 牛乳：日本抄本、文瑞楼本同，明抄本、乾隆本及《普济方》卷八十七"诸风门"引《圣济总录》作"牛胆"。

治中风，**大通水银丸**方

水银　**铅丹**研　**丹砂**研　**胡粉**研　**铅霜**别研，候药成入　**雄黄**研　**硫黄**先以铫子销熔，熟帛捩入水银，柳杖子急搅结沙子，捣研　**硇砂**以水银、硫黄、雄黄、丹砂同研　**曾青**各一两。别研，次以曾青、铅丹、胡粉同研

上九味，先将水银沙子、雄黄、丹砂、硇砂研，入湖南瓶子中实筑，次下曾青、铅丹、胡粉实筑，用盖子盖讫，使六一泥固济，留缝一寸不泥合，火炙令干。先用文火养一日夜，后用武火从午时烧至申时，通赤，缝中有烟焰药气起，即抽火，向后[①]急泥合缝，用筛了净灰盖窨瓶子。候至来日，冷即开，取药出，捣罗，下用筛了湿净沙土摊开，上以重抄纸三重衬，置药在上，上更以三重抄纸盖，细匀洒湿，上[②]以盆合盖。经三日夜，每日微洒，日满取药，再入钵与铅霜一味同研细，用烂蒸青州大枣，取肉研如膏，拌和，丸如梧桐子大。每服一丸至两丸，用豆淋酒下，空心午时夜卧服。得汗出，慎外风；未汗，用热生姜稀粥投，汗出即差。

治中风，**大通青金丹**方

曾青三分。螺髻者为上，研　**金箔**四十九片　**丹砂**别研　**硫黄**研　**胡粉**研　**紫石英**研。各一两　**水银**三分。与硫黄结沙子，研　**铅霜**研　**铅丹**与曾青末、紫石英末、定粉、铅霜再同研　**雄黄**各三分。与沙子、丹砂同研

上一十味，取一湖南烧药瓶子并盖，用六一泥固济，火熁[③]令干。先下金箔二十片，次下沙子同研四味末，实按平，又下金箔二十片，次下曾青同研五味末，又实按令平，次又下金箔九片，始用盖子，六一泥泥合盖子，只留缝一寸不泥合，用火法，并再

---

① 向后：后面，以后。唐·白居易《十二月二十三日作兼呈晦叔》诗："案头历日虽未尽，向后唯残六七行。"

② 上：日本抄本、文瑞楼本及《普济方》卷八十八"诸风门"引《圣济总录》同，明抄本、乾隆本作"土"，连上读。

③ 熁（xié 协）：熏烤。《集韵·业韵》："熁，火迫也。"《验韵》："熁，火干也。"

捣罗，出火毒，及再研，法并与前方大通水银丸同。用槐胶浓煮汤，去滓，停令温，入白面煮作稠糊，丸如梧桐子大。凡中风摊缓风，手足挛急风，口面㖞斜风，癫痫，风狂风邪，并用温酒下五丸至七丸，空心日午夜卧各一服。

治中风摊缓，半身不随，口眼㖞斜，语言謇涩，形神如醉，惊悸狂言，夜卧不安，或周身麻痹，皮肤不知痛痒，四肢不举，身重如石，腰膝强硬，或筋脉拘挛瘛疭，不能行步，百关壅闭，痰涎痞滞，或卒急中恶客忤、尸注鬼气、邪魔尸厥、暴亡不省人事等疾，**至圣太一散**方

犀角镑　仙灵脾　真珠末　滑石研　胡黄连　恶实炒　人参　地丁草去根　白茯苓去皮　蚕砂炒　甜消研　板蓝根　郁金各一两　大黄剉　牛黄研　血竭研　木通剉　栀子仁　马牙消研　苍术削去黑皮　荆芥穗　芍药　延胡索　玳瑁镑　琥珀研。各半两　甘草炙。二两半

上二十六味，并捣研为末。如中风不语，用新水调下一钱匕；如口噤即灌下，若能咳嗽，夜半当省人事，灌药四服后不咳嗽者，必不可救；卒中恶风涎不止，用白矾末半钱匕，太一散一钱匕，和匀，以新水调下，慢慢灌之即活①。

治中急慢风，**硫黄大黑神丸**方

硫黄研　丹砂研　水银各一两　雄黄研。半两

此四味各细研，用铫子先下硫黄，销，后下丹砂、水银、雄黄，文武火结成沙子，待冷刮取，捣罗为末。先取一瓷瓶，上磨瓦一小片作盖，钻一窍可度得绿豆，用六一泥固济瓶子，火熁令干，却入沙子末在瓶内，按令平实，然后下盖子，泥合缝，留窍子，候干，用火半秤，四面约四寸已来，烧至一食顷，更加火渐近瓶子，待黑气出尽后，取湿纸搭瓶窍上，如纸才干，便易之，至三十易为止，待冷取出细研，以酒浸润一宿，再焙为末。入后药：

---

① 活：日本抄本、文瑞楼本及《普济方》卷八十七“诸风门”引《圣济总录》同，明抄本脱，乾隆本作“醒”。

麻黄去根节，先煎，掠去沫，焙干。二两　天麻一两半　白附子炮　乌蛇酒浸，去皮、骨，炙　白花蛇酒浸，去皮、骨，炙　白僵蚕炒　桂去粗皮　天南星炮。各半两　干漆炒令烟出　干蝎酒炒　人参　白茯苓去黑皮。各一分

上一十六味，前四味先煅研为末，次将后一十二味捣罗为末，各顿一处，每上①药末一两，入后药末二两，同研取匀，炼蜜丸如鸡头实大。中风者，以豆淋酒研下一丸至二丸，以厚衣覆出汗；未汗更服，用热生姜稀粥投。汗出，慎外风。

治五脏中风、偏风、贼风、偏枯、手足不随，**八琼丹**方

硫黄　水银二味同结作沙子　曾青　丹砂　雄黄　白石英　紫石英　铅丹　玄精石　胡粉各一两　消石二两

以上十一味各细研，入瓷合盛，合上留一眼子，外用六一泥固济毕，候干，以文火养一复时后，闭合眼子，用大火烧令通赤，去火，放冷取出，以纸裹药地内培三日，去火毒，取出，研令极细。入后药：

龙脑　麝香　牛黄　琥珀　天竺黄并细研　乌蛇酒浸三日，去皮、骨，炙　虎骨酥炙　甘草炙　天南星炮　白附子炮　大麻　麻黄去根节　干蝎炒　桂去粗皮　木香　槟榔剉　独活去芦头　细辛去苗叶　白术　附子炮裂，去皮脐　白僵蚕炒　犀角镑　羚羊角镑　芎䓖　阿胶打碎，炒燥。各一两　蝉蜕去土　腻粉研。各半两

上三十八味，除前煅研外，余捣研为末，再同研匀，炼蜜和捣一二千下，丸如小弹子大。每服一丸，细嚼，以豆淋酒下，轻病只温酒嚼下。

治卒中恶风，涎潮昏重，口眼㖞斜，四肢亸曳②，口噤不省，**延寿丹**方

---

① 上：原作"石"，文瑞楼本同，与"右"形近而误，明抄本、乾隆本、日本抄本作"右"，"右"代表"上"之义，故按本书体例改作"上"。

② 亸（duǒ朵）曳：病证名。指四肢纵缓，不能收摄，类似痿证。《诸病源候论》卷一"风病诸候"："风亸曳者，肢体弛缓不收摄也。"亸，下垂。

丹砂研　腻粉研　铁粉研　白附子各二两　蛇黄煅，醋淬　附子炮裂，去皮脐。各九[1]两　巴豆打碎，用新水浸七日，逐日换水，日足，以纸裹压出油　生金　生银并错末。各一分　麝香别研　牛黄别研。各一两一分　羌活去芦头　牛膝去苗，酒浸，切，焙　蝎梢炒　天南星生用。各三两

上一十五味，捣研为末，炼蜜和粟米饭，丸如鸡头实大。中恶风亸曳及诸痫疾，薄荷酒磨下一丸，年老半丸；小儿惊痫，十岁已上，一丸分四服，四岁已下，一丸分五服，新生儿一丸分七服，并用蜜水磨下；如中风发直，面如桃花色，口眼俱闭，喉中作声，汗出如油及汗出不流，多要下泄或泻血者，并是恶候，更不用服。唯口噤眼开者，药下立差。缠喉风壅塞，气息不通，用生姜薄荷酒急化一丸。

治中风不计缓急，涎潮，冒[2]闷不知人，**七宝丸**方

丹砂　牛黄　水银　龙脑　腻粉　麝香并细研。各一分　金箔大者，二十一片。与药末同研

上七味再同研，令水银星尽，用蒸枣肉丸如梧桐子大。病轻者每服十丸，重者二十丸，温水化破服。利下涎，须服和气药，日后时服慢治风药。

治一切风，**龙脑双丸**方

天南星汤浸软，洗，切，焙　半夏汤洗七遍，去滑，切，焙。各半两　干蝎酒拌炒　白僵蚕酒炒。各一分。四味同为末　胡粉　腻粉各一钱匕　麝香　龙脑各一分。四味同研

上八味一处研匀，稀糯米糊丸如皂子大。每服一丸或二丸，嚼破，温酒下。如急风口噤，用青葱筒子灌于鼻内，口立开，大效。

治中风因饮酒过节，不能言语，手足不随，精神恍惚，得病一两日，服**葛根汤**方

---

① 九：明抄本、乾隆本、文瑞楼本同，日本抄本作“五”。
② 冒：日本抄本、文瑞楼本同，明抄本、乾隆本作“昏”。义皆通。

生葛根长一尺，径二寸　生姜汁一合　竹沥二升

上三味，先取生葛根洗刮去皮土，捣研压取汁，葛滓再捣，以竹沥沃，复压，取汁尽为度，将生姜汁和匀，同用厚绵滤过，银石铫内煎三五沸，瓷器盛。不拘时候，食前温服。如觉腹内气转作声似痛，即食后温服。如此服七日后，以后九味附子汤补之。

治中风服前汤，后服**附子补汤方**

附子炮裂，去皮脐　石膏碎　干姜炮。各一两半　桂去粗皮　犀角镑。各一两　地骨皮　白术　独活去芦头　芎䓖各二两

上九味，剉如麻豆。每服五钱匕，水一盏半，入生姜半分，切，煎至八分，去滓，空腹温服。三服后，用热生姜稀粥投，以厚衣覆令汗出。汗不止，以牡蛎粉粉身，觉热壅即疏服。病势损，不必尽剂。服此二药未效，宜服后薏苡仁汤。

治中风风势未退，服前汤数日未效，**薏苡仁汤**方

薏苡仁炒。一两半　葳蕤一两　麦门冬去心，生用。半两　石膏碎。二两半　杏仁去皮尖、双仁，炒。一两半　乌梅去核。二十枚　生姜切，焙。三两　犀角镑。半两　地骨皮　人参各一两

上一十味，粗捣筛。每服五钱匕，水一盏半，煎至八分，去滓，入竹沥半合，白蜜少许，搅令匀，温服。病若热多，即食前冷服；若冷多，即食后暖服。如服后苦参丸，以此汤咽下。

治中风风热未退，频服前汤，力不能攻，更服**苦参丸方**

苦参三两　干姜炮。二两　芎䓖三两　玄参　丹参　人参　沙参　升麻　白术各二两半　地骨皮　独活去芦头。各二两　薏苡仁炒。一升[1]

上一十二味，捣罗为末，炼蜜丸如梧桐子大。每用前[2]薏苡仁汤下二十丸，日再服，稍加至三十丸。

治中风入脏，四体不自知，口不能语，昏昧不知痛处，或筋脉拘急，中外疼痛，不得转侧，并宜**大续命汤方**

---

① 升：明抄本、乾隆本、文瑞楼本同，日本抄本作"两"。
② 用前：明抄本、日本抄本、文瑞楼本同，乾隆本作"服煎"。

麻黄去根节，先煎，掠去沫，焙。六两　当归切，焙　桂去粗皮　甘草炙，剉。各二两　芎䓖　黄芩去黑心　干姜炮。各一①两　石膏碎。四两　杏仁汤退去皮尖、双仁，炒。四十枚

上九味，粗捣筛。每服五钱匕，水一盏半，煎至八分，去滓温服，空心并二服；相去如人行五七里，用热生姜稀粥投。衣覆微觉身润，或汗出，切慎外风②。

治风中五脏，奄忽③不能言，四肢垂曳，皮肉瘑痹，痛痒不知，**独活汤方**

独活去芦头。三两　防风去叉　芎䓖　白茯苓去黑皮　当归切，焙　葛根　桂去粗皮。各二两　麻黄去根节，先煎，掠去沫，焙。三两　附子炮裂，去皮脐　细辛去苗叶　甘草炙。各一两

上一十一味，剉如麻豆。每服五钱匕，水一盏半，生姜五片，煎至八分，去滓，空心日午夜卧温服。若初得病自有汗，减麻黄；宿有滞气，加吴茱萸汤洗七遍，炒，二两，厚朴去粗皮，姜汁炙，一两；干呕，加附子炮裂，去脐皮，一两；哕，加陈橘皮汤浸，去白，二两；若胸中吸吸少气，加大枣去核，十二枚；心下惊悸，加茯苓去黑皮，一两；若热，去生姜，加葛根。初得风不须加减，即依本方服。四五日以后，更视病虚实，或加针灸。

治中风，昏昧不知痛处，或拘急不得转侧，或四肢缓纵，遗失便利，**小续命汤方**

麻黄去根节，先煎，掠去沫，焙。二两　桂去粗皮。三两　防风去叉。一两半　人参　芎䓖　附子炮裂，去皮脐　防己　甘草炙　白术　芍药　黄芩去黑心。各一两

上一十一味，剉如麻豆。每服五钱匕，水一盏半，生姜半分，切，煎至八分，去滓，空心日午夜卧各温服。要发汗，空腹并三服，如人行五里，用热生姜稀粥投之。汗出，慎外风。

---

① 一：日本抄本、文瑞楼本同，明抄本、乾隆本作"二"。
② 风：明抄本此后有小字注"小续命汤可用"。
③ 奄忽：突然。

治初得中风，四肢不收，心神昏愦，眼不识人，不能言语，先服**荆沥汤**方[①]

荆沥　竹沥　生葛汁各一升　生姜汁三合[②]

上四味，和匀，去滓，瓷器中煎三五沸。每服一盏，平旦、日午、晡时、夜卧各一服。服讫觉四体有异，以次更服后防风汤。

次服**防风汤**方

防风去叉　麻黄去根节，先煎，掠去沫，焙。各三分　芎䓖　防己　附子炮裂，去皮脐　人参　芍药　黄芩去黑心　桂去粗皮　杏仁汤退去皮尖并双仁，炒　甘草炙。各半两　羚羊角镑。一两　石膏碎。三两

上一十三味，剉如麻豆。每服五钱匕，水一盏半，入生姜半分，切，煎至八分，去滓，更入竹沥、葛汁各少许，再煎三五沸，温服，日二夜一。觉减损，更服后防己竹沥汤。

次服**防己竹沥汤**方

防己剉。一两　麻黄去根节，先煎，掠去沫，焙[③]　防风去叉　升麻　桂去粗皮　芎䓖　独活去芦头　羚羊角镑。各三[④]两

上八味，粗捣筛。每服五钱匕，水一盏半[⑤]，煎至八分，去滓，更入竹沥一合，再煎三五沸，温服，日二夜一。手足逆冷，加生姜三[⑥]两，白术二两。风若未除，更服后防风独活汤。

次服**防风独活汤**方

防风去叉　独活去芦头　秦艽去苗、土　黄耆　芍药　人

---

① 方：明抄本此后有"本《深师方》"。

② 合：明抄本、乾隆本、文瑞楼本同，日本抄本作"两"。

③ 焙：日本抄本、文瑞楼本及《普济方》卷八十八"诸风门"引《圣济总录》同，明抄本、乾隆本此后有"三两"。

④ 三：日本抄本、文瑞楼本及《普济方》卷八十八"诸风门"引《圣济总录》同，明抄本、乾隆本作"二"。

⑤ 一盏半：日本抄本、文瑞楼本及《普济方》卷八十八"诸风门"引《圣济总录》同，明抄本、乾隆本作"一盏"。

⑥ 三：日本抄本、文瑞楼本及《普济方》卷八十八"诸风门"引《圣济总录》同，明抄本、乾隆本作"五"。

参　茯神去木　白术剉，炒　芎䓖　山茱萸　薯蓣　桂去粗皮　天门冬去心，焙　麦门冬去心，焙。各一两　厚朴去粗皮，生姜汁炙　羚羊角镑　升麻　甘草炙　丹参　牛膝去苗，酒浸，切，焙　五加皮　石斛去根　地骨皮　远志去心。各四两　附子炮裂，去皮脐　陈橘皮汤浸，去白，焙　麻黄去根节，先煎，掠去沫，焙。各三两　甘菊花半开者，微炒　薏苡仁各一升①　石膏碎　熟干地黄焙。各六两

上三十一味，剉如麻豆。每服五钱匕，水一盏半，入生姜半分，切，煎至八分，去滓，空心日午夜卧各温服。如觉心膈虚烦满闷，气喘面赤，即与第一方四味荆沥汤相间服佳。又用竹根、竹叶细切煮浓汁，去滓代水，煎防风汤尤良。

治中风欲死，身体缓急，目不得开，舌强不能语，**附子汤**方

附子炮裂，去皮脐。一枚　芍药　甘草炙　麻黄去根节，先煎，掠去沫，焙　白术各一两　防风去叉　防己各一两半　人参　黄芩去黑心　桂去粗皮　独活去芦头　芎䓖各一两　天雄炮裂，去脐皮。一枚

上一十三味，剉如麻豆。每服五钱匕，水一盏半，入生姜半分，切，煎至八分，去滓，空心日午夜卧各温服。如人行五里，以热生姜粥投之。微汗出，慎外风。

治中风手足不随，举体疼痛，或筋脉挛急，**龟甲汤**方

龟甲醋炙　虎骨酥炙。各六两　海桐皮　羌活去芦头　丹参　独活去芦头　牛膝去苗，酒浸，切，焙　萆薢　五加皮　酸枣仁炒。各三两　附子炮裂，去脐皮　天雄炮裂，去脐皮　天麻去蒂　防风去叉　威灵仙去土　芎䓖各二两半　当归切，焙　桂去粗皮　紫参各三两　薄荷焙干。六两　槟榔煨。六两　菖蒲九节者，去须，米泔浸后切，焙。一两半

上二十二味，剉如麻豆。每用八钱匕，水一盏，酒一盏，生

---

① 升：明抄本、乾隆本、文瑞楼本及《普济方》卷八十八"诸风门"引《圣济总录》同，日本抄本作"两"。

姜十片同煎，去滓，取一大盏，温分二服，空心日午夜卧服。要出汗，并二服，如人行五里，以热生姜稀粥投，厚衣覆。汗出，慎外风。

治中风肢体弛缓，言语謇涩，精神昏愦，**麻黄汤**方

麻黄去根节，先煎，掠去沫，焙。三两　桂去粗皮。半两　独活去芦头　羚羊角镑。各三分①　荭茛切，焙。一两　葛根剉。三两　升麻　防风去叉。各一两半　石膏碎。六两　甘草炙，剉。三②分

上一十味，粗捣筛。每服五钱匕，水一盏半，煎至八分，去滓温服。如人行五里再服，用热生姜稀粥投。汗出，慎外风。

治中风肢体缓纵，精神恍惚，言语謇涩，**薏苡仁汤**方

薏苡仁炒。五两　荭茛切，焙　茯神去木。各三两　犀角镑。二两　乌梅去核。七枚　麦门冬去心，焙。三合③

上六味，粗捣筛。每服五钱匕，水一盏半，入生姜半分，切，煎至八分，去滓，入竹沥、白蜜各少许，再煎三五沸，食后日午夜卧各一服。

治中风昏塞，肢体不收，口眼喎僻，**神照散**方

木香　白茯苓去黑皮　芎䓖　人参　独活去芦头　蒺藜子炒，去角　黄耆剉。各一两一分　附子炮裂，去皮脐　远志去心。各三分④　草薢　茵芋各一两　栀子仁二两

上一十二味，捣罗为末。每服一钱匕，温酒调下，加至二钱三钱匕，空心日午夜卧服。

---

① 分：明抄本、乾隆本、文瑞楼本及《普济方》卷八十八"诸风门"引《圣济总录》同，日本抄本作"两"。

② 三：明抄本、乾隆本、文瑞楼本及《普济方》卷八十八"诸风门"引《圣济总录》同，日本抄本作"二"。

③ 合：明抄本、乾隆本、文瑞楼本及《普济方》卷八十八"诸风门"引《圣济总录》同，日本抄本作"两"。

④ 分：明抄本、乾隆本、文瑞楼本及《普济方》卷八十八"诸风门"引《圣济总录》同，日本抄本作"两"。

治初中风，失音不语，昏冒①不知人，先宜吐风痰，令省觉，次可服诸汤散，**吐痰白矾散方**

白矾二两。生用　生姜一两。连皮擦碎②，水二升，煮取一升二合

上二味，先细研白矾为末，入浓煎生姜汤研，滤。分三服，旋旋灌，须臾吐出痰毒，眼开风退，方可救治。若气衰力弱，不宜用猛性药吐之。设吐得痰毒，别增疾③。

治中风精神冒闷，语声不出，**桂附汤**方

桂去粗皮。一④两　羌活去芦头　防风去叉。各二两　附子炮裂，去皮脐　赤箭　羚羊角镑　酸枣仁炒。各一两　甘草炙。半两

上八味，㕮咀如麻豆。每服四钱匕，水一大盏，煎至七分，去滓，入竹沥一合，再煎一二沸，不计时温服。

治中风涎潮搐搦，口眼㖞斜，手足垂軃，及破伤风、沐风、产后中风等，**铁粉散方**

铁粉研。四两　天麻　白僵蚕直者，炒。各一两　蝎梢炒。一分　白附子炮。半两　乌头炮裂，去脐皮　白花蛇酒浸，去皮、骨，炙。各三分　桂去粗皮。半⑤两　麝香　龙脑各一分⑥　丹砂一两。三味同细研

上一十一味，以前八味捣罗为末，以后三味合研令匀。每服一钱匕，薄荷汁和酒调下，腊茶清亦得。如病势危急，研龙脑、腻粉，薄荷水调服。小儿惊风，服半钱匕。

治中风积涎在膈下，四肢摊缓，或不知人事，**太一赤丸方**

丹砂　蓬砂　硇砂　铅白霜　粉霜　硫黄各半两。细研　金

---

① 昏冒：日本抄本、文瑞楼本及《普济方》卷八十九"诸风门"引《圣济总录》同，明抄本、乾隆本作"昏昧"。

② 擦碎：日本抄本、文瑞楼本及《普济方》卷八十九"诸风门"引《圣济总录》同，明抄本、乾隆本作"捣碎"。

③ 疾：明抄本、乾隆本、日本抄本、文瑞楼本同，《普济方》卷八十九"诸风门"引《圣济总录》作"疾势"。

④ 一：明抄本、乾隆本、文瑞楼本同，日本抄本作"二"。

⑤ 半：明抄本、乾隆本、文瑞楼本同，日本抄本作"三"。

⑥ 分：明抄本、乾隆本、文瑞楼本同，日本抄本作"两"。

箔　银箔各十片。与前六味同研　金牙研　紫石英研　天麻　羌活去芦头　独活去芦头　巴豆去心、膜，出油尽　干漆炒烟出。各半两

上一十五味，捣研为末，用黄蜡三两熔作汁，拌诸药，乘热丸如鸡头实大，用丹砂为衣，入瓷合盛。每服一丸，用糯米饮半盏，龙脑、腻粉各少许，薄荷自然汁同化下，取下风涎为效。

治卒中风，涎潮昏塞，口眼㖞斜，手足麻痹，言语謇涩，大治风痫，**圣饼子方**

丹砂　铁粉各一分　牛黄　甜消　麝香　龙脑　蓬砂七味并研　天麻　白芷　犀角镑　白僵蚕炒　芎䓖　雌黄别用水银、石脑油各一钱，同研如泥　天雄　乌头　附子　天南星各一钱。四味同剉　狐肝一具。以甘草水洗三遍，细切，与天雄、乌头、附子、天南星四味剉了拌匀，入罐子内，黄泥固济，勿令透气，候干，以炭火五斤烧存性，放冷取出，细研

上一十八味，捣研为末，炼蜜为剂，分作六十饼。每服一饼，薄荷酒化下。小儿惊痫，一饼分作五服，薄荷汤化下。

治中风不语，两目不开，手足抽掣，发歇往来，昏塞涎潮，**防风汤方**

防风去叉　羚羊角镑　独活去芦头　赤箭①　杏仁汤浸，去皮尖、双仁，麸炒　当归切，焙　麻黄去根节　桂去粗皮。各一两　前胡去芦头　甘草炙，剉　秦艽去苗、土。各半两

上一十一味，粗捣筛。每服四钱匕，以水一大盏，生姜半分，切，煎至七分，去滓，不计时温服。

治中急风，涎潮昏塞，不省人事，口眼㖞斜，手足弹曳，抽掣麻木，筋脉拘急，皮肤不仁，**牛黄丸方**

牛黄别研　天南星捣罗为末，内牛胆中阴干者。各一两　白附子生用。半两　天雄炮裂，去脐皮。一分　踯躅花醋拌炒。半

---

① 赤箭：明抄本此后有小字注"赤箭即天麻苗，无，以天麻代之"，乾隆本"无"作"如无"。

两　天麻三分　犀角镑　乌头炮裂，去脐皮。各一两

上八味，除研外，捣罗为末，拌匀，炼蜜丸如鸡头实大。每服一丸或二丸，温薄荷自然汁化下，不计时候。

治中风病不语，喉中如拽锯，口中沫出，**取涎丸方**

天南星大者，一枚。去浮皮，剜中作坑，入醋令八分满，四面用火逼醋干黄色，剉　藜芦一分

上二味，捣研为末，用面糊丸如梧桐子大。每服三丸，温酒下，良久吐出涎^①为效。吐不止，用冷葱汤呷即止。

治中风涎潮，言语謇涩，精神恍惚烦闷，内有热气在下，使大肠秘涩，热气乘虚上冲，则神志昏昧，宜顺三焦，化涎^②，**七宝膏^③方**

牛黄　麝香　龙脑　丹砂　雄黄各一分。同研　白花蛇酒浸，去皮、骨，炙　天竺黄　白僵蚕炒　白附子炮　天麻各半两　天南星酒浸一宿，切作片子，焙。半两　蝎梢炒^④。一分^⑤　腻粉　真珠末各研。一钱　蛇黄煅，醋淬　铁粉研　自然铜煅，醋淬七遍　银矿煅　乳香研　卢会研　犀角镑　铅白霜研。各一分　龙胆　芎䓖　人参　胡黄连　桑螵蛸炙　原蚕蛾炒。各半两

上二十八味，捣研为末，炼蜜为剂，丸如皂子大。每服一丸，薄荷汤化下，食后、临卧服；卒病，不拘时服。

治急风卒中，半身不随，腰脚软弱，历节疼痛，手足拘挛，口面㖞斜，言语謇涩，白癜顽麻，心惊恍惚，肢体战掉，腲腿摊缓，及脚气、风肿、疼痛等疾，**蝉蜕丸方**

---

①　涎：日本抄本、文瑞楼本及《普济方》卷八十九"诸风门"引《圣济总录》同，明抄本、乾隆本作"痰涎"。

②　涎：日本抄本、文瑞楼本同，明抄本作"痰涎"，乾隆本无，《普济方》卷八十七"诸风门"引《圣济总录》"七宝丸"作"痰"。

③　膏：明抄本、乾隆本、日本抄本、文瑞楼本同，《普济方》卷八十七"诸风门"引《圣济总录》作"丸"。

④　炒：明抄本、乾隆本、文瑞楼本及《普济方》卷八十七"诸风门"引《圣济总录》"七宝丸"同，日本抄本作"炮"。

⑤　分：明抄本、乾隆本、文瑞楼本及《普济方》卷八十七"诸风门"引《圣济总录》"七宝丸"同，日本抄本作"两"。

蝉蜕　干蝎炒，去土　附子生①，去皮脐　五味子四味各一两。同用酒三升浸三日，取出焙干　乌蛇酒浸，去皮、骨，炙　天麻　天南星炮。各二②两　白附子炮　芎藭　白僵蚕炒　防风去叉　蔓荆实去白皮　干姜炮　麻黄去根节　狗脊去毛　雄雀粪炒。各一两　当归切，焙。三分　雄黄研。一分　丹砂　麝香各三分。研

上二十味，捣研为末，炼蜜丸如弹子大。每服半丸，薄荷酒嚼下。急风、摊缓及攻注筋骨疼痛，薄荷汁化开一丸，以热酒投下，向患处卧，衣被盖出汗睡觉，疼痛即定。

治中风昏愦，肢体不收，不以缓急，**通神散**③方

乌蛇去皮、骨，酒浸，炙　踯躅花酒浸，炒　蝉蜕生用　天南星生姜汁浸，炒④干　麻黄去根节　天麻酒浸，炙　牛膝酒浸，切，焙　防己剉　羌活去芦头　独活去芦头　石斛去根，酒浸，炒　地龙去土，生用　桂去粗皮　皂荚去皮、子，酒浸，炒　干蝎生用　附子炮裂，去皮脐　白附子半生半炮　乌头炮裂，去皮脐　丹砂别研。各一两　麝香别研。半分

上二十味，除别研外，捣罗为散。每服一钱至二钱匕，温酒调下，日三服。

治中风精神昏昧，四肢纵缓，言语謇涩，**五灵脂丸方**

五灵脂别为末　附子炮裂，去皮脐　天麻各五两　白僵蚕生用　天南星生用　乌头去皮，酒浸　乌蛇酒浸，去皮、骨，炙。各三两　白花蛇酒浸，去皮、骨，炙　地龙去土。各五两　牛黄　龙脑　麝香各二钱。并细研　白附子生用。二⑤两

上一十三味，捣研为末，用醇酒五升，以五灵脂末并入细面

---

①　生：日本抄本、文瑞楼本同，明抄本、乾隆本作"炒"。

②　二：明抄本、乾隆本、文瑞楼本同，日本抄本作"一"。

③　散：明抄本、日本抄本、文瑞楼本及《普济方》卷八十七"诸风门"引《圣济总录》同，乾隆本作"效"。

④　炒：明抄本、乾隆本、文瑞楼本及《普济方》卷八十七"诸风门"引《圣济总录》同，日本抄本作"焙"。

⑤　二：明抄本、乾隆本、日本抄本、文瑞楼本同，日本抄本旁注"二一作一"。

一两，同煎成膏，与众药杵丸如鸡头实大。每服一丸，用葱白二寸，生姜一寸，细刬，酒一盏煎，临熟去滓，入薄荷汁少许，放温磨下。

治五脏内虚，中风昏冒，涎潮气壅，**雄黄半夏丸方**

雄黄飞过，研。一两　半夏汤洗七遍，去滑，焙。三分。为末　丹砂研。一两　腻粉研。一分　天竺黄研。三分　麝香研。一分　牛黄研。一钱

上七味，同研极细，用生姜自然汁调面糊，和丸如梧桐子大。每服一粒，食后临卧生姜汤下；如要行风气，空心服二粒甚效。

治三十六种风，**大黄丸方**

大黄刬　蔓荆实　桂去粗皮　麻黄去根节，汤煮，掠去沫。各一两　羌活去芦头　芎藭各一两半　防己　白附子炮。各二两半　白花蛇酒浸，去皮、骨，炙干。三①两　雄黄研　空青研。各半两　腻粉研　麝香研。各半钱

上一十三味，捣研为末，炼蜜和丸如梧桐子大。每服三十丸，温酒下。服讫，饮酒三两盏，以衣覆出汗如桃胶，后每夜服七丸，四十九日愈。

治中风手足瘫痪，行履艰难，**羚羊角丸方**

羚羊角屑　桂去粗皮　白槟榔煨，刬　五加皮刬　人参　丹参　柏子仁　枳壳去瓤，麸炒　附子炮裂，去皮脐　杏仁去皮尖、双仁，炒黄。各一两半　茯神去木　防风去叉　熟干地黄焙　麦门冬去心，焙。各二两　南木香　牛膝酒浸，切，焙。各一两　薏苡仁二两半

上一十七味，捣罗极细，炼蜜和丸梧桐子大。每服空心温酒下三十丸，日二②。

治中风诸疾，**大麻仁丸方**

大麻仁研　吴茱萸汤浸，焙，炒　麻黄去根节　枳壳麸炒，去

①　三：明抄本、乾隆本、文瑞楼本同，日本抄本作"一"。
②　二：明抄本、乾隆本、文瑞楼本及《普济方》卷八十七"诸风门"引《圣济总录》同，日本抄本作"三"。

瓢①　白芷各半两　天雄炮裂，去皮脐　当归切，焙。各一两一分　茯神去木②。三分　乌头炮裂，去皮脐　秦艽去土　细辛去苗叶　白术各三分　蜀椒去目并闭口，炒出汗　天门冬去心，焙　独活去芦头　防风去叉　羚羊角镑　桂去粗皮。各一两　白槟榔煨。一两半　熟干地黄切，焙。三两

上二十味，捣罗为末，炼蜜和丸梧桐子大。每服空心温酒下三十丸，日三。

治中风身体疼痛，四肢缓弱不随，**羌活汤方**

羌活去芦头。半两　葛根三分　熟干地黄③焙。三分　甘草炙　桂去粗皮。各一④分　芍药半两　麻黄去根节。三分　黄耆半两

上八味，到如麻豆大。每服五钱匕，水一盏半，煎至八分，去滓，食后良久温服。服讫，衣被覆，取微汗为度。

治中风汗出不止，**秦艽散方**

秦艽去苗、土　附子炮裂，去皮脐　白术　桂去粗皮　石斛去根。各一两

上五味，捣罗为散。每服三钱匕，空腹温酒调下，日再。

治一切虚风等疾，心神迷闷，头目旋运，耳内虚鸣，唇面冷麻，口面㖞邪，语言謇涩，舌本紧强，神志昏塞，涎液不收，**虚风丸方**

白附子炮裂　天南星炮裂　乌头炮裂，去皮脐　天雄炮裂，去皮脐　防风去叉　天麻　附子炮裂，去皮脐　芎藭　人参　白茯苓去黑皮　天蓼木　乌蛇肉酒浸，炙　白鲜皮　白芷　麻黄去根节　细辛去苗、土　恶实炒　甘草炙　雄黄别研细　牛黄别研

①　瓢：日本抄本、文瑞楼本及《普济方》卷八十七"诸风门"引《圣济总录》同，明抄本、乾隆本作"白"。
②　茯神去木：日本抄本、文瑞楼本及《普济方》卷八十七"诸风门"引《圣济总录》同，明抄本作"茯苓去木"，乾隆本作"茯苓去皮"。
③　熟干地黄：日本抄本、文瑞楼本及《普济方》卷八十八"诸风门"引《圣济总录》同，明抄本、乾隆本作"熟地黄"。
④　一：日本抄本、文瑞楼本及《普济方》卷八十八"诸风门"引《圣济总录》同，明抄本、乾隆本作"三"。

细　丹砂别研细。各一两　蝎梢一分。炒　龙脑一分。别研细　麝香半两。别研细

上二十四味，同为末，炼蜜丸如樱桃大。每服一丸，荆芥汤嚼下，或化下亦得，不计时候。

治中风仆地，口眼㖞斜，涎潮语涩，手足不随，及非时胸膈痰涎，**水银丸**方

水银一两　青州枣十枚。煮①，取肉　腊茶末半两

上三味，将枣肉先同水银研令星尽，然后入腊茶末，一处②研匀，旋滴糯米饮，丸如皂子大。每服一丸，温酒下，不计时候磨下。

肝中风

论曰：《内经》谓以春甲乙中风为肝风，肝风之状，多汗恶风，善悲，嗌干善怒，时憎女子者③；有头目瞤，两胁痛，行常伛偻，嗜甘④如阻妇⑤状者；有但踞坐，不得低头，绕两目连额色微青，唇青面黄者。治法宜灸肝俞⑥，后以药治之。

治肝脏中风，筋脉拘挛，手足不随，或缓或急，**石膏汤**方

石膏碎。一两　麻黄去根节，煎，掠去沫，焙干。一两半　芎䓖　芍药　桂去粗皮　黄芩去黑心　甘草炙　人参　当归切，焙　防风去叉。各半两　杏仁一十五枚。汤浸，去皮尖、双仁，炒

上一十一味，粗捣筛。每服五钱匕，水一盏半，生姜半分，切片，煎至八分，去滓服，空心午时夜卧各一服，后吃热生姜葱

---

① 煮：日本抄本、文瑞楼本及《普济方》卷八十八"诸风门"引《圣济总录》同，明抄本、乾隆本作"去尖"。

② 处：原作"所"，文瑞楼本同，文义不顺，据明抄本、乾隆本、日本抄本及《普济方》卷八十八"诸风门"引《圣济总录》改。

③ 肝风之状……女子者：此段论述源自《素问·风论》，文字略有差异。

④ 头目瞤……嗜甘：此段论述源自《金匮要略·五脏风寒积聚病脉证并治》，文字略有差异。

⑤ 阻妇：指妇人妊娠恶阻。

⑥ 但踞坐……灸肝俞：此段论述源自《诸病源候论·风病诸候上》卷一"中风候"，文字略有差异。

蕹稀粥投。微汗出，慎外风。

治肝脏中风，筋脉拘挛疼痛，**排风羌活散方**

羌活去芦头。一两半　天麻二两　芎䓖一两　酸枣仁炒。一两半　鹿角胶炙燥。一两　蔓荆实去白皮。三分　羚羊角镑。一两半　人参一两　白附子炮裂。一两　桂去粗皮。一两　牛膝酒浸，去苗，焙。二两　薏苡仁一两　乌蛇三寸。酒浸，炙，用肉　犀角镑。三分　白鲜皮剉。一两　地骨皮剉。一两半 ①　柏子仁一两半。生用

上一十七味，捣罗为散。空腹以豆淋酒调下一钱匕，渐加至二钱匕，日三夜一。

治肝虚中风，头痛目眩，胸中客热，气壅冲心烦闷，**升麻汤方**

升麻　前胡去芦头。各一两半　玄参　地骨皮各一两　羚羊角屑　葛根各二两　酸枣仁一两

上七味，粗捣筛。每服五钱匕，以水一盏半，煎至八分，去滓，入竹沥半合，重煎三两沸，放温，食后服；如人行五六里，更进一服。

治肝虚②中风，目眩，视物不明，筋肉抽掣，**白鲜皮汤方**

白鲜皮　人参各一分③　芍药　芎䓖各三分④　知母一两　款冬花二两　百合一两　前胡去芦头。一两　茯神去木。一两半⑤　防风去叉。三两　黄芩去黑心。三分

上一十一味，粗捣筛。每服五钱匕，以水一盏半，煎至八分，去滓，入竹沥半合，重煎一两沸，放温服；临卧再服。

---

①　一两半：日本抄本、文瑞楼本同，明抄本、乾隆本作"一两"。

②　肝虚：日本抄本、文瑞楼本同，明抄本、乾隆本作"肝气虚"。

③　分：乾隆本、文瑞楼本及《普济方》卷八十九"诸风门"引《圣济总录》同，明抄本、日本抄本作"两"。

④　分：乾隆本、日本抄本、文瑞楼本及《普济方》卷八十九"诸风门"引《圣济总录》同，明抄本作"两"。

⑤　一两半：明抄本、乾隆本、文瑞楼本及《普济方》卷八十九"诸风门"引《圣济总录》同，日本抄本作"一两"。

治肝中风，四肢挛急，身体强直，**雄黄丸**方

雄黄别研。一两　天南星生用。一两　续断一两　桂去粗皮。一两　乌头炮，去皮脐。一两　茵芋去粗茎。半两　天雄一半炮裂去皮脐，一半生用。一两半　羌活去芦头。一两　白附子炮。一两　木香一两

上一十味，捣罗为末，炼蜜丸如梧桐子大。每服十五丸，温酒下，日三夜二。

治肝脏中风，肢体拘急，头痛旋运，**犀角丸**方

犀角镑。一两　独活去芦头　芎䓖　羚羊角镑。各一两半①　防风去叉　天麻　人参各一两　白僵蚕微炒。半两　天南星炮，去皮脐。半两　干蝎炒。半两　丹砂细研。一两　龙脑细研。一分②　麝香细研。半两

上一十三味，除研三味外，捣罗为细末，入研药再罗，炼蜜和丸如梧桐子大。每服十五丸，嚼破，以荆芥茶清下，食后临卧服。

治肝脏中风，筋脉不利，四肢挛痹，**天麻丸**方

天麻二两　苦参三两　细辛去苗叶。二两　菖蒲二③两　牛膝酒浸，去苗，焙。二两半　赤箭二两　附子炮裂，去皮脐。一两　地榆剉。二两　人参二两　芎䓖一两　桂去粗皮。一两半　木香一两　陈橘皮汤浸，去白，焙干。一两半　防风去叉。二两　当归切，焙。二两　赤芍药二两　酸枣仁二两　独活去芦头。一两　威灵仙去土。二两　藁本去土。二两

上二十味，捣罗为细末，炼蜜和丸如梧桐子大。每服二十丸，温酒下，日二服，不计时候。

---

① 一两半：明抄本、文瑞楼本及《普济方》卷八十九"诸风门"引《圣济总录》同，日本抄本作"一两"。乾隆本无此方。

② 分：日本抄本、文瑞楼本及《普济方》卷八十九"诸风门"引《圣济总录》同，明抄本作"两"。

③ 二：明抄本、乾隆本、文瑞楼本及《普济方》卷八十九"诸风门"引《圣济总录》同，日本抄本作"三"。

治肝脏中风，手足少力，筋脉拘急，骨痛，项背倦[1]，皮肤瘙痒，口喝目眩，**羌活散方**

羌活去芦头　独活去芦头　白芷各一两　防风去叉。一两半　蔓荆实　藿香叶　芎劳　天麻　蝉蜕去土。各半两　雄黄研　桂去粗皮　干蝎全者。去土，炒　麻黄去根节，煎，掠去沫，焙干　白附子炮。各一两

上一十四味，捣罗为散。每服二钱匕，温酒调下，不计时候。

治肝中风，肢体不随，头目昏眩，四肢无力，补虚损，益元阳，**天雄散方**

天雄炮裂，去皮脐　山茱萸　桂去粗皮　附子炮裂，去皮脐　秦艽去苗、土　独活去芦头　山芋　白敛　干姜炮裂　狗脊去毛　干漆炒令烟出　防风去叉

上一十二味，等分，捣罗为散。每服二钱匕，温酒调下，空心日午近晚三服。

治肝脏中风，手足麻痹，筋脉拘挛，**丹砂丸方**

丹砂别研　芎劳　羌活去芦头　荆芥　半夏汤洗去滑，生姜汁制，捣作饼子，焙干，再为末。各一两　白附子炮　天南星炮裂　干蝎去土，炒。各半两

上八味，捣罗为细末，炼蜜和丸如梧桐子大。空心食前温酒下十丸，日三服。

治肝风，头目眴动，筋络拘急，或肢体弛缓不收，**天麻丸方**

天麻二两。酒浸两宿，焙干用　防风去叉　甜瓜子　威灵仙去苗、土。各半两　玄参洗净，焙干　地榆洗净，焙干　乌头去皮脐，生用。各一两　龙脑研　麝香研。各一钱

上九味，捣研极细，用蜜四两，河水四盏，同熬及四两已来，将药末一两半入在蜜内，更熬三五沸，候冷入余药拌和，杵

---

① 倦：明抄本、日本抄本、文瑞楼本及《普济方》卷八十九"诸风门"引《圣济总录》同，乾隆本作"强"。

三五百下，丸如鸡头大。每服一丸，细嚼茶酒下。

心中风

论曰：心中风之状，多汗恶风，焦绝善怒，赫，赤色[①]，病甚则言不[②]快，诊在口，其色赤[③]。夫心受风，风盛则生热，热盛则汗不止，心之液为汗故也。汗多则腠理疏，疏则真邪相薄，是以恶风。又心恶热，热极则唇焦，内躁多怒。心之声为言，病甚则言不快，心气通于舌故也。又其证胸背拘急，不可倾侧，面赤头痛，熻熻发热，不能安卧。以心主血脉，其风日久，随荣卫行，内外相搏，蕴积而然也。

治因于惊，邪风入心包，或加胸背闷痛，惊怖，小腹微痛，寒热，心烦闷，色变青黄赤白，兼治虚劳、惊惧、风邪诸疾，**人参饮**方

人参　甘草炙　麻黄去根节，煎，掠去沫，焙　独活去芦头　当归切，焙　芎䓖　石膏碎　秦艽去苗、土。各二两　附子炮裂，去皮脐。一枚　白术　细辛去苗叶　桂去粗皮。各三分　防风去叉。一两一分　杏仁汤浸，去皮尖、双仁，炒。四十枚　黄芩去黑心。一两　赤芍药　干姜炮。各半两[④]

上一十七味，剉如麻豆。每服三[⑤]钱匕，水一盏，煎至七分，去滓温服，日三。

镇养心神，擒截诸风，和流荣卫，滋润筋络，开通关膈，肥密表腠，**辰砂天麻丸**方

丹砂半两　天麻一两　半夏汤煮软，焙干　天南星各半两　蝎

---

① 赫（hè 褐）赤色：日本抄本、文瑞楼本同，明抄本、乾隆本及《素问·风论》作"嚇，赤色"，《太素》卷二十八"风·诸风状论"作"赫者，赤色"，或以作"赫"为是。赫，赤貌。

② 不：《素问·风论》此后有"可"。

③ 心中风之状……其色赤：此段论述源自《素问·风论》。

④ 两：日本抄本、文瑞楼本及《普济方》卷九十"诸风门"引《圣济总录》同，明抄本、乾隆本作"分"。

⑤ 三：明抄本、乾隆本、日本抄本及《普济方》卷九十"诸风门"引《圣济总录》同，文瑞楼本作"一"。

梢一分。炒　白附子半两　白僵蚕半两。炒　牛黄半两。研入　蓬砂一分。研入　麝香一分。研入

上一十味，同为末，水煮面糊为丸如梧桐子大。每服三十丸，荆芥汤下，不计时候。

治心中风，忽忽惊悸，言语不利，短气烦闷，口苦舌强，**牛黄丸方**

牛黄研。一分　银屑一分半。别入水银少许同研　丹参炙　麦门冬去心，焙　远志去心。各一两一分　甘草炙　防葵　人参　防风去叉　细辛去苗叶　茯神去木　蜀椒去目并闭口，炒出汗　附子炮裂，去皮脐　紫石英研　桂去粗皮。各一两　干姜炮。一两半　菖蒲九节者，去须节，米泔浸，切，焙　紫菀去土。各三分

上一十八味，将一十五味捣罗为末，与别研三味和匀，炼蜜丸如梧桐子大。每服五丸，食后煎人参茯苓汤下，日二夜一。

治心中风，惊恐愁忧，烦躁错乱。若风邪流入五脏，则往来烦闷悲啼，吸吸短气，发时恍惚喜卧，或心中汹涌，或怒起颠倒，手足厥冷，饮食呕逆，**芎劳丸方**

芎劳　龙骨　白茯苓去黑皮　紫石英捣研　防风去叉　厚朴去粗皮，生姜汁炙，剉　细辛去苗叶　铁精捣研。各一两　甘草炙，剉　枳实去瓤，麸炒　丹参　桂去粗皮　蜀椒去目并闭口，炒出汗　人参　大黄剉，炒　干姜炮　附子炮裂，去皮脐　菖蒲九节者，去须，米泔浸，切，焙。各一两一分　白芥子生，研用　吴茱萸汤浸，焙炒。各三分　禹余粮煅，醋淬。一两三分①　远志去心。一两半

上二十二味，将一十九味捣罗为末，与别研三味和匀，炼蜜丸如梧桐子大。每服七丸，温熟水②下，食后、临卧各一服。

---

① 一两三分：日本抄本、文瑞楼本同，明抄本、乾隆本作"一两一分"，《普济方》卷九十"诸风门"引《圣济总录》作"两三分"。

② 温熟水：文瑞楼本同，明抄本、乾隆本、日本抄本及《普济方》卷九十"诸风门"引《圣济总录》作"温热水"。

治心中风，发动不知，渐成癫痫，惊悸恍惚，**定神琥珀丸方**

琥珀捣研　真珠①捣，研末　牛黄研　铁粉研　天竺黄捣研　龙齿②研。各一两　腻粉研　犀角镑　甘草炙，剉　露蜂房微炙　龙胆　升麻　麦门冬去心，焙　丹砂研　防风去叉　黄芩去黑心　钩藤　人参　远志去心　知母焙　天门冬去心，焙　菖蒲九节者，去须，米泔浸，切，焙　白芍药　茯神去木。各三分　干蝎酒炒。一两半　麝香研。一分　金箔一百片　银箔一百片。与金箔、丹砂同研断星

上二十八味，除别研外，捣罗为末，入研者同研令断星，炼蜜和捣三百杵，丸如梧桐子大。每服二十丸，食后临卧，煎甜竹叶汤下，日二夜一。

治心中风，精神冒闷，语声错误，恍惚多惊，**乌犀散方**

乌犀角镑。二两　丹砂研　独活去芦头　丹参　远志去心　人参　海荆子炒③。各一两　防风去叉。一两半

上八味，捣罗为散。每服二钱匕，食后酒调下，日三④。

治心中风，恍惚惊悸，安神志，化痰涎，**人参丹砂丸方**

人参　丹砂研。各二两　紫石英研　白石英研　龙齿研　细辛去皮⑤、叶　赤箭　天门冬去心，焙　远志去心　生干地黄焙　菖蒲九节者，米泔浸，切，焙　龙脑研。各一分　白茯苓去黑皮。三⑥两　犀角镑　沙参　防风去叉。各半两　麝香研。半分⑦

---

① 真珠：日本抄本、文瑞楼本及《普济方》卷九十"诸风门"引《圣济总录》同，明抄本、乾隆本作"珍珠"。二者同。

② 龙齿：日本抄本、文瑞楼本及《普济方》卷九十"诸风门"引《圣济总录》同，明抄本、乾隆本作"龙脑"。

③ 炒：文瑞楼本同，明抄本、乾隆本无，日本抄本作"炮"。

④ 日三：原作"三日"，明抄本、日本抄本、文瑞楼本同，据乾隆本、《普济方》卷九十"诸风门"引《圣济总录》及前后文例改。

⑤ 皮：日本抄本、文瑞楼本同，明抄本、乾隆本作"枝"，《普济方》卷九十"诸风门"引《圣济总录》作"苗"。

⑥ 三：乾隆本、日本抄本、文瑞楼本及《普济方》卷九十"诸风门"引《圣济总录》同，明抄本作"二"。

⑦ 分：明抄本、乾隆本、文瑞楼本及《普济方》卷九十"诸风门"引《圣济总录》同，日本抄本作"两"。

上一十七味，捣研为末，炼蜜丸如小鸡头大。每服一丸，温酒嚼下，不拘时。

治心中风，精神不宁，压惊镇心，化涎安神，**牛黄定志丸方**

牛黄研　龙脑研　白僵蚕炒　干蝎炒　白附子炮　天南星牛胆柜者。各半两　半夏汤洗七遍，焙干，炒黄　丹砂研。各二两　乌蛇酒浸，去皮、骨，炙　天麻酒浸，焙　雄黄研　甘草炙。各一两　琥珀研。三分　麝香研。一分

上一十四味，捣研为末，炼蜜丸如鸡头大。每服一丸，细嚼，荆芥人参汤下，食后临卧服。

治心中风，恍惚怔悸，言语不正，**金箔琥珀丸方**

金箔三十片。研　琥珀研　丹砂研　真珠研　白茯苓去黑皮　人参　犀角镑　天南星炮。各一两　麝香研　龙脑研。各半两　雄黄研。四两　牛黄研。六钱　安息香二两。酒研，滤去沙，熬　虎睛研。一对　甘草炙。半两

上一十五味，各捣研为末，和匀，酒煮安息香膏，并蜜和丸如鸡头大。每服一丸，食后人参汤化下。

治心中风邪，神志不宁，虚热潮歇，**丹砂煎方**

丹砂研。三钱　雄黄研。一①钱　甘草炙　大黄剉，炒　当归切，焙。各二钱　芍药六钱　乳香研　没药研。各半钱　腻粉研。一钱半

上九味，各捣研为末，与生白蜜和匀，入银石器中，重汤煮成煎。每服樱桃大一粒，煎薄荷汤化下。小儿可常服。

脾中风

论曰：脾风之状，多汗恶风，身体怠惰，四肢不欲举，色薄微黄，不嗜食，诊在鼻上，其色黄②。又曰，踞而腹满，身通黄，

---

① 一：日本抄本、文瑞楼本及《普济方》卷九十"诸风门"引《圣济总录》同，明抄本、乾隆本作"三"。
② 脾风之状……其色黄：此段论述源自《素问·风论》。"四肢不欲举"作"四肢不欲动"。

吐咸汁①。又曰，煴煴发热，形如醉人，腹中烦重，皮肉瞤动短气②。脾埤③诸脏灌四旁者也，所主四肢，故脾中风，则身体怠惰，四肢不欲动。脾者，仓廪之官，故病则不嗜食。诊在鼻，中央之位也，其色黄，黄，土之色也。烦重发热，风之候也。形如醉人者，邪气之甚也。

治脾脏中风，肢体缓弱，言语不利，煴煴发热，**独活汤方**

独活去芦头　麻黄去节，先煎，掠去沫，焙干　防风去叉。各一两　白茯苓去黑皮　羚羊角镑　人参　前胡去芦头　沙参去芦头　旋覆花　黄耆　半夏汤洗七遍，切，焙　附子炮裂，去皮脐。各三分　甘草炙。半两

上一十三味，剉如麻豆。每服三钱匕，以水一盏半，入生姜半分，切，同煎取七分，去滓温服，不拘时候，日三。

治脾脏中风，身体拘急，舌强不能语，**秦艽汤方**

秦艽去苗、土　麻黄去根节，沸汤掠去沫，焙干　石膏各一两　独活去芦头　赤茯苓去黑皮　山茱萸　芎藭　防风去叉　桂去粗皮　白术　人参　防己　附子炮裂，去皮脐　杏仁汤去皮尖、双仁，麸炒。各三分　干姜炮　甘草炙　细辛去苗叶。各半两

上一十七味，剉如麻豆。每服五钱匕，以水一盏半，煎取八分，去滓温服，不拘时候，日二④。

治脾中风，身重不举，便利无度，补脾安胃，调气止痛，**当归丸方**

当归切，焙　干姜炮　酸枣仁炒。各八两　黄耆剉　地骨皮各七两　干地黄　芎藭　天雄炮裂，去皮脐。各六两　桂去粗皮　防风去叉　附子炮裂，去皮脐　白术各五两　甘草炙，剉　厚朴去粗

①　蹑而腹满……吐咸汁：此段论述源自《诸病源候论》卷一"风病诸候上·中风候"。"汁"作"水"。
②　煴煴发热……短气：此段论述源自《金匮要略·五脏风寒积聚病脉证并治》。"瞤动"作"瞤瞤"。
③　埤（pí 脾）：日本抄本、文瑞楼本同，明抄本、乾隆本作"神"。义皆通。埤，增益、辅助。
④　二：明抄本、乾隆本、文瑞楼本同，日本抄本作"三"。

皮，生姜汁炙，剉　秦艽去苗、土　秦椒叶各四两　大枣二十枚。
去核，焙　吴茱萸汤洗，焙干，炒。二两半

上一十八味，捣罗为末，炼蜜丸如梧桐子大。酒服三十丸，
日再服。

治脾中风，口面偏斜，言语謇涩，心烦气浊，手臂腰脚不随，
槟榔丸方

槟榔煨。半两　防己三分　赤芍药三分　羚羊角镑。三[①]
分　人参半两　白茯苓去黑皮。半两　薏苡仁炒。一两一分　独活
去芦头。三分　芎䓖半两　桂去粗皮。半两　附子炮裂，去皮脐。
一两　防风去叉。一两　酸枣仁炒。三分　当归切，焙。半两　柏
子仁生用。半两　杏仁汤退去皮尖、双仁，炒。三分　熟干地黄焙
干，冷捣。一两[②]

上一十七味，捣罗为末，炼蜜为丸如梧桐子大。每服空心食
前温酒下二十丸。

治脾中风，手臂不收，行步脚弱，屈伸挛急，痿躄疼痛，痛
痹不仁，**牛膝酒方**

牛膝去苗。二两半　秦艽去土。二两半　天门冬去心。二两
半　薏苡仁炒。三分　独活去芦头。三两三分[③]　细辛去苗叶，炒。
一两三分　附子炮裂，去皮脐。一两三分　巴戟天去心。一两三
分　五加皮去粗皮。二两半　桂去粗皮。二[④]两　杜仲去粗皮，炙，
剉。一两三分　石南[⑤]叶酒醋微炙。一两三分

上一十二味，剉如麻豆，生绢囊贮，以酒三斗浸之，冬十日，
春七日，秋五日，夏三日。每服二合，渐加至三四合，日三夜
一服。

---

① 三：明抄本、乾隆本、文瑞楼本及《普济方》卷九十"诸风门"引《圣
济总录》同，日本抄本作"二"。

② 一两：明抄本、乾隆本、文瑞楼本同，日本抄本作"三分"，《普济方》
卷九十"诸风门"引《圣济总录》作"各一两"。

③ 三两三分：文瑞楼本同，明抄本、乾隆本、日本抄本作"一两三分"。

④ 二：明抄本、乾隆本、文瑞楼本同，日本抄本作"三"。

⑤ 石南：即石楠，见于《神农本草经》。

治脾中风，手足不随，腰痛脚弱，行履艰难，**茯神丸方**

茯神去木，剉。一两　羚羊角镑。三分　防风去叉，剉。一两　桂去粗皮。三分①　槟榔煨，剉。三分②　五加皮剉。三分　人参三分　麦门冬去心，焙。一两③　丹参去苗。三分　木香半两　牛膝去苗。半两　柏子仁生用。三分　枳壳去瓤，麸炒。三分　薏苡仁炒。一两一分　附子炮裂，去皮脐。三④分　杏仁汤退去皮尖并双仁，炒。三分⑤　熟干地黄剉，焙干。一两

上一十七味，捣罗为末，炼蜜为丸如梧桐子大。每服空心食前温酒下二十丸。

治脾中风，手臂不随，口唇喎僻，**人参散方**

人参四两　乌雌鸡一只。中分，一半治如食法，剥去肠胃并皮肤前骨及头足不用　附子四枚。炮裂，去皮脐　细辛去苗叶，微炒。四两　桂去粗皮。二两半　干姜炮裂。二两　雄黑豆炒香熟，去皮。四两⑥。粒小者是

上七味，以鸡分半边，炙令黄黑干，刮去黑者，与药同捣，细罗为散。每服温酒调下一钱至二钱匕，空心午时各一服；稍加之至三钱匕。

治脾中风，身体缓急，手足不随，不能言语，**麻黄汤方**

麻黄去节，煎，掠去沫，焙干　桂去粗皮。各一两半　甘草炙　人参　芍药　芎䓖　黄芩去黑心　防风去叉　当归切，焙干。各一两　石膏二两。碎，研　白术半两　附子炮裂，去皮脐。一枚⑦　杏仁汤退去皮尖、双仁，炒。二十枚

上一十三味，剉如麻豆。每服五钱匕，水一盏半，生姜五片，

---

① 分：明抄本、乾隆本、文瑞楼本同，日本抄本作"两"。
② 分：明抄本、乾隆本、文瑞楼本同，日本抄本作"两"。
③ 两：明抄本、乾隆本、文瑞楼本同，日本抄本作"分"。
④ 三：明抄本、乾隆本、文瑞楼本同，日本抄本作"一"。
⑤ 分：明抄本、乾隆本、文瑞楼本同，日本抄本作"两"。
⑥ 四两：日本抄本、文瑞楼本同，明抄本、乾隆本作"四五"，连下读为"四五粒"。
⑦ 枚：明抄本、乾隆本、文瑞楼本及《普济方》卷九十"诸风门"引《圣济总录》同，日本抄本作"两"。

煎至八分，去滓温服，日二夜一，不计时候。

治脾中风，四肢不举，志意昏浊，言语謇涩，**丹砂散**方

丹砂研。二两　天麻　威灵仙去土　人参　乌头炮裂，去皮脐　白术炮　当归切，炮　干姜炮。各一两　羊踯躅去心，酒蒸。半两

上九味，捣罗为散。每服一钱匕，食后酒调下，渐加至二钱，日三服。

治脾中风，多汗恶风，身体怠惰，四肢不欲动，面色黄，不嗜食，**藿香汤**方

藿香叶　人参　陈橘皮汤去白，焙。各半两　羌活去芦头　独活去芦头。各一分　草豆蔻去皮。半两　桔梗炒　木香各一分①　半夏汤洗七遍，焙干。二两　芎䓖　吴茱萸②汤洗，焙干，炒　干姜炮　甘草炙　薏苡仁③各一分④

上一十四⑤味，粗捣筛。每服三钱匕，水一盏，生姜三片，煎至六分，去滓，空心服。

治脾脏中风，身体怠惰，四肢缓弱，恶风头疼，舌本强直，言语謇涩，皮肤脚膝痛痹，**天麻丸**方

天麻剉，焙　独活去芦头　附子炮裂，去皮脐　麻黄去节，焙　桂去粗皮　乌蛇肉酥炙黄。各一两　人参　防风去叉　细辛去苗叶　当归切，焙　白术剉，焙　羚羊角屑　薏苡仁炒　干蝎去土，微炒　牛膝酒浸，切，焙　芎䓖　茯神去木　天南星炮　白僵蚕炒。各三分　牛黄研　龙脑研　麝香研。各一分　丹砂细研。

①　各一分：日本抄本、文瑞楼本同，明抄本作"各一两"，乾隆本作"雄黄研。各半两"，《普济方》卷九十"诸风门"引《圣济总录》作"各三分"。

②　吴茱萸：《普济方》卷九十"诸风门"引《圣济总录》在甘草后，剂量为"各一两"。

③　半夏芎䓖吴茱萸干姜甘草薏苡仁：明抄本、日本抄本、文瑞楼本及《普济方》卷九十"诸风门"引《圣济总录》同，乾隆本无此六味药。

④　各一分：日本抄本、文瑞楼本同，明抄本作"各一两"，《普济方》卷九十"诸风门"引《圣济总录》作"一分"。

⑤　一十四：明抄本、日本抄本、文瑞楼本及《普济方》卷九十"诸风门"引《圣济总录》同，乾隆本作"九"。

半两

上二十三味，捣罗为末，炼蜜和丸如梧桐子大。每服十丸至十五丸，不拘时候，温酒下。

治脾风，多汗恶风，身体怠惰，四肢不举，色黄面热，腹满短气，**一字散方**

天南星醋浸三日，焙干　白附子炮　天麻　干蝎全者，炒。各一两　沉香剉　牛黄研　乳香研　麝香研　雄黄研。各半两

上九味，除四味研外，余药捣罗为细末，后入研药，一处研令极细。每服一字匕，温酒调下。如要丸时，用炼蜜和丸如梧桐子大。急风，豆淋酒化三丸。一切风头目昏暗，肢体疼痛，温酒嚼下一丸。小儿化半丸服。

治脾脏中风，四肢缓弱①，志意恍惚，**独活丸方**

独活去芦头　黄耆剉。各二两　桂去粗皮　巴戟天去心。各一两半　南木香　人参　枳壳去瓤，麸炒　泽泻　白茯苓去黑皮　龙齿各三分　天雄炮裂，去皮脐　白蒺藜炒，去角。各一两　芍药炒。半两

上一十三味，捣罗为末，炼蜜和丸如梧桐子大。每服十五丸，荆芥酒下。

治脾脏中风，口面偏斜，语涩虚烦，手臂腰脚不随，**羚羊角丸方**

羚羊角屑　防己　白芍药　独活去芦头　白茯苓去黑皮　防风去叉　酸枣仁微炒　杏仁去皮尖并双仁，炒黄　麦门冬去心，焙。各三分　柏子仁炒　人参　槟榔剉　芎䓖　桂去粗皮　当归切，焙。各半两　薏苡仁　附子炮裂，去皮脐　熟干地黄焙。各一两

上一十八味，捣罗为末，炼蜜和丸如梧桐子大。每服空心温酒下三十丸。

治脾脏中风，言语謇涩，神思昏沉，口干食少，肢体虚汗，

---

① 缓弱：日本抄本、文瑞楼本及《普济方》卷九十"诸风门"引《圣济总录》同，明抄本、乾隆本作"缓急"。

大肠秘涩，羚羊角丸方

羚羊角屑　防风去叉　麻黄去根节　人参　柏子仁　诃黎勒皮各一两半　白槟榔煨，剉　熟干地黄焙　大麻仁研。各二两　羌活去芦头　茯神去木　桂去粗皮　芎䓖　枳壳麸炒，去瓤　杏仁去皮尖、双仁，炒。各一两

上一十五味，捣罗为末，炼蜜和丸梧桐子大。每服空腹温酒下三十丸。

肺中风

论曰：肺中风之状，多汗恶风，色胼[①]然白，时咳短气，昼日则差，暮则甚，诊在眉上，其色白[②]。又口燥而喘，身运而重，冒而肿胀[③]，偃卧则胸满短气，冒闷汗出[④]。夫热生风，风盛则热，腠理开多汗者，热盛故也。风薄于内，所以恶风，胼然而白，金之色也。在变动为咳，又肺主气，故时咳、短气也。风阳也，阳昼则在表，暮则在里，阳里而风应之，故暮则甚也。诊在眉上，其色白，肺之色也。身运而重，风使然也。喘而肿胀，偃卧而胸满短气，以肺[⑤]主气故也。

治肺中风，项背强直，胸满短气，身如虫行，四肢无力，**防风散方**

防风去叉。二两　天麻三两　白僵蚕炒。二两　白附子炮裂。二两　乌蛇酒炙，用肉。二两　人参一两半　白茯苓去黑皮。一两半　枳壳去瓤，麸炒。二两　羌活去芦头。一两　厚朴去粗皮，涂生姜汁炙三遍。二[⑥]两　独活去芦头。一两　蝉壳微炙。一

---

① 胼（pěng　捧）：浅白色。

② 肺中风之状……其色白：此段论述源自《素问·风论》。

③ 口燥而喘……冒而肿胀：此段论述源自《金匮要略·五脏风寒积聚病脉证并治》。

④ 偃卧……冒闷汗出：此段论述源自《诸病源候论》卷一"风病诸候·中风候"。

⑤ 肺：原无，日本抄本、文瑞楼本同，据明抄本、乾隆本及文义补。

⑥ 二：日本抄本、文瑞楼本及《普济方》卷九十"诸风门"引《圣济总录》同，明抄本、乾隆本作"一"。

两半　白蒺藜炒。一两半① 芎䓖一两　蔓荆实揉去白皮。一两半　犀角镑。一两　羚羊角镑。一两　当归切，焙。一两　槟榔煨，剉。一两　大麻仁一两　郁李仁汤退皮并双仁，炒②。一两　木香一两。春时即去木香，用大黄一两半，剉如生③栗，醋炒令紫色　牛黄研。半④两

上二十三味，先将二十二味捣罗为散，次入研者牛黄同拌匀。每服食后温酒调下二钱匕，日二夜一。如要丸，入麝香半两，与末同研，炼蜜和丸梧桐子大。每服温酒下十丸，日三服。

治肺中风，项背强直，心胸烦满，冒闷汗出，语声嘶塞⑤，少气促急，**羚羊角散**方

羚羊角镑　人参　防风去叉　赤箭　麻黄去根节　藁本去苗、土　羌活去芦头　细辛去苗叶　甘菊　赤芍药　枳壳去瓤，麸炒　当归切，焙　甘草炙。各一两　麝香研。半分　牛黄研。一分⑥

上一十五味，除研二味外，捣罗为散，入研药再罗匀。每服荆芥薄荷汤调下二钱匕，不计时候。

治肺中风，瘴⑦麻不仁，手足牵急，**大排风天麻散**方

天麻二两　乌蛇酒炙，用肉。一两一分　羌活去芦头。一两　独活去芦头。二两　秦艽去苗、土。二两半　当归切，焙。一两一分　桂去粗皮。三分⑧　白芷炒。一两一分　麻黄去根节，先

---

① 一两半：明抄本、乾隆本、文瑞楼本及《普济方》卷九十"诸风门"引《圣济总录》同，日本抄本作"二两半"。

② 炒：明抄本、乾隆本、文瑞楼本及《普济方》卷九十"诸风门"引《圣济总录》同，日本抄本作"焙"。

③ 生：乾隆本、日本抄本、文瑞楼本同，明抄本作"半"。

④ 半：明抄本、乾隆本、文瑞楼本及《普济方》卷九十"诸风门"引《圣济总录》同，日本抄本作"二"。

⑤ 塞：原作"寒"，明抄本、乾隆本、文瑞楼本同，于义不通，据日本抄本、《普济方》卷九十"诸风门"引《圣济总录》改。

⑥ 分：明抄本、乾隆本、文瑞楼本及《普济方》卷九十"诸风门"引《圣济总录》同，日本抄本作"两"。

⑦ 瘴：日本抄本、文瑞楼本及《普济方》卷九十"诸风门"引《圣济总录》同，明抄本、乾隆本作"瘴痹"。

⑧ 分：日本抄本、文瑞楼本及《普济方》卷九十"诸风门"引《圣济总录》同，明抄本、乾隆本作"两"。

煎，掠去沫，焙干。二两一分　细辛去苗叶。二两　青葙子微炒。二两　枳壳去瓤，麸炒。二两半　附子炮裂，去皮脐。一分　白蒺藜炒。二两　羚羊角镑。半两　芍药一两一分

上一十六味，捣罗为散。每日空心及晚食前，温酒调下二钱匕。

治肺中风，心胸烦满，项背强直，皮肤不仁，**白花蛇散**方

白花蛇酒浸一宿，去皮、骨取肉，炙。三两[①]　人参半两　白茯苓去黑皮。半两　当归切，焙。半两　甘草炙。半两　麻黄去根节。半两　白附子炮。半两　天麻半两　芎䓖半两　羌活去芦头。半两　藁本去苗、土。半两　附子炮裂，去皮脐。半两　细辛去苗叶。一两　干蝎炒。一两　白芷半两　防风去叉。半两　白鲜皮一分　丹砂别研。一分　麝香别研。二钱[②]　牛黄别研。一分

上二十味，除别研外，捣罗为散，即入研药，再罗匀细。每服二钱匕，葱白、腊茶调下。

治肺中风，气急，背项强硬，语声嘶败，**羚羊角丸**方

羚羊角镑。二两　白鲜皮一两半　升麻一两　蔓荆实一两　天麻二[③]两，白者　秦艽去苗、土。二两　恶实炒[④]。一两　枳壳去瓤，麸炒。一两[⑤]

上八味，捣罗为细末，炼蜜和丸梧桐子大。食后煎桑根白皮汤下十五丸，日三服。

治肺中风，项强鼻塞，语声不出，喘鸣肩息，胸满短气，**荠苨汤**方

---

① 两：日本抄本、文瑞楼本及《普济方》卷九十"诸风门"引《圣济总录》同，明抄本、乾隆本作"分"。

② 钱：日本抄本、文瑞楼本及《普济方》卷九十"诸风门"引《圣济总录》同，明抄本、乾隆本作"分"。

③ 二：明抄本、乾隆本、文瑞楼本及《普济方》卷九十"诸风门"引《圣济总录》同，日本抄本作"一"。

④ 炒：明抄本、乾隆本、文瑞楼本及《普济方》卷九十"诸风门"引《圣济总录》同，日本抄本作"焙"。

⑤ 两：明抄本、乾隆本、文瑞楼本及《普济方》卷九十"诸风门"引《圣济总录》同，日本抄本作"分"。

茺蔚二两　防风去叉　人参各一两半　独活去芦头　细辛去苗叶　赤箭　芎䓖　羚羊角镑。各半两　麻黄去根节。二两　桔梗剉，炒。三分　前胡去芦头　甘草炙，剉　石膏碎。各一两　蔓荆实　白鲜皮各半两

上一十五味，粗捣筛。每服三钱匕，水一盏，煎至七分，去滓温服，食后临卧服。

肾中风

论曰：肾风之状，多汗恶风，面瘫然浮肿[1]，脊痛不能正立，其色炱，隐曲不利，诊在肌[2]上，其色黑[3]。夫身之本在肾，受五脏六腑之精气，以养百骸九窍，肾受风，则诸阳之气不能上至于头面，故有面瘫然浮肿之证。阳气虚者，则多汗恶风。肾主骨，骨不强，则脊痛不能立。精神衰弱，则隐曲之事不利，肌上色黑如炱色。又踞而腰疼不可俯仰，或为冷痹，或为偏枯，耳鸣声浊，志意昏沉，善恐多忘，皆肾风证也。

治肾中风，踞而腰痛，脚踵[4]疼重，耳鸣面黑，志意不乐，**海桐皮散**方

海桐皮剉　五加皮去粗皮，剉　萆薢炒　薏苡仁炒。各一两　虎骨涂酥，炙令黄　枳壳麸炒，去瓤　赤芍药　牛膝去苗，酒浸，切，焙。各一两半[5]　恶实炒。半两　防风去叉　续断　杜仲去粗皮。剉，炒　郁李仁汤退去皮尖、双仁，炒　熟干地黄焙。各一两

上一十四味，捣罗为散。每服二钱匕，温酒调下，渐加至三

---

① 面瘫（máng 忙）然浮肿：原无，明抄本、乾隆本、日本抄本、文瑞楼本同，据《素问·风论》及下文“故有面瘫然浮肿之证”句补。瘫然，肿起貌。
② 肌：明抄本、乾隆本、日本抄本、文瑞楼本及《素问·风论》同，《针灸甲乙经》卷十第二上及《太素》卷第二十八“风·诸风状论”作“颐”。
③ 肾风之状……其色黑：此段论述源自《素问·风论》。
④ 踵：日本抄本、文瑞楼本同，明抄本、乾隆本及《普济方》卷九十一“诸风门”引《圣济总录》作“肿”。
⑤ 一两半：日本抄本、文瑞楼本及《普济方》卷九十一“诸风门”引《圣济总录》同，明抄本、乾隆本作“一两”。

钱匕，空腹、食前各一。

治肾中风，腰脚不随，骨节痠疼，筋脉拘急，行履艰难，两胁牵痛，**杜仲丸方**

杜仲去粗皮，剉，炒。三分　牛膝去苗，酒浸，切，焙。一两　萆薢微炒。一两半　酸枣仁炒。一两　当归切，焙。三分　防风去叉。一两　丹参微炙。三分　赤芍药三分　桂去粗皮。半两　肉苁蓉酒浸，切，焙。一两一分　石斛去根，剉。三分　附子炮裂，去皮脐。半两　郁李仁汤浸，去皮尖，炒。三分　槟榔煨。一两

上一十四味，捣罗为末，炼蜜和丸如梧桐子大。每空腹用温酒下三十丸。

治肾中风，腰胯重疼[1]，脚膝无力，胸中气满，两胁膨胀，**防风丸方**

防风去叉。一两一分　白茯苓去黑皮。三分　酸枣仁炒。三分　肉苁蓉酒浸，切，焙。一两一分　五味子三分　桂去粗皮。半两　石斛去根，剉。三分　人参三[2]分　山茱萸三分　槟榔剉。三分　熟干地黄焙。半两

上一十一味，捣罗为末，炼蜜和丸如梧桐子大。每空腹煎枣汤下二十丸至三十丸。

治肾中风，腰膝骨髓疼痛，转动不得，**白花蛇丸方**

白花蛇酒浸，去皮、骨，炙。半两　羌活去芦头。半两　白附子炮。一分　麻黄去节，煎，掠去沫，焙。半两　桂去粗皮。半两　芎䓖半两　干蝎去土，酒炒。一分　防己半两　附子炮裂，去皮脐。半两　干姜炮。一分　蜀椒去目并闭口，炒出汗　乌头炮裂，去皮脐。各一分

上一十二味，捣罗为末，炼蜜和丸如梧桐子大。每服空心温

---

① 腰胯重疼：日本抄本及《普济方》卷九十一"诸风门"引《圣济总录》同，明抄本、乾隆本作"腰膝肿疼"，文瑞楼本作"腰胯重痛"。

② 三：明抄本、乾隆本、文瑞楼本及《普济方》卷九十一"诸风门"引《圣济总录》同，日本抄本作"二"。

酒下十九至十五丸。如要出汗，先浴后服药，热酒或葱酒下。汗出避风。凡风病皆治之。

治肾中风，腰脚瘭痹不仁，骨髓痠疼，不能久立，渐觉消瘦，**防风汤方**

防风去叉。一两半　羌活去芦头。一两　黄耆炙，剉。二两半　五加皮剉。一两半　牛膝去苗，酒浸，切，焙。一两半　丹参一两一分[①]　酸枣仁炒。一合　桂去粗皮。一两半　赤芍药一两半　麻黄去节，煎，掠去沫，焙。一两一分　槟榔煨，剉。一两　当归切，焙。一两　木通剉。一两半

上一十三味，粗捣筛。每服三钱匕，以水一盏，煎至七分，去滓，空心温服及晚食前再服。

治肾中风，腰脊疼强，不得俯仰，言语謇涩，志意不定，**牛黄天麻散方**

牛黄研。一两　天麻一两　天雄三分[②]。生　枸杞子三分　人参一两　白附子一两　干姜半两。生　羌活去芦头。一两

上八味，捣罗为散。每日三服，食前温酒调下一钱匕。

治肾中风，筋急，两膝不得屈伸，手不为用，起居增剧，恶风寒，通身流肿生疮。凡风冷疾病在腰膝，挛急缓纵，悉理之，**天雄浸酒方**

天雄炮裂，去皮脐。三两　蜀椒去目并闭口，炒汗出。一两半　乌头炮裂，去皮脐。二[③]两　茵芋去粗茎。三[④]两　干姜炮。一两　附子炮裂，去皮脐。二[⑤]两　防风去叉。一两半　羊踯躅炒。一

---

①　一两一分：日本抄本、文瑞楼本及《普济方》卷九十一"诸风门"引《圣济总录》同，明抄本、乾隆本作"一分"。

②　三分：日本抄本、文瑞楼本及《普济方》卷九十一"诸风门"引《圣济总录》同，明抄本、乾隆本作"一两"。

③　二：明抄本、乾隆本、文瑞楼本及《普济方》卷九十一"诸风门"引《圣济总录》同，日本抄本作"一"。

④　三：乾隆本、文瑞楼本及《普济方》卷九十一"诸风门"引《圣济总录》同，明抄本作"一"，日本抄本作"二"。

⑤　二：明抄本、乾隆本、文瑞楼本及《普济方》卷九十一"诸风门"引《圣济总录》同，日本抄本作"一"。

两半

上八味，剉如麻豆，用生绢囊贮，以酒一斗五升浸之，春夏五日、秋冬七日开取。每服一合，渐加至一合半，空心临卧各一服。尽酒，将滓暴令干，捣细罗为散，每服半钱，渐加至一钱匕，服时候如前。

治肾中风下注，腰脚痹弱，利关节，坚筋骨，除头面游风，补虚劳，益气力，**石斛浸酒方**

石斛去根。二十四两　黄耆炙。一两半　丹参微炙。二两　牛膝去苗。二两　人参一两半　杜仲去粗皮，剉，炒。二两　五味子二两　白茯苓去黑皮。二两　枸杞子微炒。一升半①　山茱萸二两　山芋二两　萆薢微炒。二两　防风去叉。一两半　天门冬去心，焙。三两　细辛去苗叶，轻炒。一两　生姜三②两　薏苡仁炒。半升

上一十七③味，细剉如麻豆，用生绢囊盛，以酒五斗于净瓷器中浸七宿。初温服三合，日三夜一，渐加至六七合一升许。令常有酒气，不至大醉。

治肾中风，恶风多汗，面浮肿，腰脊痛，不能正立，面色枯黑，**吴茱萸丸方**

吴茱萸一分。汤浸，焙干，炒　山茱萸　牛膝去苗，酒浸，切，焙　石斛去根。半两　细辛去苗。一分④　芎藭　附子炮裂，去皮脐。各一分　菟丝子酒浸，别捣。半两　白茯苓去黑皮。一分　羌活去芦头　独活去芦头　木香各一分　萆薢半两

上一十三味，捣罗为末，用醇酒半盏、炼蜜半盏拌和，丸如梧桐子大。空心日午临卧，盐汤或盐酒下三十丸。

---

① 一升半：明抄本、乾隆本、文瑞楼本及《普济方》卷九十一"诸风门"引《圣济总录》同，日本抄本作"一两半"。

② 三：明抄本、乾隆本、文瑞楼本及《普济方》卷九十一"诸风门"引《圣济总录》同，日本抄本作"二"。

③ 一十七：原作"十一七"，文义不顺，明抄本、乾隆本无，据日本抄本、文瑞楼本改。

④ 分：明抄本、乾隆本、文瑞楼本及《普济方》卷九十一"诸风门"引《圣济总录》同，日本抄本作"两"。

卷第六

诸风门

急风　卒中风　风癔　风口噤　风口喎　破伤风

诸风门

急　风

论曰：急风中人，乃毒厉之气，非天地阴阳橐籥①之常也。其证筋脉紧急，身背强直，面黑鼻干，口噤不语。须臾风入五脏，与青②气相引，则通身壮热，汗出如油，直视唇青，痰涎结聚，咽嗌壅塞，如拽锯声。诊两手脉阴阳俱细缓者生，或沉微浮数者难治。

治中急风，**天竺黄丸方**

天竺黄研　牛黄研　雄黄研　龙脑研　犀角镑　麝香研。各一③分　水银一分　丹砂半两。研为末，一半内铫子中入前水银，更入一半丹砂，热熔搅匀，下火刮取　西甘石研　天麻　乌蛇酒浸，去皮、骨，炙　干蝎酒炒　白僵蚕炒　蝉壳微炙　桑螵蛸炙　羚羊角镑　莎草根炒，去毛　附子炮裂，去皮脐　白附子炮　羌活去芦头　独活去芦头　蔓荆实去白皮　麻黄去根节，先煎，掠去沫，焙。各半两　狐肝一具。炙干

上二十四味，除研药外，为细末，再入研药拌匀，炼蜜和丸梧桐子大。每以豆淋薄荷酒下二丸至三丸，加至五丸，后以热稀

---

　　①　橐籥（tuó　yuè驼越）：古代冶炼时鼓风吹火用的器具，相当于风箱之类。《老子》第五章："天地之间，其犹橐籥乎？虚而不屈，动而愈出。"这里指天地气化。
　　②　青：明抄本、日本抄本、文瑞楼本同，乾隆本、《永乐大典医书辑本》卷三百九"一东·风"引《圣济总录》作"清"。
　　③　一：明抄本、日本抄本、文瑞楼本同，乾隆本作"三"。

姜粥投之，日夜可三四^①服。汗出多，即减服数。

治中急风，**龙脑丸方**

龙脑研　白花蛇酒浸，去皮、骨，炙　白附子炮　白僵蚕炒　半夏汤浸，生布揆洗七遍，为末，姜汁作饼，暴　天麻　干姜炮裂　干蝎酒炒　麻黄去根节，先煎，掠去沫，焙　腻粉　麝香入龙脑、腻粉同研。各半两

上一十一味，除研药外，为细末，与研药和匀，酒煎，槐胶和丸麻子大。豆淋酒下五丸至十丸，日三夜一，不拘时候。

治中急风，**防风丸方**

防风去叉　白僵蚕炒　干蝎酒炒　白附子炮　五灵脂研　丹砂研　羌活去芦头　天麻　天浆子去壳，入药末，研。各一分　牛黄研。一钱

上一十味，捣研为细末，拌匀，糯米煮糊和丸麻子大。薄荷酒下五丸，加至七丸；或口噤，研化灌下；小儿急惊风，荆芥薄荷汤下二丸至三丸。

治中急风，**牛黄丸方**

牛黄研。半两　硇砂研　丹砂研　水银　硫黄入铫子，熔入水银搅匀，焰起下火，以湿布扑灭　腻粉研　龙脑研　麝香研。各一分　金箔三十片。研　雄黄研。一分。以上十味同再研匀细　天麻　麻黄去根节，先煎，掠去沫，焙　芎䓖　独活去芦头　人参　茯苓去黑皮　牛膝酒浸，切，焙　升麻　白芷　桂去粗皮　芍药　缩砂仁　龙骨　细辛去苗叶　枳壳去瓤，麸炒　桔梗剉，炒　葛根剉　当归切，焙　柴胡去苗　杜仲去粗皮，切，炒　黄耆剉　木香　犀角镑　远志去心　防风去叉　紫菀　干蝎酒炒　乌蛇酒浸，去皮、骨，炙　肉豆蔻去壳　蝉蜕微炒　厚朴去粗皮，生姜汁炙五遍　附子炮裂，去皮脐　白僵蚕炒　藁本去苗、土　青葙子　羌活去芦头。各半两

上四十六味，除研药外，捣罗为细末，与研药拌匀，炊大枣

① 三四：日本抄本、文瑞楼本同，明抄本、乾隆本作"二三"。

取肉，并炼蜜同和捣三千杵，丸如麻子大。每日空心热酒下二丸，加至三丸。才觉中风，便取热豆淋酒，研化三丸服，良久以热生姜酒粥投之，衣盖汗出即差。患者只服二丸至三丸，不得多。凡合药取腊日及四时王相日，天德月德。月合之日仍忌慎，勿令妇人、孝子、小儿、鸡犬等见。凡入臼时，先吸王气，即吞阳气三口入臼。若理四时中风伤寒，加一丸，麻黄杏仁汤下；小儿惊风，一丸如黍粒大，荆芥薄荷汤下；大人瘫缓风，天麻酒下三丸，空心午时夜卧各一服。

治中急风，**乌蛇丸方**

乌蛇酒浸，去皮、骨，炙。半①两　天麻　白附子炮　天南星炮　半夏汤洗，生布挼洗七遍，入生姜一两同捣，焙。各一两　犀角镑　白僵蚕酒炒　干姜炮　羌活去芦头　晚蚕砂炒。各半②两　麝香研。一分

上一十一味，除研药外，捣罗为细末，与研药拌匀，炼蜜为丸如绿豆大。每服二丸，加至三丸。若风口噤，研化七丸，热酒灌下，再用五丸投之。

治中急风，**七宝丸方**

丹砂研　玳瑁镑，于沙盆内同丹砂研细　安息香拣去砂石。各三两　雄黄研　龙脑研　麝香研　琥珀捣碎别研。各半两

上七味，以六味合和，同研一日，取安息香，以无灰酒五合，别入胡桃瓢二两同研，以葛袋子贮碗盛，于饭甑上蒸三升粟米，饭熟为度，更研如稠糊，和前六味，若硬即更入炼蜜，丸如鸡头大。每服生姜汁合童子小便二合，化下半丸或一丸；如人行五里再服。汗出清利即愈。孕妇不可服。

治中急风，**天南星丸方**

天南星炮　白附子炮　干蝎酒炒　白花蛇酒浸，去皮、骨，炙　桂去粗皮　附子炮裂，去皮脐。各半③两

---

① 半：日本抄本、文瑞楼本同，明抄本、乾隆本作"五"。

② 半：日本抄本、文瑞楼本同，明抄本、乾隆本作"一"。

③ 半：明抄本、乾隆本、文瑞楼本同，日本抄本作"三"。

上六味，捣罗为末，炼蜜和丸如梧桐子大，用腻粉半两滚为衣，以粉尽为度。每服热酒下三丸。衣覆出汗，避外风。

治中急风，**狐肝丸方**

腊月狐肝一具　腊月朴硝①鸦一只。去觜、爪　藿香二两　桑螵蛸　白附子　地骨皮各一两半　麦门冬一两。以上五味次入罐子，内狐肝、鸦，上同烧　干蝎炒　乌蛇酒浸，去皮、骨，炙　白花蛇酒浸，去皮、骨，炙　白僵蚕生用　天门冬去心，生用　人参　槟榔生用　天南星炮。各一两半　麝香研。半两　五灵脂　天麻生用　羌活去芦头。各一两。以上并麝香同捣罗细　腻粉一分

上二十味，将前七味先下狐肝、鸦，次下五味药入罐子内，团瓦一片盖口，上仍留一眼如钱窍大出烟，黄泥封定，慢火先烧令干，渐加火烧青烟出，即泥合窍子，住火，以灰培，候冷取出研细，同余药一十三味再同研令匀，重罗，炼蜜为丸如绿豆大。每服温酒下三丸至五丸，微嚼，不得多服，每空心并二②服；如人行五里再一服，午时、夜深各一服，汗出即差。

治急风涎潮稍退，风留四肢，变为摊缓，手足不随，口眼㖞斜，**龙脑牛黄丸方**

龙脑别研　牛黄别研　**槐胶**通明者　阿胶炒令燥　腻粉　水银以枣肉同研无星用　干蝎去足，真酥酒炒③　白花蛇酒浸，去皮、骨，炙　麝香别研。各一分　阿魏半分。面裹烧令面熟，去面不用　铅白霜别研。半两④

上一十一味，先将槐胶、阿胶、蝎、白花蛇捣罗为细末，再入诸药研匀，炼蜜和丸如皂子大。新病者，每服一丸细嚼，生姜汤下，更以酒少许冲下。常于密室内避风。服药后，觉病处汗出，气息上膈，涎痰出，或暴利一两行，腹内鸣转。三服后，即觉减

---

① 觜：日本抄本、文瑞楼本同，明抄本、乾隆本作"嘴"。义皆通。觜，鸟喙。《广韵·纸韵》："觜，喙也。"
② 二：明抄本、乾隆本、文瑞楼本同，日本抄本作"三"。
③ 酒炒：日本抄本、文瑞楼本同，明抄本、乾隆本作"油炙"。
④ 半两：日本抄本、文瑞楼本同，明抄本、乾隆本作"一分"。

退。后三日①再一服。

治一切急风，角弓反张，四肢抽掣，牙关紧急②，骨节疼痛及破伤风，**追风散**方

乌头去皮脐　附子去皮脐　天南星去脐　白附子　白花蛇酒浸，去皮、骨，焙　丹砂研。各一两　蝎梢　麝香研。各三分　腻粉研。一分

上九味并生用，捣罗六味为细散，入研药合研匀，瓷合③收。每服半钱至一钱，豆淋酒或煎葱白酒调下。口噤者，用少药揩牙即开。

治急风口噤，手足搐搦，涎潮作声不得出，**分涎散**方

藿香叶　蝎梢　白附子炮。各一分　天南星炮。半两　丹砂研　腻粉研　粉霜研。各一两

上七味，先将四味捣罗为末，次入丹砂、腻粉、粉霜同研匀。每服一钱匕至二钱，薄荷茶调下；未吐利，再服。

治急中风，牙关紧不能转舌，语涩，**矾蝴蝶散**方

矾蝴蝶　密陀僧各三钱

上二味，同研匀。每服半钱匕，温水调灌之。若牙紧不能下药，即鼻中灌之。

治中急风，**天麻丸**方

天麻　白附子炮　天南星炮。各半两　半夏一分。汤浸，生布挼洗七遍，入姜一分同捣，焙　干蝎酒炒。一分

上五味，捣罗为末，用獖猪胆一枚搜和为丸，如小豆大。每服空心薄荷酒下五丸至七丸，小儿如大麻粒大，薄荷汤下一丸至两丸。

治急风，**如圣散**方

狐心肝三副　乌鸦二只。去觜、爪、翅并腊月者。已上二味，

---

① 后三日：日本抄本、文瑞楼本同，明抄本、乾隆本作“移三日”。
② 紧急：日本抄本、文瑞楼本同，明抄本、乾隆本作“紧闭”。义皆通。
③ 合：通“盒”。《梁书·傅昭传》：“(昭) 器服率陋，身安粗粝，常插烛于板床。明帝闻之，赐漆合烛盘等。”

用大新藏瓶一枚，斡开口子内之，瓦盖合，留一眼子，外以纸筋泥固济，泥干，以火烧令赤，候烟细无香气，去火，盖定眼子，候冷取出，以绢帛裹，地坑内碗覆，出火毒一复时[1]，取出研细　丹砂研　龙脑研　麝香研。各二[2]钱　牛黄研。半钱　犀角镑　琥珀各一字　真珠麻子大者五颗，小者十颗[3]。细研　金箔　银箔各十片

上一十一味，捣研极细，同前药研匀。每服一钱匕，薄荷自然汁入酒少许调下，空心日午临卧各一服。

治急风涎盛，口眼㖞斜，言语謇涩，**银星丸方**

天南星为末，牛乳拌，炒干，细研。四两　白附子为末，生姜自然汁拌，炒干，细研。二[4]两　灶突中煤细研　蝎梢炒　麝香研　水银各一两　铅一两。与水银结沙子，研　牛黄研。半两

上八味，合研令匀，炼蜜和丸如绿豆大。每服十丸至十五丸，煎甘草黑豆汤下。小儿慢风，痰涎不利，服三五丸。欲利者，以龙脑、腻粉、薄荷汁调下。

治中急风，**蝍蟉散方**

干蝎炒　白附子炮　附子炮裂，去皮脐　天南星汤浸令软，锉作小块子，以生姜自然汁炒。各半两

上四味，捣罗为散。每服一钱匕，生姜汁调下。

治中急风，**天麻散方**

天麻　天竺黄　天南星　干蝎并生用。等分

上四味，捣罗为散。每服半钱匕，温酒调下，小儿半[5]字。

治急风吐痰方

荠苨　防风各二两。锉　生姜汁。二合

---

① 一复时：明抄本、乾隆本、日本抄本、文瑞楼本同。即“一伏时”，见本卷“卒中风”篇返魂丹“醋煮三伏时”。一伏时，即一昼夜。《本草备要》“白前”条“甘草水浸一伏时”，小字注曰：“即一昼夜。”

② 二：日本抄本、文瑞楼本同，明抄本、乾隆本作“一”。

③ 麻子……小者十颗：此10字日本抄本、文瑞楼本同，明抄本、乾隆本作“大者五颗”。

④ 二：明抄本、乾隆本、文瑞楼本同，日本抄本作“四”。

⑤ 半：日本抄本、文瑞楼本同，明抄本、乾隆本作“一”。

上三味，将前二味，以水五盏，煎取三盏。每一盏入生姜汁半合，空心服之。良久即吐痰并恶物等。

治急风吐痰方

桂去粗皮。为末　发灰研。各一两

上二味，和匀为散。以好酒一升调灌之，取吐。凡中风人口噤，或不咽药，即用黑豆三二升，以青布裹，于醋汤铛内蘸①，及热，熨前后心并胸膈，令风气散，即得药下，或炒盐醋灰亦得。

治急风中人，身背强直，面黑鼻干，口噤不语，**归命丸**②方

蛇黄紫色者，火煅令通赤，取出，以纸衬地上出火毒一宿，杵罗为末，研如面。四两　铁粉一两　豮猪粪用瓶子固济，烧才烟尽为度，候冷研细。二③两　丹砂研。半两　麝香研。一钱④

上五味，同研极细，糯米粥和丸如鸡头大。一切风，用薄荷酒磨下一丸，小儿半丸；疳热，冷水磨一丸，分作四服。合时忌妇人、鸡犬见。如是大人、小儿中风口噤反张、涎⑤满者，灌下一服立省；小儿被惊及发热，并以薄荷磨下少许。此药又名神穴丸，合子排添盘中，日内晒之，及干翻看，每丸下有⑥一小穴通丸内，其药中空也。旧法须端午及甲午日合，急即不须。

治中急风，昏乱不识人，**丹砂丸**方

丹砂研　牛黄研　阿魏研　龙脑研　水银　天麻　防风去叉　芎䓖　细辛去苗叶　羌活去芦头。各一分　麝香研。二分　乌鸡血一两　乌蛇酒浸，去皮、骨，炙。二两

上一十三味，各别为末，先以酒二升煎蛇末⑦令浓，和前药，又以盐、米醋、白矾末合研匀，候色光白，入铫内煮令热，下丹砂同煎，结成沙子，研和前药，丸如梧桐子大。每服十丸，热酒

---

① 蘸：明抄本、乾隆本、文瑞楼本同，日本抄本作"煎"。
② 归命丸：日本抄本、文瑞楼本同，明抄本作"命丸"，乾隆本作"夺命丸"。
③ 二：乾隆本、日本抄本、文瑞楼本同，明抄本作"一"。
④ 一钱：日本抄本、文瑞楼本同，明抄本、乾隆本作"一两一钱"。
⑤ 涎：日本抄本、文瑞楼本同，明抄本、乾隆本作"痰涎"。
⑥ 有：日本抄本、文瑞楼本同，明抄本、乾隆本作"存"。
⑦ 末：原作"未"，日本抄本同，形近而误，据明抄本、乾隆本、文瑞楼本改。

下，汗出即差。

治中急风，荣卫痹滞，头目昏运，额角偏痛，手足无力，举动战掉，言语謇涩，心神不宁，**透关丸方**

乳香研。一两　麝香研。半两　天麻半两　没药一两。研　地榆一两　玄参一两　乌头生，去皮脐。一两　甜瓜子一两　麻黄去根节。二两

上九味，同为末，以酒一升，慢火熬为膏，更量入炼熟蜜，同和为丸如梧桐子大。每服三十丸，温荆芥汤下，不计时候。

治急风兼①不语注气攻刺背痛方

白附子炮　白僵蚕炒　天麻　干蝎酥炙。各一两　白花蛇肉半两。酥炙　胡粉一钱

上六味，捣研为末，炼蜜和丸如梧桐子大。每服二丸，冷酒下，再用热酒投，汗出即差。

治急风筋脉紧急，身背强直，面黑鼻干，口噤不语，甚者壮热汗出，直视唇青，涎盛咽塞，**紫金丸方**

乌头生，去皮尖。四两　地龙去土，炒　木鳖子去壳。各二两　白胶香研。一两　乳香研　没药研　丹砂研。各半两　五灵脂　附子炮裂，去皮脐　白花蛇酒浸，去皮、骨，炙　天麻　当归切，焙。各一两　龙脑　麝香研。各一钱

上一十四味，捣研为末，用辰月日时②，于辰方③上，取东流水和杵三千下，丸如弹子大。每服半丸，生姜自然汁和酒磨下。一切风随证，或乳香、龙脑、麝香，薄荷茶酒，临时作汤使。

治急风手足拳挛，不得屈伸，大小便涩，百节痛不能行，**大黄丸方**

大黄煨　干姜炮　白僵蚕炒　天麻　白附子炮　天南星炮　附子炮裂，去皮脐　半夏汤洗去滑。各一两　牛黄研。半两　腻粉一

---

① 兼：日本抄本、文瑞楼本同，明抄本、乾隆本在"不语"后。
② 辰月日时：日月交会点，即夏历一年十二个月的月朔时，太阳所在的位置。《尚书·胤征》"辰弗集于房"，孔安国传："辰，日月所会。"
③ 辰方：十二地支中，辰的方位在巽方，即东南方。

分^①　麝香研。半分

上一十一味，捣研为末，炼蜜和丸如鸡头大。每服一丸，冷酒化下。

卒中风

论曰：《内经》谓邪风之至，疾如风雨，言邪之迅速如此。卒中风之人，由阴阳不调，腑脏久^②虚，气血衰弱，荣卫乏竭，故风之毒邪，尤易乘间^③，致仆倒闷乱，语言謇涩，痰涎壅塞，肢体痛痹，不识人事者，此其证也。

治卒中^④风，暗风旋运，痰厥头痛，胸膈涎壅，言语謇涩等疾，**牛黄丸方**

牛黄研。一钱　乌头剉开口者，生^⑤，去皮脐。一两　粉霜研。半两　半夏汤洗七遍，焙干。一分　麝香研。一钱　丹砂研细。一分

上六味，捣研和令匀，生姜自然汁旋抄入臼内，同前药杵和为丸，如梧桐子大。每服一丸，研薄荷自然汁少许，和温酒下；疾甚者，每服三丸，研灌之。

治卒中风，**白僵蚕丸方**

白僵蚕炒　白附子炮　天南星炮　桑螵蛸中劈破，炒　藿香叶　干蝎去土，酒炒　天麻　乌蛇酒浸，去皮、骨，炙　麝香别研。各一分　天雄炮裂，去脐皮。一枚

上一十味，先将九味捣，入麝香再拌令匀，用糯米粥研如糊，为丸如大麻粒，别以腻粉为衣。每服酒下七丸至十丸，日二夜一。

治卒中风，涎潮，**神灵散方**

---

① 分：明抄本、乾隆本、文瑞楼本同，日本抄本作"两"。

② 久：日本抄本、文瑞楼本同，明抄本、乾隆本作"大"。

③ 间：明抄本、日本抄本、文瑞楼本同，乾隆本此后有小字"而入，卒"。

④ 中：原无，日本抄本、文瑞楼本同，据明抄本、乾隆本及《永乐大典医书辑本》卷三百四"一东·风"引《圣济总录》补。

⑤ 剉开口者生：原作"剉开白者生"，日本抄本、文瑞楼本同，文义不通，据明抄本"剉开口者"改。乾隆本及《永乐大典医书辑本》卷三百二十四"一东·风"引《圣济总录》作"炮令开坼"，亦通。

粉霜一两。白面少许，滴水和作饼子，炙令黄色为度　丹砂研。一钱^①　蓬砂研。一钱^②　牛黄研。半钱　龙脑一字。细研

上五味，同研匀细。每服一字匕^③，煎陈粟米饮调下。

治卒中风，昏昏若醉，心神瞀闷，四肢不收，或倒仆不省，或口角似斜，微有涎出，斯须不治，便致殒绝。此由风涎潮于上膈，痹气不通。宜用**救急稀涎散**方

皂荚如猪牙肥实不蚛者。削去黑皮。四梃　白矾一两，通莹者

上二味，为细末，再研极细为散。如有患者，可服半钱，重者三字匕，温水调灌下。不大呕吐，只是微微涎稀冷而出，或一升二升。当时省觉，次缓而调治，不可便大攻之，过则伤人。

治卒中风诸风，**天麻丸**方

天麻一分　蝎梢一分。炒　天南星生，去脐　白僵蚕炒　白附子炮　乌蛇酒浸，去皮、骨，炙。各半两　丹砂别研　麝香各一分。别研

上八味，捣研为细末，炼蜜和剂，丸如鸡头大。每服一丸，嚼破，茶、酒任下。如牙关紧急，用少许揩牙即开。

治卒中风，口眼㖞斜，手足不随，**白丸子**方

天南星　半夏各半两　白僵蚕　干蝎去土　胡粉　腻粉　麝香各一分。研

上七味，并生使，捣研如粉，用糯米粥和剂，丸如绿豆大。每服二丸至三丸，嚼破，温酒下，荆芥薄荷汤下亦得。如中风口噤，研化灌服之。

治中风卒倒，不省人事，口面㖞斜，失音不语，但吐涎沫，或口噤不开，目瞑垂死，一切风疾，**夺命散**方

黑豆一合　乌鸡粪　马牙消研　龙胆去芦头，剉碎。各一分

上四味，先将鸡粪及豆同炒熟，次入龙胆、马牙消拌匀，以

---

① 钱：日本抄本、文瑞楼本同，明抄本、乾隆本作"两"。

② 钱：日本抄本、文瑞楼本同，明抄本、乾隆本作"两"。

③ 一字匕：明抄本、乾隆本、日本抄本、文瑞楼本同，《普济方》卷九十一"诸风门"作"一钱匕"。

酒三盏，煎二盏，去滓，分三服，不拘时温服。

治丈夫、妇人卒中恶风，热涎潮壅，手足麻痹，齿噤不开，语言①不得，或暴风搏②于腠理，浑身壮热，头目昏眩，心躁烦热，及小儿急慢惊风等疾，**天麻丸方**

天麻　地榆　木香　防风去叉　乌头去皮，生用　丁香各半两　丹砂二钱。研　麝香研　龙脑研　牛黄各一钱半。研　自然铜半两。火煅红，以米醋浸，又煅，凡十余次，水洗去灰，研③

上一十一味，除丹砂、自然铜、麝香、龙脑、牛黄别研外，六味焙干，捣罗为细末，同前药拌匀，炼蜜和丸，捣治得所，新瓦合盛贮，旋丸，大人如樱桃大，小儿如豆大加减。每服一丸，日午、晚后用薄荷熟水嚼下。

治卒中风，四肢不仁，**芎𦜝汤方**

芎𦜝一两半　黄芩去黑心。一两　干姜炮。一两　当归切，焙。一两半　桂去粗皮。二两　杏仁去皮尖、双仁，炒。三分　秦艽去苗、土。一两　甘草炙，剉。一两　黄连去须。一两　麻黄去节，煎，掠去沫，焙干。一两

上一十味，粗捣筛。每服五钱匕，水一盏半，煎取八分，去滓温服，日三夜二④。

治卒中风，精神闷绝，及中恶不省人事，**返魂丹方**

玳瑁镑　丹砂别研　雄黄作皂子大。醋煮三伏时⑤。各半两　白芥子一分

上四味，同研极细，瓷器中熔安息香，和丸绿豆大；若重五日丸之益妙。此丹兼治一切风、卒中风不语，状如中恶，或因上厕得恶风倒仆，或暴卒者。若不是暑月，或经宿未致臭败者，以丹二丸，木尺斡开口，令人扶起头，热醋汤灌下。此丹入口后，

① 语言：日本抄本、文瑞楼本同，明抄本、乾隆本作"言语"。
② 搏：日本抄本、文瑞楼本同，明抄本、乾隆本作"抟"。
③ 研：日本抄本、文瑞楼本同，明抄本、乾隆本作"细研"。
④ 二：日本抄本、文瑞楼本同，明抄本、乾隆本作"一"。
⑤ 三伏时：日本抄本、文瑞楼本同，明抄本、乾隆本作"三复时"。

以手轻轻椎拍亡人背上至项，但得此丹入口过咽喉，良久气来，即眼开。十可救八九，返还再活。凡常中风，但以酒下二丸；至重者，十丸立差。小儿热毒风，小便下二丸。

治卒中风，涎潮，精神昏塞，**青金丸**方

半夏生姜水洗七遍，焙干，取末。三钱　滑石三钱。研　腻粉一分。研　水银铅结作沙子，三^①皂荚子大，研　续随子一百粒。去壳，研　青黛二钱。研　龙脑一钱。研　麝香一钱。研

上八味，研匀，滴水和丸如豌豆大。煎葱白汤化下五丸至七丸。

治卒中风，**救生散**方

白矾　半夏汤洗去滑，焙　天南星三味等分。生用

上三味，为细散。每服以好酒一盏，药末二钱匕，生姜三片，煎七分，通温灌之。当吐涎，扶令正坐，经一复时，不得令卧，如卧则涎难出。良久再依法煎药一钱。后常服只半钱。

治卒中风，**山栀子丸**方

山栀子去皮　山茱萸　地榆洗，剉　桔梗炒　细辛去苗叶，炒　羌活去芦头　独活去芦头　麻黄去节，煎，掠去沫，焙　甘草炙，剉　鹿茸酒浸，炙，去毛　虎骨涂酥，炙令黄色　紫菀去苗、土　白芷微炒　藁本去苗、土　红蓝花微炒　防风去叉　乌蛇酒浸，去皮、骨，炙　桂去粗皮。各半两　胡椒　干姜炮。各一分

上二十味，捣罗为末，一半为散，余炼蜜和丸如梧桐子大。不以破伤风、急风、慢风、摊缓风、洗头沐浴中风、口眼㖞斜及妊娠产后风，并得服之。所患深重日久，以生姜薄荷荆芥酒内调下散半钱，下药三丸至五丸立效；甚者，豆淋薄荷酒调散半钱至二钱匕，下七丸至十丸，日三夜一^②。

治卒中风，涎潮发搐，**金虎丹**方

天竺黄末　雄黄研，水飞　白矾研。各二两　丹砂研，水

---

①　三：文瑞楼本同，明抄本、乾隆本无，日本抄本脱水银及剂量。

②　一：原无，明抄本、乾隆本、日本抄本同，据文瑞楼本补。

飞　天雄炮裂，去皮脐　腻粉研。各一两　龙脑半钱。研　牛黄一分。研

上八味，为细末，炼蜜和得所，秤一两二钱，为十丸。大人中风，用药一丸，入腻粉少许，新汲水化下。常服，每丸分四服，小儿分八服，新汲水化下。

治卒中风，倒闷，口噤不语，昏不知人，针灸不知痛处，**筀竹沥饮**方

筀竹沥五合　防风去叉　甘草炙　桂去粗皮。各一两　防己　麻黄去根节　白术　人参　黄芩去黑心　细辛去苗叶　茵芋　秦艽去土　附子炮裂，去皮脐。各一两　生姜三两。切，焙干

上一十四味，除竹沥外，剉如麻豆。每服五钱匕，水一盏半，竹沥一合，同煎至一盏，去滓温服，不拘时。

治卒中恶风，口噤不能言，肢体缓软，心神恍惚，**防风汤**方

防风去叉　赤芍药　独活去芦头　黄芩去黑心　枸杞根　芎䓖　防己　白术　乌头炮裂，去皮脐　甘草炙，剉　茵芋各二两　麻黄去根节　生姜切，焙。各三两　细辛去苗叶　桂去粗皮　白茯苓去黑皮。各一两

上一十六味，剉如麻豆。每服三钱匕，水一盏，研石膏一钱匕，同煎至七分，去滓温服，不拘时。

治卒中风，闷乱，语言謇涩，牙关紧急，**羌活汤**方

羌活去芦头　桑根白皮　麻黄去根节　天雄炮裂，去皮脐　当归切，焙。各二两　桂去粗皮　旋覆花微炒　远志去心。各一两　大腹皮剉　甘草炙，剉　芎䓖　威灵仙去苗、土　枳壳去瓤，麸炒　菖蒲各一两半①　杏仁汤浸，去皮尖、双仁，炒。二十一枚

上一十五味，剉如麻豆。每服五钱匕，水一盏半，入生姜三片，煎至八分，去滓温服，不拘时。

治卒中风，忽然仆倒闷乱，言语謇涩，痰涎壅塞，**透罗丸**方

---

①　一两半：日本抄本、文瑞楼本同，明抄本、乾隆本作"一两"。

水银用炼净者。黑锡一分结为沙子　粉霜　干蝎全者。炒。各
一分　天南星半分。生用　腻粉一钱　龙脑　麝香各半钱

上七味，先杵天南星、干蝎，细罗了，同前五味入乳钵细研，
入石脑油，和丸如梧桐子大。每服三丸，温薄荷水化下；大段即
加二丸；小儿十岁已上，两丸一丸，临时相度虚实与吃。

治腑脏久虚，气血衰弱，卒中风邪及瘫缓等疾，**阿胶丸**方

阿胶炙令燥　蝉壳去土　犀角屑各半两　麝香三钱　白花蛇
酒浸，去皮、骨，炙。三分　桂去粗皮。半 ① 两　白鲜皮　白僵蚕
炒　天南星炮　半夏酒浸三日，汤洗，麸炒　天麻　桔梗炒　黄耆
炒　当归切，焙　羌活去芦头　虎头骨酥炙　海桐皮剉　白芷　白
茯苓去黑皮　附子炮裂，去皮脐　防风去叉　芎䓖　麻黄去根节。
各一两　干蝎去尾，用糯米炒。四十二枚　人参　没药各半两　木
香一两　羚羊角屑半两　干姜炮。四钱半　乌蛇酒浸，去皮、骨，
炙。三分

上三十味，细剉焙干，捣罗为末，炼蜜为丸如弹子大。每服
一丸，生姜酒嚼下；中风甚者，拗开口，或先以药嚏，化药灌下
一丸，立省。

治卒中风，仆倒闷乱，语言謇涩，涎痰壅盛，**牛黄丸**方

牛黄研　卢会　天竺黄研　血竭研　没药研　丹砂研　续
随子　皂荚灰各半两　丁香　木香　干蝎去土，炒　粉霜　雄黄
研　甘遂炮②。各一分　麝香研。二钱　肉豆蔻去皮。二枚　槟榔剉。
二颗　龙脑研。一字

上一十八味，捣研为末，每抄药末四钱，入轻粉三钱，再研匀，
面糊为丸如黍米大。每服五丸，金银薄荷汤下，随大小加减。一方，
添天麻一两，酒浸，炙为末，研匀，丸如小弹子大。凡中风，用冷水
化下一丸，立效；些小风气 ③，每服半丸；小儿惊风，一丸分作六服，
并用冷水化下。

---

① 半：日本抄本、文瑞楼本同，明抄本、乾隆本作"一"。
② 炮：明抄本、乾隆本、文瑞楼本同，日本抄本作"炒"，旁注"炒一作炮"。
③ 气：日本抄本、文瑞楼本同，明抄本、乾隆本作"寒"。

风　瘖

论曰：风邪中于阴，发于五脏，其状奄忽不知人，喉中噫噫然①有声，舌强不能言。身软而汗，眼下及人中左右白②者可治；一黑一赤，吐沫，汗不出，身体强直者死③。盖风中于阴，脏气承之，风邪与血气相薄，经脉凝泣，阴阳之气不得偕行，荣卫不流，所以目瞑不知人也。喉者所以通气，气既不利，故喉中噫噫然有声。阴气闭密，得汗④，则表里疏通，筋脉和缓，阳气得复，故可治也。

治风瘖，舌强不语，昏冒不知人，喉中作声，**独活汤**方

独活去芦头　生葛根去皮，细剉如麻豆大。各二两　甘草炙。一两半　桂去粗皮　芍药各一两

上五味，将四味粗捣筛，与葛根拌匀。每服五钱匕，水一盏半，入生姜五片，煎至八⑤分，去滓温服，日三夜一。

治风瘖，邪气入脏，四体不收，不自知觉，口不能语，冒昧不知痛痒，**麻黄汤**方

麻黄去根节，先煎，掠去沫，焙干。八⑥两　桂去粗皮　杏仁汤浸，去皮尖、双仁，炒　芎劳各二两　干姜炮　甘草炙　黄芩去黑心。各一两　当归切，焙。一两半　石膏碎。三两

上九味，粗捣筛。每服五钱匕，水二盏，煎至一盏，入竹沥半合，再煎三五沸，去滓温服，日三夜一。

治风瘖，咽喉作声，言语謇涩，**马尾散**方

白马尾一团，如鸡卵大。急火烧

上一味，碾末。酒服一字，渐至半钱匕，日夜三服。勿令病

---

①　噫（ài 爱）噫然：气逆上冲的声音，或为喉中痰鸣音。
②　白：日本抄本、文瑞楼本同，明抄本、乾隆本此前有"皆"。
③　风邪中于阴……身体强直者死：此段论述源自《诸病源候论》卷一"风病诸候上·风瘖候"。文字略有差异。
④　阴气闭密得汗：日本抄本、文瑞楼本同，明抄本作"阴阳闭密"，乾隆本作"身软得汗"。
⑤　八：日本抄本、文瑞楼本同，明抄本误作"分"，乾隆本作"七"。
⑥　八：日本抄本、文瑞楼本同，明抄本、乾隆本作"一"。

人知。

治风癔，精神不明，舌强语涩，**桂末吹鼻方**

桂紫色者。去粗皮。半两

上一味，捣罗为细末。每用少许，吹入鼻中及置舌下。

治风癔，舌强不语，精神冒闷，**石菖蒲末①吹鼻方**

菖蒲石上九节者。刮净②。半两

上一味，取新者捣罗为细末。每用少许，吹入鼻中。

治风癔不语，体强不知人，**梁尘吹鼻方**

梁上尘

上一味，取少许吹入鼻中。

治风癔，舌强不能言，四肢拘急，迷闷不知人③，**防风汤方**

防风去叉　麻黄去根节。各二两　白术　黄芩去黑心　赤芍
药　桂去粗皮　防己　芎䓖　人参　甘草炙　附子炮裂，去皮
脐　杏仁汤浸，去皮尖、双仁，麸炒。各一两

上一十二味，剉如麻豆。每服五钱匕，水一盏半④，生姜一枣
大，拍碎，煎至八分，去滓温服，不拘时。

治风癔，咽中作声，舌强语涩，心膈不利，**羚羊角散方**

羚羊角镑　前胡去芦头　桂去粗皮　芎䓖　麻黄去根节　秦
艽去苗、土　防风去叉　附子炮裂，去皮脐　赤箭　天南星炮　独
活去芦头　茯神去木　槟榔　枳壳去瓤，麸炒。各一两　蝉蜕去
土　桑螵蛸炒　干蝎去土，炒　丹砂研。各半两　牛黄研　麝香研。
各一钱　铅霜研。一分

上二十一味，除研者外，捣为细末，入研者和匀。每服一钱
匕，酒调下，不拘时。

治风癔，奄忽不知人，喉中噫噫然有声，舌强不能言，身软
自汗，**金箔丸方**

---

① 末：日本抄本、文瑞楼本同，明抄本、乾隆本无。
② 刮净：日本抄本、文瑞楼本同，明抄本、乾隆本作"刮去土"。
③ 人：日本抄本、文瑞楼本同，明抄本、乾隆本此后有"按此小续命汤"。
④ 一盏半：日本抄本、文瑞楼本同，明抄本、乾隆本作"一盏"。

金箔研。一百片　银箔研。一百片　犀角细屑为末　牛黄研
丁香　龙脑研　沉香　真珠末　木香　麝香研　琥珀硼砂
研　乌蛇酒浸，去皮、骨，炙　天麻酒浸，切，焙　雄黄研　蝎梢
炒　白僵蚕炒　附子炮裂，去皮脐　天南星炮　防风去叉　白附子
炮　甘草炙。各一分　丹砂研。一两　墨烧，研。半两

上二十四味，先以十五味捣罗为细末，入研者药一处和匀，
内将金银箔入水银三分，同研如泥，入诸药研和匀，炼蜜和丸如
绿豆大。每服大人五丸，薄荷酒下；小儿二丸，薄荷汤化下。

风口噤

论曰：风口噤者，风寒客于三阳之筋，使筋脉拘急，口噤不
开，牙关紧急。若不速治，恐致他病，以风者善行而数变也。

治中风口噤，颈项筋急，饮食不下，**防己汤**方

防己剉　桂去粗皮　麻黄去根节，煎，掠去沫，焙干　葛根剉。
各二①两　甘草炙，剉　防风去叉，剉　芍药各一两

上七味，粗捣筛。每服三钱匕，以水一盏，入生姜半分，切，
煎取七分，去滓温服，日三夜一。凡失音不能言者皆治。

治急中风，目瞑牙噤②，不能下药者，用此散。以中指点散子，
揩齿三二十次，在大牙左右，其口自开，始得下药，**开关散**方

天南星生，捣为细末　龙脑别研

上二味，各等分，重研细，五月五日午时合。患者只③使一字
至半钱匕。

治中风口噤不开，吹口中，**附子散**方

附子炮裂，去皮脐

上一味，捣罗为散。内管中，斡开口匀吹，令药满喉中并舌
下，不可过多。

治中风口噤，闷乱不知人，汤饮不下，**吴茱萸汤**方

---

① 二：明抄本、乾隆本、文瑞楼本同，日本抄本作"三"。
② 牙噤：日本抄本、文瑞楼本同，明抄本、乾隆本作"口噤"。
③ 只：日本抄本、文瑞楼本同，明抄本、乾隆本作"共"。

吴茱萸汤洗七遍，炒。一两　豉炒令微干。三两

上二味，粗捣筛。每服四钱匕，以水一盏半，煎取七分，去滓温服，早夜各二服。

治中风不语，口噤吐痰，颈项筋急，**乌梅饮**方

乌梅二七枚。并子椎碎　菝葜碎，剉，椎。一两半　白矾生用。一两

上三味，先以水一升煎菝葜根，取三合，去滓，别盛；又别以水一升煮乌梅至三合，去滓，别盛；又以水五合煮白矾，取三合，别盛。以物斡口开，先灌菝葜汤，次下乌梅汤，又次下白矾汤，旋消停，服之良，久久即吐恶痰毒涎；如不吐，以鹅毛搅喉中取吐。

治中风口噤不语，不知人，饮食不下，**独活饮**方

独活去芦头。一两　葛根剉　甘草炙。各半两

上三味，粗捣筛。每服四钱匕，以水一盏半，入生姜半分，切，煎取七分，去滓热服；口噤，服药不下，斡口开灌之，效，日夜四五服。

治中风口噤及妇人洗头中风，牙关紧急，**缓颊散**方

天南星一枚，重半两①者。用酒同②生姜自然汁浸四十九③日，切破，焙干　半夏亦如天南星浸，切，焙干　乌头炮裂，去皮脐　芎䓖　白附子炮　防风去叉　雄黄研　丹砂研。已上各半两　牛黄研　麝香研。各一分④

上一十味，捣罗六味为细末，入雄黄已下四味同研匀。每服温酒调下半钱匕；如小儿急慢惊风，薄荷汤调下一字。

治中风牙关紧急，遍身强硬，**附子散**方

附子一枚及一两者。慢火炮裂，去皮脐　白附子炮裂。一分

上二味，为细散。每服一钱匕，温酒调下，三服见效。

---

① 两：日本抄本、文瑞楼本同，明抄本、乾隆本作"斤"。
② 酒同：日本抄本、文瑞楼本同，明抄本、乾隆本无。
③ 四十九：日本抄本、文瑞楼本同，明抄本、乾隆本作"十"。
④ 分：明抄本、乾隆本、文瑞楼本同，日本抄本作"两"，旁注"两一作分"。

治一切急风口噤不开，**白矾散方**

白矾半两　盐花一分

上二味，并细研。以手点揩牙根下，更将半钱匕以绵裹，安牙尽头。

治风口噤，牙关不开，**海带散方**

海带炒。半两　乌梅肉　天南星生。各一两　麝香二分。别研后入

上四味，为细散，入瓷合内，勿令透气。如患急，以半钱匕于腮里牙关上揩，便自开口，立效。

治中风牙关紧急方

甘草比中指节截作五截。于生油内浸过，炭火上炙，候油入甘草用

上一味，以物斡开牙关，令咬定甘草，可如人行一①里时候，又换甘草一截，后灌药极效。

治中风或吐泻，牙关紧噤，下药不能，**白神散方**

白梅末不以多少②

上一味，将揩牙立开。盖酸能收敛，自然齿骨易开也。

治中风口噤不开，**独活酒方**

独活去芦头。一两

上一味，剉，以清酒二升，煎取一升，取大豆五合，熬令皮拆声炸③绝，取前酒热④投于豆中，搅匀密盖，经一食顷，去滓。温服三大合，口噤即灌之，日三。

治风涎发动口噤不开方

半夏半枚⑤　五灵脂一皂子大　胆矾末一字

上三味，同乳钵内研如粉，滴水和为丸如鸡冠花子大。每用

---

① 一：日本抄本、文瑞楼本同，明抄本、乾隆本作"五"。
② 不以多少：日本抄本、文瑞楼本同，明抄本、乾隆本作"不拘多少"。
③ 炸（zhà炸）：火声，《广韵·祃韵》："炸，火声。"
④ 热：日本抄本、文瑞楼本同，明抄本、乾隆本无。
⑤ 枚：明抄本、乾隆本、文瑞楼本同，日本抄本作"两"。

三丸，于瓷盏内用指甲研细，入半皂子大白梅肉，并生油少许一处研匀，却分作两饼子，于两边大牙角头摩之，外更以手揉颊腮，自然涎出；以谷精草上花，火上炙焦，研作细末，用一剜耳子分作两处，以鹅管吹入两鼻中，涎出为度。如涎出未快，更以少许吹入。候出尽涎，以甘草末搐入鼻中解省也。如牙关不噤，但觉胸膈有涎，即用一丸子放在舌上嚼碎，以津咽下，不用汤使，后亦用搐药，自然各有涎出。只是不得咯，不得令鼻气吹去，不得唾，恐涎不出。后亦用甘草末解之。此药人年六十以上者难疗，若是气壮实，六十岁以下则易治。若服药身大痒者，勿怪，汗将出也。其汗必先腥臭，后清淡。须是先寻一不透风房室，然后服药治之。惟不见风，能将息忌慎为妙。其药须是临治时旋合，不可预合也。

治中风口噤不语，忽然仆地，涎潮壅塞，**金虎丹**方

牛黄研　丹砂研　粉霜研　腻粉研　雄黄研　龙脑研　铅白霜研。各一两　天竺黄　人参　麦门冬去心。各三两　甜消研。二两　硼砂研。半两　白矾研。一两半

上一十三味，捣研为末，再同研匀，炼蜜和丸如樱桃大。每服一丸，新汲水化下；伤寒伏热在心狂乱者，蜜水化下一丸；小儿急慢惊风，口吐涎沫，一丸分作三服，薄荷新水化服。治一切风涎，不可殚述。

治风寒客于三阳经，筋脉拘强，口噤不开，牙关紧急，**乌犀丸**方

犀角屑半两　天麻　白附子炮。各一两　白僵蚕炒　半夏汤浸七遍以去皮[①]，生姜半两同杵碎，炒令干。各半两　乌蛇肉酒浸，去皮、骨，炙　天南星炮。各一两　麻黄去根节　独活去芦头　当归切，焙　晚蚕砂微炒　麝香研　干蝎去土，微炒。各半两

上一十三味，捣研为末，再同研匀，炼蜜和丸梧桐子大。每

---

　　① 以去皮：日本抄本、文瑞楼本同，明抄本、乾隆本无。或为"以去滑"之误。

服十丸至十五丸，温酒下，不拘时候服。

治中风口噤，或伤风湿，身体瘙痹，**大豆酒**方

大豆三升

上一味，炒令极①熟，以清酒五升沃之，可得二升。旋旋温服，令少汗出、身微润即差。

风口㖞

论曰：足阳明脉循颊车，手太阳脉循颈上颊，二经俱受风寒气，筋急引颊，令人口㖞僻，言语不正，目不能平视。又云风入耳中，亦令口㖞，盖经络所系然也。诊其脉浮而迟者，可治。

治中风，口面㖞斜，**附子汤**方

附子炮裂，去皮脐　干姜炮。各四两　桂去粗皮　麻黄去根节，先煎，掠去沫，焙干。各二两　芎劳一两半

上五味，剉如麻豆。每用十钱匕，以水三盏，煎取二盏，去滓，分温三服，空心一服，夜卧并二服。

治中风，口面㖞斜，**葛根汤**方

葛根　防风去叉　附子炮裂，去皮脐　麻黄去根节，煎，掠去沫，焙干。各一两　独活去芦头。二②两　杏仁汤浸，去皮尖、双仁，炒。四十枚　松实去壳。一两半

上七味，剉如麻豆。每用药十钱匕，以水二盏，酒一盏，入生姜三片，煎取一盏半，去滓，分三服，日二夜一。

治中风，口目㖞斜，**升麻汤**方

升麻　防风去叉　麻黄去根节，煎，掠去沫，焙干。各一两　芎劳　羚羊角镑。各一两半　桂去粗皮。三分

上六味，粗捣筛。每用药十钱匕，以水三盏，煎至二盏，去滓，入竹沥一合，更煎三沸，分温三服，空心一服，夜并二服；相去如人行五里良久，更服。以衣覆令微汗出，避外风。

---

① 极：日本抄本、文瑞楼本同，明抄本、乾隆本无。
② 二：日本抄本、文瑞楼本同，明抄本、乾隆本作"三"。

治中风，口面㖞斜，泪出失音，**防风汤**方

防风去叉　防己　升麻　桂去粗皮　麻黄去根节，煎，掠去沫，焙干　芎劳各一两　羚羊角镑。一两半

上七味，剉如麻豆。每服三钱匕，以水一盏，煎取六分，去滓，入竹沥半合，更煎三两沸，热服，空心日午及临卧各一服。

治中风口㖞，引目不合，又令耳有风声而聩，面骨冷疼，风眩头痛，**天雄散**方

天雄炮裂，去皮脐　细辛去苗叶，微炒。各一两半　山茱萸　干姜炮。各二两半　山芋　防风去叉。各三两半①

上六味，捣罗为散。每服温酒调下三钱匕，渐加至五钱匕，日再服。

治中风，口面㖞斜，**白圣散**方

天雄炮裂，去皮脐　山茱萸炒过候冷。各二两　山芋三两　干姜炮。一分

上四味，捣罗为散。每服用热豆淋酒半盏调下二钱匕；患重者，加至三钱匕。

治贼风吹著，口眼㖞斜，**一字散**方

乌头生用　青矾各半两

上二味，并捣罗为细散。每用一字搐入鼻内，取出涕，吐涎。

治风口㖞方

蓖麻油　巴豆油

上二味，等分，并相和。如右㖞即点左口角，如左㖞即点右口角。仍急觑，才正，当急揩去药。

治风口㖞，**追风丸**方

磁石煅，醋淬十遍。秤一分。研　石硫黄研。一钱　蓖麻子十五枚。去皮，研　干莴苣根三钱　芸薹子半两

上五味，捣研为末，用醋面糊和，临时旋为丸。手心内安之，用汤碗押，左㖞安右手，右㖞安左手。候口正，即去之。

---

① 三两半：日本抄本、文瑞楼本同，明抄本、乾隆本作"三两"。

治中风，口面㖞斜，**青松叶浸酒方**

青松叶一斤。细剉如大豆

上一味，木石臼中捣令汁出，用生绢囊贮，以清酒一斗浸二宿，近火煨一宿。初服半升，渐加至一升，头面[1]汗出即止[2]。

治中风，口面㖞斜，**胡麻浸酒方**

胡麻炒，捣，粗罗。一斤

上一味，用生绢囊贮，以酒一斗五升浸七日后，每服三合，稍稍服之，加至四五[3]合，以差为度。

治中风，口面㖞僻，口角涎流，**蚕砂浸酒方**

蚕砂微炒，捣碎。五升

上一味，用生绢囊贮，以酒一斗五升，浸经七日，取饮之三合至五合。令常有酒气，以差为度。

治中风，口面㖞僻不正，**鸡血涂方**

雄鸡血

上一味，煎热涂之，正则止。或新取者血[4]，使涂之亦佳，涂缓处一边为良。

治中风口㖞，**皂荚摩膏方**

皂荚一梃。炙黄，刮去皮子

上一味，捣细罗为末，以酽醋调和如膏。左㖞摩右，右㖞摩左。

治中风口㖞，**蜘蛛摩方**

蜘蛛大者，一枚

上一味，摩其偏缓颊车上及耳前，候视正则止；亦可向火摩之；或取蜘蛛大网丝成团如弹子，摩之亦得。

治中风，口面㖞斜，**衣中白鱼摩方**

① 头面：日本抄本、文瑞楼本同，明抄本、乾隆本作"头"。

② 止：乾隆本、日本抄本、文瑞楼本同，明抄本作"正"。

③ 四五：明抄本、乾隆本、日本抄本同，文瑞楼本作"四"。

④ 新取者血：日本抄本、文瑞楼本同，明抄本作"取者血"，乾隆本作"取生者血"。

衣中白鱼七枚

上一味，摩偏缓一边，才正便止，恐太过。凡患急边、缓边皆有病，先摩缓边，次摩急边，急边少用。

治中偏风，口面㖞斜，**石灰涂方**

石灰半升①

上一味，炒，乘热以醋调似泥，涂于一边缓处。才正，急用温水洗去之。

治中风，口眼㖞斜，手足无事，语不謇涩，止缘坐卧处对耳有窍，为风所中，筋牵过一边，连眼皆紧，睡著一眼不合者，服此药二十日内，眼口皆正，**人参丸方**

人参　草乌头生，去皮尖　牛膝去苗，酒浸，焙干。各一两②

上三味，捣罗为细末，水煮面糊丸如梧桐子大。每服十③丸，炒黑豆淋酒下，日二服。

治一切风，口眼偏斜，**假苏丸方**

生假苏去梗　生薄荷用叶。各一斤

上二味，并沙盆内研，生绢绞取汁，瓷碟④内看厚薄，日煎成膏，余滓三分，去一分粗滓不用，将二分滓晒干，杵罗为末，将膏和为丸如梧桐子大。每服二十丸，温酒下。

治中风口㖞，**圣散子方**

附子炮裂，去皮脐，取中心者用　伏龙肝　牡蛎烧

上三味，等分，捣罗为散，用三岁乌鸡冠血调半钱匕。如口㖞向左边，即涂药在右口角；若㖞向右边，即涂药在左口角。才见口正，当即便急洗去药，迟洗即却牵过口角。慎之。

治偏风口面㖞斜，一切热毒风攻头面方

芭蕉根不以多少，于甑内蒸两炊久，取出烂研，绞取自然汁。

---

① 升：明抄本、乾隆本、文瑞楼本同，日本抄本作"两"。
② 两：明抄本、乾隆本此后有小字注"按牛膝入脑，虚人口眼㖞用之"。
③ 十：明抄本、乾隆本、文瑞楼本同，日本抄本作"一"。
④ 碟：原作"㧻"，明抄本、日本抄本、文瑞楼本同，"楪"之形近而误，楪为"碟"之异体字，故改。又乾隆本作"盆"。

每日饭后取二合，生蜜一匙头，以酒调之，顿服，日再服。

治风邪引颊，口㖞僻，言语不正，**消风丸方**

草乌头半斤。用油四两炒令黄色　麻黄去根节，先煎，掠去沫，焙　附子炮裂，去皮脐　白芷各半两　防风去叉　白茯苓去黑皮　藿香叶　干姜炮　前胡去芦头　青橘皮去白，炒[①]干　桂去粗皮。各一两　甘草炙，剉。二两　龙脑研　麝香研　丁香　木香　白僵蚕炒[②]。各一分[③]　蝉蜕半两。炒　不蛀皂荚一两一分。去皮、子，酥炙焦黄[④]

上一十九味，捣罗为细末，炼蜜和丸如弹子大。每服温酒化下一丸，不计时候。

治中风，口眼㖞斜，**麻黄汤方**

麻黄去根节，汤掠去沫，焙　草薢　附子炮裂，去皮脐。各二两　黄连去须　当归切，焙　桂去粗皮　枳壳去瓤，麸炒　甘草炙，剉　羚羊角镑。各一两　桑根白皮　牡丹皮　羌活去芦头　芎劳各一两半　旋覆花炒。半两　杏仁去皮尖、双仁，炒。十四枚

上一十五味，剉如麻豆。每服五钱匕，水一盏半，入生姜半分，切，煎至八分，去滓温服。

治中风，口面㖞僻，言语不正，**乌蛇丸方**

乌蛇酒浸，去皮、骨，炙　乌头炮裂，去皮脐　五灵脂　羌活去芦头　天麻酒浸，切，焙。各半两　牛黄研　雄黄研　麝香研　干蝎去土，酒炒　天南星炮裂，汤洗。各一分　香墨烧，醋淬，研　独活去芦头　皂荚不蛀者。去皮子，酥炙。各三分　白附子三枚。炮裂，汤洗　虎骨酥炙。一两　黑豆二十一粒。先与乌头同捣烂，焙

上一十六味，捣罗十三味为末，入牛黄、麝香、雄黄末拌匀，重罗一遍，炼蜜和丸如绿豆大。每服七丸，温酒下，渐加至十丸，

---

① 炒：明抄本、乾隆本、文瑞楼本同，日本抄本作"焙"。
② 炒：明抄本、乾隆本、文瑞楼本同，日本抄本作"炮"。
③ 分：文瑞楼本同，明抄本、乾隆本、日本抄本作"两"。
④ 黄：日本抄本、文瑞楼本同，此后明抄本有"黄连"，乾隆本有"黄连五钱"。

卷第六

二七七

空心午时夜卧各一。

治中风口㖞僻，言语不正，目不能平视，**赤箭散方**

赤箭半两　黄松节剉。一两①　牛膝去苗，酒浸一宿，焙干　补骨脂炒　骨碎补　芍药　细辛去苗叶　藿香叶②　自然铜烧，醋淬七遍　没药研　地龙去土　木鳖子去壳　白花蛇酒浸一宿，去皮、骨，焙干　虎骨涂酥炙。各半两　乌头炮裂，去皮脐。一分　羌活去芦头。一两　桂去粗皮。半两

上一十七味，捣罗为细散。每服二钱匕，温酒调下，不计时候。

治中风，手足不随，筋骨挛急，行履艰难，口眼㖞斜③，时发搐搦，**天南星丸方**

天南星炮　天麻　附子炮裂，去皮脐　干蝎全者。去土，炒　白僵蚕直者。炒　藿香叶　白附子炮。各半两

上七味，捣罗为末，酒煮面糊和丸如梧桐子大。每服五丸至十丸，薄荷温酒下，空心食前服。

破伤风

论曰：破伤风者，因卒暴伤损，风邪袭之，传播经络，致使寒热更作，身体反强，口噤不开，甚者邪气入脏，则不可治。诸疮久不差，荣卫虚弱，肌肉不生，疮眼不合者，风邪亦能外入，为破伤风之候。

治破伤风，身如铁石，或如角弓反张，口噤不开，宜斡齿灌药，**羌活汤方**

羌活去芦头　防己　羚羊角镑　升麻　黄芩去黑心　蔓荆实去皮。各一两半　犀角镑。二两　茯神去木　葛根剉　甘草炙。各一两一分　防风去叉。三分　麻黄去根节，煎，掠去沫，焙干。一两

上一十二味，粗捣筛。每服三钱匕，水一盏，入地黄汁半合，

---

① 两：明抄本、乾隆本、文瑞楼本同，日本抄本作"分"。
② 藿香叶：日本抄本、文瑞楼本同，明抄本、乾隆本作"藿香"。
③ 口眼㖞斜：日本抄本、文瑞楼本同，明抄本、乾隆本无。

薤白二寸，煎至八分，去滓，空心日午临卧温服。如病急，不拘时服，盖覆出汗即愈。

治破伤风，身体强直，口喎战掉，**雄黄丸方**

雄黄研　羌活去芦头　独活去芦头。各一分　腻粉研。一钱　人参　卢会研　乌犀角镑　牛黄研。各半两　乌蛇酒浸，去皮、骨，炙　白僵蚕炒　白附子炮　天南星炮　干蝎酒炒　槐胶研　天麻各一两

上一十五味，将十味捣罗为末，入五味研者和匀，以酒煮和根葱二茎，熟后去葱，别入槐胶末①一两，煎如稠膏，和药为丸如绿豆大。每服二丸，空心午时临卧温酒下，渐加至四五丸。

治破伤②中风，**附子丸方**

附子炮裂，去皮脐　乌头炮裂，去脐皮　天麻　天南星炮。各一两

以上四味，粗捣筛，入绢袋子，以好酒三升浸之，冬二七日，夏一七日，不得透气，日满，将袋子绞干，去滓取汁，于瓷石器中慢火熬成膏，入后诸药：

雄黄研　丹砂研　铅霜研　白僵蚕炒，捣。各一分　蝎梢炒，捣　鹿角霜研　鹿胎皮炙焦，捣。各半两　墨捣。一两

以上八味，将四味同捣，四味同研，令极细；

龙脑研　麝香研　生金锉为末。各一钱　水银一分。入甘锅③内，同与金末结沙子

上三项，共一十六味，各捣研同和令匀，炼蜜丸如绿豆大。每服一丸至二丸，空心午时夜卧温酒下，渐加至三五丸。

治破伤中风，牙关紧急，口面喎斜，身体或硬或软，小儿惊风，并治之，**走马散方**

---

①　槐胶末：日本抄本、文瑞楼本同，明抄本作"桃胶末"，乾隆本作"胶末"。

②　破伤：日本抄本、文瑞楼本同，明抄本、乾隆本作"破伤风"。

③　甘锅：亦作"甘埚"、"坩埚"。《本草纲目》卷七"甘锅"条："销金银器。吴人收瓷器屑，碓舂为末，筛澄取粉，呼为滓粉，用胶水和剂和锅，以销金银者。"埚（guō 锅），《玉篇·土部》："埚，甘埚，所以烹炼金银。"坩，陶器名。《集韵·谈韵》："坩，土器也。"

天麻　天南星炮　半夏汤洗七遍，与生姜半两同捣，焙干　白附子炮　附子炮裂，去皮脐。各半两　丹砂研　雄黄研　牛黄研　麝香研　犀角镑。各一分　腻粉研。三分

上一十一味，将六味捣罗为末，入五味研者和匀。每服半钱匕，豆淋酒调下，汗出取差；未汗，再服一字，良久用热生姜稀粥投。若小儿患，每服一字，荆芥汤或熟水调下。要丸，即用新炊饼丸如大麻粒大，每服三丸至五丸。吐逆，用生姜汤下；出汗，用生姜酒下，热粥饮投之。

治破伤中风，**牛黄散方**

牛黄研　干蝎酒炒　麝香研　雄黄研。各三分　白附子炮。三两半　天南星炮。一两　白僵蚕炒　天麻　半夏汤洗七遍，与生姜一两同捣，焙干。各一两半　丁香　丹砂研　犀角镑　羌活去芦头　羚羊角镑　槟榔生。各半两　麻黄去根节，先煎，掠去沫，焙干　附子炮裂，去皮脐。各一两一分　乌蛇酒浸，去皮、骨，炙　蔓荆实去皮　防风去叉　当归切，焙。各一两

上二十一味，将十七味捣罗为散，与研者四味和匀。每服半钱匕，温酒调下。角弓反张，牙关紧急，以豆淋热①酒调下一钱匕，衣盖良久，汗出即差。

治打击破疮，或洗头、挑齿、灸疮、狗咬等中风，**羚羊角散方**

羚羊角镑　石斛去根　芎䓖　知母焙　山茱萸　薏苡仁　白芷　曲棘针生用　甘草炙　芍药　紫菀去土　天雄炮裂，去皮脐　防风去叉　牛膝酒浸，切，焙　枳壳去瓤，麸炒　蔓荆实去皮　石南叶酒醋微炒　杏仁汤浸，去皮尖、双仁，炒　麻黄去根节，煎，掠去沫，焙　龙骨去土　黄芩去黑心　防己　白术　草薢　干蔓菁花炒　赤茯苓去黑皮　葛根　羌活去芦头　苍耳心炒　车前子　桑白皮剉　菊花未开者　酸枣仁炒　当归切，焙　藁本去苗、土　秦艽去苗、土　细辛去苗叶　丹参　乌蛇酒浸，去皮、骨，炙。

① 热：日本抄本、文瑞楼本同，明抄本、乾隆本无。

各三分　陈橘皮汤浸，去白，焙。半两

上四十味，捣罗为散。每服一钱半至二钱匕，空心午时夜卧温酒调下。要丸，即炼蜜丸如梧桐子大，每服十丸，豆淋酒下。

治破伤[①]中风，**莽草散**方

莽草浸[②]洗过，炙。二两半　石斛去根。二两　草薢　柏子仁生用　石龙芮　泽泻　牛膝酒浸，切，焙　芍药　防风去叉　山茱萸　菟丝子酒浸，别捣　白术　细辛去苗叶　芎藭各三分　牛黄研　松脂各半两　附子炮裂，去皮脐　杜仲去粗皮，炙　羌活去芦头　乌蛇酒浸，去皮、骨，炙。各一两　桂去粗皮。一两半　天麻　麻黄去根节，先煎，掠去沫，焙。各二两

上二十三味，将二十一味捣为细末，与牛黄、菟丝末拌匀。每服一钱匕，温酒调下，日二夜一。若中风脚手甲青者，酒调二钱至二钱半匕，顿服。盖覆良久，以生姜稀粥投，汗出即差。

治破伤[③]中风，**大乌犀散**[④]方

犀角镑　羚羊角镑　龙脑研　麝香研　雄黄研　熊胆研　牛黄研　乳香研　阿魏研　丹砂研　水银与丹砂同研，慢火，搅匀，结沙子，研　干蝎酒炒　猪牙皂荚酥炙，去皮子　乌头炮裂，去皮脐　附子炮裂，去皮脐　白附子炮　干姜炮。各一分　天麻　升麻　独活去芦头　狗脊去土　细辛去苗叶　秦艽去苗、土　芎藭　杜仲去粗皮，切，炒　当归切，焙　厚朴去粗皮，生姜汁炙　黄耆剉，炙　藁本去土　莨菪子淘去浮者，炒　麻黄去根节，先煎，掠去沫，焙　蜀椒去目并闭口，炒出汗　白鲜皮剉　防风去叉　天南星炮。各一两

上三十五味，将二十六味捣罗为散，与九味研者拌匀，再罗一遍。每服一钱半匕，加至二钱匕，豆淋酒调下，生姜酒投；甚者，用米醋与水同煎服之。

---

① 破伤：日本抄本、文瑞楼本同，明抄本、乾隆本作"破伤风"。
② 浸：日本抄本、文瑞楼本同，明抄本、乾隆本作"汤"。
③ 破伤：日本抄本、文瑞楼本同，明抄本、乾隆本作"破伤风"。
④ 大乌犀散：日本抄本、文瑞楼本同，明抄本、乾隆本作"乌犀散"。

治破伤中风，牙关紧急，四肢强硬，不下食，**金乌散方**

乌鸦一只。去嘴、足并毛翅　狐肝一具。同乌鸦入罐子内，用蚯蚓泥固济，烧烟尽，用三两捣为末，入后药　天麻　白附子　天南星炮　白僵蚕炒　乌蛇酒浸，去皮、骨，炙　藿香叶　桑螵蛸炙。各一两

上九味，同捣罗为散。每服一钱匕，温酒调下，昼夜五服。

治破伤中风①，**乳香散方**

乳香炒软，候冷研　乌蛇酒浸，去皮、骨，炙　干蝎酒炒　天麻　赤茯苓去黑皮　蛇黄煅，醋淬　白附子炮　白芥子炒　白僵蚕炒　白及　半夏汤洗七遍，与生姜半两同捣，焙干　白敛各半两

上一十二味，捣罗为散。每服一钱匕，生姜温酒②调下，日二夜一；小儿只一字，用薄荷汤调下。

治破伤中风，**熊胆丸方**

熊胆研　天麻　紫菀去土　防风去叉　丹砂研　牛黄研　麝香研　龙骨各半两

上八味，将四味捣罗为末，与别研四味和匀，炼蜜丸如梧桐子大。每服二十丸，桑槐根汤下，不拘时。

治破伤中风，**白僵蚕丸方**

白僵蚕炒　麝香研　乌蛇酒浸，去皮、骨，炙　牛黄研　干蝎酒炒　木香　龙骨去土，研　蝉蜕炒，去土　杜仲去粗皮，炙　天麻　原蚕蛾炒　雄黄研。各半两

上一十二味，将八味捣罗为末，与别研四味和匀，炼蜜丸如绿豆大。每服二丸，温酒下；甚者，三丸并两服，豆淋酒下。汗出如珠颗，眼黄，饮得水者，可治；若汗出如油，直视，吐涎水，心烦热闷，头发乱，身不转者，难治。

治破伤风，**白丸子方**

---

① 破伤中风：日本抄本、文瑞楼本同，明抄本、乾隆本作"破伤风"。

② 温酒：原作"酒温"，明抄本、乾隆本、日本抄本、文瑞楼本同，文义不顺，据文义乙转。

安息香　胡桃仁与安息香同研。各一①两　白胶香研　牛黄研　麝香　丹砂研　芎劳各一分②　当归切，炒。半两　干蝎七枚，全者。酒炒　巴豆三③粒。去皮、心、膜，研如膏，压去油

上一十味，将三味捣为细末，与别研七味和匀，炼蜜丸如梧桐子大。每服一丸至二丸，温酒下。量力饮之，但令醺醺，勿至大醉。兼理中风手脚挛缩及半身不随，日二夜一，不可过多。

治破伤风，**麝香丸**方

麝香研　牛黄研。各一分　防风去叉　乌蛇酒浸，去皮、骨，炙　干蝎酒炒　干姜炮，切　桂去粗皮　乌头炮裂，去皮脐　丹砂研。各半两　天南星炮。一两

上一十味，将七味捣罗为末，与别研三味和匀，炼蜜丸如梧桐子大。每服七丸，温酒下，日二夜一；甚者豆淋酒下，并二服；良久用热④生姜稀粥投。汗出仍避外风。

治一切破伤风，**乌蛇丸**方

乌蛇酒浸，去皮、骨，炙　山栀子去皮。各半两　防风去叉　独活去芦头　枳壳去瓤，麸炒　白鲜皮剉　人参　丹参　芎劳　沙参各一⑤两　苦参　玄参各三⑥分

上一十二味，捣罗为末，炼蜜丸如梧桐子大。每服七丸，温酒下，加至二十丸。

治破伤风，牙关紧急，口噤不开，口面㖞斜，肢体弛缓，**天南星丸**方

天南星一枚及三分者。炮　地龙五条。醋炙　土虺蛇一条。去头、尾、肠、皮、骨，醋炙

上三味，捣罗为末，醋煮面糊丸如绿豆大。每服三丸至五丸，生姜酒下，稀葱粥投，汗出即差。

---

① 一：日本抄本、文瑞楼本同，明抄本、乾隆本作"半"。
② 分：日本抄本、文瑞楼本同，明抄本、乾隆本作"两"。
③ 三：日本抄本、文瑞楼本同，明抄本、乾隆本作"二"。
④ 热：日本抄本、文瑞楼本同，明抄本、乾隆本无。
⑤ 一：明抄本、乾隆本、文瑞楼本同，日本抄本作"半"。
⑥ 三：乾隆本、日本抄本、文瑞楼本同，明抄本作"一"。

治破伤风，**干蝎丸**方

干蝎酒炒　天麻各半①两　蟾酥二钱。汤浸化如稀糊

上三味，将二味捣罗为末，用蟾酥糊丸如绿豆大。每服一丸至二丸，豆淋酒下；甚者加三丸至五丸。

治破伤风，**麝香散**方

麝香研　干蝎各一分②

上二味，捣罗为末。有疮者傅之，令追风速愈。

治破伤风，**夺命散**方

天南星　防风各一两

上二味，捣罗为末。先用童子小便洗疮口，后以此药末酒调贴之。

治破伤风，项颈紧硬③，身体强直，**定命散**方

蜈蚣一条，全者　乌蛇项后取　白花蛇项后取，各二寸④。先酒浸去骨，并酒炙

上三味，为细散。每服二钱至三钱匕，煎酒小沸调服。

治破伤风，**独圣散**方

苏枋木不拘多少

上一味，捣罗为细散。每服三钱匕，酒调服之，立效⑤。

治破伤风，身项强硬，不知人事，**必效散**方

鳔胶白色者，不拘多少。炙令焦黄

上一味，捣罗为细散。每服三钱匕，热酒调下。如不省，灌之。

治破伤风，腰背反折，项强直，牙关紧急，**急风散**方

草乌头不拘多少。用醰醋煮十余沸，漉出，暴干，如此十遍为度

上一味，捣罗为细散。每服一字，温酒调下。

---

① 半：明抄本、乾隆本、文瑞楼本同，日本抄本作"三"。

② 一分：文瑞楼本同，明抄本、乾隆本作"三分"，日本抄本作"一两"。

③ 紧硬：日本抄本、文瑞楼本同，明抄本、乾隆本作"硬"。

④ 二寸：日本抄本、文瑞楼本同，明抄本作"一条"，乾隆本作"二条"。

⑤ 效：明抄本、乾隆本此后有小字注"一方用鳔胶，白色。炙令黄色，为末，热酒调六钱"。

治破伤风，身体强直①，牙关紧急，目直视，**赤箭散方**

赤箭　天南星炮　当归切，焙　白僵蚕炒　芎劳　白附子炮　麻黄去根节　乌头炮裂，去皮脐　羌活去芦头　桂去粗皮。各一两　蝉蜕去土　干蝎去土，炒。各半两　丹砂研　乌蛇肉酒炙。各三分　麝香研。一分　腻粉研。三钱

上一十六味，将十三味捣罗为末，与别研三味和匀。每服一钱匕，温酒调下，不拘时。

治破伤风，牙关紧急，失音不语，口吐涎沫，喉中作声，**六味追风散**方

附子生用　白附子去尖　乌头去尖　天南星　半夏汤洗七遍，去滑，姜制用。各半两　干蝎全者。炒。一分

上六味，捣罗为散，入腻粉一分研匀。每服一字至半钱匕，豆淋酒调下，不拘时。疮口用药末干掺封裹②。

治破伤风，身如角弓反张，**守宫丸方**

守宫炙干，去足。七枚　天南星一两。酒浸三日暴干，以上二味捣为末　腻粉半③分

上三味，同研匀细，薄面糊丸如绿豆大。每服斡口开，以酒灌下七丸，有顷汗出得解；更与一服，再汗即差。

治破伤风，身肿，牙关不开，**白僵蚕散方**

白僵蚕直者。不拘多少

上一味，生研为末。每用生姜自然汁调，以鸡翎于疮口扫之，勿令干。斯须肿揭皮皱为效，仍用生姜汁调半钱匕服。

治破伤风，发热头痛，恶心烦闷，**乌头散方**

草乌头去芦头，生用　白矾生用　蜀椒去目并闭口，生用。各一分

上三味，捣研为细末。疮口未合，以津唾调涂，觉清水出是

---

①　身体强直：日本抄本、文瑞楼本同，明抄本、乾隆本作"腰背反折，项强直"。

②　裹：日本抄本、文瑞楼本同，明抄本、乾隆本无。

③　半：日本抄本、文瑞楼本同，乾隆本作"二"。明抄本无此方。

效。仍服后**三味追风散**。

乌头生，去皮脐。一枚　雄黄研。一分　麝香研。一字

上三味，捣研为细散。每服一①钱匕，温酒调下。

治破伤中风，身体强直，口噤不开，**黑神丸方**

硫黄研　丹砂研　雄黄研。各一两②　水银二两。以上四味同结
沙子　铅丹研　消石研　定粉研。各二两　乌蛇肉　藿香叶　干蝎
去土，炒　白僵蚕炒　麻黄去根节　天麻　天南星炮，去皮　白附
子炮　白芷　附子炮裂，去皮脐　麝香研。各一两

上一十八味，将前四味先结沙子研末，次入铅丹、消石、定
粉三味，同炒黑色，住火，次十味并用酒浸一宿，焙干，捣罗为
末，与前药并后麝香合研令匀，用头醋煎膏和丸如皂子大。每服
一丸。伤寒，生姜葱酒磨下；中风，豆淋酒磨下；一切风痰，荆
芥薄荷汤磨下。

治破伤风，寒热烦闷，状似伤寒，**追风白丸子方**

蜈蚣赤足者。姜汁浸一宿　白花蛇项肉酒浸一宿，炙　乳香
研　麝香研　附子尖生用。各一分③

上五味，捣研为末，炼蜜丸如萝卜子大。量人大小，用薄荷熟
水研下一丸至五丸或十丸。要出汗，以桃柳④汤浴后，热米饮投，
汗出差。

治破伤风，打扑内损，**银花散方**

天南星大者。半生半炮　白附子半生半炮　防风去叉。等分

上三味，为细散。每服二钱匕，重者童子小便调下，稍轻热
酒调下。如外伤，用此药贴疮口，仍依法服之；如破伤风，先以
小便温洗疮口，次用药干贴，追出风毒立愈；势稍恶，口噤者，
以童子小便调，斡开口灌之；如斗打至死，但心头微暖者，并灌
三服即活。常须合下，以备急用⑤。

---

① 一：乾隆本、日本抄本、文瑞楼本同，明抄本作"二"。
② 两：明抄本、日本抄本、文瑞楼本同，乾隆本作"分"。
③ 分：明抄本、日本抄本、文瑞楼本同，乾隆本作"两"。
④ 柳：日本抄本、文瑞楼本同，明抄本、乾隆本作"杨"。
⑤ 用：明抄本、乾隆本此后有小字注"一方无白附子"。

卷第七

诸风门

中风失音

论曰：喉咙者，气之所上下也；会厌者，音声之门户。其气宣通，则声音无所阻碍。若风邪搏于会厌，则气道不宣，故令人失音，入脏则不能言语矣。

治中风失音不语，**羌活汤**方

羌活去芦头。二两半[1]　甘草炙[2]　人参各半两　附子炮裂，去皮脐。一枚　荆沥　竹沥　生地黄汁[3]

上七味，将前四味剉如麻豆。每服五钱匕，以水一盏，入三件汁沥共半盏，煎至一盏，去滓温服，日三夜一。

治中风失音不语，**地黄汤**方

生地黄汁　淡竹沥各半盏　独活去芦头。一两　附子炮裂，去皮脐。半两[4]

上四味，将二味剉如麻豆。每服三钱匕，以水一盏，入竹沥、地黄汁少许，同煎一盏，去滓温服，空心日午夜卧各一。

治中风失音不语，**姜附汤**方

干姜炮　附子炮裂，去皮脐　甘草炙　桂去粗皮　当归酒浸，切，焙　白术　细辛去苗叶　杏仁去皮尖、双仁，炒，研。各一

---

① 二两半：日本抄本、文瑞楼本同，明抄本、乾隆本作"两半"。

② 炙：日本抄本、文瑞楼本同，明抄本、乾隆本此后有"剉"。

③ 生地黄汁：明抄本、日本抄本、文瑞楼本剂量同，乾隆本此后有"各半盏"而无煎服法中的"共半盏"。

④ 半两：明抄本、乾隆本、文瑞楼本同，日本抄本作"一枚"。

两　麦门冬去心，焙。二两

上九味，剉如麻豆。每服三钱匕，水一盏，煎至七分，去滓温服。

治中风失音，手足不随，**羚羊角汤**方

羚羊角镑　芎劳　细辛去苗叶　木香　防风去叉　麻黄去节　独活去芦头　羌活去芦头　当归酒浸，切，焙　附子炮裂，去皮脐　桂去粗皮　天麻各一两

上一十二味，剉如麻豆。每服三钱匕，水一盏，煎至七分，去滓温服，不拘时。

治中风失音不语，**羌活汤**方

羌活去芦头。二两半　人参二两　附子炮裂，去皮脐。一枚　甘草炙。二两　桂去粗皮。一两　独活去芦头。三分　菖蒲切。半两

上七味，剉如麻豆。每服五钱匕，水一盏，入荆沥、竹沥、地黄汁共半盏，同煎至一盏，去滓温服，空心日午夜卧各一。

治中风失音不语，**羌活汤加防风**方

羌活去芦头。二①两　甘草炙　人参各一两半　防风去叉。二两　附子炮裂，去皮脐。二枚②　生地黄汁　荆沥　竹沥③

上八味，将前五味剉如麻豆。每服五钱匕，水一盏，入地黄汁并沥汁共半盏，同煎一盏，去滓温服，空心日午夜卧各一。

治中风失音不语，昏沉不识人，**竹沥汤**方

竹沥　荆沥　梨汁各二合　陈酱汁半合

上四味相和，微煎一两沸，再滤一遍令温，细细灌入口中；口噤，斡开口灌之。

治中风失音不语，半身不随，**柏子仁散**方

柏子仁生，研细。二两　桂去粗皮，为末。一两

---

①　二：明抄本、乾隆本、文瑞楼本同，日本抄本作“一”。
②　枚：明抄本、乾隆本、文瑞楼本同，日本抄本作“两”。
③　竹沥：明抄本、日本抄本、文瑞楼本剂量同，乾隆本此后有“各半盏”而无煎服法中的“共半盏”。

上二味，共和匀，别用大豆一升，鸡粪白三合，同炒令黄，投酒三升，乘热滤去滓。每用酒一盏，温调药二钱匕，空心日午夜卧服。

治中风失音不语，**紫桂汤**方

桂二两。去粗皮

上一味，粗捣筛。每服三钱匕，水一盏，煎取七分，去滓，空心日午夜卧服；次日如不退，连进三服，衣被覆取汗为效。

治中风失音不语，**竹豆汤**方

新青竹碎如筭子①。四十九茎　乌豆二升

上二味，以水八升相和，煮令豆烂，去滓，再煎取一升。每服二合灌之；或口噤不开者，即斡口灌。

治中风失音不语，**紫桂散**方

桂五寸。去粗皮，为细末　乱发灰比桂末一半

上二味，同研匀。分四服，日夜各二服。每服内舌下，良久以温水冲下。

治中风失音不语，**大豆煎**方

大豆紧小者，二升。洗净　生姜汁。一合

上二味，先用水五升，煮豆至二升，绞去豆，入姜汁，慢火煎如稀膏。空心食后夜卧时，各用一匙细细含咽；甚者用竹沥二合调服。

治中风失音不语，**柏子仁酒**方

柏子仁生，研。二两　鸡粪白炒。二两　桂去粗皮。二两　生姜不去皮，切。一两

上四味，粗捣筛，共炒令焦色，乘热投酒六升，候冷滤去滓。每服七分一盏②，空心日午夜卧服。

治中风失音，立效，**菖蒲饮**方

菖蒲石上者。一分　桂去粗皮。一两

---

① 筭（suàn 算）子：古代计数用的筹码。《说文·竹部》："筭，长六寸，计历数者。从竹从弄。言常弄乃不误也。"

② 七分一盏：日本抄本、文瑞楼本同，明抄本脱，乾隆本作"一七分盏"。

上二味，粗捣筛。每服二钱匕，水一盏，前至七分，去滓温服，不计时服。

治卒中风不语，失声及声嘶不出，**白矾丸**方

白矾生，研　陈橘皮去白，炒　桂去粗皮。各一两

上三味，为细末，枣肉和丸如弹子大。每服一丸，含化咽津，不计时候。

中风舌强不语

论曰：中风舌强不语者，盖脾脉络胃、侠咽、连舌本，心气所通。今风邪客搏，则气脉闭塞不利，所以舌强不能舒卷，有害于言语也。

治中风舌强不得语，面赤欲绝，身体缓急，目视不停，**黄芩汤**方

黄芩去黑心　桂去粗皮　芎䓖　人参　防风去叉　防己　麻黄去根节，先煎，掠去沫，焙　甘草炙　芍药　白术各半两　附子炮裂，去皮脐。一枚 [①]

上一十一味，剉如麻豆。每用六钱匕，以水三盏，入生姜三枣大，拍碎，煎取一盏半，去滓，分温二服，空心、临卧各一服。

治中风舌强不得语，身体缓急，口目不正，奄奄忽忽，神情闷乱。凡中诸风者，服之皆验，不令人虚，**麻黄汤**方

麻黄去根节，先煎，掠去沫，焙　防己　黄芩去黑心　桂去粗皮　芍药　甘草炙。各一两　防风去叉　人参各一两半　附子炮裂，去脐皮。一枚

上九味，剉如麻豆。每用药十钱匕，水三盏，入生姜三枣大，拍碎，煎取一盏半，去滓，分三服，空心并二服；相去如人行五里再服，衣覆汗出。慎外风。

治中风舌强不得语，两目不开，短气欲死，**防风汤**方

防风去叉　甘草炙　黄芩去黑心　白茯苓去黑皮　当归切，

---

① 枚：文瑞楼本同，日本抄本作"两"。明抄本、乾隆本无此方。

焙。各半两　杏仁汤退去皮尖、双仁，炒。五十枚　秦艽去苗、土。
一分　麻黄去根节，先煎，掠去沫，焙。一两

上八味，粗捣筛。每用药十钱匕，水二盏，清酒一盏，入枣
三枚，去核，生姜二枣大，拍碎，同煎取一盏半，去滓，分三服，
空心并二服；相去如人行五里，更一服。

治中风舌强不得语，**附子汤方**

附子炮裂，去皮脐。三分　麻黄去根节，先煎，掠去沫，焙。
一两半　芎䓖二两　细辛去苗叶。三分　白鲜皮　茯神去木　杏仁
汤退去皮尖、双仁，炒　羌活去芦头　防己①　桂去粗皮　甘草炙。
各二两

上一十一味，剉如麻豆。每用药十钱匕，以水三盏，入生姜
三枣大，拍碎，煎取一盏半，去滓，分三服，空腹并二服；相去
如人行五里，更一服。

治中风舌强不得语，手足举动不得，**羌活汤方**

羌活去芦头。一两　羚羊角镑。半两　麻黄去根节，先煎，掠
去沫，焙用。一两　防风去叉。半两　独活去芦头。半②两　旋覆
花炒。一两　人参　白茯苓去黑皮　当归切，焙　麦门冬去心　龙
齿③捣。各半两　杏仁汤退去皮尖、双仁，炒。一两

上一十二味，粗捣筛。每用药十钱匕，以水三盏，煎取一盏
半，去滓，温分三服，空心日午夜卧各一。

治中风舌强不得语，心神烦闷，**竹沥汤方**

淡竹沥五合　人乳汁二合　三年酱汁半合

上三味，相和调匀。分三服，温服；口噤，斡口④灌之，
立差。

治中风不得语，舌根涩硬，**陈醋方**

陈醋二合　三年酱汁　人乳汁各五合

---

① 己：明抄本、乾隆本、日本抄本、文瑞楼本同，日本抄本旁注"一本作风"。
② 半：明抄本、乾隆本、文瑞楼本同，日本抄本作"一"。
③ 龙齿：日本抄本、文瑞楼本同，明抄本、乾隆本作"龙脑"。
④ 斡口：日本抄本、文瑞楼本同，明抄本、乾隆本作"斡开"。

上三味，相和研，以生绢滤绞取汁。分为三服，日夜服之。服尽能语。

治中风舌强不得语，**白矾散方**

白矾生用　桂去粗皮。各二两

上二味，捣罗为散。每服一钱匕，安舌下。有涎吐出即语。

治中风不得语，舌根强，**桂心散方**

桂去粗皮，捣罗为末。半两

上一味，抄半钱匕，安舌下，辛辣痛甚为效。勿以水浆漱去，有涎即吐之。

治中风不语，精神冒闷，**玳瑁丸方**

玳瑁镑　丹砂研　雄黄研　白芥子各半两　麝香研。一分

上五味，捣罗为末，再同研匀，别以银石器酒煎安息香一两为膏，和丸如绿豆大。每服十丸，温童子小便下，不拘时候服。兼治忽中恶不语。

治中风舌强不语，手足拘急，发歇有时，**羚羊角汤方**

羚羊角镑　麻黄去根节　防风去叉　升麻　桂去粗皮　芎䓖　薏苡仁各一两　羌活去芦头　杏仁去皮尖、双仁，炒。各二两

上九味，粗捣筛。每服三钱匕，水一盏，入木通、竹叶，煎至七分，去滓，不拘时温服。

治中风舌强不语，**独活酒方**

独活去芦头，剉。一两

上一味，以酒二升，煎取一升，别炒大豆五合，将药酒热投，良久温服三合；未差，再服。

治中风舌强不语，**三圣散方**

没药研　琥珀研。各一分①　干蝎七枚，全者。炒

上三味，捣研为末。每服三钱匕，用鹅梨汁半盏，皂荚末一钱匕②，浓煎汤一合，与梨汁相和调下。须臾吐出涎毒，便能语。

---

① 分：明抄本、乾隆本、文瑞楼本同，日本抄本作"两"。

② 一钱匕：日本抄本、文瑞楼本同，明抄本、乾隆本作"半钱"。

治心脾中风，舌强不语，涎潮昏塞，不省人事，**雄黄丸**方

雄黄研　丹砂研　牛黄研　天南星牛胆内制者　白僵蚕生用　天麻生用。各半两　麝香一分　金箔　银箔各十五^①片。与麝香同研

上九味，捣研为细末，炼蜜丸如鸡头实^②。每服二^③丸，温薄荷汁化下，不拘时。

柔　风

论曰：柔风之状，四肢不能收，里急不能仰^④。盖以血气俱虚，风邪并入，在阳而搏于外则皮肤缓，在阴而乘于内则腹里急故也^⑤。

治柔风，身体疼痛，四肢缓弱，欲起不随，并治产后中风，四肢不能收摄，**羌活汤**方

羌活去芦头　熟干地黄焙　桂去粗皮　葛根剉　芍药　麻黄去根节，先煮，掠去沫，焙　甘草炙。各一两半

上七味，粗捣筛。每服五钱匕，清酒一盏，水一盏，入生姜半分，切碎，煎取一盏，去滓温服，日二夜一。

治柔风，四肢不能收摄，并风毒脚气，行履不得，**槟榔汤**方

槟榔煨。七枚。剉　黑豆小者。炒。二升　桑根白皮炙，剉。二两　郁李仁去皮尖，微炒。半两

上四味，粗捣筛。每服五钱匕，水一盏半，入生姜半分，切碎，煎至一盏，去滓，空心临卧温服。

治柔风，身体疼痛，白汗出，**石膏散**方

石膏别研如粉。一两　甘草炙，剉。三分

上二味，捣罗为散。每服一钱匕，温酒调下，日四服，不

---

① 十五：文瑞楼本同，明抄本、乾隆本、日本抄本作“五十”。

② 鸡头实：日本抄本、文瑞楼本同，明抄本、乾隆本作“梧桐子”。

③ 二：日本抄本、文瑞楼本同，明抄本、乾隆本作“十”。

④ 仰：日本抄本、文瑞楼本及《诸病源候论》卷一“风病诸候·柔风候”同，明抄本、乾隆本作“伸”。

⑤ 论曰……则腹里急故也：此段论述主要源自《诸病源候论》卷一“风病诸候·柔风候”。

拘时。

治柔风，四肢不收，腹内拘急，兼治妇人产后中风，**紫葛散方**

紫葛剉　防风去叉　羌活去芦头。各一两　甘草炙，剉　黄连去须。各半两

上五味，捣罗为散。每服二钱匕，温酒调下。

治柔风，肢体弛缓不收，里急不能仰息，兼治妇人产后中风[1]，**地肤子散方**

地肤子炒。二两　紫葛剉。一两半　白头翁剉，炒。一两

上三味，捣罗为散。每服二钱匕，加至三钱匕，温酒调下。

治柔风，举体无力，四肢缓弱，不能行立，**苁蓉丸方**

肉苁蓉酒浸，切，焙　牛膝去苗，酒浸，切，焙　菟丝子酒浸，别捣。各一两

上三味，捣罗为末，用白面二两，附子生，去皮脐，为末，一两，共用酒煮为糊，丸如梧桐子大。每服二十丸，食前温酒下。

治柔风，脚膝痿弱，久积风毒上冲，肩膊胸背疼痛，妇人产后中风[2]，**仙人杖浸酒方**

仙人杖根一斤四两。刮洗去土、皮，剉。枸杞根白皮是也

上一味，用生绢囊贮，以酒二斗浸七日，每日温饮一盏至两盏，不拘时。酒欲尽，再入五升，依前浸服。兼治一切热毒风[3]。

治柔风，肢体缓弱，腹内拘急，不得俯仰，**五枝煎方**

桑枝　桃枝　槐枝　百灵藤枝　柳枝各细剉。二升　黑豆洗。三升　防风去叉　羌活去芦头。各二两

上八味，五枝各取东南向者，细剉如豆粒，羌活、防风捣罗为末，先将豆铺甑中摊平，即将五枝摊于豆上蒸之，及一饭顷，却取釜中汤约一斗五升淋过，凡三五度淋，收取汁；又别著锅煎

---

① 风：日本抄本、文瑞楼本同，明抄本、乾隆本此后有“等疾”。

② 妇人产后中风：日本抄本、文瑞楼本同，明抄本、乾隆本作“兼治妇人产后中风等疾”。

③ 热毒风：日本抄本、文瑞楼本同，明抄本、乾隆本作“热毒”。

汤，旋添入釜中再蒸，以豆烂熟，即下甑，看釜中汤约一斗净，锅中煎三分减二①，入防风、羌活二味末，同煎如稠饧。每日空心夜卧时，温酒调半匙许，加至一匙；若妇人血风及风②手足挛跛，半身不随，即入桂并当归末各一两，地黄汁七合及生姜汁三合，同和前药煎神效。其滓即乘热分作三处，以帛裹之，每夜服药后，熨不随处，速效；冷即用酒拌炒热用之。

治柔风，身体疼痛，行履不得，**酸枣仁煎方**

酸枣仁生用。三两　败龟醋炙。一两　海桐皮剉。二两　仙灵脾去粗茎　赤石脂　萆薢炒。各一两　羌活去芦头。二两　虎骨涂酥炙。一两半　蒺藜子炒，去角　石斛去根　牛膝去苗，酒浸，切，焙　巴戟天去心　附子炮裂，去皮脐　木香　杜仲去粗皮，炙，剉　熟干地黄焙干。各一两　白蜜次入。四两　牛酥次入。一两半　桑枝一握长一③寸。剉

上一十九味，将十六味捣罗为末，后用清酒一斗，先煎桑枝令色黄，滤去桑枝，却下药末，更煎取沸，次下白蜜、牛酥，煎如稀膏，用瓷合盛。每服半匙许，温酒调下，空心日午夜卧服。

治柔风，血气俱虚，邪中内外，皮肤缓纵，腹里拘急，**白花蛇散方**

白花蛇用头项肉，酒浸，去骨，慢火炙令焦　藁本去苗、土　五加皮剉　牛膝酒浸，切，焙　萆薢　桂去粗皮　熟干地黄焙　木香　芸薹子炒　当归切，焙。各半两　甘草炙。一两　威灵仙去苗、土　白附子炮　甘菊花各半两　蔓荆实去白皮。一两　郁李仁去皮。半两　羌活去芦头　虎骨酥炙。一两　干蝎微炒。半两　白芷　防风去叉。各一两④

上二十一味，捣罗为散。每服二钱匕，空心温酒调下，不拘时候亦得。

---

① 二：日本抄本、文瑞楼本同，明抄本、乾隆本作"二分"。
② 风：明抄本、日本抄本、文瑞楼本同，乾隆本作"柔风"。
③ 一：明抄本、日本抄本、文瑞楼本同，乾隆本作"五"。
④ 各一两：日本抄本、文瑞楼本同，明抄本无，乾隆本作"半两"。

治柔风，四肢不收，里急不能仰，**乳香煎丸方**

乳香研。一两　麝香研。半①两　天麻二两　没药研　地榆　玄参　乌头生，去皮脐　甜瓜子各一两

上八味，将五味捣罗为细末，入研药和匀，别用麻黄去根节二两，捣罗为末，以酒一升，慢火熬为膏，更入炼蜜同和药，丸如梧桐子大。每服十五丸至二十丸，温酒下，荆芥汤亦得。

治柔风，四肢不收，腹中拘急，**附子煎方**

附子炮裂，去皮脐。五两　黑豆洗。一升　天雄炮裂，去皮脐。五两　防风去叉。三两

以上四味，将三味细剉，并豆用酒一斗五升，煮候豆烂，绞去滓，取汁更用；

天麻　芎䓖各五两

上共六味，将此二味捣罗为散，与前豆药汁同煎如稀饧。每日空心热汤或温酒调服一匙头。

治柔风，筋骨缓弱，不能行立，**附子汤方**

附子炮裂，去皮脐。一两

上一味，咬咀如麻豆，以水五升，绿豆五合，同煮至三升，绞去滓。每服半盏，细细饮之，空心日午临卧服。

治柔风，筋骨疼痛，手脚拳挛，**柳蚛粪熨方**

柳蚛粪二升

上一味，甑上炊一饭顷，如无柳蚛粪，用大豆五斗②蒸熟，摊于床上，著旧夹衣③盖衬，令患人卧，蒸熨所患处。

摊　缓

论曰：摊缓之辨，摊则懈惰而不能收摄，缓则弛纵而不能制

---

① 半：明抄本、乾隆本、文瑞楼本同，日本抄本作"一"。
② 斗：日本抄本、文瑞楼本同，明抄本、乾隆本作"升"。
③ 夹衣：日本抄本、文瑞楼本同，明抄本、乾隆本作"夹被"。

物。故其证四肢不举，筋脉关节无力，不可枝梧①者，谓之摊；其四肢虽能举动，而肢节缓弱，凭物方能运用者，谓之缓。或以左为摊右为缓，则非也。但以左得之病在左，右得之病在右耳。推其所自，皆由气血内耗，肝肾经虚，阴阳偏废而得之。或有始因他病，服吐下之药过度，亦使真气内动，荣卫失守，一身无所禀养而致然也。

治摊缓一切风疾、伤寒等，**双丸子方**

乌蛇酒浸，去皮、骨，炙　天麻　蝎梢全者　天南星炮　原蚕蛾炒　犀角镑　羚羊角镑　丹砂研　藿香叶　白檀香　零陵香各一两　天雄尖　麝香研。各半两　牛黄研　雄黄研。各一分②　狐肝一具。水煮，薄切，焙干，别杵　乌鸦一只。去觜、爪、肠肚，于瓷罐内烧为灰，别研罗，入诸药末内

上一十七味，除别研外捣罗为末，与别研者和匀，炼蜜和，杵三五百下，用瓷器盛。每服二丸，薄荷汤下，大人丸如白豆大，小儿如绿豆大，卒患并三服；摊缓中风，入腻粉少许，水调同药化下；小儿惊风，金银薄荷汤下；妇人血风，产前产后中风，手足拘挛，当归红花酒下；伤寒，豆淋酒下。

治摊缓风疾，**金映③如圣煎丸**

麻黄去根节，剉。四两　桑根白皮半斤。剉　桃心　柳心各四两。剉　黑豆二升　童子小便三升　河水一十五升，井水亦得。以上七味同入银石器内，熬三分至一分，去滓，别入后药　天南星生用。二两　天雄去皮脐，生用。二两　干蝎去土，炒。二两半　天

①　枝梧：日本抄本、文瑞楼本同，明抄本作"收摄"，乾隆本作"支吾"。枝梧，支撑，北魏·郦道元《水经注·漯水》："其庙阶三成，四周栏槛上阶之上，以木为圆基，令互相枝梧，以版砌其上。"枝、梧原指房屋梁柱。《汉书·项籍传》"诸将詟服，莫敢枝梧"，薛瓒注："小柱为枝，邪柱为梧。今屋梧，邪柱是也。"

②　分：明抄本、乾隆本、文瑞楼本同，日本抄本作"两"。

③　金映：日本抄本、文瑞楼本同，明抄本、乾隆本及《永乐大典医书辑本》卷三百六"一东·风"引《圣济总录》无，《普济方》卷九十三"中风门"作"金铁"。

麻二^①两　天蓼花一两　麝香三分　腻粉一钱^②　乳香半斤　木鳖子去壳。一两。以上九味捣研为末，以生地黄汁入在前药水中，再用文火同熬成膏，以不津器密收　丹砂一两　云母末一两半　金箔　银箔各十片

上二十味，将后四味研如粉，用瓷合盛之，用益母草固济，于地坑子内，用火五斤煅令通赤，用湿土盖，候冷取出，如粉红色为验。服时先取法酒^③三升，膏子秤一^④两，煅者丹砂^⑤秤半两，同入银石器中，熬酒至一升。取，分作五^⑥服，先日午一服，温服之，日晚一服，一更后一服，如人行二十里后，取下恶物为候。随病人虚实加减用之，虚者少与，实者稍多。服药后，如汗出不止，煎麻黄根节汤令服，且于密室中将理二十日全安。

治瘫缓，口眼㖞斜，涎多语涩，筋骨无力，行履艰难，遍身疼痛^⑦，**大圣花蛇牛黄丸方**

白花蛇　乌蛇二味并酒浸，去皮、骨，炙　磁石煅，醋淬　赤箭　半夏生姜汁浸一宿，切，焙　威灵仙去苗、土　防风去叉　自然铜煅，醋淬七遍。各四两　羌活去芦头　海桐皮剉　干蝎去土，炒　白僵蚕炒　白鲜皮　蔓荆实各三两　当归切，焙　芎䓖　青橘皮汤浸，去白，焙　蒺藜子炒。各三两　五味子　远志去心　萆薢　桂去粗皮　木香各一两半　胡芦巴　楝实　白豆蔻去皮　芍药　泽泻　牵牛子一半生，一半炒　荆芥穗　白头翁　肉苁蓉酒浸，切，焙　沉香各一两　干姜炮　麝香别研　牛黄别研。各半

① 二：日本抄本、文瑞楼本同，明抄本、乾隆本作“一”。
② 钱：明抄本、乾隆本、文瑞楼本同，日本抄本作“两”。
③ 法酒：明抄本、日本抄本、文瑞楼本同，乾隆本及《永乐大典医书辑本》卷三百六“一东·风”引《圣济总录》作“清酒”。法酒，指按官府法定规格酿造的酒，古时多在三月三日，以春酒曲和以黍米、粳米或稻米多次酿制而成。《齐民要术》卷七“法酒第六十七”详载酿法酒法。
④ 一：明抄本、乾隆本、文瑞楼本同，日本抄本作“二”。
⑤ 丹砂：日本抄本、文瑞楼本同，明抄本、乾隆本及《永乐大典医书辑本》卷三百六“一东·风”引《圣济总录》此后有“研”。
⑥ 五：明抄本、乾隆本、文瑞楼本同，日本抄本作“三”。
⑦ 痛：日本抄本、文瑞楼本同，明抄本、乾隆本此后有“等疾”。

两　麻黄去根节。三两　丹砂别研。一两半^①　水银一两。用黑锡^②一两结作沙子　龙脑研。三分

上四十味，除别研外，并捣罗为细末，再与研者和匀，炼蜜丸如弹子大。每服一丸，细嚼，用豆淋薄荷温酒下，不拘时。

治摊缓风，手足不随，言语不正，**僵蚕丸方**

白僵蚕炒　乌头炮裂，去皮脐　没药研。各一两　蜈蚣炙。半两

上四味，捣罗为末，酒煮面糊和丸梧桐子大。每服十丸，薄荷酒下，日三。

治摊缓风，神妙，**槐胶丸方**

槐胶半斤。细捣，好酒五升浸一宿后，入锅内煎，滤汁一升　苏枋木四两。细剉，用长流水五升煎至一升，滤过，与槐胶汁相和，次入后药　丹砂研　阿魏研　乳香研　没药研。各一分。以上六味，将后四味再研匀，入前二味药汁内，慢火再熬数沸，住火，次入后药　白花蛇一全条^③，酒浸一宿，取肉，炙。一两半^④　天麻　天南星炮　白附子炮　附子炮裂，去皮脐。各一两　甘草炙。二两

上一十二味，将后六味捣罗为末，与前药膏和捣五七百杵，丸如弹子大。每服半丸，生姜酒嚼下，日三四服。

治中风摊缓，手足弹曳，**紫金天麻丸方**

天麻　没药研　乳香研　牛膝酒浸，切，焙　白术　当归切，焙。各半两　牛黄研。三分　犀角镑。一两　附子炮裂，去皮脐。三分　五灵脂二两

上一十味，捣罗为末，取三家井华水，丸如樱桃大。每服一丸，先用生姜汁化开，次用温酒调下。如中风摊缓，手足弹曳，言语謇涩，口眼㖞斜，不省人事，口吐涎沫，或手足搐搦，筋骨疼痛，皮肉麻痹，并宜服之。

---

① 一两半：明抄本、乾隆本、文瑞楼本同，日本抄本作"一两"。
② 黑锡：日本抄本、文瑞楼本同，明抄本、乾隆本作"黑铅"。
③ 一全条：日本抄本、文瑞楼本同，明抄本作"一条"，乾隆本作"一两"。
④ 一两半：日本抄本、文瑞楼本同，明抄本、乾隆本作"一两"。

治摊缓风，脱臼，臂膊不收，**无比膏方**

仙茆①一两　蓖麻子二七②粒。去皮，细研　独颗蒜三枚。去皮、膜，研膏　浮萍草半两　桃胶一分。温汤研化，入蒜膏内同研　自然铜煅，醋淬七遍。半两

上六味，除研外，捣罗为末，入蒜膏内拌，和匀，涂臼子上，绵被盖之，汗出为效，日三上。

治摊缓风，手足不随，或时麻木，口眼㖞斜，头昏脑闷，**海桐皮丸方**

海桐皮剉。二两③　白芥子研。半两　乳香研。半两　芸薹子研　地龙炒　甜瓜子各一两　牡蛎生。三两　枫香脂研。一两　金毛狗脊去毛。二两　威灵仙去土。一两半　蔓荆实一两　苍术炒。一两半　草乌头生，去皮尖。一两　木鳖子去壳。一两半　没药研。半两　续断一两　自然铜煅，醋淬七遍　乌药各二两半

上一十八味，除研外，捣罗为末，和匀，醋煮面糊和丸如绿豆大。每服二十丸，木瓜温酒下，空心食前服。

治卒中摊缓风，手足挛急，浑身疼痛，**妙圣丸方**

蛴螬三十个　麻黄去根节。二④两　乌头炮裂，去皮脐。半两　木鳖子去壳。半⑤两

上四味，捣罗三味为末，用酒二升，刺蛴螬破取汁，不用皮，熬成膏，和药末，丸如小弹子大。每服一丸，温酒化下，不拘时。

治摊缓及一切风，**大圣黑神丸方**

木香一两　踯躅花　紫葳花各半两　乌头炮裂，去皮脐　乌蛇酒浸，去皮、骨，慢火炙。各四两　干蝎去土，炒。一两　苍术炒。二两　防风去叉。二两　白芷二两　麻黄去根节。三两　厚朴

①　茆：乾隆本作"茅"。茆，通"茅"。《左传·僖公二十四年》："凡、蒋、邢、茅、胙、祭，周公之胤也。"《潜夫论·五德志》："凡、蒋、邢、茆、祚、祭，周公之胤也。"王符注："茆，读为茅。"
②　二七：日本抄本、文瑞楼本同，明抄本、乾隆本作"二十"。
③　两：明抄本、乾隆本、日本抄本同，文瑞楼本作"分"。
④　二：日本抄本、文瑞楼本同，明抄本、乾隆本作"一"。
⑤　半：明抄本、乾隆本、文瑞楼本同，日本抄本作"三"。

去粗皮，生姜汁炙。二两　芎䓖三^①两　芫花醋浸，炒。一两　桂去粗皮。二两　芍药一两　陈橘皮汤浸，去白，焙。二两　天南星炮。一两　吴茱萸汤浸，焙，炒。一两半　自然铜煅，醋淬，别研为末。六两

上一十九味，捣罗十八味为末，入自然铜末和匀，炼蜜和杵二三百下，丸如鸡头^②大。每服一丸，温酒化下，日三服；不饮酒，薄荷汤下；如伤风三日，豆淋酒下，连三服，以热葱粥投之，衣被盖出汗。

治摊缓风，不计深浅，久在床枕，**天麻浸酒方**

天麻　骨碎补各半两　松节剉　败龟醋炙。各一两　龙骨　虎骨酒炙　乌蛇酒浸，去皮、骨，炙　白花蛇酒浸，去皮、骨，炙　恶实根切，焙。各半^③两　附子炮裂，去皮脐。一枚　羌活去芦头　独活去芦头　牛膝酒浸，切，焙。各半两　当归切，焙　芎䓖各一两　大麻仁二两　熟干地黄焙。半两　茄子根切，焙。二两　原蚕砂炒。二两

上一十九味，咬咀如麻豆，用酒二斗浸，密封，春夏三日、秋冬七日熟^④。每服一盏，不拘时，温服。

治摊缓风，手足不随，口眼㖞斜，头目昏重，腰膝少力，及风气凝滞，筋骨疼痛，**虎骨丸方**

虎胫骨酥煮^⑤。半两　当归切，焙。一两　安息香酒研。半两　海桐皮剉　独活去芦头　牛膝酒浸，切，焙。各一两　赤箭半两　肉苁蓉酒浸，切，焙。一两　金毛狗脊去毛　续断各半两　萆薢　乌头炮裂，去皮脐　芎䓖各一两　甜瓜子　仙灵脾　乳香研。各半两　防风去叉　天麻　石斛去根。各一两　酸枣仁去皮，

---

① 三：明抄本、乾隆本、文瑞楼本同，日本抄本作“一”。
② 鸡头：明抄本、日本抄本、文瑞楼本同，乾隆本作“鸡头实”。鸡头即鸡头实，指芡实。
③ 半：明抄本、乾隆本、文瑞楼本同，日本抄本作“四”，旁注“四一作半”。
④ 熟：日本抄本、文瑞楼本同，明抄本、乾隆本无。
⑤ 煮：日本抄本、文瑞楼本同，明抄本、乾隆本作“炙”。

研　黄松节剉，酒炒　细辛去苗叶。各半两

上二十二味，除别研外，捣为细末，酒煮面糊丸如梧桐子大。每服十五丸，温酒或荆芥汤下，不拘时。

治一切风，瘫缓卒中，**铁弹丸方**

乌头炮裂，去皮脐　五灵脂　附子炮裂，去皮脐。各四两　狼毒半两　防风去叉　地龙炒。各二两　桂去粗皮。一两半　虎骨烧存性。一两　自然铜煅，醋淬七遍。三两　乳香研。半两　没药研。三两半　麝香研。三钱　龙脑研。二钱　发灰半两　当归切，焙　芎𬽡各一两　干蝎去土沙①。半两　海桐皮剉。二两　天麻一两　白花蛇酒浸，去皮、骨，炙。半两

上二十味，除研者外，捣罗为末，用生姜自然汁和，杵三五百下，丸如樱桃大。每一丸分作四服。瘫缓风，生姜热酒化下；瘇麻，薄荷酒下；皮肤风毒，结聚肿痛，温酒下；偏头疼，夹脑风，腊茶清下；妇人血风攻注，四肢或痒或痛，心腹刺疼，当归酒下，并早晚食后服。

治瘫缓中风及妇人血风等疾，**黑附子丸方**

附子生，去皮脐　乌头生，去皮脐　虎胫骨涂酥炙　五灵脂炒　防风去叉　桂去粗皮　海桐皮剉　地龙炒　狼毒生，去芦头，用猪血浸一宿，炙干　自然铜煅，醋淬七遍。各四两

上一十味，捣罗为细末，炼蜜丸如鸡头大。每服一丸，烂嚼温酒下，空心日午临卧服。

治风气瘫缓等疾，**天麻丸方**

天麻二两　玄参　防风去叉　干浮萍紫背者，洗，焙　地榆　干薄荷　乌头炮裂，去皮脐　牛膝酒浸，切，焙。各一两　不蚛肥皂荚五梃，就地坑内烧成黑灰，以瓷碗合定，候冷，用半两。细研，入诸药　牛黄　龙脑各一钱。别研入

上一十一味，除别研外，捣罗为细末，和匀，炼蜜和杵百余下，丸如鸡头大。每服一丸，温酒嚼下。

---

① 沙：日本抄本、文瑞楼本同，明抄本、乾隆本作"炒"。

治摊缓风，**金虎丸**①方

天南星　天麻　白附子　乌蛇酒浸，去皮、骨，焙②　附子去脐皮　干蝎去土　狼毒　白僵蚕各二两　桂去粗皮。一两　槟榔剉。三两　五灵脂三两　乌头去皮脐。三两　牛黄　麝香　丹砂三味同细研。各半两

上一十五味，并生用，除别研外，捣罗为末，共和匀，炼蜜丸如鸡头大。每服一丸，嚼，细茶、酒下。若用牛胆丸尤妙。

治摊缓风，**天麻丸**方

天麻　白附子　附子去皮脐　乌头去皮脐　羌活去芦头　荆芥穗各一两

上六味，并生用，捣罗为末，炼蜜和捣三五百杵，丸如鸡头大。每服半丸或一丸，用生薄荷三叶同嚼，茶、酒任下。

治一切风及摊缓，言语謇涩，搜风镇心，**牛黄丸**方

牛黄一分　龙脑一钱　麝香一钱　雄黄一分　丹砂半钱。五味同研　天麻　乌犀镑　干蝎去土，炒　羚羊角镑　羌活去芦头　独活去芦头　防风去叉　细辛去苗叶　白芷　赤茯苓　蝉蜕　麻黄去根节　牛膝酒浸，切，焙　芎䓖　五加皮各半两　白附子炮。一分　乌蛇酒浸，去皮、骨，炙。一两

上二十二味，捣罗为末，炼蜜和杵一千下，丸如鸡头大。每服一丸，嚼破，温酒或荆芥茶下，日三。

治摊缓风，手足不随，骨节疼痛，**麻黄丸**方

麻黄去根节　白花蛇肉　乌蛇肉各一斤　巴豆一两。去皮、心，研如膏，与前三味同于釜内，用水一石缓缓煎两复时，熬水及三四斗以来，滤出麻黄并蛇，再以生绢滤过，入锅内，以慢火熬令稀稠得所，盛于净器中，入后药末　硫黄滴生甘草水研细　硇砂浆水化去石，铫子内熬干　桂去粗皮　干蝎去土，炒　附子炮裂，去皮脐　防风去叉　天麻　犀角镑　沉香　羌活去芦头　天南星炮　天

---

① 金虎丸：明抄本、乾隆本、文瑞楼本同，日本抄本作"金虎丹"。

② 焙：日本抄本、文瑞楼本同，明抄本、乾隆本作"炙"，或以作"炙"义胜。

雄炮裂，去皮脐　羚羊角镑　槟榔剉　白附子炮　白僵蚕炒　当归切，焙。各一两　牛黄　龙脑　麝香三味各半两。同研

上二十四味，除研并药汁外，捣罗为末，同和匀，与前煎汁和，杵千百下，丸如梧桐子大。每服一丸二丸，以豆淋酒嚼下，日三。

治瘫缓并一切风，口眼㖞斜，语言謇涩，手足不便，**大通丹方**

雄黄　硫黄　丹砂三味同研　水银　金　银二味用水银结沙子　铅丹　胡粉　消石　白矾四味同研。已上各二两

上一十味，共一处和匀，入固济瓷瓶内，瓶子上注一小眼，用火养之，渐渐加火。若窍内有烟出，便用盐泥塞，更养一日。

铅霜二两　龙脑研。半两　麝香研。一两　玉屑半两　犀角镑。半两　乌蛇一条。去皮、骨，炙　白花蛇三两。去皮、骨，炙　附子炮裂，去皮脐。二两　牛黄研。半两　高良姜　蝉蜕　白僵蚕炒。各一两　天竺黄　荜澄茄　天麻　白附子炮。各二两

上一十六味，捣研为末，并前十味末再研匀，糯米饭和丸如小弹子大，阴干。若初得患，先洗浴，豆淋酒化下一丸，心膈不烦，津液俱生；如人行十里以来，用稀粥饮投之，须臾汗出便解，三日服一丸。

治瘫缓风，脚膝无力，行履艰难，筋骨麻痹，**威灵仙丸方**

威灵仙去苗、土。五两　草乌头炒，剉。七[①]两　骨碎补去毛。二两半　地龙去土，炒　天南星炮。各三两　自然铜烧，醋淬，研。一两半　苍耳　仙灵脾　侧子炮裂，去皮脐　防风去叉。各四两　羌活去芦头　蔓荆实揉去皮　泽泻　藁本去苗、土　草薢　独活去芦头。各一两

上一十六味，捣罗十五味为末，合自然铜末研令匀，用好酒煮面糊和丸，如梧桐子大。每服五丸，渐加至十五[②]丸，空心温酒下。才服后，忌便吃热物。觉唇口麻者，痹渐减也。

---

① 七：日本抄本、文瑞楼本同，明抄本、乾隆本作"一"。
② 十五：日本抄本、文瑞楼本同，明抄本、乾隆本作"十"。

治中风瘫缓，肢节沉重，筋骨无力，**荆芥散方**

荆芥穗　防风去叉　桑寄生　羌活去芦头　独活去芦头　芍药　干蝎去土，炒　白花蛇酒浸，去皮、骨，炙　天麻　附子炮裂，去皮脐　半夏汤洗七遍，炒　麻黄去根节　木香　蔓荆实去白皮　芎䓖　白僵蚕炒。各半两　龙脑研　沉香剉　麝香研　丹砂研。各半钱　牡丹皮　桂去粗皮。各三钱

上二十二味，捣研为散，再同研匀。每服二钱匕，浓煎生姜薄荷汤调下，食后服。

治瘫缓不收，体重无力，肢节缓弱，运动不能，**沉香煎丸方**

沉香剉　丁香　胡芦巴炒　附子炮裂，去皮脐　牛膝去苗，剉，酒拌炒　补骨脂炒　蘹香子炒　石斛剉，酒拌炒　芎䓖　木香　青橘皮汤浸，去白，焙　桂去粗皮　肉苁蓉剉，酒拌炒。各半两

上一十三味，捣罗为细末，炼蜜和杵数百下，丸如梧桐子大。每服二十丸，炒生姜盐汤下，酒亦得。

治偏风瘫缓、脚气等疾，**羌活汤方**

羌活去芦头　麻黄去根节，汤煮，掠去沫，焙。各一两　防风去叉。三分[①]　木香　槟榔剉　附子炮裂，去皮脐　白术　乌头炮裂，去皮脐　草豆蔻和皮　陈橘皮汤浸，去白，焙　牛膝酒浸一宿，切，焙　当归酒浸一宿，切，焙　杏仁去皮尖、双仁，生用　人参　白茯苓　甘草　芎䓖　桂去粗皮。各半两

上一十八味，剉如麻豆。每服一两，水三盏，生姜七片，煎至一盏，去滓，取七分温服。大肠不通，加大黄末一钱，量老少加减，久不通者，加至三五钱；小肠不通，心腹胀，加葶苈并滑石末各一钱，滑石汤成[②]下；上膈壅滞，咳嗽气急，加半夏、升麻、天门冬[③]、知母末各二钱。服讫衣覆取汗，不过三五服差。

治中风瘫缓并柔风，一切风疾，**通明赤丸方**

---

①　分：日本抄本、文瑞楼本同，明抄本、乾隆本作"两"。

②　成：明抄本、日本抄本、文瑞楼本同，乾隆本及《永乐大典医书辑本》卷三百六"一东·风"引《圣济总录》作"调"。

③　天门冬：日本抄本、文瑞楼本同，明抄本、乾隆本作"天南星"。

乌蛇去头骨并皮不用　麻黄去根节　白僵蚕各一两　白附子生用　半夏汤洗去滑　干蝎去土　干姜炮　天南星　附子去皮脐。各半两　麝香研。一分①

上一十味，并生用，捣为末，以汤浸槐胶，研和为丸如大麻子大，以生绢袋盛，不得置合内，亦不得以火焙。常服，每日空心薄荷酒下三丸至五丸，微嚼破服，觉药冲，煨甘草含②之。如中风，急以温薄荷酒磨五丸或七丸服之；小儿中诸风痫或天瘹风等，以母乳磨一丸或两丸，量力服之。

治中风摊缓，口眼㖞斜，**青金丹**方

丹砂　水银　胡粉　雌黄　曾青　白矾　铅丹　硫黄

上八味，等分，各细研别盛，用固济瓶子一个，先入丹砂，次入硫黄，次入水银，次入曾青，次入铅丹，次入胡粉，次入雌黄，次入白矾，递相盖之，如法固济瓶口，候干入炉，渐渐以四两火养一复时，即以半斤火煅之，令通赤，渐渐退火，以湿黄泥罨之，待冷取出药，于地上出火毒，更入白僵蚕末、干蝎末、铅霜等分，研和令匀，粟米饭为丸如绿豆大。每服五丸，空心薄荷汤下，或温酒亦得。

治摊缓风手足不随方

椿皮如无，用枝叶亦得，干为末　枸杞根细剉　益母草　苦参　枣木皮生取，剉。各一斤　五灵脂研。五两

上六味，捣研为末。每用时，约椮一人身长阔，厚半指许，于上更如鱼鳞砌新好者牛马驴骨于药上面，以草火匀烧，直候骨透匀为灰，却急扫，除去骨灰令净，就热药急铺席荐③，看厚薄得所，令患人卧。欲卧时，先服镇心散一服。

治摊缓风，四肢缓弱无力，**镇心散**方

白牵牛半生半炒　防风去叉　甘草剉。各一两

上三味，一发捣罗为细末。每服二钱匕，新汲水调下。服了

---

① 分：明抄本、乾隆本、文瑞楼本同，日本抄本作"两"。
② 含：日本抄本、文瑞楼本同，明抄本、乾隆本作"合"。
③ 荐：草席、草垫。

后，便令患人就所患一边卧于铺上。才上铺，便用追魂散三钱匕，酒一盏，煎两沸，和滓服尽，当有汗出如胶水。

治摊缓风，**追魂散方**

五灵脂三两。杵碎，以水浸搅匀，先倾去上黑浊者，后去下沙石者，取中间细者，于灰盆中，纸上泣干①用

上一味，捣研为末。每服三钱匕，酒一盏，煎两沸服，继服续命汤。

治摊缓风，**续命汤方**

山茵陈一两。拣择净　麻黄去节。四两

上二味，粗捣筛。每服十钱匕，水三盏，煎至二盏，入好酒一盏半，更煎三五沸，去滓，服尽②。不得离卧床上，避风三七日。须服六十一日，乃无后患也，寝室须是不透风。仍从十月后二月以前，可用此法治之。过此时，热③难用也。

治摊缓风，**乌灵丸方**

乌头削去皮脐。一两　五灵脂炒。二两

上二味，捣罗为末，于五月五日日未出时，以东南井华水拌和，面南坐，入臼杵一千下，丸如弹子大。每服一丸，分作四服，用温生姜酒磨下，服后盖衣被出汗，隔一日再服，稍愈即止。

治中风手足无力，口中涎出，多在右边，**枳壳散方**

枳壳去瓤，麸炒。二两　牛黄研　白芷各一两

上三味，捣研为散。每服三钱匕，空心温酒调下。

治摊缓风，久服，**山栀子丸方**

山栀子去皮　草乌头炮　干姜炮。各半两

上三味，捣罗为末，煮枣肉和丸如绿豆大。每服三丸，渐加至七丸，常服二丸，不嚼，茶、酒任下。

---

① 泣干：日本抄本、文瑞楼本同，明抄本作"法干"，乾隆本及《永乐大典医书辑本》卷三百六"一东·风"引《圣济总录》作"浥干"。

② 十钱匕……去滓服尽：此25字日本抄本、文瑞楼本同，明抄本、乾隆本作"一两，酒水同煎服"。

③ 热：明抄本、乾隆本、日本抄本、文瑞楼本同，《永乐大典医书辑本》卷三百六"一东·风"引《圣济总录》作"势"。

治中风瘫缓，**排风散方**

白附子 麻黄去根节 天麻 骨碎补去毛 白僵蚕 羌活去芦头。各一两

上六味，并生用，捣罗为散。每服五钱匕，温酒调下，不拘时。

风癉曳

论曰：人假水谷之精化为气血，周流一身，使四肢相随，筋脉相续，犹挈裘领，无所不从。若脾胃虚弱，水谷不化，筋脉无所禀养，复遇风邪外搏肤腠，流传筋脉，筋脉^①纵缓，则肢体癉曳，其癉则偏而不举，曳则弛而不随，是皆不能收摄也。

治中风手足癉曳，不能言，**独活汤方**

独活去芦头。二两 甘草炙 桂去粗皮 生葛根 芍药 栝楼实^②各一两

上六味，剉如麻豆。每服五钱匕，以水一盏半，生姜三片，煎取一盏，去滓温服，日三夜一。

治中风癉曳，挛躄不能起，**百部散方**

百部一两 乌头炮裂，去皮脐。一分^③ 牛膝去苗，切，酒洒，焙 白术各半两

上四味，捣罗为细散。每服一钱匕，温酒调下，渐加至二钱匕，日三夜一^④。

治中风手颤癉曳，语涩，**羚羊角丸方**

羚羊角镑。一两 犀角镑。三分 羌活去芦头 防风去叉。各一两半 薏苡仁炒 秦艽洗。各二两

上六味，为细末，炼蜜丸如梧桐子大。每服二十丸，煎竹叶汤下，渐加至三十丸。

---

① 筋脉：日本抄本、文瑞楼本同，明抄本、乾隆本无。
② 栝楼实：日本抄本、文瑞楼本同，明抄本、乾隆本作"栝楼根实"。
③ 分：日本抄本、文瑞楼本同，明抄本、乾隆本作"两"。
④ 日三夜一：日本抄本、文瑞楼本同，明抄本、乾隆本作"日夜三服"。

治中风手脚颤掉，弹曳，**败龟丸**方

败龟涂酥炙。五两

上一味，为细末，研饭为丸如梧桐子大。每服二十丸，温酒下，不拘时。

治中风手足弹曳，口眼㖞斜，语言謇涩，步履不正，神验，**乌头丸**方

乌头生，去皮脐　五灵脂各五两　麝香研。一分

上三味，先以二味为细末，入麝香同研令细匀，滴水为丸如杏核大。每服一丸，先用生姜自然汁研化，次以暖酒调下。早晚食后服五七丸，便能行步；十丸，可以举手。

治风弹曳，肢体不能收摄，**独活汤**方

独活去芦头。一两　桂去粗皮。一两半　生葛根洗，切。二两　甘草炙　防风去叉　当归酒浸，切，焙。各半两　芍药　附子炮，去皮脐。各三分　生姜洗，切。二两　半夏为末，姜汁调作饼，暴干。一两

上一十味，剉如麻豆。每服五钱匕，水一盏半，生姜三片，煎至一盏，去滓温服，日三。

治风弹曳，肢体缓弱，不相继续，**姜附汤**方

干姜炮　附子炮裂，去皮脐。各二①两　麻黄去根节　芎劳　桂去粗皮。各一两

上五味，剉如麻豆。每服三钱匕，水一盏，煎至七分，去滓温服，日三。

治风弹曳，手足不随，身体不能俯仰，**附子汤**方

附子炮裂，去皮脐　干姜炮　甘草炙　防风去叉　独活去芦头。各一两半　石膏碎　白茯苓去黑皮　白术　芎劳　柴胡去苗　当归酒浸，切，焙　人参各一两　杏仁去皮尖、双仁，炒，研。二十枚　细辛去苗叶。一两

上一十四味，剉如麻豆。每服五钱匕，水、酒共一盏半，煎

---

① 二：明抄本、乾隆本、文瑞楼本同，日本抄本作"三"。

至一盏，去滓温服，日三；人羸弱者，只用水煎服。

治风弹曳及摊缓不随等疾，**羚羊角汤**方

羚羊角镑　防己　杏仁去皮尖、双仁，炒，研。各一两半　侧子炮裂，去皮脐。半两　五加皮二两　磁石生，杵碎。八两　干姜炮　芍药　麻黄去根节。各一两半　薏苡仁二两　防风去叉　芎藭　秦艽去苗、土　甘草炙。各半两

上一十四味，㕮咀如麻豆。每服三钱匕，水一盏，煎至七分，去滓温服，日三夜一。

治一切风，手足弹曳，肢体不仁及骨节痠疼，口面偏斜[1]，痰涎语涩，心忪惊悸，**生犀天麻丸**方

犀角镑。一两　天麻酒炙。二[2]两　独活去芦头　人参　丁香　木香　乌药　麻黄去根节。各一两　牛黄研　龙脑研　琥珀研　乳香研　真珠研　麝香研。各一分[3]　天南星牛胆匮[4]者　防风去叉。各半两　白花蛇酒浸，去皮、骨，炙。三分　蝎梢炒。一分　芎藭一两　安息香一两。酒化，研，去沙石，熬成膏

上二十味，除研化外，为细末，再研令匀，入安息香膏，并炼蜜和丸如梧桐子大。每服二十丸，温酒下，荆芥汤亦得，不拘时。

治一切风，手足麻痹弹曳，或即肿痒疼痛，**天南星丸**方

天南星腊月牛胆匮者。三分　白芷一两半　麻黄去根节。一两　防风去叉。一两半　羌活去芦头　独活去芦头　芎藭　天麻　白芍药　桔梗剉，炒　细辛去苗叶　白僵蚕炒。各半两　甘草炙。一分半[5]　干姜炮。一分　龙脑研。一钱　麝香研。一分

上一十六味，除研外，为细末，和令匀，炼蜜丸如杏核大，

---

① 偏斜：日本抄本、文瑞楼本同，明抄本、乾隆本作“喎斜”。

② 二：明抄本、乾隆本、文瑞楼本同，日本抄本作“一”。

③ 分：明抄本、乾隆本、文瑞楼本同，日本抄本作“两”。

④ 牛胆匮：以牛胆作炮制天南星的辅料，文中“牛胆内匮”、“牛胆内制”、“牛胆制”皆同此义；又卷五“中风”篇中牛黄丸，天南星“捣罗为末，内牛胆中”的炮制方法，与此近同。匮，即药匮，又称匮药、内匮药，匮作“柜”亦通。原指道家炼丹时辅盖在炉鼎或甘锅上下、四壁的药物，广义指辅料之类。

⑤ 一分半：日本抄本、文瑞楼本同，明抄本、乾隆本作“一分”。

丹砂为衣。每服一丸，细嚼，以薄荷温酒下，不计时候。伤寒头目昏痛，肢节疼者，薄荷茶下，并吃三两服尤妙。

治中风弹曳，手足不收，口眼不正，语言謇涩，大治筋骨疼痛，**天麻丸方**

天麻　附子炮裂，去皮脐　干蝎全者。炒　白僵蚕直者。炒　芎䓖　牛膝去苗，酒浸，切，焙。各一两　干姜炮　甘草炙。各半两

上八味，为细末，炼蜜丸如梧桐子大。每服二十丸，温酒下。

治一切风，手足弹曳，肢体麻痹不仁及骨节疼痛，口面偏斜，痰涎语涩，心忪惊悸，并宜服之，**生犀天麻丸方**

犀角镑。一两　天麻酒炙。二两　地榆去苗　玄参　丁香　乌头炮裂，去皮脐　乌药　木香　丹砂研。各一两　乳香研　龙脑研　麝香研　牛黄研　真珠研　琥珀研　自然铜火煅，醋淬。各半两　安息香一两。研细，酒化，慢火熬，绵滤去沙石，再熬成膏　麻黄去根节。一两　白花蛇酒浸一宿，去皮、骨，炙。一两　蝎梢炒。一分　天南星用牛胆内匮者。半两　防风去叉。半两

上二十二味，除别研膏外，为细末，再合研令匀，将安息香膏更别炼蜜和为丸如樱桃大，每服一丸，以温酒或荆芥薄荷汤嚼下；丸如梧桐子大，二十丸，温酒下亦得。

贼　风

论曰：邪之中人有四，从所不胜来者，谓之贼邪。与冬至之日疾风南来名曰贼风，其义一也。圣人于虚邪贼风，避之有时，以邪从所不胜来，故谓之虚邪；以其窃害中和之气，故谓之贼风。其证痛而不热，痛则不能按抑转动，不热则身内索冷，欲得热熨即小宽也。加以风冷，则骨解深痛，按之彻骨。或遇冷气相薄，则结瘰疬或偏枯；风热相薄，则变附骨疽。

治中贼风，急强大呼，身体疼痛，**大续命汤方**

麻黄去根节，煎，掠去沫，焙。三两　石膏碎　防风去叉。各二两　干姜炮。一两半　黄芩去黑心　芎䓖　甘草炙　白术　远志去

心　独活去芦头。各一两　紫石英半两　杏仁三十五枚。去皮尖、双仁，炒

上一十二味，粗捣筛。每服五钱匕，水一盏半，煎至一盏，去滓温服，不拘时，良久再服。

治中贼风，急强，大呼，不自觉知，身体尽痛，**麻黄汤**方

麻黄去根节，煎，掠去沫，焙　黄芩去黑心　芎䓖　当归切，焙　紫石英　甘草炙，剉　桂去粗皮　远志去心　独活去芦头　桔梗炒。各一两　防风去叉　石膏碎。各二两　干姜炮。一两半　杏仁二十五枚。去皮尖、双仁，炒

上一十四味，粗捣筛。每服五钱匕，水一盏半，煎至八分，去滓温服，不拘时，日三夜一。

治中贼风，急强，大呼，不自觉知，身体强直，**桂枝汤**方

桂去粗皮　干姜炮　黄芩去黑心　芎䓖　远志去心　独活去芦头　防风去叉　紫石英　甘草炙。各一两　麻黄去根节，煎，掠去沫，焙。三两　杏仁二十五枚。去皮尖、双仁，炒　石膏二两

上一十二味，粗捣筛。每服五钱匕，水二盏，煎至一盏，去滓温服，日三夜一。

治中贼风，半身不随，口面㖞僻，言语不便，**葛根汤**方

生葛根切　半夏汤洗七遍。各四两　生姜五两。与半夏同捣，炒干　独活去芦头。二两　桂去粗皮。二两半　防风去叉　当归切，焙　芍药　甘草炙。各一两　附子炮裂，去皮脐。半两

上一十味，剉如麻豆。每服五钱匕，水一盏半，入生姜一枣大，拍碎，煎至八分，去滓温服，日二①夜一。

治贼风入腹，角弓反张，口噤舌强，目视不明，不能言语，举体不仁，心腹疞痛，**甘草饮**方

甘草炙　黄芩去黑心。各二两　附子一枚。炮裂，去皮脐　人参　芎䓖　防风去叉　麻黄去根节　防己各一②两

---

① 二：明抄本、乾隆本、文瑞楼本同，日本抄本作"三"。
② 一：明抄本、乾隆本、文瑞楼本同，日本抄本作"二"。

上八味，剉如麻豆。每服五钱匕，水一盏半，入生姜三片，煎至八分，去滓，空心食前温服。

治贼风入五脏，四肢、心胁急痛，咽干口噤，**麻黄饮方**

麻黄去根节。二两　当归切，焙　芎䓖　甘草炙　干姜炮。各二两　黄芩去黑心。一两　杏仁三十枚。去皮尖、双仁，炒

上七味，粗捣筛。每服五钱匕，酒半盏，水一盏，煎至一盏，去滓，空心温服。

治贼风入腹，腹中拘急，烦乱恍惚，妄语迷惑，不知人事，口噤不开，卧则惊怖，口干，恶风，时时失精，**茵芋饮方**

茵芋　乌头炮裂，去皮脐　干姜炮　细辛去苗叶　黄芩去黑心　桂去粗皮　天雄炮裂，去皮脐　防己　白茯苓去黑皮。各一两　秦艽去苗、土　防风去叉　当归焙　甘草炙。各二两

上一十三味，剉如麻豆。每服五钱匕，水一盏半，入篁竹沥少许，煎至八分，去滓温服。

治中贼风，肢体不收，不知痛处，卒语不得①，手足拘急，腰痛引颈，目眩欲倒，卧即反张，脊不著席，脉动不安，恍惚恐惧，上气呕逆，**杏仁饮方**

杏仁三十枚。去皮尖、双仁，炒　芎䓖　石膏碎　桂去粗皮　当归焙　麻黄去根节　干姜炮　黄芩去黑心　甘草炙。各一②两

上九味，粗捣筛。每服五钱匕，水一盏半，煎至八分，去滓，空心温服，日再。

治贼风口噤，角弓反张，**当归饮方**

当归焙　防风去叉。各三两　独活去芦头　麻黄去根节，煎，掠去沫。各一两半　细辛去苗叶。一两　附子一枚。炮裂，去皮脐

上六味，剉如麻豆。每服五钱匕，酒半盏，水一盏，入生姜一枣大，拍碎，煎至八分，去滓，空心温服。

---

① 卒语不得：日本抄本、文瑞楼本同，明抄本、乾隆本作"言语不得"。

② 一：明抄本、乾隆本、文瑞楼本同，日本抄本作"三"，旁注"三一作一"。

卷第八

诸风门

中风身体不随

论曰：中风身体不随者，以机关纵缓，筋脉不收，故四肢皆不用也。此由腠理开疏，风邪伤脾胃之经，脾胃既虚，不能传化气泽，故四肢无所禀养。此《内经》所谓脾病四肢不用也。

治中风身体不随，不能言语，精神恍惚，**附子汤**方

附子炮裂，去皮脐。一枚，重半两者　桂去粗皮。半两　葛根剉。一两半　犀角镑　地骨皮　白术　独活去芦头　芎䓖各一两　石膏碎。三两

上九味，剉如麻豆。每服五钱匕，水二盏，入生姜五片，煎至一盏，去滓温服，空心并二服，夜一服，或夜并二服，空心一服。服讫，以热姜粥投，衣覆微汗出，慎外风。不欲汗，即不必食粥。

治中风手足不随，**犀角汤**方

犀角镑。半两　防风去叉，剉。三分　枳壳去瓤，麸炒　独活去芦头　桂去粗皮。各半两　秦艽去苗、土　当归切，焙　芍药　白茯苓去黑皮　牛膝酒浸，切，焙。各三分　黑豆炒熟。一合半　仙灵脾　葛根剉　人参各三分

上一十四味，粗捣筛。每服六钱匕，水二盏，入生姜五片，煎至一盏，去滓温服。上焦虚烦，肝心风热，加竹沥半合同煎。食后、临卧各一。

治中风手臂不随，口面偏斜，**附子散**方

附子炮裂，去皮脐　桂去粗皮。各二两半　细辛去苗叶。一两半　干姜炮　防风去叉。各二两半　甘草炙，剉。三分

上六味，捣罗为散。每用温酒调服一钱至二钱匕，空心午时各一。

治中风手足不随，口面㖞僻，**乌鸡散方**

乌雌鸡肉炙干。二两半　桂去粗皮。一两三分　细辛去苗叶。三两　防风去叉，剉。二两半　干姜炮。二两半

上五味，捣罗为散。每服半钱加至一钱匕，食后良久，温酒调下，日二夜一；未觉效，稍增至一钱半匕，以效为度。

治中风手足不随，或拘挛屈伸不得，口眼㖞斜，偏风疼痛，或瘫痪沉重，病在筋骨，**生地黄煎方**

生地黄五①斤。捣研，绞取汁令尽　黑豆一升。以水三升煎至一升，绞去豆　大甜石榴三颗。去蒂蒂，和子、皮同捣研，取汁　晚蚕砂炒。二两　海桐皮炙，剉。三两　桂去粗皮　山芋各二②两

上七味，先㕮咀四味如大麻粒，于银石锅中先煎地黄汁三二十沸，次下石榴黑豆汁，又煎三二十沸，即下㕮咀四味，勿停手搅，慢火煎至浓，用生帛绞去滓，次下好酥二两，再煎匀，搅如稠膏，即收于不津器中。每日空腹，以无灰酒一盏调煎半匙头，搅和服之。如疾甚者，加至一匙头，每日三服。切慎房室。此方兼治妇人产后风、血恶疾。

治中风手足不随，**羚羊角煎方**

羚羊角镑　荆芥穗　羌活去芦头　熟干地黄焙。各一两　防风去叉，剉。二两　黑豆二盏，小者。和防风炒熟，勿令焦　酒五升。乘防风、黑豆热淋之

上七味，先以四味㕮咀如麻豆。每服五钱匕，用前豆淋酒一盏半，同煎至八分，去滓，重煎如膏。每空心温酒调服，日三夜一，不拘时。

---

① 五：日本抄本、文瑞楼本同，明抄本、乾隆本作“一”。
② 二：明抄本、日本抄本、文瑞楼本同，乾隆本作“三”。

治中风手足不随，**蒴藋煎方**

生蒴藋根汁　生地黄汁各一升　附子炮裂，去皮脐，别捣，密绢细罗为末。一两　酥四两　生姜汁二合　蜜四两

上六味，先取蒴藋、地黄汁并附子末，同煎炼成稀膏，后入酥蜜、姜汁，更煎令稠，入瓷器中。每日空腹及夜卧，温酒调半匙服。

治中风手足不随，身体疼痛，肩背拘急，**海桐皮丸方**

海桐皮二两。细剉　石斛去根。三分　羌活去芦头。半两　赤箭一两半　牛膝酒浸，切，焙　白附子生　防风去叉。各一两　木香　山芋各三分　菊花　牡荆子各半两　丹砂一两。研

上一十二味为细末，以天南星末二两半，同好酒煮为膏，和丸如梧桐子大。每服十五丸，茶、酒任下。

治中风手足不随，肢体疼痛，**天麻丸方**

天麻　地榆各一两　乌头炮裂，去皮脐。二①两　玄参一两　胡蜂蛹子三十枚。焙干

上五味，捣罗为末，炼蜜和丸如梧桐子大。每服三丸至五丸，食前薄荷酒嚼下。

治中风手足不随，涎涕胶黏，**青龙丸方**

附子炮裂，去皮脐　芎䓖　白术米泔浸三日，每日换泔②，取出焙干　独活去芦头　蒲黄用纸衬炒过。各一两　藁本去苗、土。一分　麻黄去根节，百沸汤中急煮过，焙。三分　丹砂研　牛黄研　龙脑研。各一分　麝香研。半钱　熊胆一分。滴水一两点令化，入药内

上一十二味，研，杵为细末，别用水银三两，以蒸枣五十枚去皮核同研，水银星尽为度，次入诸药，更入少许熟蜜，和丸如鸡头大。每服半丸或一丸，临卧以熟水化下。其患甚者，每夜研二丸；如小儿惊涎③，每丸分作三服，用薄荷汤化下。

---

① 二：明抄本、乾隆本、文瑞楼本同，日本抄本作"三"。
② 泔：日本抄本、文瑞楼本同，明抄本、乾隆本作"水"。
③ 惊涎：日本抄本、文瑞楼本同，明抄本、乾隆本作"惊风涎"。

治中风手足不随，筋骨疼痛，行步艰难，腰膝沉重，**天麻丸方**

天麻二两　地榆一两　没药三分。研　玄参　乌头炮裂，去皮脐。各一两　麝香一分。研

上六味，除麝香、没药细研外，同捣罗为末，与研药拌匀，炼蜜和丸如梧桐子大。每服二十丸，温酒下，空心晚食前服。

治中风手足不随，肢体瘩麻，骨节疼痛，**赤箭丸方**

赤箭　独活去芦头。各一两　麻黄去节。半两　乌头炮裂，去皮脐。二两　芎䓖三[①]分　干蝎去土，炒　当归切，焙。各半两

上七味，捣罗为末，炼蜜和丸如梧桐子大。每服三十丸，薄荷酒下，不拘时。

治中风手足不随，挛缩，屈伸艰难，**夜合枝酝酒方**

夜合枝　桑枝　槐枝　柏枝　石榴枝各生用、剉，五两　羌活去芦头，别捣。二两　黑豆用紧小者，生用。五升　糯米五升　细曲[②]七斤半　防风去叉，别捣。五两

上一十味，先以水五斗，将五枝同煎，取二斗五升，去滓，浸米、黑豆两宿，蒸熟入曲，与防风、羌活二味拌和造酒，依常法酝，封三七[③]日，压去糟滓。取清酒三合至五合，时饮之，常令有酒气。无令过醉，恐至吐，即悖乱正气。

治中风手足不随，神识冒昧，补心定气，**白术酝酒方**

白术生用，切　地骨皮　荆实生用，各五[④]升　菊花未开者，生用。三升

上四味，粗捣筛，以水三石同煮取一石五斗，去滓，澄清取汁，酿黍米二石，用曲如常酝法，酒熟，压去糟滓，取清酒于瓷器中收，密封。每取三合至五合，续续饮之。有能饮者，常令半

---

① 三：乾隆本、日本抄本、文瑞楼本同，明抄本作"二"。
② 曲：明抄本、乾隆本、日本抄本、文瑞楼本同，日本抄本旁注"一作面"。
③ 七：明抄本、乾隆本、文瑞楼本同，日本抄本作"十"，旁注"一作七"。
④ 五：日本抄本、文瑞楼本同，明抄本、乾隆本作"三"。

醉，但勿至吐。凡心风虚寒①者，亦宜服此酒，后灸心俞两边各一寸五分，并五十壮。

治中风手足不随，**黑豆浸酒方**

黑豆一升，拣紧小者。净淘

上一味，用酒五升，同入瓶中密封，用灰火煨，常令热，约至酒减半，即去豆取酒。每服空心及临卧时，各饮二合至三合。

中风四肢拘挛不得屈伸

论曰：脏真散于肝，肝藏筋膜之气，筋为肝所养，筋得其养，则俯仰屈伸，莫或乖②戾。若经络偏虚，风邪侵乘③，客于机关，则筋脉缩急；干于阳络，则肩背从而拘挛。此皆邪气内盛，正气不能荣养诸筋，故为四肢拘挛，不得屈伸。久而不已，重感于邪，则夜卧不宁，小便滑数。凡以肝藏魂，其病为惊骇。又肾之脉络膀胱，其直者，从肾上贯肝膈而致然也。

治中风四肢拘挛，百节疼痛，心烦，恶寒渐渐，不欲饮食，**麻黄汤**方

麻黄去根节，先煎，掠去沫，焙干。一两半　独活去芦头。一两　细辛去苗叶　黄芩去黑心。各半两

上四味，粗捣筛。每服五钱匕，以水二盏，煎至一盏，去滓，空心温服；相去如人行五七里再服，微汗即愈。病在四肢者，并服；有热，加大黄二分，剉如麻豆，用醋炒令紫色；腹满，加枳壳二分，去瓤麸炒；气逆，加人参二分；胁下悸满，加牡蛎灰二分；渴，加栝楼仁二分；素有寒，加附子一枚，炮裂，去皮脐。

治中风四肢拘挛，筋急浮肿，**防己④汤**方

---

①　虚寒：日本抄本、文瑞楼本同，明抄本、乾隆本作"虚烦寒"。
②　乖：原作"乘"，文瑞楼本同，形近而误，据明抄本、乾隆本、日本抄本改。
③　侵乘：日本抄本、文瑞楼本同，明抄本、乾隆本作"乘虚"。
④　防己：日本抄本、文瑞楼本同，明抄本、乾隆本作"防风"。本方下组成中"防己"同。

防己一两半。剉　白茯苓去黑皮　桑根白皮炙，剉。各二①两　桂去粗皮　芎藭各一两半　甘草炙，剉。三两　芍药一两　麻黄去节，先煎，掠去沫，焙干。一两半

上八味，粗捣筛。每服五钱匕，水二盏，入大枣二②枚，擘破，煎至一盏，去滓温服；相去如人行十里再服。中间吃热生姜稀粥投之，衣覆取汗。候汗解，以粉粉之，慎触外风。病在四肢者宜并服，在晚食后良。

治中风四肢拘挛筋急，风行在皮肤，身体牢强，服之令人不虚③，**麻子仁汤方**

麻子仁一升。捣研　防风去叉。一两　麻黄去节，先煎，掠去沫，焙干。一两半　陈橘皮汤浸，去白，焙。半两　桂去粗皮　石膏捣碎。各一两　豉一合。炒

上七味，粗捣筛。每服五钱匕，水二盏，入竹叶七片，生姜半分，切，葱白一寸，同煎至一盏，去滓温服，空心一服，在夜即并二服；相去如人行十里，更一服；又相去如人行五里，吃热生姜葱稀粥投之，衣覆取汗。密室慎外风为佳。

治中风四肢拘挛，舌强不能语，精神恍惚，**人参汤方**

人参三分　麻黄去节，先煎，掠去沫，焙干。一两半　石膏二两半。捣碎　芍药三分　芎藭　防己剉　桂去粗皮　防风去叉。一两　附子炮裂，去脐皮。一枚，重半两　杏仁汤退皮尖、双仁，炒。四十九枚

上一十味，剉如麻豆。每服五钱匕，水二盏，入生姜半分，切，煎至一盏，去滓温服，空心一服；相去如人行五里，再一服。衣覆微汗，勿触外风。如体中觉热，每服更入竹沥一合，同煎三沸服。

治中风四肢拘挛筋急，或缓纵不随，骨肉疼痛，羸瘦眩闷，或腰背强直，或心忪虚悸，怵惕不安，服诸汤汗出后，又觉虚困，

---

① 二：明抄本、乾隆本、文瑞楼本同，日本抄本作"一"。

② 二：明抄本、乾隆本、文瑞楼本同，日本抄本作"一"。

③ 虚：日本抄本、文瑞楼本同，明抄本、乾隆本作"虚沥"。

病仍未痊，急服**羌活汤**方

羌活去芦头。三两　防风去叉。三分　人参三两　白茯苓去黑皮。四两　芎䓖二两　远志去心。二两半　薏苡仁炒。三两　附子炮裂，去脐皮　麻黄去节，先煎，掠去沫，焙干　桂去粗皮。各二两　磁石煅，醋淬。五两　秦艽去苗、土。二两　五加皮二两半　丹参二两　生干地黄焙　杏仁汤退去皮尖、双仁，炒。各半两

上一十六味，剉如麻豆。每服五钱匕，水二盏，枣二枚，擘破，生姜半①枣大，切，同煎至一盏，去滓温服，空心晚食前各一服。若病者有热，即去桂，加葛根一两，剉，白鲜皮一两，炙，剉；四肢疼痛，痿弱挛急，加当归切焙、细辛去苗叶各二两。

治中风四肢拘挛，急强疼痛，口燥咽干，舌上白屑，兼理寒冷风湿②风毒，肢节挛急，及胸胁腰背心腹暴痛，不可转侧，**防己麻黄汤**方

防己一两一分③　麻黄去节，先煎，掠去沫，焙干。一两　厚朴去粗皮，涂生姜汁炙五遍。一两半　独活去芦头。一两　芎䓖三分　石膏一两一分④。捣　秦艽去苗、土。三分　牛膝酒浸，切，焙。一两一分⑤　桑寄生三分　桂去粗皮。一两　葛根剉。三分　甘草炙，剉。三分

上一十二味，粗捣筛⑥。每服五钱匕，水二盏，煎至一盏，去滓温服，日三夜一服，不拘时候。咳嗽者，加杏仁一两，汤退去皮尖、双仁，同捣。

治中风筋脉挛急，腰膝无力，**杜仲饮**方

杜仲去粗皮，炙，剉。一两半　芎䓖一两　附子炮裂，去皮脐。半两

---

① 半：日本抄本、文瑞楼本同，明抄本、乾隆本作"一"。
② 寒冷风湿：日本抄本、文瑞楼本同，明抄本、乾隆本作"冷风寒湿"。
③ 一两一分：日本抄本、文瑞楼本同，明抄本、乾隆本作"一两"。
④ 一两一分：日本抄本、文瑞楼本同，明抄本、乾隆本作"一两"。
⑤ 一两一分：日本抄本、文瑞楼本同，明抄本、乾隆本作"一两"。
⑥ 粗捣筛：明抄本、乾隆本、文瑞楼本同，日本抄本作"粗捣罗"。

上三味，剉如麻豆。每服五钱匕，水二盏，入生姜一枣大，拍碎，煎至一盏，去滓，空心温服；如人行五里再服。汗出，慎外风。

治中风四肢拘挛，屈伸不得，**附子饮**方

附子两枚，大者。一枚炮裂，去皮脐，一枚生用　桂去粗皮。二两　麻黄去节，先煎，掠去沫，焙干。四两　甘草炙，剉　杏仁汤退去皮尖、双仁，炒。各二两

上五味，粗捣筛。每服五钱匕，以水二盏，煎至一盏，去滓温服；相去如人行五里再服。以衣被盖之，通体有汗即愈。未汗，用热生姜葱豉稀粥投之。常服，空心临卧服三合甚佳。

治中风四肢挛急，屈伸俯仰甚难，**杏仁饮**方

杏仁汤退去皮尖、双仁，炒。半两　附子炮裂，去皮脐。三分　蜀椒去目并闭口者，炒出汗。一分

上三味，剉如麻豆。每用五钱匕，以水二盏，煎取一盏，去滓，空心分温二服；相去如人行五里，再一服。以衣被盖之取汗，通身差。或只在夜并服亦佳。

治中风四肢筋脉拘挛，骨节疼痛少力，**天麻丸**方

天麻半两　蝎梢微炒　没药各一分。研　麻黄去根节　地龙去土，炒。各半两　丹砂研　麝香各一分。研　防风去叉。半两　乌头去皮脐，生用　乳香研　自然铜煅，醋淬。各半两　安息香一两。酒化，入蜜同熬成膏

上一十二味，除安息香外，捣研为末，再同研匀，以安息香膏和剂，丸如梧桐子大。每服不计时候，以薄荷酒下二十丸。忌羊血。有人患手臂不随，又有患腿膝无力，行步辄倒，服之并效。素有热人，减乌头一半。

治中风四肢拘挛，筋骨疼痛，**乳香丸**方

乳香细研。一两　乌头炮裂，去皮脐。半两　羌活去芦头。一两　雄黄细研，水飞过。半两　白附子炮　羚羊角屑各一两　附子炮裂，去皮脐。半两　原蚕蛾微炒　防风去叉　乌蛇酒浸，去皮、

骨，炙　白僵蚕炒　虎胫骨酥炙。各一两　腻粉　麝香细研。各一^①分　赤箭　牛膝酒浸，切，焙　没药研。各半两

上一十七味，捣研为末，再同和匀，炼蜜丸如梧桐子大。每服用豆淋热酒下十丸，如人行十里再服。

治中风手足筋急，拘挛疼痛，**地龙饼子**方

地龙炒　海蛤　硫黄研　乌头炮裂，去皮脐。各半两　鲮鲤甲炙。一两

上五味，捣研为末，醋煮面糊为丸如鸡头大，捏作饼子，暴干。每用一饼，以葱白裹，安在手足节上，以手帛系住，搁在一杉木桶上，用热汤淋之，候觉骨中热极，方解去帛子，后看手足未得舒展时，再用热汤淋之，每一饼可用三次。如用药毕，且着衣服盖之，不得透风。

治中风四肢挛急，不得屈伸，身体沉重，行步艰难，骨节烦疼，**附子汤**方

附子炮裂，去皮脐　桂去粗皮　白术各二两　甘草炙。一两

上四味，吹咀。每服三钱匕，水一盏，入枣二枚，擘破，生姜三^②片，同煎至七分，去滓，不计时候稍热服。如有汗出为效。

治风邪客于机关，筋络缩急，肢体拘挛，**生犀丸**方

生犀镑　木香　赤箭　牛膝去苗，酒浸，微炙　芎䓖　天麻浆水煮一日，切作片子，焙干　荜澄茄各取末。二两　薏苡仁　羌活去芦头　威灵仙洗去土，焙干　酸枣仁微炒　补骨脂　生干地黄焙　干薄荷^③各取末。三^④两　黄耆剉，焙　何首乌米泔浸五日，竹刀子切，焙　白花蛇酒浸一日，去皮、骨，炙黄　甘菊花　杜仲去粗皮，炙，剉　厚朴去粗皮，生姜汁炙令香　防风去叉　蔓荆实　桂去粗皮　丹砂研　白附子微炮　白芷　甘草炙，剉。各一两　香墨一两。生用，须是年深绝好者，用二两更佳

---

① 一：日本抄本、文瑞楼本同，明抄本、乾隆本作"三"。

② 三：明抄本、乾隆本、文瑞楼本同，日本抄本作"二"。

③ 干薄荷：日本抄本、文瑞楼本同，明抄本、乾隆本作"干薄荷叶"。

④ 三：日本抄本、文瑞楼本同，明抄本、乾隆本作"二"。

上二十八味，末，别入生龙脑五钱细研，于净盘中搅拌匀，再罗三五遍，须是匀细，炼蜜搜和得所，入臼中杵约三千下取出，每一两分作三十丸，以麝香油涂手为丸，以瓷器内收盛。身体昏沉，鼻塞气闷，煎人参汤嚼下二十丸，日三服，不以时候；上膈不利，痰涎忽多，以龙脑木香汤嚼下二十丸，食后临卧，一日三服。常服，茶、酒任下。

治筋骨拘急及软风疼痛，行履不得，**酸枣仁煎方**

酸枣仁三两。一半生，一半炒　虎骨酒炙。一两半　海桐皮剉　羌活去芦头。各二两　仙灵脾　赤箭　草薢　杜仲去粗皮，炙丝断，剉　败龟酒炙　蒺藜子去角，炒　石斛去根　牛膝切，酒浸，焙　巴戟天去心　附子炮裂，去皮脐　木香　熟干地黄焙　酥各一两　桑枝一握，一尺长　白蜜四两

上一十九味，捣罗十七味为末，再研匀，用清酒七升，先煎桑枝令色黄，去桑枝，后下药末，更煎一二十沸，次下酥蜜，煎成膏，看香气得所，用瓷合盛。每服一匙头，温酒调下，日三服。

治风邪客于机关，筋脉缩急，肢体拘挛，**白花蛇丸方**

白花蛇酒浸，去骨[1]取肉，炙。一两　人参　蝉壳洗泥土　干蝎去土，炒　天麻　白僵蚕洗，炒　草薢　当归切，焙　羌活去芦头　芎䓖　白芷　乌头炮裂，去皮脐　附子炮裂，去皮脐。各半两　狼毒三分。炮　生犀错末。半两　龙脑三钱。别研　雄黄一两半。细研，水飞　甘草炙，剉。一分

上一十八味，捣罗研匀，炼蜜和丸如皂子大。每服不拘时候，茶、酒任嚼下一粒。

治筋骨拘急，胁下痛不可转侧，**天雄丸方**

天雄炮裂，去皮脐。一两　桂去粗皮　羌活去芦头　当归切，焙　白术炒　天麻酒炙　芎䓖各一两　乌药炒　陈橘皮去白，焙　续断　石斛去根　白茯苓去黑皮　干姜炮　白芷炒　干蝎去土，炒　干漆炒烟出。各一两

---

① 去骨：日本抄本、文瑞楼本同。明抄本、乾隆本作"去皮骨"，义胜。

上一十六味，捣罗为末，炼蜜和丸如梧桐子大。每服三十丸，空心荆芥酒下，日二服。

治筋络拘急，挛缩疼痛，**白花蛇散方**

白花蛇酒浸，去皮、骨，炙　天南星炮　天雄炮裂，去皮脐　白僵蚕炒　干蝎去土，炒　麻黄去根节，汤煮，掠去沫，焙。各一两　蜂子①　甘草炙　干姜炮。各半两

上九味，捣罗为散，研匀。每服二钱匕，温酒调下。

治筋脉中风，四肢拘挛，不得屈伸，手足无力，**舒筋丸方**

乌头去皮脐，半生半炒。一两　牛膝酒浸，切，焙。一两　地龙去土，炒。一两　赤小豆二合。生，为末　乌药剉。一两

上五味，捣罗为末，炼蜜和丸梧桐子大。每服十五丸，盐汤下，不拘时候。

治风气四肢挛搐，**乌荆丸方**

乌头炮裂，去皮脐。一两　荆芥穗二两

上二味，捣罗为末，醋面糊丸如梧桐子大。每服二十丸，酒或熟水下。有疾，食空时②，日三四服；无疾，早晨一服。

风脚软

论曰：风脚软者，肾气不足，风湿所乘也。肾主腰脚，若其气不足，则骨髓③虚弱，荣卫乏竭，重以风湿内攻，流注于脚，故令膝腕枢纽不用，步履无力也。

治风冷下注，腰脚痿弱，步履无力，**萆薢丸方**

萆薢微炒。八两　牛膝去苗，酒浸，切，焙。四两　菟丝子酒浸，别捣。二两

上三味，捣罗为细末，炼蜜和丸梧桐子大。空腹温酒下二十丸，渐加至三十丸。

治风虚脚弱无力，肌瘦不能食，**白术丸方**

---

① 蜂子：日本抄本、文瑞楼本同，明抄本、乾隆本在麻黄前。
② 食空时：日本抄本、文瑞楼本同，明抄本、乾隆本作"食空心"。
③ 骨髓：明抄本、乾隆本、文瑞楼本同，日本抄本作"骨体"。

白术　牛膝去苗，酒浸，切，焙　巴戟天去心　菟丝子酒浸，别捣。各一两半　熟干地黄焙。三两　桂去粗皮。一两

上六味，捣罗为末，炼蜜和丸梧桐子大。空心晚食前，温酒下二十丸，加至三十丸。

治风冷腰脚痿弱，痛痹不仁，**附子丸方**

附子炮裂，去皮脐。二两　干姜炮　黄耆剉。各一两

上三味，捣罗为末，先以牛乳一升二合，慢火煎至六合，入药末，慢火再煎，可丸即丸如梧桐子大。每服空心食前，温酒下二十丸，加至三十丸，日三服，十日后知痛。

治风冷伤中，两足俱软，筋缓不能收摄，或两手不能举，浮肿者①，**牛膝饮方**

牛膝酒浸，切，焙　干姜炮　乌头炮裂，去皮脐　草乌头生用　赤小豆　黑豆炒　地龙炒　樟柳根各一两　附子炮裂，去皮脐　防风去叉。各半两　山慈菇一两半

上一十一味，剉如麻豆，每以药半两，好酒一大碗，定瓷器内同煎至七分，去滓，每日早晚旋温五分一盏服，渐加至一盏。如觉麻木，即减分数，以知为度。

治风脚软，腰膝疼，行履不得，遍身瘙痒，**何首乌丸方**

何首乌大片花纹者。细剉。莲子大　牛膝细剉。各一斤

上二味，以无灰酒五升浸七宿，暴干，木杵臼内捣罗为末，炼蜜二斤和为团，以牛酥涂臼杵，再捣千杵取出，众手丸如梧桐子大。每日空心温酒下三十丸，加至五十丸，日午食前再服。

治风脚软，筋骨缓弱，行履不得，**附子羌活散方**

附子去皮脐　槟榔剉　芎藭　羌活去芦头。各一两

上四味，并生，为细散。每服一钱匕，空心日午煎绿豆汤调下。

治风冷流于脚膝，行立不得，**海桐皮酒方**

海桐皮　五加皮　独活去芦头　防风去叉　枳壳去瓤，麸

炒　杜仲去粗皮，炙。各一两　牛膝去苗　薏苡仁各二两　生地黄半升①

上九味，细剉，绵裹，以无灰酒二升，春夏浸七日，秋冬二七日。每日空腹温服一大盏，日三，常令酒气不绝，重者不过两剂差。

治风脚软，膝腕枢纽不用，**乌头丸方**

乌头一斤。劈破，以冷水浸两宿，洗净，去脐不去皮，用新黑豆一升与乌头同煮，自早至夜以豆烂为度，取乌头去皮薄切，焙干后与诸药同杵为末，其豆亦同焙，别杵为末用　防风去叉　白附子炮裂　独活去芦头　海桐皮剉　羌活去芦头　桑螵蛸炒　乌药剉　芎䓖　白头翁　当归剉，焙　狼毒　乌贼鱼骨去甲　牛膝去苗，酒浸，切，焙　天南星炮裂。各二两　威灵仙去苗、土　白僵蚕炒　白花蛇酒浸，取肉，焙干。各二两半　干蝎炒。一两半

上一十九味，捣罗为细末，前黑豆末，醋煮面糊，和拌得所，入臼内杵五七百下，丸如梧桐子大。每日空心温酒或盐汤下二十丸。

治风脚软，不能行步，**透骨丸方**

附子一枚，重七钱者。面裹，炮裂，去皮脐　麒麟竭　白僵蚕炮　地龙白项②者，炒　干蝎全者，三十枚。炒　草乌头去皮。二两半　五灵脂　骨碎补干者，去毛　麻黄去根节。各一两。已上九味同为末　龙脑半钱③　麝香半钱　丹砂　水银　消石　甜消　朴消各一分④　马牙消　乳香　没药各一分。已上一十味同研细

上一十九味，拌和令匀，又用飞罗面二两、无灰酒二两，煮糊为丸，每一丸重一钱三字，以布袋盛，挂当风处，年深不妨。若脚手麻软，每服半丸，滴酒研烂，用生姜汁一茶脚，麝香少许，好酒一盏，相和温过，早晚各一服，五日见效；若卒中暗风，取两丸研，入生姜汁半盏，麝香半字，好酒四盏，分温四服。初服

---

① 升：日本抄本、文瑞楼本同，明抄本、乾隆本作"斤"。
② 项：文瑞楼本同，明抄本、乾隆本、日本抄本作"头"。
③ 钱：日本抄本、文瑞楼本同，明抄本、乾隆本作"两"。
④ 分：日本抄本、文瑞楼本同，明抄本、乾隆本作"两"。

如一食久，下第二服；渐见手开，即下第三服；见遍身汗出，即下第四服；空心日午临卧各进一服。若口开不能合，不可治。

治冷痹脚膝疼痛，行履不得，**巴戟天饮方**

巴戟天去心。三两　五加皮　附子炮裂，去皮脐。各二两　牛膝切，酒浸，焙　石斛去根　萆薢　甘草炙，剉。各一两半　防风去叉　白茯苓去黑皮。各一两三分

上九味，剉如麻豆。每服三钱匕，以水一盏，入生姜一分，拍碎，煎取六分，去滓，空腹温服。

治风脚软，膝腕枢纽不用，步履不能，**木瓜丸方**

木瓜大者，一枚。切去盖子，入硇砂半两在内，却盖合①蒸熟，去皮　附子炮裂，去皮脐　白附子炮裂　羌活去芦头。各一两　没药半两　木香一两

上六味，先以五味捣罗为末，与木瓜同捣成剂，丸如梧桐子大。每日空心盐汤下二十丸至三十丸。

治脚膝风，俗名鹤膝风，**干蝎丸方**

干蝎头尾全者。炒　桃仁去皮尖、双仁，生用　白附子炮　阿魏　桂去粗皮　白芷　安息香用胡桃瓤同研。各一两　乳香　没药各三分。九味捣，研匀，共用童子小便五升、无灰酒二升，银器内熬令稠　漏芦　当归切，焙　芍药　地骨皮去土　威灵仙去苗、土　羌活去芦头，六味同为末。各一两

上一十五味，同杵为丸如弹子大。每服一丸，空心暖酒化下。昔有病风注手足指节肿痛不可忍者，服之悉愈②。

治风痹脚弱急痛，行履不能，**巴戟酒方**

生巴戟天去心　生牛膝去苗　生石斛去根。各二两　蜀椒去目并闭口，炒出汗　生姜　羌活去芦头　当归各三两

上七味，㕮咀如麻豆大，以生绢袋盛，用酒一斗五升浸。每日三度暖服，随性多少旋添酒，候药味薄即止。

---

① 合：日本抄本、文瑞楼本同，明抄本、乾隆本作“令”。
② 愈：日本抄本、文瑞楼本同，明抄本、乾隆本此后有“一方多牛膝”。

风腰脚不随

论曰：风腰脚不随者，腰脚运用不能相继也。盖肝主筋，肾主骨，肝肾气虚，风邪攻之，则流传筋骨，走注腰脚，故令机关不利，不能相随也。

治风腰脚痹弱，或脚胫转筋，或皮肉胀起如肿，而按之不陷，心中烦懊[①]，不欲饮食，或夙患风气者，**竹沥汤**方

竹沥汤成，下　甘草炙，剉　秦艽去苗、土　细辛去苗叶　黄芩去黑心　白术炒　桂去粗皮　防己　干姜炮。各半两　麻黄去根节，煎，掠去沫，焙。三两　葛根　防风去叉。各一两　附子炮裂，去皮脐。半枚　升麻三分

上一十四味，除竹沥外，剉如麻豆。每服五钱匕，水一盏半，煎至八分，去滓，入竹沥一合，更煎一沸。温服，空心日晚各一。

治风腰脚不随，腿胫瘑痹，疼痛不可忍，**黄耆汤**方

黄耆炙，剉　独活去芦头　防风去叉　酸枣仁炒　茯神去木。各一两　白鲜皮三分　羚羊角镑　桂去粗皮。各半两

上八味，粗捣筛。每服五钱匕，水一盏半，煎至八分，去滓温服，空心晚食前各一。

治风腰脚不随，四肢瘑痹，口噤不语，手臂脚膝痿弱颤掉，**白鲜皮汤**方

白鲜皮　女萎　防风去叉　细辛去苗叶　升麻　苍耳炒　桂去粗皮　附子炮裂，去皮脐　五味子　菖蒲九节者，去须、节，米泔浸，切，焙　蒺藜子炒，去角。各一两半　黄耆炙，剉。三两

上一十二味，剉如麻豆。每服五钱匕，水一盏半，煎至八分，去滓，食前温服，日再。

治风腰脚不随，**牛膝汤**方

牛膝去苗、土　羌活去芦头　羚羊角镑。各半两　升麻　酸枣仁炒　芍药各三分　防风去叉　虎胫骨酥炙。各一两　栀子仁三枚

上九味，粗捣筛。每服五钱匕，水一盏半，煎至八分，去滓

---

① 烦懊：日本抄本、文瑞楼本同，明抄本、乾隆本作"烦惧"。

温服，不拘时。

治风腰脚不随，膝胫沉重，饮食减少，日渐无力，**干地黄丸方**

熟干地黄切，焙　大麻仁炒，研。各一两半　萆薢炒　五加皮剉　石斛去根　赤芍药　防风去叉。各一两　牛膝酒浸，切，焙　桂去粗皮　酸枣仁炒　羌活去芦头　木香各三分　附子炮裂，去皮脐。一枚　牡丹皮半两　槟榔二枚。剉

上一十五味，捣罗为末，炼蜜丸如梧桐子大。每服十五丸至二十丸，空腹温酒下，日再。

治风冷下注，腰脚不随，五劳七伤六极，并诸风痹，**羌活丸方**

羌活去芦头　鹿茸去毛，酒炙　牛膝酒浸，切，焙　熟干地黄切，焙　菟丝子酒浸，别捣　酸枣仁炒　山茱萸　巴戟天去心　茯神去木　五加皮剉　防风去叉　桂去粗皮　五味子　蛇床子炒。各半两　生干地黄焙。一两　黄芩去黑心　白鲜皮　羚羊角镑。各一分

上一十八味，捣罗为末，炼蜜丸如梧桐子大。每服二十丸至三十丸，空心温酒下，日再。

治风腰脚不随，骨节疼疼，筋脉拘急，行履稍难，**当归丸方**

当归切，焙　杜仲去粗皮，炙　丹参　郁李仁去皮尖、双仁　赤芍药　石斛去根。三分　牛膝酒浸，切，焙　酸枣仁　防风去叉　槟榔煨，剉。各一两　萆薢一两半　桂去粗皮。半两

上一十二味，捣罗为末，炼蜜丸如梧桐子大。每服二十丸至三十丸，空心温酒下。

治风腰脚不随，行履不得，丈夫五劳七伤六极，并治诸风痹，**茯神丸方**

茯神去木　五加皮剉　防风去叉　桂去粗皮　五味子　蛇床子炒。各一两　羌活去芦头　鹿茸去毛，酒炙　牛膝酒浸，切，焙　菟丝子酒浸，别捣　酸枣仁炒　山茱萸　巴戟天去心。各一两

半　熟干地黄切，焙。三两①

上一十四味，捣罗为末，炼蜜丸如梧桐子大。每服二十丸至三十丸，温酒下，早晚食前各一。

治风腰脚不随，**桑寄生丸方**

桑寄生　黄耆炙，剉　枳壳去瓤，麸炒　熟干地黄焙。各二两　蔓荆子炒。一两

上五味，捣罗为末，炼蜜丸如梧桐子大。每服二十丸，空心温酒下，日再。合药宜于净室中，仍取服药人自身天医三生日。

治风腰脚不随，挛急疼痛，**牛膝丸方**

牛膝酒浸，切，焙。四两　白术炒　萆薢炒。各八两　丹参炒。二两　乌头炮裂，去皮脐。一两

上五味，捣罗为末，炼蜜丸如梧桐子大。每服十丸至十五、二十丸，温酒或盐汤下，早晚食前各一。

治风腰脚不随，筋急行履不得，**雄豆散方**

雄黑豆紧小者是，不限多少

上一味，以新汲水净淘，漉干，频洒水，候生蘗才及半寸，暴干炒熟，不退皮捣罗为散。每服二钱至三钱匕，温酒调下，日三。至半月后，所患处觉有触动是验。

治风冷腰脚疼痛不随，由少年服冷药太过，补暖调气，**附子饮方**

附子一枚。炮裂，去皮脐　牛膝酒浸，切，焙。三分②　防风去叉　羌活去芦头。各一两

上四味，㕮咀如麻豆大。每服五钱匕，水一盏半，煎至八分，去滓温服，早晚食前各一。

治肾脏风冷，腰脚不随，补③理肾脏虚风，**巴戟汤方**

巴戟天去心　覆盆子炒　羚羊角镑　地骨皮　牛膝酒浸，切，焙　酸枣仁炒。各半两

---

① 两：日本抄本、文瑞楼本同，明抄本、乾隆本作"分"。
② 分：明抄本、乾隆本、文瑞楼本同，日本抄本作"两"。
③ 补：日本抄本、文瑞楼本同，明抄本无，乾隆本作"调"。

上六味，粗捣筛。每服五钱匕，水一盏半，煎至八分，去滓温服，早晚食前各一。

治冷湿风虚，腰重不随，脚膝浮肿，温肾，**茯苓汤**方

白茯苓去黑皮　干姜炮　泽泻各一两　桂去粗皮。一两半

上四味，粗捣筛。每服五钱匕，水一盏半，煎至八分，去滓温服，空心食前夜卧各一。

治风腰脚不随，**紫葳散**方

紫葳东引根凌霄花根是也。炙，剉

上一味，捣罗为散。每服二钱匕，空心温酒调下。

治风腰脚不随，**荕藋散**方

荕藋根去皮、土，切，焙

上一味，捣罗为散。每服一钱匕，空心温酒调下，渐加至一钱半。

治肝肾久虚，风邪攻注，腰脚不随，**金凤丹**方

五灵脂　天麻酒浸一宿，焙。各三两　乌头炮裂，去皮脐　枫香脂研。各二两　地龙去土，炒。二两半　乳香研。一分　没药研。半两　木鳖子去壳。二^①两　海桐皮剉。一两　黑豆去皮。一合^②　草乌头去尖　干蝎全者。去土　狼毒炮^③　牛膝酒浸，切，焙。各一两　丹砂研。半两　薄荷叶　附子炮裂，去皮脐。各一两　当归切，焙。一两半　自然铜煅，醋淬　骨碎补去毛　虎骨酥炙。各一两　龙脑研　麝香研。各一钱

上二十三味，捣研为末，以生姜葱白汁和丸如鸡头大。每服一丸，生姜葱酒下。走注风，乳香酒下；卒中风，薄荷^④酒下；卒中暗风，鸡冠血酒下；半身不随，煎松明酒下；妇人产后破血气，煎黑豆酒下，不可食葱；妇人产后虚肿及头面生疮，遍身痒痛，白芷酒下。诸风疾治之皆效。

---

① 二：日本抄本、文瑞楼本同，明抄本、乾隆本作"一"。
② 合：明抄本、乾隆本、文瑞楼本同，日本抄本作"两"。
③ 炮：明抄本、乾隆本、文瑞楼本同，日本抄本作"炒"。
④ 薄荷：日本抄本、文瑞楼本同，明抄本、乾隆本作"乳香"。

治腰脚不随，骨节痠疼，筋脉拘急，行履稍难，两胁抽痛，**萆薢丸方**

萆薢三两　牛膝切，酒浸，焙　白槟榔煨　酸枣仁炒　防风去叉。各二①两　杜仲去粗皮，炙　丹参　赤芍药　郁李仁去皮尖，炒②　石斛去根。各一两半　当归炙。一两一分　桂去粗皮。一两

上一十二味，捣罗为末，炼蜜丸如梧桐子大。每空腹暖酒下三十丸。

风 痓

论曰：风痓者，以风伤太阳之经，复遇寒湿故也。其状口噤不开，腰背强直如发痫。盖风邪内薄于经，则荣卫凝泣，筋脉紧急，故令口噤不开，卒然倒仆，不知所以。凡发极则复苏，苏则复作。其或耳中策策而痛，身背直而不屈者，不可治也。

治风痓，身如板直，遍身硬强，**天麻汤**方

天麻半两　羌活去芦头　人参　桂去粗皮　白术　麻黄去节，先煎，掠去沫，焙干　杏仁汤浸，去皮尖、双仁，炒。各一分　附子炮裂，去皮脐。一枚

上八味，剉如麻豆。每服五钱匕，水二盏，生姜一枣大，拍碎，同煎至一盏，去滓，入酒半盏，再煎一沸，热服，服后以生姜稀粥投之取汗，日二③。

治风痓，口噤不开，身背强直，发如痫状，**续命汤**方

麻黄去根节，先煮，掠去沫，焙　独活去芦头。各一两半　升麻　葛根剉。各半两　羚羊角屑　桂去粗皮。各一两　防风去叉。一两半　甘草炙，剉。一两

上八味，㕮咀，每服六钱匕，水二盏，浸一宿，明旦煎取一盏，去滓温服，衣覆避外风。每年春分后，常服二三剂，即不患天行伤寒及诸风邪等疾。

---

① 各二：日本抄本、文瑞楼本同，明抄本、乾隆本作"三"。
② 炒：明抄本、乾隆本、文瑞楼本同，日本抄本作"研"。
③ 二：日本抄本、文瑞楼本同，明抄本、乾隆本作"三"。

治风痉，口噤不语，肢体强直，神识不明，**甘草汤**方

甘草炙，剉 羌活去芦头。各一两一分 人参半两 防风去叉。
一两 附子炮裂，去皮脐。半两

上五味，剉如麻豆。每服四钱匕，水一盏半，入地黄汁一合，
先同煎至八分，去滓，次入荆沥、竹沥各半合，同煎三沸，温服，
日夜各一服。

治风痉，口噤不语，身体强直，**附子汤**方

附子炮裂，去皮脐。一枚 羌活去芦头 防风去叉 桂去粗皮。
各二两

上四味，剉如麻豆。每服五钱匕，水二盏，煎至一盏，入竹
沥一合，更煎三沸，去滓温服，空心食前日二服。

治风痉，身体强直，口噤，不知人事，**麻黄汤**方

麻黄去节，先煎，掠去沫，焙干。二两 甘草炙，剉 当归
焙 黄芩去黑心。各一分 石膏捣碎。一两 桂去粗皮 芎䓖 干
姜炮。各半两 杏仁汤浸，去皮尖、双仁，炒。二十枚 附子炮裂，
去皮脐。半两

上一十味，剉如麻豆。每服五钱匕，水二盏，煎至一盏，去
滓，入荆沥①半合，更同煎三五沸，温服，日二夜一。

风角弓反张

论曰：风角弓反张之状，腰背反折不能俯也。由风邪客于诸
阳之经，邪正相搏，风气胜则筋脉缩急，腰背反折如弓之形也。

治中风，身如角弓反张，四肢不随，烦乱口噤，**麻黄饮**方

麻黄去根节，汤掠去沫，焙。三两 防风去叉 桂去粗皮 白
术 人参 芎䓖 当归焙 甘草炙，剉 干姜炮。各二两 附子炮
裂，去皮脐。一两 杏仁汤浸，去皮尖、双仁，麸炒。三十②枚

上一十一味，剉如麻豆。每服五钱匕，水一盏半，煎取一盏，

---

① 荆沥：日本抄本、文瑞楼本同，明抄本、乾隆本作"竹沥"。
② 三十：日本抄本、文瑞楼本同，明抄本、乾隆本作"十"。

去滓温服，不拘时候。

治中风，身如角弓反张，口噤不开，**当归汤**方

当归焙　细辛去苗叶。各三分　防风去叉　独活去芦头。各一两半　麻黄去根节，煎，掠去沫，焙干。一两一分　附子炮裂，去皮脐。一枚

上六味，剉如麻豆。每服三钱匕，以水一盏，酒半盏，同煎取一盏，去滓温服。如得汗出，慎外风。若口噤，即斡开口灌之。

治中风，身如角弓反张，及飞尸入腹，疞痛闷绝，往来有时，筋急，少阴寒热，口噤不开，**大黄饮**① 方

大黄蒸三度　熟干地黄切，焙。各二②两　雄黄研　青羊脂细切　干姜炮　桂去粗皮　赤芍药　细辛去苗叶　甘草炙，剉。各一两

上九味，剉如麻豆。每服三钱匕，水一大盏，煎至七分，去滓温服，日二夜一。

治中风，身如角弓反张状，**急风散**方

附子一枚。炮裂，去皮脐　乌头二枚。炮裂，去皮脐　天南星一枚。炮　藿香去梗　防风去叉　白芷各半两　干蝎全者。去土，炒　白附子炮。各一分

上八味，捣罗为细散。每服半钱匕，豆淋温酒调下，并二服；未愈，再服。

治中风，背急反张，身不著席，口噤不开，**大豆散**方

大豆炒令焦。二两　干姜炮裂。半两　蜀椒去目并闭口者，炒出汗。一两

上三味，捣罗为细散。每服一钱匕，温酒调下，日夜各二，汗出即差。

治中风，身如角弓反张，及妇人一切血风，上攻下注。若久服悦泽颜色，滋润皮肤，退风，益气强力，**枸杞浸酒**方

---

① 饮：日本抄本、文瑞楼本同，明抄本、乾隆本作“汤”。
② 二：明抄本、乾隆本、文瑞楼本同，日本抄本作“一”。

枸杞子　晚蚕砂炒。各半升　恶实炒　苍耳子炒。各一升　防风去叉　大麻子炒。各二升^①　茄子根二斤。洗令净，细切，蒸一复时，须是九月九日采　牛膝酒浸，细切　恶实根切，炒^②。各一斤　桔梗剉，炒　羌活去芦头，剉　秦艽去苗、土，剉　石菖蒲九节者，剉。各二^③两

上一十三味，以夹绢袋盛，用好法酒三斗浸，密封闭，勿令通气，七日方开，开时不得面对瓶口。每服一盏，温过，空心食前临睡服。常令有酒容^④。久病风疾，不过一月差。

治中风，身如角弓反张，**当归酒**方

当归　细辛去苗叶　防风去叉。各一两半　麻黄去根节，煎，掠去沫，焙。二两半　独活去芦头。三两　附子炮裂，去皮脐。四枚

上六味，剉如麻豆，以酒三升，煮取二升，去滓。每温服一盏，食前。

治中风，身如角弓反张，**驴皮胶酒**方

驴皮胶炙燥。二斤^⑤　清酒一斗

上以酒煮胶令化，取六升。分十二服，空心细细服之。

---

① 各二升：日本抄本、文瑞楼本同，明抄本、乾隆本作"二两"。
② 炒：明抄本、乾隆本、文瑞楼本同，日本抄本作"焙"。
③ 二：明抄本、乾隆本、文瑞楼本同，日本抄本作"三"。
④ 酒容：日本抄本、文瑞楼本同，明抄本、乾隆本作"酒气"。
⑤ 斤：乾隆本、日本抄本、文瑞楼本同，明抄本作"两"。

卷第九

诸风门

偏风

论曰：人身所养者，惟血与气。血气均等，则无过、不及之害，稍至衰微，则所运不周，遂致体有偏虚。复因风客身一边者，谓之偏风。其状半体不知痛痒，或瘙痹不仁，或纵缓，或痹痛是也。

治偏风，手足一边不随，心神恍惚，不知人，舌强不能言。才觉中风，先服**竹沥汤**方

竹沥二盏　生葛汁一^①盏　生姜汁三^②合

上三味，相和，煎至五七沸，滤去滓。每宜微热服三合，日可三服，夜一服；若觉四体稍快，宜服后方麻黄汤。

治偏风半身不随，**麻黄汤**方

麻黄去节，煎，掠去沫，焙。一两半　防风去叉。一两半　芎䓖一两　防己一两　黄芩去黑心。一两　芍药一两　人参一两　附子炮裂，去皮脐。一两　杏仁去皮尖、双仁，炒。四十九^③枚　羚羊角镑。一两　桂去粗皮。一两　石膏研。一两半　甘草炙，剉。一两

上一十三味，剉如麻豆。每用十钱匕，以水三盏，煮取一盏半，入竹沥一合，生姜汁半合，再煮取一盏半，去滓，分三服，空心日中夜卧各一服，热服取汗，慎外风。渐觉病势少损，仍服

---

① 一：明抄本、乾隆本、文瑞楼本同，日本抄本作"二"。

② 三：日本抄本、文瑞楼本同，明抄本、乾隆本作"各一"，"各"字或误衍。

③ 四十九：明抄本、乾隆本、文瑞楼本同，日本抄本作"四十六"。

后防风汤。

治偏风不随，**防风汤方**

防风去叉。一两　芎䓖一两半　麻黄去节，煎，掠去沫，焙干。一两半　独活去芦头。一两半　桂去粗皮。一两　升麻一两　羚羊角镑。一两

上七味，粗捣筛。每用十钱匕，水三盏，煮取二盏，入竹沥一合，更煎三沸，去滓，分三服，日二夜一，微热服之。若手足冷，加生姜三两；若未即除，更服后人参汤方。

治偏风半身不随，手足常冷，**人参汤方**

人参一两　麻黄去节，煎，掠去沫，焙。一两半　甘草炙，剉。一两　白术一两　防风去叉。一两半　羚羊角镑。二①两　独活去芦头。一两　芎䓖一两　升麻一两　石膏二两　防己一两　芍药一两半　桂去粗皮。一两　黄芩去黑心。一两　附子炮裂，去皮脐。三分

上一十五味，剉如麻豆。每用十钱匕，以水三盏，入生姜十片，煮取一盏半，入竹沥一合，更煎三沸，去滓，分三服，日二夜一，微热服之。若有冷气，加陈橘皮汤浸去白，焙，牛膝去苗，五加皮细剉，各一两；若风退后，服独活汤。

治偏风半身不随，肌肉偏枯，**独活汤方**

独活去芦头。二两　芍药二两　远志去心。一两半　薏苡仁炒。半升②　甘草炙，剉。二两　麻黄去节，煎，掠去沫，焙。一两　丹参二两　陈橘皮汤浸，去白，焙。一两半　熟干地黄焙。三两　桂去粗皮。一两　甘菊花半升③。未开者良，微炒　人参　防风去叉　茯神去木　山茱萸　天门冬去心，焙　厚朴去粗皮，生姜汁炙，剉　牛膝去苗，酒浸，切，焙　五加皮剉　羚羊角镑　麦门冬去心，焙　山芋　白术　秦艽去苗、土　黄耆剉　芎䓖各二两　附子炮裂，去皮脐。一两半　石膏三两　升麻二两　防己二两　地骨

---

① 二：明抄本、乾隆本、文瑞楼本同，日本抄本作"一"。
② 升：日本抄本、文瑞楼本同，明抄本、乾隆本作"两"。
③ 升：明抄本、乾隆本、文瑞楼本同，日本抄本作"斤"。

皮二两　石斛去根。二两

上三十二味，剉如麻豆。每用十钱匕，以水三盏，入生姜十片，煎取一盏半，去滓，分温二服，空心临卧各一，取汗。微有汗，慎外风。若心中热者，每日平旦、临卧服此汤，午时服后方荆沥汤。

治偏风不随，心中烦闷，言语謇涩，**荆沥汤**方

荆沥五合　竹沥五合　生姜汁三合

上三味，相和再暖。每服三合，以酒调下。

治偏风半身不随，口眼㖞斜，不能言语，筋脉拘急，不得转侧，**防己汤**方

防己　麻黄去根节，煎，掠去沫，焙　附子炮裂，去皮脐　芎䓖　桂去粗皮　黄芩去黑心　芍药　人参　甘草炙，剉　防风去叉。各一两　杏仁去皮尖、双仁，炒。四十枚

上一十一味，剉如麻豆。每用十钱匕，以水三盏，入生姜十片，煮取二盏，去滓，分温三服，日二夜一。

治偏风手足不随，四肢痛痹，**羚羊角汤**方

羚羊角镑。一两　独活去芦头。二两　乌头炮裂，去皮脐。三分　防风去叉。一分

上四味，剉如麻豆。每服五钱匕，以水二盏，煎取一盏，去滓，分温二服，空腹、夜卧各一。

治偏风，手足一边不收，口目㖞戾①，言语謇涩，其汤不虚人，老小并可服之，**生地黄汤**方

生地黄汁　竹沥　荆沥各一升五合

上三味，别将羌活、防风各一两，去芦头并叉，剉，附子一枚重半两者，去皮脐，生用，作八九片，入前三汁中，慢火煎取一升半，去滓。每服用醇酒三合，调化药汁二合，暖服之，日二夜一，无问冬夏，并得服之。

治偏风，一边手足觯曳，行履不得，肌肉痛痹，百日内能起，

---

① 戾：明抄本、乾隆本、日本抄本、文瑞楼本同，日本抄本旁注"一作斜"。

羌活汤方

羌活去芦头。一两半　桂去粗皮。一两　葛根一两　附子一枚及半两者。炮裂，去皮脐

上四味，剉如麻豆。每用五钱匕，以水一盏半，煮取一盏，去滓，分温二服，空心临卧各一。

治偏风，手足一边不随，筋骨烦疼，**枳壳丸方**

枳壳去瓤，麸炒。一两半　防风去叉。一两　人参一两半　羌活去芦头。一两半　羚羊角镑。一两半　升麻二两　甘菊花未开者良，微炒。一两　葛根剉。一两　薏苡仁炒。一两　桂去粗皮。一两　黄连去须。二两　熟干地黄切，焙。二两

上一十二味，捣罗为末，炼蜜和丸如梧桐子大。每服二十丸，渐加至三十丸，空心温酒下，日再。

治偏风，卒中风，**铁弹丸方**

五灵脂　乌头去皮脐并尖，并生用，各取净末

上二味，等分，合研令匀，滴新水，硬，和入臼中，杵一千下，丸如弹子大，生绢袋子内盛之，悬透风处。每丸分四服，烂嚼温酒下，吃十服后，一丸分二服，更十日后，却一丸分四服，一月内必差。如不吃酒，薄荷茶下亦得，然不如酒服。

治偏风才得，冒闷不知人，手足觯曳，便速服此，神效，**羌活酒方**

羌活去芦头。半两　独活去芦头。半两　芎䓖半两　大麻子仁炒，研。一合　黑豆去尘土。一合。不捣

上五味，内四味粗捣筛，以黍米酒四升浸，夏月三日，秋冬七日，日满更煎十余沸，炒黑豆令烟起，乘热倾于酒中，窨经少时，净，绞去滓。每服二合至三合，日二夜一。

治偏风，手足一边拘挛，经年不差，半身不随，**女贞叶蒸法**

女贞叶一檐①　楸叶一檐

---

① 檐（dàn旦）：量词。高诱注《吕氏春秋·异宝》"禄万檐"曰："万檐，万石也。"

上二味，可东西掘地方五尺、深二尺为坑，坑内先烧黄蒿、苍耳，令坑中赤热，方出灰，洒薄醋后，入二件叶欲满令匀，即将病人就偏风不随及疼痛处卧于叶上，以衣①厚盖，令汗出为度，经三两遍即差。

治偏风，手足一边挛缩不随，百医未效，已经数岁，**茯苓浸酒方**

赤茯苓去黑皮。五两　甘菊花未开者良。微炒。二两　山茱萸一两　熟干地黄切，焙。三两　栝楼根二两　防风去叉。二两　菟丝子酒浸，别捣。三两　天雄炮裂，去皮脐。一两　肉苁蓉酒浸，切，焙。半两　牡丹去心。二两　人参一两　白术一分　牡蛎熬。半两　黄耆二两　紫菀去土。三分　菖蒲米泔浸，刮去皮、节。二两　石斛去根，剉。一两一分　柏子仁生用。半升　杜仲去粗皮，剉，炒。三分　蛇床子炒。三分　远志去心。二两　附子炮裂，去皮脐。一两　干姜炮。二两　芍药三分　牛膝去苗，酒浸，切，焙。三分　萆薢炒。三分　狗脊去毛。一分　苍耳炒。一两　虎骨酒炙。半两　恶实炒。三分　桔梗去芦头，炒。一分　羌活去芦头。半两　恶实根刮去土、皮，剉。半两　枸杞子炒。半升　原蚕砂炒。三两　续断五两

上三十六味，剉如麻豆，每斤药以生绢袋盛，须稍宽即可。用无灰酒二斗，干瓷瓶中浸，封头，蜡纸并白纸十重封系。至二七日药成，方开封，不得面当瓶口，药气冲人。每日平旦、日中、晚后各一，每服四合，不得过多。若病深，常令有酒容，不得醉吐。如患经数年，不过一料，诸疾稍轻，入口见效。如有丈夫女子骨节痠疼肿痛，行履不得，四肢不收，脊背伛偻，言语謇涩，口面㖞斜，中风不语，手足不随，头旋眼暗②，冷泪下流，清涕常出，四肢跳踯，筋脉牵抽，遍身瘙痒，毒风刺风，赤癜白癜，并宜服之，不论年月久新③皆疗。或手足冷痛，并脏腑疗痛肠鸣，呕逆痰水，夜常不睡，颜貌渐衰，小便失精，气力微细，累年心痛，丈

---

① 衣：日本抄本、文瑞楼本同，明抄本、乾隆本作"被"。
② 眼暗：日本抄本、文瑞楼本同，明抄本、乾隆本作"眼昏"。
③ 年月久新：日本抄本、文瑞楼本同，明抄本、乾隆本作"年月久深"。

夫风冷劳，女子血风劳，赤白带下，五种痔疾，依法服之，并皆得差。酒药若尽，即绞滓阴干，捣为末，以炼蜜和丸如梧桐子大，每空心服三十丸；如患诸风，用酒下冷气，以米饮下诸风；若为散，即酒调下三钱匕服之。

治偏风手足不随，口面㖞斜，**麻子仁酒**[1]方

麻子仁二合。炒　黑豆二合，紧小者。炒　鸽粪二合。炒　垂柳枝二握。剉半寸长

上四味，先以酒七升，煮柳枝及五升，炒鸽粪、麻仁、黑豆等令黄，乘热便投于柳枝酒内，须臾去滓令净。每服旋取，温服二合至三合，空心临卧各一服。

治偏风，一边不随，口眼㖞斜，**独活酒**方

独活去芦头。三两　大豆一升，紧小者。炒熟

上二味，粗捣筛，以清酒五升，煎十余沸，去滓。每服饮五合至一升，日二夜一。

治体有偏虚，风客半体，不自收持，瘙麻痹痛，**乌蛇丸**方

乌蛇尾酒浸，去皮，焙干，和骨用　天南星炮　天麻　羌活去芦头　独活去芦头　白附子炮　白僵蚕炒　乌头炮裂，去皮脐　乳香研。各一两　丹砂研。半两　龙脑研　麝香研　牛黄研。各一分

上一十三味，八味各捣罗为细末，五味各研，先将乌蛇、丹砂研末，与蜜同熬成膏，和诸药为丸梧桐子大。每服七丸至十丸，薄荷酒下，日三。

治偏风半身不随，热闷语涩，**续命独活汤**方

独活去芦头　防风去叉　人参　芍药各二两　防己一两半[2]　桂去粗皮。一两　羚羊角镑。三分

上七味，㕮咀如麻豆大。每服五钱匕，水一盏半，煎至八分，去滓，入竹沥半合，更煎一二沸，温服。

治偏风半身不随，筋脉抽牵，行履不得，**防风饮**方

---

① 酒：日本抄本、文瑞楼本同，明抄本、乾隆本作"汤"。

② 一两半：明抄本、乾隆本、文瑞楼本同，日本抄本作"一两"。

防风去叉　白术　芎䓖　白芷　牛膝切，酒浸，焙　狗脊去毛　萆薢　葛根剉　人参　羌活去芦头　薏苡仁各一两　杏仁去皮尖、双仁，炒。二①两　麻黄去节，先煮，去上沫，焙　石膏　桂去粗皮。各三两

上一十五味，粗捣筛。每服五钱匕，以水一盏半，入生姜半分，切，煎取八分，去滓，空腹温服。

治偏风半体不仁，纵缓不收，或即痹痛，**安息香丸方**

安息香研。一两　乳香研。一两　麻黄去根节。二两　胡桃仁汤浸，去皮，研。一两半　干浮萍草去土。一两半

上五味，先捣麻黄、浮萍草为末，与研药拌匀，炼蜜和丸如弹丸大。每服一丸，温酒化下，以汗出为效。

治偏风不随，**枳壳丸方**

枳壳去瓤，麸炒　羌活去芦头　防风去叉　人参　羚羊角镑。各一两半　白茯苓去黑皮　升麻　熟干地黄焙　黄连去须。各二②两　甘菊花　干姜炮　薏苡仁炒　桂去粗皮。各一两

上一十三味，捣罗为末，炼蜜丸如梧桐子大。每空腹暖酒下三十丸，日二服。

治偏风半身不随，不知痛痒，**拟金丸方**

草乌头生，去皮脐。二两半　骨碎补去毛。一两半　狗脊去毛。一两半③　五灵脂一两　马蔺花一两半　地龙去土。半两　乳香研。一两　枫香脂研。一两　萆薢一两半④

上九味，将七味捣罗为末，入研者二味和匀，醋煮面糊和丸如小豆大。每服三丸至五丸，荆芥汤下，空心临卧各一服。

---

① 二：明抄本、乾隆本、文瑞楼本同，日本抄本作“一”。
② 二：乾隆本、日本抄本、文瑞楼本同，明抄本作“一”。
③ 一两半：日本抄本、文瑞楼本同，明抄本、乾隆本作“一两”。
④ 一两半：日本抄本、文瑞楼本同，明抄本、乾隆本作“一两”。

风偏枯

论曰：气血不足，腠理开疏，风湿客于分肉之间，久而不差，真气去，邪气独留，乃为偏枯之疾。其状肢体不随，肌肉偏枯，细小而痛，言语不变，神智不乱，乃可治也。宜温卧取汗，益不足而损有余。诊其胃脉沉而大，心脉小而牢急，皆偏枯之脉也。

治中偏风，积年不差，手足枯细，口面㖞斜，精神不守，言语倒错，**甘草汤**方

甘草炙，剉　侧子炮裂，去皮脐　桂去粗皮　防己　附子炮裂，去皮脐　芎䓖　人参　麻黄去根节，煎，掠去沫，焙干　当归切，焙　赤芍药各一两　秦艽去苗、土。三分　茯神去木。二两　防风去叉。三分　白术半两　黄芩去黑心。半两　细辛去苗叶，微炒。半两　甘菊花未开者。一两

上一十七味，剉如麻豆。每服六钱匕，以水二盏，入生姜半分，切，煎至一盏，去滓，入竹沥半合，更同煎沸，温服，空心日晚近夜服。

治中风手足偏枯，口面㖞斜，疼痛，一目不能合，**当归汤**方

当归切，焙　白芷　防风去叉　白鲜皮　白术　芎䓖　杏仁汤浸，去皮尖、双仁，炒　甘草炙，剉　甘菊花　天雄炮裂，去皮脐。各一两　人参半两

上一十一味，剉如麻豆。每服五钱匕，以水二盏，入生姜半分，切，煎至一盏，去滓温服，日三夜一，与食相间服之。

治中风偏枯，骨痠无力，**磁石汤**方

磁石烧赤，醋淬七遍。三两　防风去叉。三两　五味子二两　甘草炙，剉。一两　玄参二两　附子炮裂，去皮脐。一两　牡丹去心。二两

上七味，剉如麻豆。每用五钱匕，以水二盏，入黑豆三十五粒，同煎至一盏，去滓，空心日午夜卧服。

治中风偏枯，手足不随，言语謇涩，心神恍惚，**金箔丸**方

金箔研。二①钱　丹砂研。一两　阿胶炙燥。二两　丁香一两　麝香研。一两　龙脑研。一两　墨烧过，研。半两　牛黄研。一两　雄黄研。一两　天南星炮。半两

上十味，除别研外，捣罗为细末，再将研药拌研匀，炼蜜丸如梧桐子大。每服二丸，细嚼温酒下。此药兼疗妇人血风，头目昏眩，胸膈诸疾。

治中风偏枯气痹，手足不能举动，**没药丸**方

没药研。一②两　乳香研。一两　麻黄去根节。三两　草乌头剉，炒黑存性。一两　自然铜醋淬七遍，研。一两　木鳖子去壳。一两　干蝎去土，炒。二③两　虎骨醋炙黄。一两　白附子炮。一两

上九味，除别研外，捣罗为细末，再入研者拌匀，以酒磨浓墨汁和，先分作十块，每块更分作二十丸。每服一丸，温酒磨下，日三五服，不拘时候。

治中风偏枯不随，口不收涎，**三灵丹**方

丹砂研。三两　雌黄④研。一两半　硫黄研。半两

上三味，先将雌黄、硫黄于锅中销成汁，后下丹砂末，搅令匀，候冷却下桑柴灰汁，煮三日三夜，旋旋添暖灰汁，日足即住，刮入鼎子中，以文武火逼干，出阴气尽，入合子内固济，以二十斤火煅，候火销至三五斤，其药已在合底作一片，候冷凿取，以甘草、余甘子⑤瓷器中入水煮一日，出火毒了，更研令⑥细，入枣肉和研为丸，如绿豆大。每日空心，以冷椒汤下三丸，渐加至五丸。服之半月即差。

治中风，手足偏枯不随，或摊或缓，脚气攻头面浮肿，口眼㖞斜，语涩多涎，精神恍惚，大便风秘，**犀角煎**方

---

① 二：乾隆本、日本抄本、文瑞楼本同，明抄本作"三"。
② 一：明抄本、乾隆本、文瑞楼本同，日本抄本作"二"，旁注"一作一"。
③ 二：明抄本、乾隆本、文瑞楼本同，日本抄本作"一"。
④ 雌黄：日本抄本、文瑞楼本同，明抄本、乾隆本作"雄黄"。本方下服法中"雌黄"同。
⑤ 余甘子：日本抄本、文瑞楼本同，明抄本、乾隆本无。
⑥ 令：明抄本、乾隆本、日本抄本、文瑞楼本同，日本抄本旁注"令作匀"。

犀角镑屑，捣细末。二两　威灵仙十斤。紫色者　天麻取细末。
二①两　附子炮裂，去皮脐，取末。二两　龙脑生者，研。半两

上五味，先将威灵仙用河水一石煮至三斗，以绢滤去滓，只
取清汁，更入醇酒一斗，同再以银石器中熬至一斗，更澄去细尘
滓，次入天麻、附子末在药汁中，再以慢火煎成膏，放令温冷后，
入犀角屑末、龙脑末，一处同搅匀，用瓷合子内盛之。如有患者，
用薄荷汤化一钱匕服。

治中风，手足偏枯，跛蹇②不随，**十圣天麻丸方**

天麻酒浸，焙干。三两　地榆净洗，焙。三两　附子以生姜半
两、枣四枚同煮一时辰③，去皮脐，切碎，焙干，炒。三两　白附子米
泔浸，焙干。三两　丁香半两　木香半两　黄耆细剉。三两。以上
七味同捣罗为末　雄黄研。半④两　犀角镑屑，为细末。半⑤两　真
珠研。半两　牛黄研。一两　麝香研。一两

上一十二味，除七味捣罗外，五味别研，然后同拌和令匀后，
炼蜜丸樱桃大。每服一丸，温酒嚼下；移时更以热酒一盏投之，
任加衣被盖覆，空心食前临卧各一服。六十岁以下，两月平复；
四十岁以下，一月平复。十日后或汗出，或如虫行，勿怪。如欲
常服，每丸分为四服，逐日一服。

治中风偏枯，手足不随，**漏芦散方**

漏芦去芦头　地龙去土⑥，炒　当归切，焙　附子生用，去皮
脐　各一两半　天麻二两　白花蛇酒浸经宿，去皮、骨，炙　乌蛇
酒浸经宿，去皮、骨，炙　干蝎去土，炒　黄耆细剉　桑根白皮剉，
炒　没药研　丹砂研。各半两　栗楔　牛膝酒浸，切，焙　麻黄去
根节　羌活去芦头　天南星生用　独活去芦头　虎骨酥炙黄　白僵

---

① 二：日本抄本、文瑞楼本同，明抄本、乾隆本作"三"。
② 蹇（jiǎn 简）：原作"謇"，日本抄本、文瑞楼本同，形声俱近而误，据
明抄本、乾隆本改。蹇，跛足。
③ 一时辰：日本抄本、文瑞楼本同，明抄本、乾隆本作"一复时"。
④ 半：日本抄本、文瑞楼本同，明抄本、乾隆本作"一"。
⑤ 半：日本抄本、文瑞楼本同，明抄本、乾隆本作"二"。
⑥ 土：日本抄本、文瑞楼本同，明抄本、乾隆本作"尾"。

蚕炒。各一两　麝香研。二钱

上二十一味，除别研外，捣罗为细末，即入别研者，拌和令匀。每服半钱匕，研胡桃酒调下，豆淋酒亦得。如急中风，手足挛拳，言语謇涩，服一钱匕。服了，就所患痛处卧，立应。或有汗出，慎外风。

治中风偏枯，手足不随，言语謇涩，口眼㖞斜，**没药丸方**

没药研。半两　天麻酒浸一宿，细切片，焙干。二两　乌头炮裂，去皮脐。一两　地龙去土，炒。一两　羚羊角镑屑。一分　犀角镑屑。一分　丁香一分　木香一分　乳香研。半两　丹砂研。半两　龙脑研。一分①　麝香研。一分②　玄参一两③　人参半两

上一十四味，捣研为细末，炼蜜和丸樱桃大。每服一丸，温酒化下，食前服，日二。重病者服一月差，初患五七服即愈。

治中风④湿偏枯，缓纵不随，五劳七伤，寒冷百病，**赤车使者酒方**

赤车使者　当归切，焙　白茯苓去黑皮。各半两　防风去叉　独活去芦头　细辛去苗叶　人参各一两　附子炮裂，去皮脐。十五⑤枚

上八味，剉如麻豆，用水一斗、黍米一斗、曲一斤五两造酒，内三斗罂中，密以油袋盛罂，勿令水入，沉井底三宿，药成，即置高燥处停二日。平旦服半盏，日三，渐增之。

治八风十二痹，偏枯不随，宿食虚冷，五劳七伤，**凝水石酒方**

凝水石　白石英　白石脂　代赭石　矾石　礜石　石膏　芒消　石南　石韦　天雄炮裂，去皮脐　附子炮裂，去皮脐　常山　续断　芫花　白术　防风去叉　黄芩去黑心　黄连去须　大

---

① 分：明抄本、乾隆本、文瑞楼本同，日本抄本作"两"。
② 分：明抄本、乾隆本、文瑞楼本同，日本抄本作"两"。
③ 两：日本抄本、文瑞楼本同，明抄本、乾隆本作"分"。
④ 中风：日本抄本、文瑞楼本同，明抄本、乾隆本作"风"。
⑤ 十五：日本抄本、文瑞楼本同，明抄本、乾隆本作"五十"。

黄炒　麻黄去根节　熟干地黄　山茱萸　杏仁汤去皮尖、双仁　玄参　茼茹　狼毒　半夏汤洗七遍，焙　藜芦　菖蒲　前胡去芦头　蜈蚣炒　甘草炙　龙胆　桔梗剉，炒　菟丝子酒浸一宿，焙　秦艽去苗、土　芍药　紫菀去苗　白芷　远志去心　卷柏

上四十二味，各一两，剉如麻豆，盛以绢袋，用水三斗、七月七日曲三斤、黍米三升作饭，依和酒法，以药袋著酿中，春秋七日，冬十日，夏三日。酒成，服半鸡子壳，日三，并暴囊中药滓，更捣筛，酒服方寸匕，以体暖为度。

治中风，手足偏枯，挛躄不随，屈伸，**茵芋淋浸方**

茵芋去粗茎。三两　独活去芦头。六两　防己四两　蒺藜子去角，生用。三升　椒去目及闭口者。一升

上五味，粗捣筛，以清浆水三斗，煮取二斗，去滓，内盐二两半，适寒温用，淋浸所患手足，水温即止。

治偏风，半身枯瘦，肢体细小而痛，**山龙丸方**

蜥蜴一名山龙子。酥炙。二钱[①]　海蛤一钱　乌头炮裂，去皮脐。半钱

上三味，捣罗为细末，面糊丸。分作两粒，用葱白两枝，中心分开，入药在内，帛子系向两脚心底，用暖水浸，以衣被覆之，春夏浸至踝，秋冬浸至膝，自然汗出。

治风偏枯，肢体细小而痛，言语神智不乱，**天南星丸方**

天南星　半夏汤洗七遍，焙　乌头去皮脐　草乌头　木鳖子和壳　自然铜　滑石各二两　乳香一分。并生用

上八味，捣研为细末，用醇酒煮面糊，和丸如梧桐子大。每服十丸，温酒下。

中风半身不随

论曰：脾胃为水谷之海，水谷之精化为气血，气血充盛，则

[①]　钱：日本抄本、文瑞楼本同，明抄本、乾隆本作"两"。

身体^①滋荣，而风邪不能为寇。脾胃既弱，水谷亏耗，所以滋养者不足。血气偏虚，又为邪风所侵，此所以半身不随。病苦悲伤不乐，恶闻人声，少气，时汗出，臂偏不举，诊其脉寸口沉细是也。又寸口偏绝者，则偏不随，两手俱绝，则不可治。

治中风半身不随，心虚风^②热，发即恍惚烦闷，筋脉挛急，**荆沥汤方**

荆沥旋入　麦门冬去心，生用。二两　地骨皮刮，洗，焙。二两　人参一两　白茯苓去黑皮。一两　栀子仁一两　甘草炙。一两半　黄芩去黑心。一两　芎䓖一两　桂去粗皮。一两　细辛去苗叶。一两　杏仁汤浸，去皮尖、双仁，炒。一两　豉炒微干。一合半　防风去叉。一两　海桐皮一两　石膏一两半　竹沥旋入

上一十七味，除荆、竹沥，十五味㕮咀如麻豆大。每用一十二钱匕^③，以水四盏，入生姜一分，切，煎取二盏，去滓，入荆、竹沥各一合，更煎五沸，分四服，日三夜一。间食^④服之良。

治中风半身不随，口面㖞斜，语不得转，**防己汤方**

防己剉。一两　竹沥旋入　防风去叉，剉。一两　升麻一两　桂去粗皮。一两　麻黄去根节，先煎，掠去沫，焙干用。一两半　芎䓖一两　羚羊角镑。一两

上八味，先将七味粗捣筛。每用药十二钱匕，以水四盏，煎至二盏，去滓，入竹沥二合，更煎三沸，温分三服，空心午时夜深各一服；常服加独活一两半最佳，此方神良。若手足逆冷，加干姜一两炮裂；若不即除，更服后麻黄防风汤。

治中风半身不随，**麻黄防风汤方**

麻黄去根节，先煎，掠去沫，焙干　防风去叉　芍药各三分　防己　桂去粗皮　芎䓖　黄芩去黑心　甘草炙　白术　人参各半两　附子炮裂，去皮脐。一两半　独活去芦头。半两　竹沥旋

---

① 体：日本抄本、文瑞楼本同，明抄本、乾隆本此后有"和"。
② 风：日本抄本、文瑞楼本同，明抄本、乾隆本作"气"。
③ 一十二钱匕：日本抄本、文瑞楼本同，明抄本、乾隆本作"一两二钱"。
④ 间食：日本抄本、文瑞楼本同，明抄本、乾隆本作"食远"。

入 升麻半两 石膏 羚羊角镑屑。各一两

上一十六味，先将十五味咬咀如麻豆大。每用药一十五钱匕，以水四盏，入生姜一分，切，煎至二盏，去滓，入竹沥二合，更煎三沸，分温三服，空心并二服；服可相去如人行十里，更一服。若有滞气者，即进后芍药汤。

治中风半身不随，**芍药汤方**

芍药 防风去叉 麻黄去根节，先煎，掠去沫，焙干用。各三分 葛根剉。一两 黄芩去黑心 防己 桂去粗皮。各半两 干姜炮裂。一①两 白术 人参 独活去芦头 芎䓖 竹沥旋入 升麻 牛膝去苗，剉，微炒 石膏碎 陈橘皮汤去白，焙 羚羊角镑屑 五加皮炙。各半两

上一十九味，先将十八味咬咀如麻豆大。每用药一十二钱匕②，以水四盏，煎取二盏，去滓，入竹沥一合，更煎三沸，分温三服，空心午时夜卧各一服。

治中风半身不随，口不能言，及治诸偏枯，**白鲜皮汤**方

白鲜皮炙，剉 附子炮裂，去皮脐 麻黄去根节，先煎，掠去沫，焙干用 杏仁汤退去皮尖、双仁，炒 白术 防风去叉 葛根 独活去芦头 防己 人参 茯神去木 甘草炙 当归切，焙。各一两半 石膏碎。三两 桂去粗皮。一两 白芷半两

上一十六味，咬咀如麻豆大。每用药十钱匕③，以水三盏，煮取一盏半，去滓，分温三服，日二夜一，不拘时候。

治中风半身不随，口不能言，**独活汤**方

独活去芦头 桂去粗皮。各二两 葛根生者，剉。四两 甘草炙 防风去叉 当归切，焙。各一两 芍药一两半 附子炮裂，去皮脐。半两 半夏汤洗七遍。一两半。先与生姜二④两同捣，炒干用

---

① 一：明抄本、乾隆本、文瑞楼本同，日本抄本作"二"。
② 一十二钱匕：日本抄本、文瑞楼本同，明抄本、乾隆本作"一两二钱"。后独活汤、芎䓖汤同。
③ 十钱匕：日本抄本、文瑞楼本同，明抄本、乾隆本作"一两"。
④ 二：明抄本、乾隆本、文瑞楼本同，日本抄本作"一"。

上九味，㕮咀如麻豆大。每用药十二钱匕，以水三盏，入生姜半分，拍碎，同煎至二盏，去滓，分温三服，空心午时及夜卧各一服。

治中风手足半身不随，口面㖞僻，**侧子汤方**

侧子炮裂，去皮脐。一分　麻黄去根节，先煎，掠去沫，焙用。一两半　附子炮裂，去皮脐。一分　独活去芦头　芎䓖　秦艽去苗、土。各一两　磁石烈火烧赤，醋淬十遍，淘用。三两　木通　山茱萸　山芋各一两　杜仲去粗皮。剉　白鲜皮各一两半　甘草炙　桂去粗皮。各一两　防风去叉。半两

上一十五味，㕮咀如麻豆大。每用十五钱匕[1]，以水四盏，入生姜一分，切，煎至二盏，去滓，分温三服，旦一服，夜并二服。服此汤讫，唯暖覆所患处，微取汗，慎外风。

治中风手足一边不随，言语謇涩，**白芷汤方**

白芷　白术　芎䓖　防风去叉。各半两　羌活去芦头。一两　麻黄去根节，先煎，掠去沫，焙干用。半两　石膏一两半　牛膝去苗　狗脊去毛　萆薢炒。各半两　薏苡仁炒　杏仁汤退去皮尖、双仁，炒　附子炮裂，去皮脐　葛根各一两　桂去粗皮。一两半

上一十五味，㕮咀如麻豆大。每用十八钱匕[2]，以水四盏，入生姜一分，切，煎取二盏，去滓，分温三服，微热服，日二夜一。

治中风手足不随，身体疼痛，口面㖞斜，一眼不合，**芎䓖汤方**

芎䓖　防风去叉　白术　白芷　牛膝去苗　狗脊去毛　萆薢炒　薏苡仁炒。各半两　杏仁汤退去皮尖、双仁，炒　人参　葛根剉　羌活去芦头。各一两　麻黄去根节，先煎，掠去沫，焙干用。二两　石膏碎　桂去粗皮。各一两半

上一十五味，粗捣筛。每用十二钱匕，以水三盏，煎取二盏，去滓，分三服，微热服之，日二服，夜一服。服药后，宜依法次

---

① 十五钱匕：日本抄本、文瑞楼本同，明抄本、乾隆本作"一两五钱"。
② 十八钱匕：日本抄本、文瑞楼本同，明抄本、乾隆本作"一两八钱"。

第灸诸穴，风池二穴，肩髃一穴，曲池一穴，支沟一穴，五枢一穴，阳陵泉一穴，巨虚下廉各一穴，灸九穴即差。

治中风手足一边不收，精神健忘，**茯神汤**方

茯神去木。三两　防风去叉　牛膝去苗　枳壳去瓤，麸炒　防己剉　秦艽去土　玄参坚者　芍药　黄耆细剉　白鲜皮剉　泽泻　独活去芦头。各二两　桂去粗皮。一两半　五味子半升　人参半两　薏苡仁炒。半升　麦门冬去心，焙。半两　羚羊角镑屑。二[①]两　石膏碎。半斤　甘草炙，剉。一两半　磁石一十二两。烈火烧赤，醋淬十遍，淘用，别捣碎

上二十一味，除磁石外，粗捣筛。每用药一两，磁石末半两，别入杏仁七枚，去皮尖，碎，以水四盏，同煎至二盏，去滓，分二服，微热服之，空心并午时各一服。每自中春宜服，至季夏即住。

治中风半身不随，手脚拘急，不得屈伸，身体痹冷，或时瘛疭，或身背强直不语，或狂言妄语，或角弓反张，或欲得食，或不能食，或大小便不利，悉皆治之，**人参汤**方

人参一两半　麻黄去根节，先煎，掠去沫，焙干用。一两　桂去粗皮　当归切，焙干　独活去芦头　甘草炙，剉。各一两半　石膏碎。三分　黄芩去黑心　干姜炮裂，切。各半两　杏仁汤退去皮尖、双仁，炒。四十枚

上一十味，粗捣筛。每用药十二钱匕，以水三盏，煎取一盏半，去滓，分温二服，空心并服；服可相去如人行五里，衣覆令汗出。汗解即食白粥，慎外风。未汗，复更煎并服之，唯汗出得差。服药后如人行七八里，用热生姜稀粥投，乃汗出。

治中风半身不随，口不能语，**葛根汤**方

葛根四两　独活去芦头。二两　芍药一两半　半夏汤浸洗，用生姜生布挼洗七遍，令滑尽。一两半。入生姜二两同杵，焙　桂去粗皮。二两半　当归细切，焙干　附子炮裂，去皮脐　甘草炙　防风

---

① 二：明抄本、乾隆本、文瑞楼本同，日本抄本作"一"。

去叉。各一两

上九味，剉如麻豆。每用药十二钱匕，生姜一枣许，拍碎，以水四盏，同煎至二盏，去滓，分温三服，每空心晚食前及夜卧时各一服。

治中风半身不随，口不能言，冒昧如醉，不知人。又《集验方》云：凡风生于涎毒，多起于肾脏，肾恶燥，燥则生热，热气上乘，风则成病，入室多则肾干，故令半身不随，**芎劳汤方**

芎劳二两　石膏碎。四两　桂去粗皮　人参各二两　麻黄去根节，先煎，掠去沫，焙干用。三两　甘草炙，剉。二两　杏仁汤退去皮尖、双仁，炒。四十枚　干姜炮裂，切。三两　当归切，焙。二两

上九味，粗捣筛。每用药十二钱匕，以水四盏，煮取二盏，去滓，分温三服，日二夜一，不拘时服。

治中风半身不随，**羚羊角汤方**

羚羊角镑屑。一两　独活去芦头。一两半　升麻一两一分　麻黄去根节，先煎，掠去沫，焙干用。一两半　葛根细剉。一两一分　防风去叉。一两一分　桂去粗皮　甘草炙，剉。各一两

上八味，粗捣筛。每用药十二钱匕，以水四盏浸药，经一宿，明日五更初，便煎取二盏，绞去滓，分温二服；服可相去如人行五里。服后以衣覆微汗出，慎外风。

治中风半身不随，口眼㖞斜，手足拘挛，或生弹曳，语言謇涩，心多悸惊，其状多端，各随所中。此由气血俱虚，腠理疏弱，风邪外中，真气失守，邪正相干，故为是病，宜服**黑龙丸方**

附子炮裂，去皮脐。二两　乌头炮裂，去皮脐。四两　乌蛇酒浸一宿，去皮、骨，炙用。二两　干蝎炒。一两半　苍术剉碎，麸炒。二两　防风去叉。二两　厚朴去粗皮，生姜汁炙令香。二两　麻黄去根节。三两　赤芍药剉。一两　白芷剉。二两　芎劳剉。二两　陈橘皮汤去白，焙。二两　天南星生用。半两　吴茱萸净拣，用水淘一七遍，微炒。一两　白术剉碎。一两　自然铜一斤，好者。杵碎，用生铁铫子内，以炭火一秤，渐以三二斤，逼药铫子令通赤，徐添火，可半日以来，其药有微焰起，闻腥气又似硫黄香，药乃成，

放冷取出，如药有五色者甚妙，然后安向净黄湿土上，著纸，先衬药，用盆合之，令密不得通风一宿，出火毒，乳钵内细研，以水净淘黑汁，浓者收取，次更细淘，又收浓者，三五度淘，澄定，去清水，用新瓦盆内将纸衬之，令泣干如黑粉，秤六七两用

上一十六味，将自然铜粉入诸末相和匀，捣罗为末，炼蜜丸梧桐子大。于腊月内合甚妙。如中风摊缓，半身不随，起止不能者，每日空心临卧，豆淋酒下一丸，六十日内必差；或患筋骨腰脚疼痛，走注不定，坐即刺腰，卧即刺背，行即入脚，服药二十日定愈，亦豆淋酒下，须臾以葱粥一盏投之，以衣被盖汗出，然后更服一丸差，如或患五七日间未得汗，亦如前法，才入口汗立出安；若男子元脏气痛，脐下撮痛不可忍者，以槟榔一枚，酒磨一半，入生姜汁少许①，同煎五七沸，研二丸服之，须臾以小麦麸醋拌炒，热熨脐下便止；或男子、妇人患破伤风、瘑麻风、暗风、偏风，并是豆淋酒下一丸至二丸，立效；或患疝癖气，其病发时牵痛甚者，用槟榔一枚，中分破，一半生，一半炙令黄色，都一处碾为末，用酒一盏、葱白一握同煎，葱熟，倾盏内，候酒温，先呷一两口，将葱白和药两丸烂嚼，以煎酒咽之，须臾分泄便止。些小风疾，只一服必差。

治中②风半身不随，沉重，**天麻散方**

天麻　白附子　白僵蚕炒　防风去叉　麻黄去节　甘菊花择　白鲜皮　藁本去苗、土　羌活去芦头　独活去芦头　细辛去苗、土　阿胶炙令燥　干蝎去土，炒　乌蛇酒浸，去皮、骨，炙。各三两　当归炙，剉　桂去粗皮　白茯苓去黑皮　干姜炮　甘草炙。各一两半

上一十九味，捣罗为散。每空腹暖酒调三钱匕服。

治中风半身不随，病苦悲伤，恶闻人声，少气多汗，偏臂不举，**三石丸方**

---

①　少许：日本抄本、文瑞楼本同，明抄本、乾隆本作"多许"。
②　中：原无，明抄本、乾隆本、日本抄本、文瑞楼本同，据文义及前后文例补。

凝水石火煅通赤，研为细末。三两半　石膏煅令通赤，研为细末。一分　阳起石煅令通赤，研为细末。一钱一字①　天南星炮裂，去皮，为末　天雄炮裂，去皮脐，为末　草乌头炮裂，去皮脐，为末　白附子炮，为末　干蝎去土，炒，为末　白僵蚕炒，为末　蝉壳去土，焙干，为末。各半钱②　龙脑研　麝香研。各一钱　海蛤烧通赤，细研。二两

上一十三味，再同研令细③，入白面一钱半令匀，炼蜜和丸如鸡头大。每服一丸，细嚼，荆芥薄荷汤下，茶酒亦得，不拘时候。

治脾胃虚弱，气血亏耗，风邪攻④，半身不随，少气汗出，**轻骨丹方**

狗脊去毛　木鳖子去壳　五灵脂　草乌头去皮

上四味，等分，并生用，捣罗为末，醋煮面糊，用东南引桃、柳枝各七茎搅，候糊成，和丸如梧桐子大，阴干。每服七丸，温酒下，不拘时候。

风痱

论曰：气血虚甚，风邪乘之，内外不得通泄，其病为痱⑤。风痱之状，身体不痛，四肢不收，神智不乱，时能言者是也。字书谓病痱而废，肉非其肉者，以身体无痛，四肢不收而无所用也。若喑不能言者，渐至于不可治。

治风痱，身体不能自收，口不能言，冒昧不知人，不知痛处，或拘急不得转侧，**续命汤方**

麻黄去节，先煎，去沫，焙。三两　甘草炙　桂去粗皮　当归切，焙　人参　石膏碎　干姜炮。各二两　芎䓖一两　杏仁去皮尖、

---

① 一钱一字：日本抄本、文瑞楼本及《永乐大典医书辑本》卷三百七"一东·风"引《圣济总录》同，明抄本、乾隆本作"一钱一分"。

② 钱：日本抄本、文瑞楼本同，明抄本、乾隆本作"两"。

③ 细：日本抄本、文瑞楼本同，明抄本、乾隆本作"匀细"。

④ 风邪攻：明抄本、日本抄本、文瑞楼本同，乾隆本作"神志昏"，《永乐大典医书辑本》卷三百七"一东·风"引《圣济总录》作"风邪内攻"。

⑤ 痱：日本抄本、文瑞楼本同，明抄本、乾隆本作"风痱"。

双仁，麸炒。四十枚

上九味，剉如麻豆。每服五钱匕，以水一盏半，煎取八分，去滓温服。当小汗，薄覆脊，凭机坐，汗出则愈[1]。

治风痱，身体不自收，口不能言，冒昧不识人，不知痛处，但拘急，中外皆痛，**西州续命汤方**

麻黄去节，先煎去沫，焙。六两　石膏碎。四两　桂去粗皮　当归切，焙　甘草炙。各二两　芎䓖　干姜炮　黄芩去黑心。各一两　杏仁去皮尖、双仁，麸炒。四十枚

上九味，剉如麻豆。每服五钱匕，以水一盏半，煎取八分，去滓温服。初服犹能自觉者，勿热服也。可卧厚覆，小小汗出已，渐渐减衣，勿复大覆，不可复服。前服不汗者，再服汗出则愈。

治风痱四肢不收，言语謇涩，**防风汤方**

防风去叉，剉　独活去芦头　防己　秦艽去苗、土　黄耆　芍药　白术　芎䓖　远志去心。各二两　石膏碎。三两　升麻二两　石斛去根，剉。三两　牛膝去苗，酒浸，切，焙。二[2]两　丹参二两　陈橘皮汤去白，焙。一两半　甘草炙，剉。二两　厚朴去粗皮，生姜汁炙五遍。二[3]两　天门冬去心，焙。二[4]两　薏苡仁炒。二两半[5]　羚羊角镑屑。二两　五加皮二两　熟干地黄焙干。一两半　麻黄去节，先煎，掠去沫，焙干。一两半　地骨皮二两　人参二两　茯神去木。二两

上二十六味，吹咀，每以六钱匕，水三盏，煎至一盏半，去滓，分温二服，空心夜卧服之。若觉心中烦热，每煎将熟，别入竹沥一合，更煎三沸，温服。

治风痱，肢体缓弱，言语謇涩，冒昧不识人，**独活汤方**

独活去芦头。四两　芎䓖　芍药各三两　当归切，焙干。二[6]

---

① 愈：日本抄本、文瑞楼本同，明抄本、乾隆本此后有小字注"一方去参加苓"。
② 二：明抄本、乾隆本、文瑞楼本同，日本抄本作"三"。
③ 二：明抄本、乾隆本、文瑞楼本同，日本抄本作"五"。
④ 二：明抄本、乾隆本、文瑞楼本同，日本抄本作"一"。
⑤ 二两半：明抄本、乾隆本、文瑞楼本同，日本抄本作"三两半"。
⑥ 二：明抄本、乾隆本、文瑞楼本同，日本抄本作"一"。

两　白茯苓去黑皮　防风去叉。各三两　石膏碎。七两　人参二^①
两　葛根剉。三两　桂去粗皮　羚羊角镑屑。各二两　甘草炙，剉。
一两半　磁石烧赤，醋淬五遍。五两　防己三两　麦门冬去心，焙。
二两　白术二两半

上一十六味，粗捣筛。每服五钱匕，水二盏，入生姜一枣大，
切，生地黄一钱，切，杏仁五^②枚，去皮尖，研碎，同煎至一盏，
去滓温服，空心午时夜卧各一服。

治风痱，身体不能自收，不能言语，冒昧不识人，**麻黄汤**方

麻黄去节，先煎，掠去沫，焙干。三两　石膏碎。二两　桂去
粗皮。一两　芎䓖　干姜炮　黄芩去黑心。各半两　当归切，焙
干。一两　杏仁汤退去皮尖、双仁，炒。四十枚　甘草炙，剉。一
两　附子炮裂，去皮脐。一枚及半两者

上一十味，剉如麻豆，每六钱匕，水三盏，煎至一盏半，去
滓，分温二服，空心夜卧各并二服。初服一日，犹能自觉者，勿
热服。服讫密室卧，厚覆微汗出，渐减衣。未汗出，更用热生姜
稀粥投。汗出忌触外风。并治上气咳逆。若面目大肿，但得坐不
得卧，凡产妇并病人已曾大汗者，不可服。若虚羸人，但当少服。

治风痱，言语謇涩，四肢不收，**独活散**方

独活去芦头　天麻各三两　白鲜皮　地骨皮　麦门冬去心，
焙　薏苡仁　防风去叉　人参　恶实炒　赤芍药　甘草炙。各一
两　阿胶炙令燥　蝉壳炒　羚羊角屑　附子炮裂，去皮脐　桑根白
皮剉。各半两

上一十六味，捣罗为细散。每服温酒调下二钱匕，不拘时候。

治风痱，身体不痛，四肢不收，神智不乱，**天麻地榆丸**方

天麻　地榆　玄参　金铃子　乌头去皮脐，生用　乌药剉　防
风去叉　乳香研　麝香研　龙脑研　丹砂研，水飞　没药研。各一
两　自然铜研一复时，极细为度。半两

① 二：明抄本、乾隆本、文瑞楼本同，日本抄本作"一"。
② 五：日本抄本、文瑞楼本同，明抄本、乾隆本作"十"。

上一十三味，除乳香等别研外，余药焙干，捣罗为细末，入前研药拌匀，炼蜜和杵千下，丸如鸡头大。每服三丸至五丸，空心日午临卧茶酒化下，嚼吃亦得[1]。

治风痱，身体不痛，四肢不收，神智不乱，时能言者，**保寿丸方**

牛黄研　丹砂研　雄黄研　犀角镑屑　天麻　蝉壳去土　干姜炮　白僵蚕炒　半夏汤洗十遍，焙　乌蛇酒浸，去皮、骨，炙　天南星炮　白附子炮　当归切，焙　麝香研。各半两　腻粉一分

上一十五味，捣研为细末，用槐胶三两，以长流水浸三日，取捣令烂，入药末，不语搜和，丸如鸡头大。常服一丸，茶酒嚼下；小有风疾，用槐、柳、桃、葱白各十茎细剉，同盐浆水浓煎下二丸，浴后更服二丸，衣被盖汗出立差；产后中风，或中急风，豆淋酒及梨汁、薄荷汁化下五丸，立效；风痰酒痰[2]，遍[3]宜服之。

治风痱，卒不能语，口噤，手足不随而强直者，**伏龙肝汤方**

伏龙肝二升

上一味，以冷水四升和，搅取汁。去滓，澄清一升，分温饮之，作两服。

肉苛

论曰：《内经》谓人之肉苛者，虽近衣絮，犹尚苛也。以荣气虚，卫气实。夫血为荣，气为卫，气血均得流通，则肌肉无不仁之疾。及荣气虚，卫气实，则血脉凝涩，肉虽如故，而其证瘴重为苛也。

治荣虚卫实，肌肉不仁，病名肉苛，**白僵蚕丸方**

白僵蚕炒。半两　天南星炮裂，汤洗。半两　附子炮裂，去皮脐。一两　白附子炮裂，汤洗。一[4]两　干姜炮裂，切。一分　腻粉

半两　麝香一分。与腻粉同研为细末

上七味，捣研为细末，炼蜜为丸如梧桐子大。每服空心温酒下三丸至五丸。

治荣虚卫实，肌肉不仁，病名肉苛，**苦参丸方**

苦参二两。剉，捣取粉　丹参去土，微炙　沙参去尘①土　人参一两　五加皮剉　防风去叉，剉　蒺藜子炒角②黄　乌蛇酒炙③，用肉　蔓荆实去白皮　败龟涂酥，炙令黄　虎骨涂酥，炙令黄　玄参坚者。各一两

上一十二味，捣罗为末，别以不蚛皂荚一斤，以水三升，挼取汁，去滓，于无油铁器内煎成膏，炼蜜四两拌和为丸，如梧桐子大。每食后良久及夜卧共三服，各用荆芥薄荷酒下十五丸至二十丸。

治荣虚卫实，肌肉不仁，遍身瘑麻，**羌活散方**

羌活去芦头　独活去芦头　防风去叉　蔓荆实去白皮　人参　蒺藜子炒，去角　白茯苓去黑皮　芍药　枳壳去瓤，麸炒　芎劳　天蓼木④　阿胶炙令燥　威灵仙去苗、土。各半两

上一十三味，捣罗极细。每服二钱匕，空心豆淋酒调下，温酒亦得，或炼蜜丸如梧桐子大，豆淋薄荷酒下十五丸至二十丸。

治荣虚卫实，血脉凝涩，肌肉不仁，**白花蛇丸方**

白花蛇酒浸，去皮、骨，炙　干蝎去土，炒　仙灵脾　天雄炮裂，去皮脐　天麻　桂去粗皮　麻黄去根节　鹿角胶炙令燥　萆薢各一两　桑螵蛸炒　茵芋　乌头炮裂，去皮脐　天南星炮。各半两　雄黄研　麝香研。各一分

上一十五味为细末外，又用大麻仁三两为细末，入无灰酒浸，火熬成膏，与前末和捣五百杵，丸如梧桐子大。每服二十丸，薄

---

① 尘：日本抄本、文瑞楼本同，明抄本、乾隆本作"粗皮"。
② 角：日本抄本、文瑞楼本同，明抄本、乾隆本作"去角"。
③ 炙：日本抄本、文瑞楼本同，明抄本、乾隆本作"浸"。
④ 天蓼木：日本抄本、文瑞楼本同，明抄本、乾隆本作"木天蓼"。天蓼木，木天蓼的异名，见于《太平圣惠方》。

荷酒下，不拘时。

治荣虚卫实，肌肉不仁，遍身痟重，**牛膝天麻丸方**

牛膝酒浸，切，焙。一两　天麻酒浸，切，焙。一两半　麝香研　桂去粗皮。各一分　干蝎炒，去土　白花蛇肉酒炙。各半两　槟榔剉　独活去芦头。各三分　防风去叉。一两

上九味，为末，炼蜜和丸如梧桐子大。每服十五[①]丸，薄荷酒下，荆芥汤亦得，不拘时。

治肉苛，肌肉不仁，**升麻汤方**

升麻　秦艽去土　连翘　芍药　防风去叉　羚羊角镑　木香　枳壳去瓤，麸炒　薏苡仁各半两

上九味，细剉，分为十服。每服以水二盏，生姜五片，煎取一盏，去滓，徐徐温服。

治肉苛，肌肉不仁，遍身痟重，**独活酒方**

独活去芦头。一斤　金牙　细辛去苗叶　地肤子　莽草　熟干地黄切，焙　萹蓄根　防风去叉　附子炮裂，去皮脐　续断　蜀椒去目并闭口，炒出汗。各四两

上一十一味，除金牙外，并细剉，盛以绢囊，清酒五升渍之，密泥器口[②]，夏三宿、冬五宿酒成。温二合服，日三，渐增之。其金牙别捣为末，别以练囊盛，内大囊中。

治荣虚卫实，肌肉不仁，病名肉苛，**防风酒方**

防风去叉。二两　白术一两半　山茱萸并子用。一两半　山芋干者。一两半　附子炮裂，去皮脐。一两半　天雄炮裂，去皮脐。一两半　细辛去须、叶，轻炒。一两半　独活去芦头。一两半　秦艽去土。一两半　茵芋去粗茎。一两半　杏仁汤浸，退去皮尖、双仁，炒。一两半　紫巴戟去心。二[③]两　桂去粗皮。二两　麻黄去节，先煎，去沫，焙干用。二两　生姜切，焙。二两　磁石生，捶碎如大豆

---

① 十五：日本抄本、文瑞楼本同，明抄本、乾隆本作“十”。

② 密泥器口：日本抄本、文瑞楼本同，明抄本、乾隆本作“密器泥口”。

③ 二：乾隆本、文瑞楼本同，明抄本、日本抄本作“一”，日本抄本旁注“一作二”。

粒，浸，去赤汁。半斤　薏苡仁炒。三两　生地黄净洗，细切，焙。
二两半

上一十八味，剉如麻豆，生绢囊盛，以无灰清酒三斗浸六七日，空心温饮四合至五合，以知为度。

治荣虚卫实，肌肉不仁，病名肉苛，**五味子酒方**

五味子一两　防风去叉。一两　枸杞子用根白皮，剉。一两　牛膝一两　牡丹去心。一两　肉苁蓉切，炒。一两　黄芩去黑心。一两　白术一两　丹参去土、苗，微炙。一两　当归切，焙。一两　甘草炙，剉。一两　枳壳麸炒，去瓤。一两　桂去粗皮。一两　厚朴去粗皮，涂姜汁炙五遍。一两　五加皮剉。一两　泽泻一两　知母焙。一两　细辛去须、叶，轻炒。一两　白芷炒。一两

上一十九味，剉如麻豆，生绢囊盛，用好酒二斗，密封，浸经七日。每空心午时夜卧各温服五合；久服，渐加至七合①一升。勿令醉吐。

治荣虚卫实，肌肉不仁，病名肉苛，**前胡膏方**

前胡去芦头。三两　白术生用。三两　白芷剉。三两，留一枚不剉，以验膏成　芎䓖三两　椒去目并闭口，生用。二两　吴茱萸汤洗，焙干，炒。二两　附子去脐皮，生用。五两　当归细切。五两　细辛去苗叶。三两　桂去粗皮。三两

上一十味，剉捣，别以苦酒三升②匀拌，同窨一宿，以炼成猪膏③五斤，入药微煎之，候白芷黄紫色，去滓，膏成。病在外，摩之；病在内，以热酒调化，服樱桃大。疥癣、疮痍皆疗之，并去诸风瘙麻疼痛，神效。伤折及坠堕损，外摩内服。

---

① 合：日本抄本、文瑞楼本同，明抄本、乾隆本此后有"及"。
② 升：乾隆本、日本抄本、文瑞楼本同，明抄本作"斗"。
③ 膏：日本抄本、文瑞楼本同，明抄本、乾隆本作"脂膏"。

卷第十

诸风门

历节风　中风百节疼痛　风身体疼痛　风走注疼痛　白虎风
风腰脚疼痛

诸风门

历节风

论曰：历节风者，由血气衰弱，为风寒所侵，血气凝涩，不
得流通，关节诸筋无以滋养，真邪相薄，所历之节，悉皆疼痛，
故谓历节风也。痛甚则使人短气汗出，肢节不可屈伸。

治历节风，身体骨节疼痛，不可屈伸，举动不随，**羌活汤**方

羌活去芦头。三两　桂去粗皮　芍药　熟干地黄焙　葛根
剉　麻黄去根节，煎，掠去沫，焙。各二两　甘草炙，剉。一两
半　防风去叉　当归切，焙　芎䓖各一两

上一十味，粗捣筛。每服五钱匕，水一盏半，酒半盏，入生
姜一枣大，切，同煎至一盏，去滓温服，空心日午夜卧各一。

治历节风，日夜疼痛，**黄耆汤**方

黄耆四两　防风去叉　附子炮裂，去皮脐。各一两半　芎䓖一
两　麻黄去根节，煎，掠去沫，焙。五两　当归焙。一两　甘草炙，
剉。半两　芍药一两

上八味，剉如麻豆。每服五钱匕，水一盏半，入枣二枚，
去核，生姜一分，擘碎，煎至一盏，去滓温服，空心日午夜卧
各一。

治历节风，手足曲戾，言语错乱①，**茯苓汤**方

赤茯苓去黑皮　防风去叉　当归焙　白前　干姜炮裂　甘草

---

① 乱：明抄本、乾隆本此后有小字注"即《深师》大风引方"。

炙，剉。各二两　独活去芦头。三两　远志去心　附子炮裂，去皮脐　人参各一两

上一十味，剉如麻豆。每服先用水三盏，黑豆半匙，枣二枚，擘破，生姜半分，煎至一盏半，去滓，入药末五钱匕，煎至一盏，去滓温服，空心日午夜卧各一。

治历节风疼痛，日夜不可忍，**附子汤**方

附子炮裂，去皮脐。一两　黄耆四两　甘草炙，剉。半两　麻黄去根节，煎，掠去沫，焙。五两　防风去叉。半两

上五味，剉如麻豆。每服四钱匕，水一盏半，枣二枚，去核，生姜一枣大，擘碎，同煎至一盏，去滓温服，日二夜一。

治历节风，疼痛不可忍，**紫桂汤**方

桂去粗皮　防己　赤茯苓去黑皮　芍药各四两　人参二两　乌头炮裂，去皮脐。七枚　白术四两　甘草炙，剉。五两　防风去叉。三分①　当归焙。一两半

上一十味，剉如麻豆。每服三钱匕，水一盏，酒少许，生姜半分，同煎至七分，去滓温服，空心日午临卧各一。

治历节风，举体疼痛，**防己汤**方

防己　白术各四两　桂去粗皮　赤茯苓去黑皮　人参　甘草炙，剉。各三两　附子炮裂，去皮脐。半两

上七味，剉如麻豆。每服四钱匕，水一盏半，生姜半分，煎至一盏，入醋少许搅匀，去滓温服，当觉身热。痹未知，加药末如前法煎，空心并二服；如人行五里再服，用热姜②粥投。汗出，慎外风。

治历节风，疼痛，日夜发歇，不可忍，**人参汤**方

人参三两　白术四两　桂去粗皮　防己　甘草炙，剉。各三两　乌头炮裂，去皮脐。七枚　防风去叉。三分　赤茯苓去黑皮。二两

---

① 分：日本抄本、文瑞楼本同，明抄本、乾隆本作"两"。
② 姜：日本抄本、文瑞楼本同，明抄本、乾隆本作"生姜"。

上八味，剉如麻豆。每服四钱匕，水一盏半，生姜三片，同煎至一盏，入醋少许，更煎三四沸，去滓温服，日二夜一，当觉热。痹未觉，加药末并醋如前煎服，觉热痹即止。

治历节风，身体四肢疼痛如脱落或肿，按之皮急，头眩，身热闷，欲呕吐，**知母汤**方

知母二两　防风去叉　桂去粗皮。各三两　白术五两　芍药　甘草炙，剉。各三两　附子炮裂，去皮脐。二两

上七味，剉如麻豆。每服五钱匕，水二盏，生姜三片，煎至一盏，去滓温服，日三夜一。

治历节风，骨节疼痛，日夜不可忍，**秦艽汤**方

秦艽去苗、土　防风去叉。各二两　黄耆剉。三两　附子炮裂，去皮脐。一两　麻黄去根节，煎，掠去沫，焙。四两　当归切，焙。一两

上六味，剉如麻豆。每服五钱匕，水一盏半，生姜三片，同煎至一盏，去滓温服，空心并二服，临卧并二服。厚覆微出汗，慎外风。

治历节风，四肢疼痛，不可忍，**白术汤**方

白术　防己各三两　附子炮裂，去皮脐。半两　桂去粗皮　人参各三两　甘草炙，剉。二两半　当归焙　芍药各一两

上八味，剉如麻豆。每服四钱匕，水一盏半，生姜三片，煎至一盏，入醋少许，更煎三四①沸，去滓温服，当觉体中热。痹未觉，加药末并醋，如前煎服。

治历节风，周身百节疼痛，腰②脚痿弱，**防风汤**方

防风去叉。二两　白术一两　白鲜皮二两　桂去粗皮。一两三分　黄耆剉。二③两　薏苡仁炒。三两

上六味，粗捣筛。每服四钱匕，水一盏半，生姜三片，煎至一盏，去滓温服，日三夜一。

---

① 三四：日本抄本、文瑞楼本同，明抄本、乾隆本作“二三”。
② 腰：日本抄本、文瑞楼本同，明抄本、乾隆本无。
③ 二：明抄本、日本抄本、文瑞楼本同，乾隆本作“一”。

治历节风，**附子汤方**

附子炮裂，去皮脐。一两半　黄蓍四两　甘草炙。半两　麻黄去根节，煎，掠去沫，焙。六两　防风去叉。半两　小黑豆一两。微炒

上六味，剉如麻豆。每服三钱匕，水一盏，生姜三片，大枣一枚，擘破，煎至八分，去滓温服，日三夜一。

治历节风，疼痛发歇，不可忍，**麝香丸方**

蛴螬湿纸裹，煨熟，研。三枚　壁虎研。三枚　地龙去泥，研。五条　乳香研。一分　草乌头三枚。生，去皮　木香半两　麝香研。一钱　龙脑研。半钱①

上八味，将草乌头、木香捣罗为末，合研匀为丸；如干，入少酒煮面糊，丸②如梧桐子大。每服三十丸，临卧乳香酒下。

治历节风，筋挛骨痛，不得屈伸，**乌头丸方**

乌头烧存性　藿香去梗　缩砂炒，去皮　白芷　甘松去土，酒浸　干姜炮。各二③两　芎藭　天麻　当归切，焙。各一两　雄黄研。一分

上一十味，捣罗为末，炼蜜丸如小弹子大。空心午时临卧，茶酒任嚼下一丸。

治历节风，百骨节疼痛，昼夜不可忍，**没药散方**

没药研。半两　虎胫骨酒炙。三两

上二味，捣研为末。每服二钱匕，温酒调下，日三服，不计时候。

治历节风，四肢挛急，疼痛难忍，短气汗出，**透关散方**

麻黄根五两　天南星炮　威灵仙去土。各半两　草薢　当归切，焙　人参　天麻各一两　赤小豆水浸去皮，焙。半升④

上八味，捣罗为末。每服半钱或一钱匕，温酒调下，食后临

---

① 钱：日本抄本、文瑞楼本同，明抄本、乾隆本作"两"。
② 丸：原无，日本抄本、文瑞楼本同，据明抄本、乾隆本及前后文义补。
③ 二：明抄本、乾隆本、文瑞楼本同，日本抄本作"一"，旁注"一一作二"。
④ 升：日本抄本、文瑞楼本同，明抄本、乾隆本作"两"。

卧服。

治历节风，筋脉拘挛，骨节疼痛，**古圣散方**

漏芦去芦头。半两。麸炒　地龙去土，炒。半两

上二味，捣罗为末，先用生姜二[1]两取汁，蜜二两，同煎三五沸，入好酒五合，以瓷器盛。每用七分盏，调药末一钱半匕，温服，不拘时。

治历节风，疼痛不可忍，**趁痛丸方**

草乌头不去皮尖。三两　生干地黄焙　天南星　半夏与天南星、姜汁浸一宿，切，焙　白僵蚕炒　乌药剉。各半两

上六味，捣罗为末，酒煮面糊丸如梧桐子大，暴干。每服五七丸，空心临卧温酒下。如擿扑肿痛，用[2]姜汁和，酒研十数丸，涂之；如卒中倒仆，以姜汁茶清研五七丸，灌之即醒。

治风寒客搏，血气凝涩不通，历节疼痛，甚者短气汗出，肢节不得屈伸，**锡蔺脂[3]丸方**

锡蔺脂　白僵蚕炒　芎䓖　藿香叶　天南星炮　白芷　甘松去土　乳香研　枫香脂研　骨碎补去皮、毛。各半两　乌头新汲水浸一宿，去皮脐，切，焙干　羌活去芦头　自然铜煅，醋淬。各一两　糯米炒令黑色。二两

上一十四味，捣研为末，煮糯米粥为丸如梧桐子大。每服五丸至七丸，细嚼，炒地黄酒下，食后临卧服。

治历节风，**茯苓汤方**

白茯苓去黑皮　防风去叉　人参　当归焙　白前　干姜炮　甘草炙，剉　远志去心。各二两　独活去芦头。各三两　附子炮裂，去皮脐。一两　大豆去皮。三合

上一十一味，剉如麻豆。每服五钱匕，水一盏半，入生姜半分，切，枣二枚，擘破，同煎至七分，去滓，空腹温服。

① 二：明抄本、乾隆本、文瑞楼本同，日本抄本作“一”。
② 用：日本抄本、文瑞楼本同，明抄本、乾隆本作“用姜汤下，再用”。
③ 锡蔺脂：日本抄本、文瑞楼本同，明抄本、乾隆本作“马蔺根”。本方下组成中“锡蔺脂”同。

治历节风，**独活散方**

独活去芦头。一两半　玄参一两　生犀角屑。二两　升麻三两　恶实根剉。半两　豉二合　生干地黄剉。半两

上七味，捣罗为散。每服三钱匕，空腹煎米饮调下，日二。

治气血衰弱，风毒攻注，历节疼痛，**乳香大丸方**

乳香研　没药研。各一两　五灵脂去砂石。四两　乌头炮裂，去皮脐。一两半

上四味，各捣研为末，再同和匀，滴水和丸如小弹子大，以丹砂为衣。每服一丸，研薄荷酒化下，日三服。

中风百节疼痛

论曰：中风百节疼痛者，由体虚受风，风邪中于关节，故令百节筋脉拘急疼痛，寒热更作，不可屈伸。此皆真气怯弱，不胜风邪，真邪相薄，所以痛也。

治中风手足拘挛，百节疼痛，烦热心躁，恶寒，经数日不欲饮食，**加减三黄汤①方**

麻黄去根节，煎，掠去沫，焙。一两二钱　独活去芦头。一两　黄耆半两　细辛去苗叶。一分　黄芩去黑心。三分

上五味，㕮咀如麻豆。每服六钱匕，水二盏，煎至一盏，去滓，空腹服，一服小汗，两服大汗。心躁，加大黄半两；腹满，加枳实，去瓤，麸炒，一枚；气逆，加人参三分；惊悸，加炒牡蛎粉三分；渴，加栝楼根三分；先有寒，加附子，炮裂，去皮脐，一枚。

治中风身体百节疼痛，四肢缓弱，手足不随及产后中风，**羌活汤方**

羌活去芦头　桂去粗皮　熟干地黄焙　芍药　葛根剉　麻黄去根节，煎，掠去沫，焙。各一两半　甘草炙，剉。一两　生姜二两半

上八味，㕮咀如麻豆大。每服五钱匕，水一盏，酒一盏，同

---

① 三黄汤：明抄本、乾隆本、文瑞楼本同，日本抄本作"二黄汤"。

煎取一盏，去滓温服，日三夜一，不拘时候。

治中风百节疼痛，头目昏眩，及伤寒头疼壮热，肢节疼痛，肩背拘急，**羌活汤**方

羌活去芦头　桂去粗皮　防风去叉。各半两　天麻　甘菊花　旋覆花　白附子炮　栾荆去叶。俗谓之顽荆是也　天南星水^①浸七日，切作片子，焙干　乌头盐水浸一日，切作片子，焙干，炒　甘草炙　麻黄去根节。各四两　附子炮裂，去皮脐　苍术米泔浸一宿，切，炒。各半斤　威灵仙六两　牵牛子捣取粉。三两　陈橘皮汤浸，去白，焙。半斤

上一十七味，剉如麻豆。每服三钱匕，水一盏，入薄荷七叶，生姜三片，同煎至七分，去滓温服。

治外伤风邪，百节痠痛，头痛身重，遍体发热，气粗眼^②疼，**神术汤**方

苍术剉碎。四两　甘草　麻黄去根节。各三两^③　猪牙皂荚四梃。去皮子

上四味，并生用，粗捣筛。每服三钱匕，水一盏，煎至七分，去滓，不拘时温服，厚被盖出汗；或入葱白三寸，杏仁二枚，碎，豉七粒，同煎服尤佳。

治中风身体筋脉骨节疼痛，**搜风趁痛散**方

白附子炮　附子炮裂，去皮脐　赤小豆　天南星炮，去脐　海桐皮剉　狼毒　自然铜煅，醋淬　地龙炒，去土

上八味，等分，捣罗为散。每服半钱至一钱匕，葱酒调下，豆淋酒亦得，空心服。

治中风肢节疼痛，言语謇涩，**白花蛇散**方

白花蛇酒浸，炙，去皮、骨。二两　何首乌去黑皮，切　牛膝三味用酒浸半日，焙干　蔓荆实去白皮。各四两　威灵仙去土　荆芥穗　旋覆花各二两

上七味，捣罗为末。每服一钱匕，温酒调下，空心临卧服。

治中风百节疼痛，寒热更作，不可俯仰，**羌活散**方

羌活去芦头。一两　天麻去蒂，生用。一两　芎䓖半两　酸枣仁炒。三分　鹿角胶炙燥。半两　蔓荆实揉去白皮。一分①　羚羊角镑屑。三分　人参半两　白附子炮。半两　牛膝去苗。三分　桂去粗皮。半两　薏苡仁微炒。一分　乌蛇酒炙，用肉。半两　犀角镑屑。一分　白鲜皮炙，剉。半两　地骨白皮剉。三分　柏子仁生用。三分

上一十七味，捣罗为细散。每日空腹及夜卧，各以豆淋酒调下一钱匕至一钱半匕。

治中风手足拘挛，痰涎不利，精神昏闷，百节疼痛，**麝香丸**方

麝香研　牛黄研　蔓荆实去皮　木香　人参　赤茯苓去黑皮　芎䓖　独活去芦头　牛膝酒浸，切，焙　羌活去芦头　麻黄去根节　海蛤　附子炮裂，去皮脐　干蝎炒，去土　防风去叉　白僵蚕炒　海桐皮剉　龙齿煅　败龟酒浸，炙　草薢　酸枣仁炒　赤箭酒炙　甘菊花　天南星炮　桂去粗皮　干姜炮　虎骨酒浸，炙。各一两　乌蛇酒浸，去皮、骨，炙。四两

上二十八味，捣研为末，再同研匀，炼蜜和丸如弹子大。每服一丸，薄荷酒化下。

治诸风痛攻四肢百节，**白头翁酒**方

白头翁草一握

上一味，烂研，以醇酒投之，顿服。

又方

生恶实根摩酒服，痛止即住。

又方

黑豆炒，去皮。半升　威灵仙二两　桑根白皮剉。一两

上三味，用醇酒一升半，煎取八合，去滓顿服。

又方

---

① 分：明抄本、乾隆本、日本抄本同，文瑞楼本作"两"。

杏仁汤浸，去皮尖、双仁，炒黄，研。半两　虎骨以酒涂，炙黄①。取半两，为细末

上二味，用醇酒一升，热调顿服。

风身体疼痛

论曰：风身体疼痛者，由寒邪风湿之气，时袭于体，阳气内弱，为邪所胜，在分肉之间，不得发散，往来攻击，故身体疼痛也。

治风气身体疼痛，筋脉拘急，手足瘭麻，睡卧多涎，及丹田虚冷，**至圣丸方**

附子炮裂，去皮脐　牛膝去苗②，酒浸，焙干　海桐皮剉　肉苁蓉酒浸，切，焙　防风去叉　萆薢　狗脊黑者，去毛　黄耆剉　蒺藜子沙苑者，炒　蘹香子舶上者，炒　威灵仙　续断　木香各一两　骨碎补四两　木鳖子去壳。二两　乳香研　没药研。各半两

上一十七味，除研者外，为细末，再同和匀，以酒煮面糊丸如梧桐子大。每服二十丸，空心嚼木瓜酒下。

治风气身体疼痛，状如系缚，**没药丸方**

没药研。一分　骨碎补　威灵仙各二两　草豆蔻去皮　半夏汤洗七遍，焙。各一两　地龙去土，炒。三分　自然铜烧，醋淬七遍，研。一两

上七味，除研者外，为细末，饭丸如梧桐子大。空心温酒下三五丸。

治风气身体疼痛，血脉凝滞，手足无力，**应正丸方**

熟干地黄焙。三两　乌药　甜瓜子各二两　没药研　乳香研。各半两

上五味，除研者外，为细末，再同和匀，酒煮面糊丸如梧桐子大。空心食前，温酒或荆芥汤下二十丸。

---

① 以酒涂炙黄：日本抄本、文瑞楼本同，明抄本作"以酒涂酥黄"，乾隆本作"以酥涂炙黄"。

② 苗：明抄本、日本抄本、文瑞楼本同，乾隆本此后有"土"。

治风身体疼痛，**应痛丸方**

乌头炮裂，去皮脐　草乌头剉，炒黑　枫香脂研　赤小豆　天南星炮　威灵仙去土　地龙去土。各半两

上七味，除研者外，为细末，再同和匀，用醋煮面糊丸如梧桐子大。每服冷酒下十丸。

治风身体疼痛，头目不利，肩背拘急，肌肉瘙痹，痰涎壅滞，胸膈满闷，**麝香丸方**

麝香研。半两　秦艽去土。四两　独活去芦头　白术　槟榔各二两

上五味，除麝香研外，为细末，入麝香研匀，炼蜜和杵千百下，丸如龙眼大。每服一丸，细嚼，温酒或腊茶清下，不拘时。

治风身体疼痛，**威灵仙丸方**

威灵仙择。三两　乳香研。一分　枫香脂研。三分　五灵脂研。一两　草乌头炒黑。三分

上五味，除研者外，为细末，再和匀，炼蜜丸如鸡头实大。每服一丸，生①木瓜一片同嚼烂，温酒下。兼治大风疾。

治一切风，遍身疼痛②，脚膝少力，**虎骨丸方**

虎胫骨涂酥，炙黄。六两　乌头炮裂，去脐皮　芎䓖　海桐皮剉　天南星炮　天麻各一两　白花蛇酒浸，去皮、骨，炙　牛膝去苗，酒浸一宿，焙干　蒺藜子炒，去角。各二两

上九味，捣罗为细末，炼蜜丸如梧桐子大。每服温酒下二十丸。

治诸风筋骨及遍身疼痛，**没药丸方**

没药研　乳香研。各二钱　地龙去土。半两　甜瓜子一分　自然铜醋淬，研。一两　骨碎补　五灵脂各半两　干蝎去土，炒。一分

上八味，除研者外，为细末，再和匀，醋煮面糊丸如梧桐子

---

① 生：日本抄本、文瑞楼本同，明抄本、乾隆本无。

② 遍身疼痛：日本抄本、文瑞楼本同，明抄本、乾隆本作"遍身不遂疼痛"。

大。每服五丸加至七丸，温酒下。

治风身体疼痛，腰脚无力，**没药丸方**

没药研。半两　草乌头生，去皮脐，擘开。一两。以黑豆同炒令黄色，拣去黑豆　荆芥一百穗[1]　苍术米泔浸，刮去皮。二两　虎骨涂酥，炙黄。一两　乳香瓷盏内熔过，研　麒麟竭各半两

上七味，除研者外，为细末，再合研匀，酒煮面糊丸如小豆大。每服五丸，温酒下。如疼痛甚者，用猪羊筒[2]骨髓并盐各少许，同煎热酒下，空心日中临卧，日三。

治一切风，手足不随，遍身疼痛，语涩，精神恍惚及偏枯，**麻黄煎丸**

丹砂研　天南星炮裂　附子炮裂，去皮脐　桂去粗皮　羌活去芦头　芎劳　白鲜皮　海桐皮剉　当归切，焙　防己　铅白霜研　腻粉研　麝香研。各一两　自然铜煅，醋淬　虎胫骨涂酥[3]炙　乌蛇酒浸，去皮、骨，焙　干蝎去土，炒　天麻各二两　麻黄去根节。一斤

上一十九味，除研者外，为细末，再研匀，用醇酒五升，煮麻黄至二升，去麻黄不用，入蜜四两，熬如稠饧，和药成剂，丸如鸡头大。每服一丸。摊缓风，暗风，四肢不随，筋骨疼痛，葱白豆淋酒嚼下；惊风搐搦，口角垂涎，语涩神昏，薄荷汁同温酒化下；破伤风，用多年槐木煎取浓汤，同温酒化下；如牙关紧急不开，即研药如泥，用葱叶于鼻中灌之，即开。

治风身体疼痛，**黑神丸方**

草乌头炒令黑，存性。三两　地龙去土，瓦上焙过。一两　五灵脂半两　麝香研。一分

---

① 荆芥一百穗：明抄本、日本抄本、文瑞楼本及《普济方》卷九十四"诸风门"引《圣济总录》同，乾隆本及《永乐大典医书辑本》卷三百十"一东·风"引《圣济总录》作"荆芥穗一两"。

② 猪羊筒：日本抄本、文瑞楼本及《普济方》卷九十四"诸风门"引《圣济总录》同，明抄本、乾隆本作"羊筒"，《永乐大典医书辑本》卷三百十"一东·风"引《圣济总录》作"羊胫"。

③ 酥：明抄本、乾隆本、文瑞楼本同，日本抄本作"醋"。

上四味，除研者外，为细末，再和匀，醋煮面糊丸如绿豆①大。每服十丸，温酒下。

治风身体疼痛，**地龙丸方**

地龙炒。一分　甜瓜子炒。半两　自然铜烧，醋淬，研。二两　乳香研。一钱　骨碎补　赤芍药　五灵脂　当归切，炒。各半两　没药研。一分

上九味，除研者外，为细末，再和匀，酒煮面糊丸如梧桐子大。每服十丸，空心临卧温酒下。

治风身体疼痛，**祛风丸方**

没药研　木鳖子各一两　防风去叉。半两　乳香研。一分　血竭研。半两　乌头炮裂，去皮脐。一两半　荆芥穗半两　青橘皮汤浸，去白，焙。一两　五灵脂研。二两半

上九味，除研者外，为细末，再和匀，用醇酒熬成膏，丸如鸡头实大。热酒化下一丸。

治风身体疼痛，或手足瘑痹②，腰股③沉重，牵曳不随，**虎骨散方**

虎骨涂酥，炙黄　败龟涂酥，炙黄　生干地黄焙。各二两　何首乌去黑皮　芍药　蚕砂醋炒。各一两一分　羌活去芦头　附子炮裂，去皮脐　延胡索各一两　当归剉，焙　芎䓖　牛膝酒浸，切，焙　白芷　秦艽去苗、土　威灵仙去土　槟榔剉。各一两半　皂荚子炒。二两

上一十七味，为细散。每服空心温酒调下三钱匕，日三服。如不饮酒，用童子小便一盏半④，薄荷一握，生姜少许，同煎至一盏，去滓温服。

治风身体疼痛，筋脉拘急，行荣卫，除风湿，**羌活汤方**

羌活去芦头　地骨皮　桑根白皮各二两　芎䓖　当归焙　麻黄

---

① 绿豆：日本抄本、文瑞楼本同，明抄本、乾隆本作"梧桐子"。
② 痹：日本抄本、文瑞楼本同，明抄本、乾隆本作"麻"。
③ 腰股：日本抄本同，明抄本、乾隆本、文瑞楼本作"腰肢"。
④ 一盏半：日本抄本、文瑞楼本同，明抄本、乾隆本作"一钟"。

去节。各一两半　羚羊角镑　桂去粗皮　黄连去须　白术　附子炮裂，去皮脐　甘草炙　木香各一两

上一十三味，剉如麻豆。每服五钱匕，水一盏半，入生姜五片，煎取八分，去滓温服，不拘时候。

治风身体筋骨痛，**萆薢散方**

萆薢　牛膝酒浸，切，焙　蒺藜子炒，去角　枸杞子　恶实炒　秦艽去苗、土　羌活去芦头　当归切，焙　桂去粗皮。等分

上九味，捣罗为散。每服二钱匕，嚼少胡桃仁，热酒调下。痛极者，再服；一服痛止者，更可五服；骨痛者，饭后服；脚膝及腹内痛者，空心服。

治一切风冷，身体手足疼痛，**海桐皮丸方**

海桐皮剉　防风去叉　牛膝酒浸，切，焙　羌活去芦头。各半两　郁李仁去皮尖、双仁，炒，研。一分　大腹剉。二枚　蒴藋叶一束，捣取汁一[①]升

上七味，除蒴藋汁外，捣罗为末，先以蒴藋汁同酒一升熬成膏，入药末，搜和为丸梧桐子大。每服空腹温酒下三十丸。

风走注疼痛

论曰：风走注疼痛之病，其痛无常处是也。气血流通，筋脉和同，则骨肉滑利。一有不调，风邪乘虚与血气偕行，使荣卫凝涩，随所注处，悉为疼痛，故谓走注痛也。

治风毒走注，疼痛不定，少得睡卧，**虎骨散方**

虎胫骨酥炙　败龟酥炙。各二两　麒麟竭研　赤芍药　当归切，焙　没药研　防风去叉　白附子炮　桂去粗皮　白芷　骨碎补去毛　苍耳微炒　自然铜火煅，醋淬，细研。各三分　牛膝去苗，酒浸，切，焙　天麻　槟榔剉　五加皮剉　羌活去芦头。各一两

上一十八味，捣罗为散。每服二钱匕，温酒调下，不拘时。

治走注风，疼痛肿起，行履不得，其痛游走不定，或只一点

---

① 一：日本抄本、文瑞楼本同，明抄本、乾隆本作"三"。

疼痛，不可胜忍，其痛处常赤，甚则遍身有赤色，或攻项膊，或拘腰背，或注脚下，或攻胸胁，**独活散方**

独活去芦头　阿魏面少许和薄饼子，火上煿干，捣为末。各一钱　吴茱萸炒。一钱半　荆芥穗二①钱　桂去粗皮　大黄剉，炒　牛膝去苗，剉　羌活去芦头　鳖甲醋炙　当归切，焙　干蝎炒　黄耆剉　芎䓖　赤茯苓去黑皮　麻黄去根节　蔓荆实　木香　半夏洗去滑。各一分　虎骨酥炙。四钱　狼毒椎碎，以醋三升，同芫花于石器内煮干。半两　芫花　白花蛇酒浸，去骨②，炙干，仍用酒湿，又炙干，如是者二十余次，捣。各一两　牵牛子二两　麝香少许。研

上二十四味，内芫花、狼毒二味，别作一处为末，牵牛子、半夏二味亦别作一处为末，其余众药共作一处为末，每服芫花、狼毒末半钱，半夏、牵牛子末一钱，众药末一钱半，许③三钱匕，共作一服，临卧葱④汤调下。

治一切风气走注，四肢百骨节疼疼及闪肭肢节等疾，**独圣黑龙丸方**

草乌头炮，去皮。半斤　墨二两　白僵蚕生　甘松去土　零陵香各半两　半夏汤洗去滑，焙干　莎草根炒，去毛　白附子生　白芷　麻黄去根节　芍药各一两半　天南星生　乌头炮裂，去皮脐。各二两　藿香叶一两　山芋一两

上一十五味，捣罗为末，以法酒二升、米醋一升、面二两熬作糊，丸如弹子大。每服半丸，用薄荷茶化下，酒化亦得，量虚实服之。

治风毒走注疼痛，**骨碎补丸方**

骨碎补去毛。一两半　威灵仙洗，焙　草乌头炮，去皮。各二两　天南星炮　地龙去土，炒　自然铜煅，醋淬　木鳖子去壳　枫香脂各一两　没药研　乳香研。各半两

① 二：日本抄本、文瑞楼本同，明抄本、乾隆本作"一"。
② 去骨：日本抄本、文瑞楼本同，明抄本、乾隆本作"去皮骨"。
③ 许：日本抄本、文瑞楼本同，明抄本、乾隆本无。
④ 葱：日本抄本、文瑞楼本同，明抄本、乾隆本作"葱白"。

上一十味，捣罗为末，醋煮面糊和丸如梧桐子大。每服五丸，温酒下，空心服。

治风毒走注疼痛及体内多风疾者，**羌活丸方**

羌活去芦头　独活去芦头。各二两　地龙去土，炒。一两　天麻三分　乌头炮裂，去皮脐。半两

上五味，捣罗为末，用生蜜和丸如梧桐子大。每服二十丸，薄荷汤或温酒下，食前服。

治风毒留客日深，气虚邪实，攻击不定，走注疼痛，**趁痛丸方**

大戟刮去皮　甘遂　白芥子各一两

上三味，捣罗为末，用大麦面一两和匀，醋调作饼子，慢火炙黄熟，再捣罗，用薄面糊为丸如梧桐子大。每服十丸，渐加至十五丸，空心用冷酒下；病甚，不入大麦面亦得。

治风毒内攻，走注疼痛不定，**应痛丸方**

五灵脂黑色者，炒　草乌头去皮脐，生，剉　地龙去土，炒　白芥子　自然铜煅，醋淬，研。各一两　乳香半两。研　巴豆七粒。去皮、心、膜，醋煮黄色，研

上七味，捣罗为末，酒煮面糊和丸如小豆大。每服五丸，温酒下。

治风走注循入经络疼痛及腰膝苦疼，**莎草根丸方**

莎草根用猪胆①炒令香　草乌头用净水浸，一半生，一半炒熟，去皮尖。各二两　威灵仙去土　踯躅花　刘寄奴各一分②

上五味，捣罗为末，用乳香、没药各半两研入，醋煮面糊和丸如梧桐子大，火煅自然铜，细研为衣。每服五丸，渐加至十丸，煨葱酒下。

治风毒走注，筋骨疼痛，**如意丸方**

草乌头去皮脐　五灵脂　蘹香子炒　青橘皮去白，焙　陈橘皮

---

① 猪胆：明抄本、日本抄本、文瑞楼本同，乾隆本作“猪脂”。

② 分：日本抄本、文瑞楼本同，明抄本、乾隆本作“两”。

去白，焙　木鳖子去壳　芸薹子　防风去叉。各二^①两，并生用　巴豆四十九^②粒。去皮、心、膜，研出油　斑猫八十一个。去头、足，炒　木香一分

上一十一味，捣罗为末，用宿炊饼末，以酽醋煮作糊，和丸如豌豆大。每服一丸，酒下，不拘时。

治风毒走注，疼痛如虎啮，**芸薹子散方**

芸薹子　天南星　草乌头并生用。各一两

上三味，捣罗为散。每用五钱匕，量入生面，以酽醋、生姜汁、生油各少许调成膏，摊纸上，厚一分，贴痛处即止。

治风毒走注疼痛，筋脉挛急^③，**消毒膏方**

马牙消一两。烧赤，研　乌头大者，二枚。烧存性三分^④，研

上二味，同研令匀。每用三钱匕，以白面三钱匕，生姜汁一盏，同熬成膏，摊于帛子上，热贴，日二换之。

治风毒上攻下注，游走不定，冲击疼痛，**天麻丸方**

天麻　地龙去土　羌活去芦头　独活去芦头　附子去皮脐，生用　桂去粗皮　没药研　荆芥穗各二两　麝香研。一钱^⑤

上九味，捣研为末，生蜜和丸如樱桃大，瓷器内收。每服一丸，用荆芥腊茶^⑥嚼下；如注破脚至甚者，不过二十日。上攻则食后服，下注则食前服。

治走注疼痛，**干地黄丸方**

生干地黄焙　白芷　当归切，焙　没药研　乌头炮裂，去皮脐　防风去叉　木香　赤小豆拣

上八味，等分，捣罗为末，水浸蒸饼心和丸如梧桐子大。每服五丸，冷酒下，空心食前服，日二。

---

① 二：明抄本、乾隆本、文瑞楼本同，日本抄本作"一"。
② 四十九：日本抄本、文瑞楼本同，明抄本、乾隆本作"四十"。
③ 挛急：日本抄本、文瑞楼本同，明抄本、乾隆本作"拘急"。义皆通。
④ 烧存性三分：明抄本、乾隆本、文瑞楼本同，日本抄本作"烧存三分性"。义皆通。
⑤ 一钱：文瑞楼本同，明抄本、乾隆本作"一分"，日本抄本作"三钱"。
⑥ 腊茶：日本抄本、文瑞楼本同，明抄本、乾隆本作"汤"。

治走注疼痛不可忍，**乌头丸方**

乌头炮裂，去皮脐　干蝎去土，炒　地龙去土，炒　踯躅花去心

上四味，等分，捣罗为末，醋面糊和丸如绿豆大。每服五丸，妇人当归酒下，男子荆芥酒下。

治风气走注，疼痛无常处，**威灵仙丸方**

威灵仙去苗、土　五灵脂各一两　乌头炮裂，去皮脐　木鳖子去壳　乳香研。各半两　赤芍药一分

上六味，捣罗为末，滴酒和丸如梧桐子大。每服七丸，食前冷酒下，加至十丸。

治风走注，身体疼痛，荣卫凝涩，**大通丸方**

石斛去根。一两　牛膝去苗，酒浸一宿，切，焙。一两　附子二枚共及一两者。炮裂，去皮脐　干姜炮。三分　肉豆蔻四枚。去皮，面裹煨，面熟①为度　槟榔剉。四枚　木香一分　甘菊花炒。二两　石硫黄一分　白花蛇酒浸，去皮、骨，焙②。二两　枸杞子九蒸九暴，炒黄。二两

上一十一味，捣罗为末，以酒煮面糊和丸如梧桐子大。每服二十③丸，空心温酒下。如服了转④觉脑骨内疼甚者，乃药效。妇人当归酒下。如作细散，每服一钱半匕，温酒粥饮任调下。

治风邪走注，百节疼痛，昼夜不可忍，**没药散方**

没药研。半两　虎胫骨涂酥炙黄。三⑤两

上二味，将虎骨先捣罗为散，入没药研令匀。每服二钱匕，温酒调下，不计时候，日三。

---

①　面熟：明抄本、文瑞楼本同，乾隆本作"面焦"，日本抄本脱。

②　酒浸去皮骨焙：日本抄本、文瑞楼本同，明抄本、乾隆本作"浸去皮骨，用酒炙"。

③　二十：文瑞楼本同，明抄本、乾隆本作"十"，日本抄本作"一十"。

④　了转：日本抄本、文瑞楼本同，明抄本、乾隆本作"方"。

⑤　三：日本抄本、文瑞楼本同，明抄本、乾隆本作"二"。

白虎风

论曰：白虎风之状，或在骨节，或在四肢，其肉色不变，昼静而夜发，发则痛彻骨髓，或妄言、妄有所见者是也。盖由风寒暑湿之毒，乘虚而感，播在经脉，留于血气，畜①聚不散，遇阳气虚弱，阴气隆盛，则痛如虎啮，故以虎名焉。

治白虎风，骨中疼痛不可忍，入夜即甚，走注不定，**沉香汤方**

沉香半两　虎骨酥炙令黄。一两　槟榔炮。半两　生干地黄剉，焙。三分　当归切，焙。一分　艿䓖半两　白芷微炒　鬼箭羽　地龙微炒。各一分②　芍药　羌活去芦头。各半两

上一十一味，粗捣筛。每服六钱匕，水一盏，酒一盏，桃枝七寸，薤白三四茎，同煎至一盏，去滓温服，空心午时各一；疾甚，即夜添二③服。

治白虎风，痛甚如啮，**羌活汤方**

羌活去芦头。三④分　防风去叉。一两　秦艽去苗、土　艿䓖　当归焙。各一两半　牛膝去苗，酒浸，切，焙。一两　附子炮裂，去皮脐。三分　大腹连皮用。三枚　桃仁汤浸，去皮尖、双仁，炒。二十一枚

上九味，剉如麻豆。每服五钱匕，水二盏，入生姜一枣大，拍破，煎至一盏，去滓温服，日二夜一。

治白虎风历节疼痛，不可忍，**酸枣仁散方**

酸枣仁炒。半两　败龟酥炙令黄。二两　秦艽去苗、土。一两半　虎骨酒⑤炙令黄。二两　羌活去芦头。一两　防风去叉。一两一分　牛膝去苗，酒浸，切，焙。一两　艿䓖一两一分　桂去粗

---

① 畜：原作"搐"，明抄本、乾隆本、日本抄本、文瑞楼本同，形声俱近而误，据文义改。

② 分：日本抄本、文瑞楼本同，明抄本、乾隆本作"两"。

③ 添二：日本抄本、文瑞楼本同，明抄本、乾隆本作"一"。

④ 三：文瑞楼本同，明抄本、乾隆本脱，日本抄本作"一"。

⑤ 酒：日本抄本、文瑞楼本同，明抄本、乾隆本作"酥"。

皮 白芷 蒲黄炒 附子炮裂，去皮脐。各一两 枳壳去瓤，麸炒 当归切，焙。各一两半

上一十四味，捣罗为散。每服温酒调下三钱匕，空心夜卧各一服①。

治白虎风，昼夜游走疼痛，**原蚕蛾散方**

原蚕蛾炒。一分 白僵蚕炒。半两 蝉蜕炒 地龙白色少泥者，微炒。各一分

上四味，捣罗为散。先用干脯一片炙熟，安病人所卧席底当痛处，不得令知，若其夜痛甚难治，痛缓即易治。来日待病人起后，取脯看必有异，脯色赤，每服用散三钱匕；脯色青黯，每服四钱匕，温酒或米饮调下，空心。服药后更吃酒令小醉，汗出即愈。

治白虎风，止疼痛，**附子散方**

附子炮裂，去皮脐 虎脑骨酥炙令黄。各一两 桂去粗皮。一分

上三味，捣罗为散。每服温盐酒调一钱至二钱匕，空心午时各一服。

治白虎风，痛不可忍，**白僵蚕散方**

白僵蚕炒 地龙白色少泥者，微炒 腊茶炙。各一两 甘草炙。三分

上四味，捣罗为散。每发时，空心服两钱匕，午后服一钱匕，临卧服两钱匕，并用热酒调下。又先取蜡一两，铫子中熔成水，投桂末半两搅匀，摊于纸上，火炙令热，服第一服药了，即贴向痛处，用熟帛裹之。

治白虎风，疼痛游走无定，**地龙散方**

地龙白色少泥者，微炒 桂去粗皮 白芷炒 白僵蚕炒 威灵仙 漏芦 芎䓖 当归切，焙。各半两

---

① 空心夜卧各一服：日本抄本、文瑞楼本同，明抄本、乾隆本作"早晚各一"。

上八味，捣罗为散。每服热酒调下一二钱匕，日三夜一。

治白虎风，走注疼痛，发歇不定，积年不效者，**虎骨散**方

虎骨酥炙令黄　乌梅肉　赤茯苓去黑皮，剉　肉苁蓉酒浸，切，焙　人参　鳖甲去裙襕，醋浸，炙　甘草炙　芍药各一两　当归切，焙　前胡去芦头。各三分　白术　豉慢火微炒　紫菀去土　黄耆剉，焙。各一①两　常山炒　枳壳去瓤，麸炒　犀角镑　知母切，焙。各一分　升麻　柴胡去苗　桔梗炒　天灵盖酥炙　桂去粗皮　木香各三分　桃仁汤退去皮尖、双仁，炒。四十九枚

上二十五味，捣罗为散。每服温酒调下二钱匕，空心临卧各一。若为丸，即炼蜜和丸如梧桐子大。每服温酒下二十丸至三十丸。

治白虎风，身体疼痛，不可忍，转动不得，**阿魏散**方

阿魏半钱匕　地龙十五条。白色少泥者良，微炒　乳香研　好茶末各一钱匕

上四味，捣研细为散。分两服，空心夜食后，并用热酒调下。服药后，更吃热豆淋酒投及吃热姜稀粥，以衣被覆取微汗，通体当差。

治白虎风，疼痛难忍，**牛膝散**方

牛膝去苗，酒浸，切，焙　当归切，焙。各一两　虎骨酥炙令黄。二两　赤芍药一两　芒消别研。半两　桃仁去皮尖、双仁，炒。二②两　芎䓖半两

上七味，捣罗为散。每服空心用温酒调下一钱至二钱匕。

治白虎风，骨节疼痛，不可忍者，**麝香散**方

麝香研。半两　没药研　乳香研。各一两　虎牙最大长者用，一副四个③　蜈蚣十条。赤足完全者，酒浸三日，暴干　天麻二两

上六味，捣研为细散，和匀。每服二钱匕，温酒调下，不拘

---

① 各一：日本抄本、文瑞楼本同，明抄本、乾隆本作"二"。

② 二：日本抄本、文瑞楼本同，明抄本、乾隆本作"三"。

③ 个：文瑞楼本同，明抄本、乾隆本作"斤"，日本抄本误作"筒"。

时候，日二三服^①。

治白虎风疼痛，昼静夜发，**蜊蟷散方**

蜊蟷七^②枚。研烂　甘草炙末。抄五钱　没药研　乳香研。各抄一钱

上四味，同研烂。分二服，每服煎酒一盏，二三沸，调下，不计时。

治白虎风，骨髓疼痛，至夜转甚，**抵圣散方**

虎胫骨不计多少。打破，酒浸，蘸酒，旋炙令黄脆为度

上一味，为散。每服半钱，入薄荷末一钱匕，人参末半钱匕，煎乳香^③酒调下。

治白虎风疼痛及走注不定，**虎骨散方**

虎骨酒炙。二两　地龙去土，炒　踯躅花酒炒。各一两半　牛膝酒浸，切，焙　硇砂汤煮令枯　没药研　芎䓖　当归切，焙　密陀僧研。各一两　桂去粗皮　延胡索炒　乳香研。各半两

上一十二味，捣研为散，拌匀。每服一钱匕，温酒入少童子小便调下。

治风寒暑湿毒气攻筋脉，或在骨节，或在四肢，名白虎风者，**羌活散方**

羌活去芦头　附子炮裂，去皮脐　天麻　防风去叉　牛膝酒浸，切，焙　蒺藜子炒，去角　芎䓖　乌头去皮脐，生用　干蝎全者　白附子炮　麻黄去根节。等分

上一十一味，捣罗为散。每服一钱匕，温酒调下。初且^④服半钱，三日后加。

治白虎风，昼静夜发，痛彻骨髓，狂言妄见，**七神散方**

防风去叉　羌活去芦头　桂去粗皮　地骨皮去土　芎䓖　细辛

---

① 日二三服：日本抄本、文瑞楼本同，明抄本、乾隆本作"日二夜一"。

② 七：日本抄本、文瑞楼本同，明抄本、乾隆本作"一"。

③ 乳香：日本抄本、文瑞楼本及《永乐大典医书辑本》卷三百二十九"一东·风"引《圣济总录》同，明抄本、乾隆本作"乳"。

④ 且：日本抄本、文瑞楼本同，明抄本、乾隆本作"宜"。

去苗叶　虎骨酒浸一宿，酥炙黄

　　上七味，等分，捣为细散。每服一钱匕，温酒调下。

　　又方

　　上取乌蛇一条，洗刷去尘土，用醇酒一斗，浸一七日后，每日煎一盏温服。如吃尽酒，取乌蛇焙干为末，温酒调下一钱匕。

　　治白虎风，走注疼痛不定，**虎骨散方**

　　虎胫骨酥炙。二两　羌活去芦头　附子炮裂，去皮脐　地龙炒。各一两

　　上四味，捣罗为散。每服二[1]钱匕，温酒调下，不拘时候。

　　治白虎风，走注疼痛，**乌头散方**

　　乌头炮裂，去皮脐　地龙炒　羌活去芦头　虎骨酒炙　延胡索　当归切，焙　没药研　防风去叉。各一两

　　上八味，捣罗为散。每服二钱匕，冷酒调下，空心食前，日二服。

风腰脚疼痛

　　论曰：腰者，肾之府也。肾主腰脚，其气不足，风湿冷气乘虚内攻，与正气交争，经脉蕴滞，不能荣养于腰脚，故屈伸步履皆疼痛也。

　　治风腰脚疼痛不可忍，足胫瘠痹，**独活汤方**

　　独活去芦头。一分　黄耆剉。半两　防风去叉　茯神去木　桂去粗皮　白鲜皮　羚羊角镑。各一分　酸枣仁炒。半[2]两　桃仁去皮尖、双仁，炒。一两

　　上九味，粗捣筛。每服五钱匕，水一盏半，煎至一盏，去滓温服，空心日午夜卧各一。

　　治风毒攻腰脚，骨节疼痛，**麻黄汤方**

　　麻黄去根节，先煎，掠去沫，焙　细辛去苗叶。各半两　独活

---

　　① 二：日本抄本、文瑞楼本同，明抄本、乾隆本作"一"。
　　② 半：日本抄本、文瑞楼本同，明抄本、乾隆本作"一"。

去芦头　丹参剉　牛膝去苗，酒浸，切，焙　草薢　黄耆剉　桂去粗皮。各三分　防风去叉　犀角镑　羚羊角镑。各一两　磁石火煅，醋淬五七①遍。一两半

上一十二味，粗捣筛。每服五钱匕，水一盏半，煎取一盏，去滓，空心早晚食前温服。

治肾气虚弱，卧冷湿地，风邪乘之，流入腰脚，冷痹疼痛，**续断汤方**

续断　杜仲去粗皮，剉，炒　桂去粗皮　防风去叉　牛膝酒浸，切，焙　细辛去苗叶　白茯苓去黑皮　人参　当归切，焙　白芍药各二两　独活去芦头　芎䓖　秦艽去苗、土　生干地黄焙　甘草炙。各三②两

上一十五味，粗捣筛。每服五钱匕，水一盏半，煎至一盏，去滓温服。宜用蒴藋叶火燎，厚安床上，及热卧上，冷即易之。冬月③取根捣用。

治风腰脚不随，或痛或痒，肿硬如石，胫中少力，及指间生疮，有黄水自出不止，**桑根白皮汤方**

桑根白皮剉。三分　羚羊角镑。半两　漏芦去芦头　茯神去木　败酱　木通剉　芎䓖各三分④

上七味，粗捣筛。每服五钱匕，水一盏半，煎至一盏，去滓，入生地黄汁半盏，更煎令沸，空心日午临卧温服。

治下焦风虚，腰脚痛痹不仁，骨髓痠疼，不能久立，渐觉消瘦，**羌活汤方**

羌活去芦头　防风去叉　黄耆剉　五加皮剉　牛膝酒浸，切，焙。各一两半　酸枣仁炒。一合　丹参剉　桂去粗皮　芍药　麻黄去根节，煎，掠去沫，焙。各一两一分　槟榔四⑤颗。剉　当归切，

---

① 五七：日本抄本、文瑞楼本同，明抄本、乾隆本作"七"。
② 三：明抄本、乾隆本、文瑞楼本同，日本抄本作"二"。
③ 冬月：日本抄本、文瑞楼本同，明抄本、乾隆本作"冬朔月"。
④ 三分：文瑞楼本同，明抄本、乾隆本作"二两"，日本抄本作"三两"。
⑤ 四：日本抄本、文瑞楼本同，明抄本作"三"，乾隆本作"二"。

焙　玄参　木通剉。各二两

上一十四味，粗捣筛。每服五钱匕，水一盏半，煎取一盏，去滓，空腹食前温服，良久以热生姜稀米粥投，衣覆微出汗，慎外风。

治风攻腰脚疼及瘙痹，**地龙散**方

地龙白颈者。于瓦上炒。五两　附子炮裂，去皮脐。二两　蒺藜子炒，去角　赤小豆炒。各二两半

上四味，捣罗为散。每服二钱匕，生姜酒调下，空心晚①食前服。

治腰脚风痛，**龙虎丹**方

草乌头剉　枫香脂研　五灵脂　木鳖子去壳，别研②　地龙炒。各一两　乳香别研。半两

上六味，捣研为末，井华水拌和，捣千百下，丸如鸡头实，以丹砂为衣。每服一丸，临卧以冷酒磨下，乳香酒亦得，仍先嚼胡桃仁半枚服之。药成阴干，勿令见火。

治风气攻注，腰膝疼痛，**苁蓉丸**俗名骗马丹方

肉苁蓉酒浸，切，焙　狗脊去毛　萆薢　胡芦巴炒　白豆蔻去皮　乌头炮裂，去皮脐　防风去叉　牛膝去苗，酒浸，切，焙

上八味，等分，捣罗为末，酒煮面糊丸如梧桐子大。每服二十九至三十丸，茶、酒任下。

治风毒下注，腰脚连膝虚肿疼痛，**木香丸**方

木香　没药别研　乌药剉　天南星炮　白附子炮　附子炮裂，去皮脐　乌头炮裂，去皮脐　蒺藜子炒，去角。各一两

上八味，捣罗为末，用木瓜一枚重七八两者，开头，去皮瓤，入硇砂半两盖之，竹签签定，甑上蒸烂熟，和前药末同杵，丸如梧桐子大。每服三十丸，空心冷酒下，良久煎荆芥茶投之。

治风气攻注，腰脚疼痛，手足沉重，**槟榔丸**方

---

① 晚：日本抄本、文瑞楼本同，明抄本、乾隆本作"日午"。

② 研：明抄本、乾隆本、日本抄本、文瑞楼本同，日本抄本旁注"研作碎"。

槟榔一两半　干姜炮　木香　皂荚去皮，酥炙。各一两　牵牛子三两，捣罗为末，取一两　青橘皮汤浸，去白，焙。二两

上六味，捣罗为末，炼蜜丸如梧桐子大。每服二十丸，冷葱茶下，食前服，微利为效，痛减[1]即少服。

治风腰脚疼痛，**狗脊丸方**

狗脊烧，去毛　防风去叉　萆薢　乌头炮，去皮脐。各一两　蓬莪茂煨。半两

上五味，捣罗为细末，水煮面糊和丸如梧桐子大。每服三十丸，空心温酒下。

治风腰脚痛不得履地及拗折伤肿，瘀血攻痛，**三神散方**

黑豆二[2]两。连皮炒　当归酒浸，切，焙　熟干地黄焙。各一两

上三味，捣罗为细散。每服二钱匕，温酒调下，食前[3]服。

治风腰脚疼痛，下疰脚膝，行步不得，或肿痒，或在两膝肿痛，久疗不差，渐致足胫细小少力，**虎骨散方**

虎脑骨[4]酥炙。二两　天麻　木香　羌活去芦头　芎䓖　黄耆剉　蒺藜子炒，去角　青橘皮去白，切，炒　大腹皮　桂去粗皮　槟榔剉　沉香剉　桃仁去皮尖、双仁，麸炒　白茯苓去黑皮　山芋　葛根剉　海桐皮剉　五味子　败龟酒浸[5]，炙　白鲜皮各一两　肉苁蓉酒浸，切，焙　附子炮裂，去皮脐。各一两半[6]　甘草炙。半两

上二十三味，捣罗为散。每服二钱匕，空心临卧，温酒或盐汤调下。

治下经风冷气攻注，脚膝疼痛肿满，沉重少力，行步[7]艰难，**内炙羌活木瓜丸方**

羌活去芦头　木瓜一枚　天雄炮裂，去皮脐　桂去粗皮　蘹香子

---

① 痛减：明抄本、日本抄本、文瑞楼本同，乾隆本作"利后"。
② 二：日本抄本、文瑞楼本同，明抄本、乾隆本作"一"。
③ 食前：日本抄本、文瑞楼本同，明抄本、乾隆本此后有"临卧"。
④ 虎脑骨：日本抄本、文瑞楼本同，明抄本、乾隆本作"虎胫骨"。
⑤ 酒浸：文瑞楼本同，明抄本、乾隆本作"醋"，日本抄本作"醋浸"。
⑥ 一两半：日本抄本、文瑞楼本同，明抄本、乾隆本作"一两"。
⑦ 行步：日本抄本、文瑞楼本同，明抄本、乾隆本作"行履"。

炒　牛膝去苗，酒浸，切，焙　木香　陈橘皮汤浸，去白　天麻各一两　硇砂别研。一两半①　艾用叶，别捣末。四两　没药别研。一两

上一十二味，捣罗为末，将木瓜剜去瓤留盖，将艾末、硇砂与熟蜜拌和，在木瓜内盖了，以竹签签定，于银石器内盛，就饭甑内炊取烂，与前药末一处拌和，更捣三五百杵，可丸即丸如梧桐子大。每服三十丸，微嚼破，温酒下，盐汤亦得。如难丸，更入少许酒，煮面糊同丸。

治风攻腰脚疼痛及肠壅气滞，**皂荚刺散**方

皂荚刺二握，东南枝上者

上一味，烧作灰存性，捣罗为散。每日空腹用温酒调服一钱匕，渐加至二钱匕。

治风气滞壅，腰脚疼痛，**枳壳散**方

枳壳去瓤，麸炒。一两半

上一味，捣罗为散。每日食后用温浆水调服二钱匕，日夜三服。

治风气攻刺手脚，腰背痛楚，无药可疗，**外贴法**

附子炮裂，去皮脐。三两②　吴茱萸汤洗，焙干，炒　木香一两　桂去粗皮　蛇床子各一两　马兰花二两

上六味，捣罗为末。每用半匙头③，入白面少许，生姜自然汁调稀稠得所为膏，摊纸上，贴患处，更用油单子隔，以绵衣裹定。

治风腰脚疼痛，不能运动，足心俱痛，**牛膝汤**方

牛膝酒浸，切，焙　干木瓜焙　牡丹去心　芎藭　萆薢各一两半④　桂去粗皮　羌活去芦头　羚羊角镑。各一两　天雄炮裂，去皮脐　桑根白皮削。各二两　黄耆半两

上一十一味，剉如麻豆。每服五钱匕，水一盏半，入生姜五片，煎取八分，去滓温服，空心食前。

---

① 一两半：日本抄本、文瑞楼本同，明抄本、乾隆本作"半两"。
② 三两：文瑞楼本同，明抄本、乾隆本无，日本抄本作"一两"。
③ 半匙头：日本抄本、文瑞楼本同，明抄本、乾隆本作"半匙"。
④ 一两半：明抄本、日本抄本、文瑞楼本同，乾隆本作"一两"。

治风腰脚疼痛，筋脉拘急，**虎骨汤**方

虎头骨牙齿炙。三两　天雄炮裂，去皮脐　当归切，焙。各二两　菝葜　代赭煅，醋淬　黄耆　桂去粗皮　羌活去芦头。各一两　赤芍药　防风去叉　芎䓖　桔梗　络石　桑耳　山茱萸各一两半

上一十五味，剉如麻豆。每服五钱匕，水、酒共一盏半，入生姜一枣大，切，煎取八分，去滓温服，不拘时。

治风腰脚疼痛，筋脉拘挛，**侧子散**方

侧子炮裂，去皮脐　赤箭　酸枣仁微炒　海桐皮剉。各一两　芎䓖　漏芦去芦头　桂去粗皮　五加皮剉　仙灵脾　牛膝酒浸，切，焙　木香各三分　枳壳去瓤，麸炒。半两

上一十二味，捣罗为散。每服二钱匕，温酒调下，不计时候。此药尤治目赤痛，累用极验。

治风湿脚膝肿痛，**防风汤**方

防风去叉　麻黄去根节，先煎，掠去沫，焙　石韦去毛　络石　桑根白皮　大腹皮　芎䓖　生干地黄各一两半　附子炮裂，去皮脐。二两　白术　桂去粗皮　羌活去芦头　牡丹皮　射干各一两　草豆蔻去皮。四枚　桃仁二十枚。去皮尖、双仁，炒

上一十六味，剉如麻豆。每服五钱匕，水一盏半，生姜五片，同煎取八分，去滓温服。

治风毒脚膝痠疼，履地不得，呕逆吐食，憎寒沉重，**虎胫骨汤**方

虎胫骨涂酥炙　当归焙　附子炮裂，去皮脐　桔梗炒。各一两半　赤石脂　酸枣仁微炒。各二两　白芷　桂去粗皮　白术　地榆　木香　黄连去须　厚朴去粗皮，涂生姜汁炙　黄芩去黑心。各半两　肉豆蔻一枚。去壳

上一十五味，剉如麻豆。每服五钱匕，水一盏半，煎至八分，去滓温服。

治风冷腰脚疼痛，行步不能，**牛膝丸**方

牛膝酒浸，切，焙。三两　巴戟天去心　附子炮裂，去皮脐。各二两　羌活去芦头　桂去粗皮　五加皮剉　杜仲去粗皮，炙　干

姜炮。各一两半

上八味，捣罗为末，炼蜜和丸如梧桐子大。每服三十[①]丸，食前酒下。

治风冷留著，腰膝疼痛，**当归汤**方

当归切，焙　桑耳　草薢　牛膝酒浸，切，焙　射干各一两半　芎䓖　附子炮裂，去皮脐　厚朴去粗皮，生姜汁炙。各二两　桂去粗皮　干姜炮裂　陈橘皮去白，炒。各一两

上一十一味，到如麻豆。每服五钱匕，水一盏半，入生姜一枣大，切，煎至八分，去滓温服。

治冷痹下焦风冷，脚膝疼痛，痛痹无力，**牛膝散**方

牛膝切，酒浸，焙　山茱萸汤[②]洗，焙干，炒。各一两　桂去粗皮。半两

上三味，捣罗为散。每空腹暖酒调二钱匕，日二。

治元脏风气攻注，腰膝疼痛，及一切风气，**干蝎丸**方

干蝎去土，微炒　天麻　羌活去芦头　独活去芦头　附子炮裂，去皮脐　槟榔到　沉香到　木香　狼毒切作块，先用醋煮三五沸，焙干，到　牛膝酒浸，切，焙　白附子微炒　桂去粗皮　当归切，焙　枳壳去瓤，麸炒　巴戟天去心　防风去叉　昆布洗去咸汁，微[③]炒　牵牛子炒半熟　人参　蒺藜子炒，去角　高良姜　萝卜子微炒　肉豆蔻去壳　没药　白术　防己到，焙　硇砂醋化[④]，尽去夹石，炼霜。各一两　阿魏一分

上二十八味，先将没药、硇砂、阿魏三味，用好酒一升熬成膏，余药同捣罗为末，炼蜜同膏和丸如梧桐子大。每日五更后，空心薄荷酒下二十丸，向晓利一行即差。

---

① 三十：明抄本、乾隆本、文瑞楼本同，日本抄本作"二十"。
② 汤：日本抄本、文瑞楼本同，明抄本、乾隆本作"酒"。
③ 微：日本抄本、文瑞楼本同，明抄本、乾隆本作"酥"。
④ 醋化：日本抄本、文瑞楼本同，明抄本、乾隆本作"酥炙"。

卷第一十一

诸风门

风腲腿

论曰：风腲①腿之状，四肢不收，身体疼痛，肌肉虚满，骨节懈怠，腰脚缓弱，不自觉知也。盖风邪侵于分肉，流于血脉，荣卫稽留，涩而不行，致身体骨节肌肉腰脚，痹滞无力，不能用也。久不差，气体虚羸，则变成水病②。

治风腲腿，四肢缓弱，骨节疼痛，皮肤不仁，肌肉虚满，腰脚沉重，举止无力，**五加皮汤方**

五加皮　萆薢　独活去芦头　防己　牛膝酒浸，切，焙。各二两　桂去粗皮　赤茯苓去黑皮　防风去叉　附子炮裂，去皮脐　薏苡仁　当归切，焙　秦艽去苗、土　茵芋　海桐皮　赤芍药各一两　羌活去芦头　麻黄去根节　丹参各三分

上一十八味，剉如麻豆。每服五钱匕，水一盏半，入生姜一枣大，拍碎，同煎至七分，去滓温服，不拘时。

治风腲腿，四肢不收，身面浮肿，筋骨怠惰，皮肤不仁，**独活汤方**

独活去芦头　防风去叉　赤茯苓去黑皮　防己　赤芍药　桂去粗皮。各二两③　芎䓖　当归切，焙　白术各一两半　人参　秦艽去苗、土　麻黄去根节　细辛去苗叶。各半两　甘草炙。一两

---

① 腲（wěi 委）：原指舒缓貌，此指缓弱无力。
② 论曰……变成水病：此段论述主要源自《诸病源候论》卷一"风病诸候·风腲腿候"，行文有差异。
③ 二两：日本抄本、文瑞楼本同，明抄本、乾隆本作"三分"。

上一十四味，咬咀如麻豆大。每服五钱匕，水一盏半，入生姜一枣大，拍碎，大枣二枚，擘破，同煎取七分，去滓温服，日二夜一。

治风腲腿，肌肉虚满，四肢不收，骨节疼痛，**防风汤**方

防风去叉　五加皮剉　附子炮裂，去皮脐　萆薢　薏苡仁　桂去粗皮。各一两　牛膝酒浸，切，焙　独活去芦头　赤茯苓去黑皮　当归切，焙　杜仲去粗皮，炙　海桐皮各一两半　木香　枳壳去瓤，麸炒　仙灵脾①各半两

上一十五味，咬咀如麻豆大。每服五钱匕，水一盏半，入生姜一枣大②，拍碎，同煎至一盏，去滓温服，不拘时。

治风腲腿，四肢不收，**苍耳汤**浸淋方

苍耳五升。苗亦得　羊桃二升四合③。细剉　蒴藋切。二升半　赤小豆二升半　食盐二升，颗块者

上五味，以水一石五斗，煮取一石，去滓，适寒温浸所患脚，勿过绝骨，每浸一炊顷出，勿令汤冷，可将汤更番添换令热。若遍身汗出差，每隔三日一度浸淋，避外风。

治风腲腿，肢体不收，失音不语，**蓖麻酒**方

蓖麻子油一升　酒一斗

上二味，同于银石器中盛，搅令匀，重汤煮一日，不住搅，候熟。每服三合，空心日午夜卧各一服。初服吐风涎勿怪，不吐即涎不出。

治风腲腿，四肢不收，失音不语，**杏仁酝酒**方

杏仁汤浸，去皮尖、双仁。三斗　糯米一石。簸去糠　麦曲二十斤。焙令干，捣为末

上三味，先取杏仁二斗捣，更入砂盆内烂研，渐入水八斗，

①　仙灵脾：明抄本、日本抄本、文瑞楼本及《普济方》卷九十五"诸风门"引《圣济总录》同，乾隆本作"威灵仙"。

②　一枣大：日本抄本、文瑞楼本及《普济方》卷九十五"诸风门"引《圣济总录》同，明抄本、乾隆本作"三片"。

③　二升四合：日本抄本、文瑞楼本同，明抄本、乾隆本作"四升二合"。

旋研旋绞取汁，令尽去滓，煎取四斗，尝之，若香滑则熟，倾入不津瓮中，如法盖覆，作三①料酝酒。

第一酝，取糯米六斗，炊作饭，用曲末②一十二斤拌和，又取杏仁四升烂研，渐以水一斗六升，煎取八升，寒温适宜，投入前药瓮中酝之，令米糜溃。

第二酝，取糯米二斗炊饭，用曲末四斤拌和，又取杏仁三升烂研，渐以水一斗一升，煎取六升，寒温适宜，投入前药瓮中。

第三酝，用米曲、杏仁水汁，一切依第二酝法。

上三酝既毕，用腊纸密封，莫令气泄，于净处安，候香熟。每服取五合，不拘时相续饮之，常令半醺，无至醉吐为妙。

风不仁

论曰：风不仁之状，皮肤搔之如隔衣是也。由荣气虚，卫气实，风寒入于肌肉，血气不相与，凝痹结滞，皮肤癗厚，无所觉知。《内经》曰皮肤不营故为不仁，此之谓也。

治风皮肤痛痹不仁，积年疥癣，补诸不足，**苦参散**方

苦参粉③。一两　羚羊角用上一半镑及二两用　蒺藜子炒，去角　石南叶洒醋微炙　芎䓖　细辛去苗叶　白术　秦艽去苗、土　白敛　防己　芍药　甘草炙　远志去心　沙参　白茯苓去黑皮　人参　石膏捣研如粉　前胡去芦头　当归切，焙　独活去芦头　黄耆剉　干姜炮　山茱萸各一两　附子炮裂，去皮脐　防风去叉。各二两　蜀椒去目并闭口，炒出汗。半两

上二十六味，捣罗，别研后拌和，再罗为散。每服一钱半至二钱匕，渐加至三钱匕，空腹酒调下，须臾以食压之，日再，以知为度。

治风虚皮肤不仁，头目昏痛，利咽膈，解昏倦，**乌鸦丸**方

乌鸦一只。烧为灰　麝香别研。一分　虎骨酥炙　白僵蚕

---

① 三：日本抄本、文瑞楼本同，明抄本、乾隆本作"二"。

② 末：明抄本、乾隆本、文瑞楼本同，日本抄本作"米"。本方下"第二酝"中"末"同。

③ 粉：文瑞楼本同，明抄本、乾隆本、日本抄本无。

炒　干蝎去土，炒　防风去叉　乌蛇酒浸，去皮、骨，炙　白附子炮①　藿香叶各半两

上九味，除别研外，捣罗为末，入研者拌匀，炼蜜丸如梧桐子大。每服十丸加至十五丸，温酒下，茶清亦得，不拘时。

治风不仁，手足瘾麻及妇人血风，头面虚肿，遍身风疹，**一字散方**

芎藭　乌头生用，去皮脐　麻黄去根节　地龙炒　防风去叉　羌活去芦头　白附子炮　天麻各半两　草乌头去皮尖。半钱

上九味，为细散。每服一字，食后葱白薄荷茶调下，温酒亦得。

治风不仁，膝胫瘦痹，兼治皮肉身体诸风，**乌头丸方**

乌头炮裂，去皮脐。半两　附子炮裂，去皮脐。一两半　麻黄去根节，先煎，掠去沫，焙干。二两　防风去叉。一两

上四味，为细末，炼蜜丸如梧桐子大。每服五丸加至七丸，温酒下，空心午时夜卧各一服。若不用防风，只生用三味为末，面糊丸如大麻粒大，每服三丸至五丸，酒下，服后未可热食。

治风不仁，荣卫滞涩，筋脉缓纵，**追风丸方**

草薢　马兰花　骨碎补去毛　狗脊去毛。各一两半　黄耆剉　五灵脂炒　枫香脂研　地龙去土，炒。各一两　草乌头生用。二两半　乳香研。半两　没药研。一分

上一十一味，捣罗为末，米醋煮面糊丸如梧桐子大。每服十丸加至十五丸，茶、酒任下；初服五六丸，渐加之。

治风不仁，皮肤瘦痹，气血虚，风邪湿痹，**牛膝散方**

牛膝酒浸，切，焙　白僵蚕生用　天南星生用　海桐皮剉　附子炮裂，去皮脐。各一两　麝香研　丹砂研。各一分　狼毒醋煮②，剉，焙。半两

上八味，各捣研为散，和匀再研。每服二钱匕，热豆淋酒调

---

① 炮：文瑞楼本同，明抄本、乾隆本无，日本抄本作"焙"。

② 煮：日本抄本、文瑞楼本及《普济方》卷九十五"诸风门"引《圣济总录》同，明抄本、乾隆本作"炙"。

下，不拘时。

治风冷荣卫不行，四肢疼痛，皮肤不仁，**乳香丸方**

乳香一分。熔过，研　干蝎青色紧小者，去土，炒。三分　乌头生，去皮脐。二两。黑豆同炒，以豆汗出为度，去豆不用

上三味，捣罗二味为末，用醋半升^①，慢火熬成膏，下乳香末搅匀，候可丸，丸如绿豆大。每服十丸，温酒下，不拘时。

治风不仁，皮肤瘩麻，手足挛急，**大八风乌蛇散方**

乌蛇酒浸，去皮、骨，炙　防风去叉　青葙子各一两一分　羌活去芦头。一两　独活去芦头　麻黄去根节，先煎，掠去沫，焙　桔梗炒　秦艽去土。各二两一分　当归切，焙　细辛去苗叶　桂去粗皮。各三分^②　芎䓖　白芷微炒　附子炮裂，去皮脐。各二两半　白芍药　蒺藜子炒，去角　人参　天麻各二两

上一十八味，捣罗极细。每服二钱匕，空心温酒调下，日三，微汗为度。

治风不仁，手脚瘩麻疼痛，**羌活散方**

羌活去芦头　独活去芦头　防风去叉　蔓荆实　人参　蒺藜子炒，去角　白茯苓去黑皮　芍药　枳壳去瓤，麸炒　芎䓖　天蓼木　阿胶炙令燥　威灵仙去苗、土。各半两

上一十三味，捣罗极细。每服二钱匕，空心豆淋酒调下，温酒亦得；或炼蜜丸如梧桐子大，豆淋薄荷酒下十五丸至二十丸。

治风不仁，皮肤瘩厚，搔之如隔衣，**白花蛇丸方**

白花蛇酒浸，去皮、骨，炙　干蝎去土，炒　仙灵脾　天雄炮裂，去皮脐　天麻　桂去粗皮　麻黄去根节　鹿角胶炙令燥　萆薢各一两　桑螵蛸炒　茵芋　乌头炮裂，去皮脐　天南星炮。各半两　雄黄研　麝香研。各一分

---

① 升：日本抄本、文瑞楼本及《普济方》卷九十五"诸风门"引《圣济总录》同，明抄本、乾隆本作"斤"。

② 各三分：明抄本、乾隆本、文瑞楼本同，日本抄本无。

上一十五味为细末外，又用大麻仁三两为细末，入无灰酒，慢火熬成膏，与前末和捣五百杵，丸如梧桐子大。每服二十丸，薄荷酒下，不拘时。

治风不仁，皮肤瘙麻，绕腰遍身似蛇皮黑癜，旋生旋没，通身瘑痹，**五参散方**

人参　沙参　丹参　苦参　玄参坚者。各一两　白花蛇酒浸，去皮、骨，炙。一两半

上六味，为细散。每服二钱匕，食后夜卧温酒调下，加至三钱匕。

治风不仁，遍身瘑麻，皮肤瘙痒，头痛昏倦，**牛膝天麻丸方**

牛膝酒浸，切，焙。一两　天麻酒浸，切，焙。一两半　麝香研　桂去粗皮。各一分　干蝎炒，去土　白花蛇肉酒炙。各半两　槟榔剉　独活去芦头。各三分　防风去叉。一两

上九味，为末，炼蜜和丸如梧桐子大。每服十五丸，薄荷酒下，荆芥汤亦得，不拘时。

治荣气虚，为不仁，皮肤搔之如隔衣状，**秦艽汤方**

秦艽去土　连翘　升麻　芍药　防风去叉　羚羊角镑屑　木香　枳壳去瓤，麸炒　薏苡仁各半两

上九味，细剉，分为六服，每服以水二盏，入生姜五片，煎取一盏，去滓，缓缓温服。

治皮肤瘑痹，不知痛痒，去风毒，**摩风膏方**

龙骨二两　虎骨酒炙。三两　当归切，焙　桂去粗皮。各一两。四味同为末　苦酒二升①　皂荚去黑皮，炙，为末。八两

上六味，除酒外，捣罗为末，先将酒别取皂荚十梃，挼取汁，去滓，入铛中，煎减半，即入皂荚末熬，次入前四味，候如稀饧，入瓷合盛。患者旋取，揩摩身体。

风瘙痒

论曰：风瘙痒者，表虚卫气不足，风邪乘之，血脉留滞，

---

① 升：明抄本、乾隆本、文瑞楼本同，日本抄本作"斗"。

中外鼓作，变而生热，热则瘙痒。久不差，淫邪散溢，搔之则成疮。

治遍身瘙痒如虫行，**藁本散方**

藁本去苗、土　蒺藜子炒，去角　人参　白花蛇酒浸，去皮、骨，炙。各三分　枳壳去瓤，麸炒　防风去叉　威灵仙各半两　防己一分①

上八味，捣罗为细散。每服一钱匕，食后温酒或荆芥汤调下。

治脾肺风毒攻皮肤瘙痒，或生疮癣，**威灵仙散方**

威灵仙去土　防风去叉　羌活去芦头　甘草炙。各一两　紫参半两　荆芥穗一分

上六味，捣罗为细散。每服二钱匕，蜜汤调下，不拘时。

治皮肤风痒，昼夜不止，**五白散方**

白附子炮　白僵蚕炒　白蒺藜炒　白鲜皮各一两　白花蛇酒浸，去皮、骨，炙。三两

上五味，捣罗为细散。每服一钱匕，空心临卧温酒调下。

治风客皮肤，瘙痒麻痹，**天麻丸方**

天麻　附子炮裂，去皮脐　芎藭　乌药　白附子生用。各一两　荆芥穗八两　龙脑别研　麝香别研。各一钱

上八味，除别研外，捣罗为细末，拌匀，炼蜜丸如鸡头大。每服一丸，空心临卧温酒嚼下。

治皮肤风痒疮癣，瘑麻冷痹，热毒痈疖，**四生丸方**

草乌头半两　白僵蚕　苦参　黑牵牛各一两。并生用

上四味，捣罗为细末，酒煮面糊丸如梧桐子大。每服十五丸，温酒下，日三。

治风皮肤瘙痒麻痹，**枳壳散方**

枳壳去瓤，麸炒。二两　苦参　蒺藜子炒，去角　蔓荆实各一两

上四味，为细散。每服二钱匕，温酒调下，不拘时。

---

① 分：日本抄本、文瑞楼本同，明抄本、乾隆本作"两"。

治风瘙痒，搔之成疮，**荆芥散**方

荆芥穗　麻黄去根节，汤煮，掠去沫，焙　羌活去芦头　独活去芦头。各等分

上四味，捣罗为细散。每服二钱匕，腊茶或温酒调下，食后临卧服。

治风疮痒，搔之成疮，**丹参丸**方

丹参　苦参　升麻各一两　黄芩去黑心　防风去叉。各半两　枳壳去瓤，麸炒　乌头炮裂，去皮脐。各一两

上七味，捣罗为细末，炼蜜丸如梧桐子大。每服三十丸，食后温浆水下。

治肺风皮肤瘙痒，或生瘾胗疥癣，**苦参丸**方

苦参一斤①　皂荚去皮，并子椎碎。二斤。以水一斗浸，揉取浓汁，滤去滓，熬成膏

上二味，捣苦参为细末，皂荚膏和丸如梧桐子大。每服三十丸，荆芥薄荷酒下。

治风瘙痒，**枳壳汤**方

枳壳去瓤，麸炒。三两

上一味，粗捣筛。每服三钱匕，水一盏，煎至七分，去滓温服。

治肺风热，皮肤疮癣瘙痒，**秦艽丸**方

秦艽　乌蛇酒浸，去皮、骨，炙　苦参　升麻　枳壳去瓤，麸炒　黄芩去黑心　防风去叉。各一两半　恶实二合　大黄剉，炒。二两

上九味，捣罗为细末，炼蜜和丸如梧桐子大。每服三②十丸，食后以温浆水下。

治热毒风攻，遍体瘙痒瘾胗，皮肤痛痹，肢节疼痛，大肠不利，**天麻散**方

---

① 斤：明抄本、乾隆本、日本抄本、文瑞楼本同，日本抄本旁注"一作两"。
② 三：明抄本、乾隆本、文瑞楼本同，日本抄本作"二"，旁注"一作三"。

天麻　防风去叉　羌活去芦头　甘菊花　杏仁去皮尖、双仁，炒令黄。各二两　甘草炙，剉。一两

上六味，捣罗为散。每服三钱匕，空心蜜酒调下，日再服。

治风热皮肤瘙痒，瘾胗生疮，如水疥，或如粟粒，**天门冬丸方**

天门冬去心，焙。二两　枳壳去瓤，麸炒。三两　白术剉　人参各一两半　独活去芦头　苦参各一两一分

上六味，捣罗为末，炼蜜丸如梧桐子大。每食后米饮下三十丸，日二服。

治遍身疮疥，皮破肉痛，或瘙痒脓水，**八味散涂傅方**

蜀椒去目　吴茱萸汤洗，焙干，炒　青盐研　石硫黄研　腻粉研　白僵蚕炒　檗皮各一两　麝香少许。研

上八味，捣研为散。猪胆汁调涂之，湿则干傅。

治风瘙痒如虫行，或痛痹不仁，**防风汤淋洗方**

防风去叉　益母草　苦参各三两　蒺藜子炒。五两　荆芥穗　蔓荆实　枳壳去瓤，麸炒。各二两

上七味，粗捣筛。每用三两，水一斗，煎至八升，乘热淋洗患处。

治风皮肤瘖麻，疼痛瘙痒，**莽草汤淋洗方**

莽草　藁本去土　桔梗去芦头，炒　地榆　谷精草　生干地黄洗，切，焙　枳壳去瓤，麸炒。各一两　蜂窝[①]一枚，大者。细剉

上八味，粗捣筛。每用三两，水一斗，煎至八升。乘热淋患处。

风痞瘤

论曰：风痞瘤者，由腠理不密，阳气外泄，发而为汗，汗出未已，为风邪所搏，风热相并，不得流行，故结为痞瘤。状如麻豆，甚者渐长，搔之成疮。

① 蜂窝：明抄本、日本抄本、文瑞楼本同，乾隆本作"蜂窠"。

治风瘾胗痦瘟肿起，时痒时痛，**独活丸**方

独活去芦头　天门冬去心，焙　防风去叉　蒺藜子炒，去角　桔梗去芦头，炒。各一两一分　薏苡仁炒　黄连去须。各一两　桂去粗皮。半两　枳实去瓤，麸炒。一两半

上九味，捣罗为细末，炼蜜和丸梧桐子大。每服二十丸，空心临卧菊花汤下。

治风热相并，体生痦瘟，发即攻冲，头面赤热，皮肤瘙痒，盛则成疮，不欲饮食，**蒺藜子丸**方

蒺藜子沙苑者，酒浸令软，研作膏　枳实去瓤，麸炒。各一两半　独活去芦头　天门冬去心，焙　桂去粗皮。各三分①　白术　人参各一两

上七味，捣研极细，拌匀，炼蜜和丸梧桐子大。每服二十丸，用薄荷酒下，空心日午临卧各一服。

治肺脏风热，皮肤结成瘾胗痦瘟，搔之痒痛成疮，**天门冬丸**方

天门冬去心，焙。二两　枳壳去瓤，麸炒　白术　人参各一两半　苦参剉　独活去芦头。各一两一分

上六味，为细末，炼蜜和丸梧桐子大。每服二十丸，温酒或米饮下，日三夜一。

治风不仁，不能行步，**金牙酒**方

金牙　细辛去苗叶　地肤子　莽草　生干地黄切，焙　莴蘆根　防风去叉　附子炮裂，去皮脐　续断　蜀椒去目并闭口，炒出汗。各四两　独活去芦头。一斤

上一十一味，除金牙外，并细剉，盛以绢袋，清酒四升渍之，密泥器口，夏三宿，冬五宿，酒成。温服二合，日三，渐增之。其金牙别捣为末，别以练囊盛，内大囊中。

治脾肺风毒，遍身发痦瘟，瘙痒烦躁，**景天花散**方

---

① 三分：日本抄本、文瑞楼本及《永乐大典医书辑本》卷三百二十四"一东·风"引《圣济总录》同，明抄本、乾隆本作"二两"。

景天花慢火焙干。一钱。俗谓慎火草　红曲拣。半两　朴消三①钱

上三味②，同入乳钵，研为细散。每服二钱匕，食后临卧，温水调下。

治风热，头面生瘔瘰痒痛，**丹参汤**方

丹参剉　紫参　蒺藜子炒，去角　黄芩去黑心　防风去叉　黄耆剉　羌活去芦头。各一两　白鲜皮　连翘各三分　甘草炙。半两

上一十味，粗捣筛。每服三钱匕，水一盏，煎至七分，去滓，食后温服。

治风瘙痒，或生瘔瘰，赤肿疼痛，**犀角防风散**方

犀角镑　防风去叉　藁本去苗、土　蒺藜子炒　枳壳去瓤，麸炒。各一两　羌活去芦头　丹参　甘草炙。各半两

上八味，捣罗为散。每服二钱匕，温酒或荆芥茶调下，不拘时。

治脾肺风毒攻注，皮肤瘙痒，手足生疮及遍身瘔瘰，发赤黑靥子③，肌热疼痛，**胡麻散**方

胡麻炒令香熟　枳壳去瓤，麸炒④。各二两　防风去叉　蔓荆实　威灵仙去土　苦参　何首乌米泔浸透，去黑皮，切，麸炒干　芎䓖　荆芥穗　甘草炙。各一两　薄荷用叶。半两

上一十一味，捣罗为散。每服二钱匕，温酒调下，或炼蜜丸如梧桐子大。每服三十丸，温酒下亦得。

治风毒，面生瘔瘰，遍体瘙痒，**防风散**方

防风去叉　杏仁去皮尖、双仁，炒黄色　白僵蚕炒。各二

---

① 三：日本抄本、文瑞楼本及《永乐大典医书辑本》卷三百二十四"一东·风"引《圣济总录》同，乾隆本作"半"。

② 三味：乾隆本、日本抄本、文瑞楼本同，日本抄本旁注《纂要》无朴消，只二味。明抄本无"朴消三钱"，药只二味。

③ 子：原无，文瑞楼本同，据明抄本、乾隆本、日本抄本补。

④ 麸炒：原作"麸燥"，明抄本、乾隆本无，日本抄本作"麸□"，据文瑞楼本改。

两　甘草炙，剉。一分①

上四味，捣罗为散。每服三钱匕，空心蜜酒调下。

治风瘙瘾胗，皮肤生痞癗，或如虫行，**枳壳浸②酒方**

枳壳去瓤，麸炒。三两　秦艽去苗、土　独活去芦头　肉苁蓉各四两　丹参　蒴藋各五两　松叶细切。二③斗

上七味，剉如麻豆，用生绢袋贮，以清酒二斗浸六宿。每服半盏，日三夜一，渐加至一④盏。

治风毒瘙痒瘾胗，渐成痞癗，**蒺藜浴汤方**

蒺藜子炒　芫蔚子　羊桃剉　蒴藋根苗切　漏芦去芦头　苦参剉。各半斤　盐四两

上七味，粗捣筛。每全料以水三石，煮取二石五斗，去滓，于温室中淋浴，仍先饱食即入浴，久浸最良，可隔夜一浴。浴讫，衣覆取汗，慎外风。

治风毒赤胗浮肿成痞癗，**桃仁涂方**

桃仁去皮尖、双仁，生用　杏仁去皮尖，生，研。各三两　胡麻生，研　凝水石研如粉。各二两

上四味，各研细，别研芸薹菜，绞取汁，和以白蜜，入前研药，搅为稀膏。用涂患处，干即易之。

治风瘙瘾胗肿痒，状如痞癗，或如茧栗，**野葛膏方**

野葛三两　牛李子并根共一斤　附子去脐皮，留半枚不剉，验膏

上三味，并生用，剉，以醋拌，浸渍⑤一宿，用炼成猪脂三斤半，同药慢火煎，待不剉附子黄赤色，去火，滤去滓，倾入瓷合中收贮。频用摩所患处，每洗，宜用黑豆洗之。

风瘙瘾胗

论曰：风瘙瘾胗，其状有二，皆缘肌中有热，若凉湿之气折

---

① 分：日本抄本、文瑞楼本同，明抄本、乾隆本作"两"。
② 浸：日本抄本、文瑞楼本同，明抄本、乾隆本无。
③ 二：日本抄本、文瑞楼本同，明抄本、乾隆本作"三"。
④ 一：明抄本、乾隆本、文瑞楼本同，日本抄本作"二"。
⑤ 渍（yì邑）：湿润。《说文·水部》："渍，湿也。"

之，热结不散，则成赤胗；若因风邪所折，风热相搏，则成白胗。赤胗得热则剧，得冷则灭，盖热气郁结于内，故恶热宜冷；白胗得阴雨则甚，得晴暄则消，盖热气散释于外，故恶冷宜热。冷热之证虽异，其为瘾胗则一，盖身体风瘙而痒，搔之隐隐而起是也。

治风瘙瘾胗，搔之随手起，痒痛烦闷，**麻黄汤方**

麻黄去根节。三两　防风去叉。二两　芎藭　乌喙炮裂，去皮脐　独活去芦头　芍药　当归切，焙　蒺藜子炒　甘草炙　人参各一两

上一十味，剉如麻豆。每服五钱匕，水一盏半，入生姜三片，煎至八分，去滓温服，日再。

治风瘙瘾胗，皮肤痒痛，心神烦闷，**防风汤方**

防风去叉　黄耆剉　犀角镑　升麻　漏芦去芦头　秦艽去土。各一两半　乌蛇酒炙，去皮、骨　芒消研　枳壳去瓤，麸炒。各二两

上九味，粗捣筛。每服五钱匕，水一盏半，煎至一盏，去滓温服，日再。

治风瘙瘾胗，兼皮肤痛痒，**苦参丸方**

苦参三两　防风去叉　枳壳麸炒，去瓤　乌蛇酒浸，去皮、骨，炙。各二两　漏芦去芦头。一两半　大黄剉，炒。二两半

上六味，捣罗为末，炼蜜和丸如梧桐子大。每服二十丸，食后温浆水下，日再。

治风瘙瘾胗，遍身肿起，或赤或白，痒痛难任，**乌蛇丸方**

乌蛇酒浸，去皮、骨，炙焦　干蝎炒，去土　白附子炮　天麻　防风去叉　麻黄去根节，先煎，掠去沫，焙。各二两　五灵脂炒　白茯苓去黑皮　人参　槟榔生用。各一两　肉豆蔻去皮。五枚　牛黄别研。一分①　白僵蚕炒　阿胶炙燥　天南星炮　桂去粗皮。各一两半

上一十六味，将一十五味捣罗为末，入牛黄研匀，炼蜜和丸

---

① 分：日本抄本、文瑞楼本同，明抄本、乾隆本作"两"。

如赤小豆大。每服十五①丸，食前温酒下，临卧再服。

治风瘙瘾胗，搔之愈甚，**秦艽丸方**

秦艽去苗、土　防己　松脂炼成者。各一两半　枳壳去瓤，麸炒　蒺藜子炒，去角。各二两半　苦参　白术　芎䓖　防风去叉　附子炮裂，去皮脐　蒴藋　干姜炮。各一两

上一十二味，捣罗为末，炼蜜和丸如梧桐子大。每用二十丸，温酒下，渐加至三十丸，早晚食前各一服。

治风瘙瘾胗，头面肿痒，**枳实丸方**

枳实去瓤，麸炒。一两半　天门冬去心，焙　独活去芦头　蒺藜子炒　人参　防风去叉　桔梗炒。各一两一分　黄连去须　薏苡仁炒。各一两　桂去粗皮。半两

上一十味，捣罗为末，炼蜜和丸如梧桐子大。每服十五②丸，粟米饮或温酒下，日再，不拘时。

治风瘙，皮肤瘾胗疼痛，**雷丸散方**

雷丸　人参　苦参　牛膝酒浸，切，焙　白附子炮　防风去叉　白花蛇酒浸，去皮、骨，炙　甘草炙，剉。各二两　丹参一两半

上九味，捣罗为散。每服二钱匕，食前温酒调下。

治风瘙瘾胗，手足麻木，**蔓荆实散方**

蔓荆实　何首乌各二两　羌活去芦头　威灵仙去土　荆芥穗　防风去叉。各一两　苦参一分

上七味，捣罗为散。每服二钱匕，温酒调下，日三，不拘时。

治风瘙瘾胗，**紫葳散方**

紫葳去心，瓦上焙。一两。凌霄花是也　附子炮裂，去皮脐。半两

上二味，捣罗为散。每服一钱匕，蜜酒调下，日二。

治风瘙瘾胗，皮肤肿痒，**茵陈蒿散方**

茵陈蒿一两　荷叶半两

---

① 十五：日本抄本、文瑞楼本同，明抄本、乾隆本作"十"。
② 十五：日本抄本、文瑞楼本同，明抄本、乾隆本作"五"。

上二味，捣罗为散。每服一钱匕，冷蜜水调下，食后服。

治风遍身瘾疹，瘙痒麻木，**醉仙散方**

胡麻　恶实炒　枸杞子　蔓荆实四味同炒烟出　蒺藜子炒　苦参　栝楼根　防风去叉。各半两

上八味，捣罗为细散，入轻粉一分和匀。每服一钱匕，食前茶清调下，日二夜一。

治风瘙，皮肤瘾疹痒痛，或有细疮，**蒺藜子散方**

蒺藜子炒，去角。二两　枳壳去瓤，麸炒　荆芥穗　羌活去芦头　防风去叉。各一两　苍术米泔浸一宿，刮皮，剉，炒。四两

上六味，捣罗为散。每服一钱匕，温酒或腊茶调下，不拘时。

治风瘾疹，经旬不解，**石南酒方**

石南叶去粗茎，生用。三两

上一味，捣罗为末。每服半钱至一钱匕，用酒三合，煎一沸，空心温服。

治风瘙瘾疹，三十年不差，**松叶酒方**

松叶一斤

上一味，细切，以酒一斗，煮取三升。日夜服尽，处温室中，衣覆出汗即差。

治风瘾疹，瘙痒不止，**白蜜酒方**

白蜜一合　酒二合

上二味，相和煎暖，食前服①。

治风瘙痒瘾疹，时时发动，**麻黄汤方**

麻黄去根节，煎，掠去沫，焙　桂去粗皮　黄连去须　当归切，焙　羌活去芦头　白芷各一两　王不留行　甘草炙　防风去叉　芎藭　白蒺藜　天雄炮裂，去皮脐。各一两半　桑根白皮　石膏各二两　红蓝花炒。半两

上一十五味，剉如麻豆。每服三钱匕，水一盏，入生姜三片，

---

① 服：日本抄本、文瑞楼本同，明抄本、乾隆本此后及日本抄本旁注有"一方用松叶一斤，酒一斗煮三升，日夜服，出汗"。

煎至七分，去滓温服。

治风胗发歇不差，或赤或白，瘙痒至甚，**蒺藜子汤**方

蒺藜子炒，去角。二两　仙灵脾　防风去叉　芎藭　草薢　白石脂　枳壳去瓤，麸炒。各一两半　桂去粗皮　黄芩去黑心。各半[1]两　白术　麻黄去根节　羌活去芦头　天雄炮裂，去皮脐　羚羊角屑　黄连去须。各一两　旋覆花炒。三分

上一十六味，剉如麻豆大。每服五钱匕，水一盏半，入生姜二片，乌梅肉半枣大，同煎至八分，去滓温服。

治皮肤中如虫行，口噤语涩，腰脊强直，手足拘挛，及身体瘾胗，抓之作疮，**石南汤**方

石南　干姜炮　黄芩去黑心　细辛去苗、土　人参各一两　桂去粗皮　麻黄去根节　当归切，焙　芎藭　食茱萸[2]各一两半　生干地黄三两。焙　甘草炙，剉。二两

上一十二味，粗捣筛。每服五钱匕，水一盏，酒一盏，同煎至一盏，去滓，空心热服，日二。

治风瘙瘾胗，心中烦闷，**天雄丸**方

天雄炮裂，去皮脐。一两　防风去叉。一两半　牛膝酒浸，切，焙　桂去粗皮　干姜炮　细辛去苗叶　人参各三分　栝楼根五分　白术二两

上九味，捣罗为末，炼蜜和丸如梧桐子大。每服二十丸，空腹米饮下，日二。

治风热，头面身体瘙痒瘾胗，**枳实丸**方

枳实去瓤，麸炒。一两半　天门冬去心，焙　独活去芦头　黄连去须　防风去叉　蒺藜子炒，去角　桔梗炒。各一两一分　薏苡仁一两　桂去粗皮。一分

上九味，捣罗为末，炼蜜和丸如梧桐子大。每服二十丸，空腹米饮下，日二。

---

[1] 半：日本抄本、文瑞楼本同，明抄本、乾隆本作"一"。
[2] 食茱萸：日本抄本、文瑞楼本同，明抄本、乾隆本作"山茱萸"。

治风瘾胗久不差，每发或先心腹痛，痰哕麻痹，筋脉不仁，**小朱散方**

成块赤土有砂石者不可用　当归切，焙

上二味，等分，捣罗为散。冷酒调下二钱匕。兼用**涂药方**

慎火草大叶者。亦①名景天花　生姜和皮不洗。等分。研　盐量多少

上三味，涂摩痒处。如遍身瘾胗，涂发甚处，自消②。

治风瘾胗，**蒴藋汤**淋洗方

蒴藋一两。切

上一味，以水三碗，煎五七沸。冷暖得所，洗患处。

治风瘑瘾胗，皮肤苦痒，搔之血出，**蒴藋膏方**

蒴藋根切　蒺藜子白者　芫蔚草切。各一升③　附子去脐皮　独活去苗　犀角镑　蔷薇根剉　白芷　防风去叉　苦参剉　升麻　漏芦　防己剉。各三两　木香二两　蛇衔二两　枳壳去瓤。五枚　茵芋去粗茎。一两半　蜀椒去目并合口者。一两

上一十八味，并生用，粗捣筛，以头醋浸令浥浥一宿，先用铜石或银器于炭火上煎猪膏五斤，去滓、膜，入药煎令小沸，约自辰至申，待白芷色黄，膏成，停温去滓，内不津器中。取摩病处。

治风瘾胗色赤，**蛇衔草傅方**

蛇衔草不拘多少

上一味，取新者，烂捣傅之。

治风瘾胗，**芒消汤**洗方

芒消研

上一味，以热汤和，拭病上。

治风瘾胗，痒痛难任，**芎䓖粉摩方**

---

①　者亦：日本抄本、文瑞楼本同，明抄本作"清厚"，乾隆本作"青厚"。
②　涂发甚处自消：日本抄本、文瑞楼本同，明抄本、乾隆本作"涂发处，日再"。
③　升：日本抄本、文瑞楼本同，明抄本、乾隆本作"斤"。

芎䓖　白芷　麻黄根各二两　藿香一两　米粉二升

上五味，捣罗为粉，摩病上 [①]。

治风赤白瘾胗，积年不愈，每发遍身肿，久恐入腹伤人，**矾石涂方**

矾石生，捣末。三两　清酒三 [②] 升

上二味，先煮酒令沸，次入矾石末，同煮如稀糊，涂之。

治风赤胗，**景天涂方**

景天生用。一斤。慎火草是也

上一味，捣研，绞取汁，涂胗上，热炙手，摩熨之差。

治风白胗，**枳实熨方**

枳实生用。八两

上一味，捣碎，以醋浸令浥浥，炒热。用熟帛包裹，熨胗上，冷即易，分作两包子，更相炒熨尤佳。

治丹毒瘾胗，**升麻膏方**

升麻　白薇　漏芦去芦头　连翘　芒消　黄芩去黑心　蛇衔　枳壳去瓤，麸炒。各三两　山栀子仁四十枚　蒴藋四两

上一十味，细剉，以水三升，猪脂三升 [③] 煎，候水涸去滓，干瓷器中盛。遇有疾涂之。

治身体赤瘾胗起，搔之成疮，**莽草膏方**

莽草半两　当归剉，炒　芎䓖　踯躅花　大戟　细辛去苗叶　赤芍药　芫花　附子炮裂，去皮脐　蜀椒去目并合口者，炒出汗。各一两　猪脂二升

上一十一味，以猪脂煎，候附子色黄，膏成，涂之。

治瘾胗，**马蔺浴汤方**

马蔺花　蒴藋　芫蔚子　矾石烧令汁枯　蒺藜子炒，去角　茵芋　羊桃根　萹蓄各二两

上八味，细剉，以浆水二斗，煎至一斗，去滓，淋洗。

---

① 摩病上：日本抄本、文瑞楼本同，明抄本、乾隆本作"摩病处，立效"。
② 三：日本抄本、文瑞楼本同，明抄本、乾隆本作"二"。
③ 升：日本抄本、文瑞楼本同，明抄本、乾隆本作"斤"。

治瘾胗诸疗未差，**白术浴汤**方

白术三两　戎盐　矾石椎碎。各半两　黄连去须　黄芩去黑心　细辛去苗叶　芎䓖　茵芋各一两

上八味，细剉，以水二斗，煮取一斗，去滓，淋洗。

治风胗，**鬼箭汤**方

鬼箭　白敛　白术　矾石熬令汁枯　甘草炙，剉。各一两　防风去叉。二两

上六味，粗捣筛。每服五钱匕，水一盏半，粟米粉二钱匕，同煎至七分，去滓，食后温服，兼用粉身。

治风瘙瘾胗，**乌头粉**方

乌头炮裂，去皮脐　桔梗炒　细辛去苗叶　白术各一两　铅丹研。一两半

上五味，捣研极细，和匀。时用小许，粉身体瘙痒处。

卷第一十二

蛊风

蛊风 刺风 风气 肌肉眴动 风冷 风热 中风发热

蛊　风

蛊　风

论曰：蛊风之状，在皮肤间，一身尽痛，若划若刺，淫淫跃跃[①]，如中蛊毒，故名蛊风。皆由体虚受风，侵伤正气也。

治体虚风邪所中，攻走皮肤，状如刺划，**薏苡仁汤**方

薏苡仁二两　独活去芦头　茵芋　细辛去苗叶　桂去粗皮　侧子炮裂，去皮脐　防风去叉　酸枣仁微炒　麻黄去根节，先煮去沫，焙　五加皮　羚羊角镑。各一两　甘草炙，剉。半两

上一十二味，剉如麻豆。每服四钱匕，水一盏，入生姜半分，拍破，煎至七分，去滓温服，不计时候。

治蛊风皮肤如刺划，**天麻丸**方

天麻剉，焙　踯躅花　独活去芦头　附子炮裂，去皮脐　白附子炮　原蚕蛾炒　防风去叉　苍耳　蒺藜子炒，去角　桂去粗皮　当归切，焙　乌头炮裂，去皮脐。各一两　麻黄去根节　乌蛇肉酒浸，去皮、骨，炙。各二两　麝香研。半两

上一十五味，除研者外，捣罗为末，入麝香再研匀，炼蜜和捣三二百下，丸如梧桐子大。每服二十丸，温酒下，不拘时候。如有汗出，即宜避风。

治蛊风，**四白散**方

白花蛇酒浸，去皮、骨，炙。一两半　白附子炮　白僵蚕微炒　白蒺藜炒，去角。各一两

---

①　淫淫跃跃：皮肤游走性的痛痒感。

上四味，捣罗为散。空心温酒调下二钱匕，晚食前再服。

治六十四种风注走入皮肤中，如虫行，痛如刺划，状似蛊毒，及卒风面目肿起，手不及头，口噤不能言，**石南汤方**

石南　干姜炮　黄芩去黑心　细辛去苗叶　人参各一两　桂去粗皮　麻黄去根节　当归切，焙　芎䓖各一两半^①　干地黄焙。三分　甘草炙。二两　食茱萸一两一分

上一十二味，咬咀如麻豆大。每服六钱匕，以水一盏，酒一盏，煎至一盏，去滓温服，得汗为度。

治蛊风身痛如刀划，**白花蛇煎方**

白花蛇　乌蛇并用酒浸，去皮、骨，焙干。各二两　白蜜三十两　生姜汁六两　薄荷汁六两　白僵蚕炒　干蝎去土，炒　苦参各一两　白附子炮。三分

上九味，捣罗六味为末，先下蜜并生姜汁、薄荷汁，次下诸药末，拌和匀，银器中重汤熬成煎。以无灰酒调下半匙匕。久服身体滑腻。

治蛊风，**何首乌散方**

何首乌去黑皮　威灵仙去土。各一两　苦参半两　麒麟竭一^②分

上四味，并生捣罗为散，入乳钵内研三五百遍。每服一钱匕，用荆芥汤调下，每日三服，酒服尤妙。

治蛊风皮肤尽痛，淫淫如有虫啄，搔之生疮，甚者如刀划，**茵芋酒方**

茵芋　乌头炮裂，去皮脐　石南　防风去叉　女萎　蜀椒去目及合口者，炒出汗　附子炮裂，去皮脐　细辛去苗叶　独活去芦头　卷柏　桂去粗皮　天雄炮裂，去皮脐　秦艽去苗、土　防己各一两　踯躅二两

上一十五味，咬咀如麻豆大，少壮人无用熬，虚老人薄熬之，清酒二斗渍，冬七日，夏三日，春秋五日。初服一合，不知，加

---

①　一两半：日本抄本、文瑞楼本同，明抄本、乾隆本作"一两"。

②　一：明抄本、乾隆本、文瑞楼本同，日本抄本作"三"。

至二合。

治蛊风皮肤尽痛，如刀划状，及头目不利、风痰等疾，**薄荷丸方**

干薄荷叶一斤　天麻四两　威灵仙去苗、土。三两　羌活去芦头。四两　山栀子仁二两　蔓荆实去白皮。三两　白芷　桔梗炒　防风去叉。各二两　大黄湿纸裹，煨令纸干。一两　人参　赤茯苓去黑皮。各三两　龙脑研。半两

上一十三味，捣研为末，再和匀，炼蜜丸如鸡头实大。每服一丸，食后细嚼，茶、酒任下。

治蛊风皮肤尽痛，身体若划若刺，**乌头五灵脂丸方**

乌头生，去皮脐　五灵脂各五两　附子炮裂，去皮脐。二两　狼毒炮。一两　防风去叉　地龙不去土　桂去粗皮　虎骨沙瓶中盐泥固济，煅存性　海桐皮剉　自然铜煅，醋淬三五遍。各二两　乳香研　没药研。各一两　麝香研。三分　龙脑研。一钱　乱发存性烧灰　好墨煅过。各半两

上一十六味，各剉研，日中暴七日，捣罗为末，以生姜自然汁和①，捣熟为丸如弹子大。每一丸分作四服，用温酒入生姜汁少许磨化服。此药亦治瘫缓、急慢中风，痰涎壅塞，胸中不利，眼口㖞斜，半身不随，神昏恍惚，及血风走注，并依前汤使，日二三服；偏正头疼，夹脑风疾，以腊茶清和少姜汁磨下，去②枕卧少时，肿痛处磨一丸涂之；产后诸疾备急，用姜汁磨化，入童子小便并酒各半盏，稍热服；血风劳及败血攻四肢，或攻刺腹肋痛，用当归酒下；摵扑损伤，乳香酒下，病深者三丸取效。合时不得见鸡、猫、犬及妇女、孝服人。

刺　风

论曰：刺风者，以气血为风寒所侵，不得宣利，则蕴滞而生

---

① 和：明抄本、日本抄本、文瑞楼本同，乾隆本作"匀和"。
② 去：日本抄本、文瑞楼本同，明抄本、乾隆本无。

热，寒热相搏于皮肤之间，淫跃不能发泄，故遍身如针刺也。人^①其痛甚若刀划者，谓之蛊风，与刺风相似，不可不辨也。

治体虚腠开，为风邪所中，遍身淫跃如针刺，**天麻散方**

天麻　白花蛇酒浸，去皮、骨，炙　槐实子微炒　羌活去芦头　防风去叉　蔓荆实　白鲜皮　晚蚕砂微炒　枳壳去瓤，麸炒　威灵仙去苗、土　甘草炙。各一两

上一十一味，捣罗为散。每服二钱匕，温酒调下，不计时候。

治气血不和，为风寒所侵，不得宣泄，蕴积皮肤间，寒热相搏，如针刺，**防风丸方**

防风去叉。二两　酸枣仁炒。一两　槟榔煨过。一两半　薏苡仁炒熟。二^②两　独活去芦头　甘菊花　芎䓖各一两　藁本去苗、土。二两　大麻仁别研如粉。一两半

上九味，捣罗八味为末，和大麻仁粉重罗，炼蜜丸梧桐子大。每服二十丸，温酒下，不计时候。

治体虚受风，侵伤气血，遍身刺痛，或因寒邪未解，食热物亦能致此，**何首乌散方**

何首乌三两　蔓荆实　威灵仙去土　菖蒲九节者　苦参　荆芥穗　蒺藜子炒，去尖。各一两　甘草炙。半两

上八味，捣罗为散。每服二钱匕，薄荷茶或酒调下，不计时候。

治刺风、游风，**恶实根酒方**

恶实根洗去土，控干^③　生蒴藋根洗去土，控干^④。各一斤

上二味，细剉，以酒一斗浸七日后，每温饮一盏，日三四饮。

治刺风，**枳壳酒方**

枳壳去瓤，麸炒　柏白皮各半斤　五叶草一斤

---

① 人：文瑞楼本同。明抄本、乾隆本、日本抄本作"又"，义胜。

② 二：日本抄本、文瑞楼本同，明抄本、乾隆本作"一"。

③ 控干：文瑞楼本同，明抄本、乾隆本作"干"，日本抄本作"焙干"。

④ 控干：文瑞楼本同，明抄本、乾隆本无，日本抄本作"焙干"。

上三味，细剉，生绢袋盛，以酒一斗浸七日。每温饮一盏，并服不妨。常令有酒力佳。

治刺风遍身刺痛及中风、破伤风等疾，**牛膝散方**

牛膝酒浸，切，焙　白芷　当归切，焙　芎䓖　甘草微炙，剉　生干地黄焙　槐子炒　厚朴去粗皮，生姜汁炙　漏芦去芦头　青橘皮汤浸，去白，焙。各半两　何首乌去黑皮　没药　防风去叉　虎胫骨酒浸一宿，炙。各一两　芍药四两　墨烧令赤，酒内蘸三遍。半两

上一十六味，捣罗为散。每服二钱匕，温酒调下。破伤骨不折，以童子小便和酒调服；妇人血风，肢节痠疼，薄荷酒调下。

治刺风遍身如针刺，**乳香犀角丸方**

乳香研　犀角生，镑屑　自然铜煅，醋淬　附子生，去皮脐。各一分　没药研　蔓荆实　草乌头略炮，去皮尖　木香　人参　针沙[1]水洗十遍，用醋一小盏煮干，铫内火出烟尽即倾出　丹砂研　莎草根去毛，炒。各半分[2]

上一十二味，捣研为末，再同和研匀，用酒糊杵为丸如梧桐子大。每服十五丸，米饮下，临卧服。

治气血内虚，风寒蕴滞，寒热相搏，遍身如针刺，名曰刺风，宜服**黄耆丸方**

黄耆细剉　蘹香子炒　乌头生用，去皮脐　乌药剉　楝实[3]剉，炒　防风去叉　蒺藜炒，去角　赤小豆拣　地龙去土。已上各一两

上九味，捣罗为细末，煮面糊和丸如梧桐子大。每服十丸至十五丸，空心临卧，温酒或盐汤下。

治刺风遍身刺痛，**芎枳丸方**

芎䓖米泔浸一宿，剉，焙　枳壳米泔浸三[4]宿，逐日换水，去

---

① 针沙：日本抄本、文瑞楼本同，明抄本、乾隆本作"铁沙"。

② 分：日本抄本、文瑞楼本同，明抄本、乾隆本作"两"。

③ 楝实：日本抄本、文瑞楼本同，明抄本、乾隆本作"棘实"。棘实见于《开宝本草》，即酸枣仁。

④ 三：明抄本、乾隆本、文瑞楼本同，日本抄本作"二"。

瓢，再浸一宿，控干，麸炒。各四两

上二味，捣罗为末，炼蜜和丸如梧桐子大。每服三十丸，温熟水下，食后服，至月余见效。

风 气

论曰：风气之状，有冷有热，冷则厥逆，热则烦惋^①。盖肺者五脏之华盖，而为气之本，主通行阳气，循于皮肤分肉之间，熏于肓膜，散于胸腹，以拒外而温内。若其气虚弱，则风邪因而伤之。其伤之也，或遇阴气盛，则四肢厥逆而为风冷；或遇阳气盛，则心神烦惋而为风热。二者皆因体虚受风，气能鼓作，故均谓之风气也。

治风气凝滞，身体疼痛，四肢拘急，腰脚沉重，**仙茅丸方**

仙茅米泔浸，去赤汁，焙　威灵仙去土　羌活去芦头　青橘皮汤浸，去白，焙　白牵牛炒　白茯苓去黑皮。各一两　姜黄　白术　苍术米泔浸一宿，竹刀切作片子，焙。各半两

上九味，捣罗为末，炼蜜和丸如绿豆^②大。每服十丸，空心盐汤下。

治风气身体疼痛，胸膈烦满，化痰涎，利头目，**防风半夏丸方**

防风去叉。三两　半夏汤洗七遍，切，焙。一两半^③　天麻二两　芎藭半两　白芷一两　独活去芦头。半两　人参三分　茯苓去黑皮。半两

上八味，捣罗为末，酒煮面糊和丸如梧桐子大。每服二十丸，不计时候，荆芥汤下，加至三十丸。

治一切风气，**乌蛇散方**

乌蛇酒浸，去皮、骨，炙。三两　槟榔五枚　肉豆蔻五枚。去

---

① 烦惋（wǎn 碗）：烦闷忧郁。东汉·张衡《四愁诗》："路远莫致倚增叹，何为怀忧心烦惋。"惋，叹息，怅恨。

② 绿豆：日本抄本、文瑞楼本同，明抄本、乾隆本作"梧桐子"。

③ 一两半：日本抄本、文瑞楼本同，明抄本、乾隆本作"一两"。

皮　桂去粗皮　人参　白茯苓去黑皮　当归切，焙　牛膝酒浸，切，焙　甘草炙，剉　麻黄去根节　白附子炮　天麻　芎藭　羌活去芦头　藁本去苗、土　附子炮裂，去皮脐。各半两　细辛去苗叶。一分　干蝎去土，炒。一两　白芷半两　防风去叉。半两　白鲜皮一分　木香半两　丹砂研。一分　麝香研。二[①]钱

上二十四味，除研者外，捣罗为末，再同研令匀细。每服一钱匕，葱白腊茶清调下，大治虚[②]风气上攻，兼进饮食，常服只用腊茶调下；大段风涎，手足不随，瘭麻，用温薄荷酒调下。

治风气肢节疼痛，遍身瘙痒麻木，头目昏痛，咽膈烦满，**槐胶丸方**

槐胶二两　天麻　牛膝酒浸，切，焙。各一两　蔓荆实半两　何首乌去黑皮。一两　甘草生，剉。一两半[③]　人参半两　生干地黄焙　防风去叉。各一两　槐花炒　菊花各三分[④]

上一十一味，捣罗为末，用面糊和丸如梧桐子大，以丹砂为衣。每服十五丸至二十丸，荆芥薄荷汤下，不计时候服。

治风气肢节疼痛，四肢少力，头痛烦闷，**防风丸方**

防风去叉　桔梗剉，炒　丹砂研。各二两　天麻　细辛去苗叶　独活去芦头　秦艽去苗[⑤]、土　芎藭　木香各一两　天南星用牛胆制者　由跋炮。各一两半　甘草炙，剉　茯苓去黑皮。各半两　藿香叶三分

上一十四味，捣研为末，炼蜜和丸如鸡头[⑥]大。每服一丸，荆芥汤嚼下，食后临卧服。

治风气，**威灵仙丸方**

威灵仙去土　蔓荆实　何首乌去黑皮　苦参

上四味，等分，捣罗为末，用酒煮面糊为丸如梧桐子大。每

---

① 二：明抄本、乾隆本、文瑞楼本同，日本抄本作"一"。
② 虚：日本抄本、文瑞楼本同，明抄本、乾隆本作"诸"。
③ 一两半：日本抄本、文瑞楼本同，明抄本、乾隆本作"半两"。
④ 分：明抄本、乾隆本、文瑞楼本同，日本抄本作"两"。
⑤ 苗：日本抄本、文瑞楼本同，明抄本、乾隆本作"苗叶"。
⑥ 鸡头：日本抄本、文瑞楼本同，明抄本、乾隆本作"鸡头实"。

服三十丸，温酒或温熟^①水下。

治风气，调荣卫，利胸膈，清头目，化痰涎，明视听，化积滞，**槟榔丸方**

槟榔剉　大黄剉，炒。各二两　陈橘皮汤浸，去白，焙　木香　附子炮裂，去皮脐。各一^②两　芎䓖　羌活去芦头　独活去芦头　桂去粗皮。各半两　人参一两　京三棱煨。半两　肉豆蔻六枚。去皮

上一十二味，捣罗为末，每用此末二两，别捣牵牛子，取细末一两和匀，炼蜜为丸如梧桐子大。每服十丸至十五丸，临卧生姜橘皮汤下。

治风气头目昏眩，化痰涎，利胸膈，**槐实丸方**

槐实四两，干肥者。拣令净，走水洗过，放干，慢火上麸炒令焦，微似黑色　皂荚六两，不蚛者。剉长三四寸，用长流水五升、黑豆一升同煮，令豆香熟为度，去黑豆不用，取皂荚焙干，刮去黑皮，涂酥，慢火炙令焦　木香半两　芎䓖　枳壳去瓤，麸炒　菊花各一两　牵牛子二两。慢火炒令微焦黑色，别捣罗，取末一两用　槟榔三分。鸡心者，剉

上八味，捣罗为末，炼蜜成剂，再入臼内捣令熟，丸如梧桐子大。每服二十丸，食后临卧荆芥汤下。

治风气，利胸膈，及心腹诸疾，**香枳丸方**

木香　枳壳去瓤，麸炒　羌活去芦头　独活去芦头　干姜炮　桂去粗皮　人参　陈橘皮汤浸，去白，焙　芎䓖　甘草炙，剉　白术　附子炮裂，去皮脐　京三棱煨，剉　大黄蒸过，切，焙。各半两　肉豆蔻去皮。一分　槟榔剉。一两　牵牛子净淘，拣，焙干。一斤，取粉半斤别入用

上一十七味，除牵牛子外，捣罗为末，瓷合收，勿泄气，每要使时，旋秤药末一两使，牵牛子粉半两，合和研匀，炼蜜和丸如梧桐子大。每服二十丸至三十丸，葱白腊茶下，生姜汤温酒亦

①　熟：日本抄本、文瑞楼本同，明抄本、乾隆本无。
②　一：明抄本、乾隆本、文瑞楼本同，日本抄本作“二”。

可，临时更看虚实加减服。妇人血风劳气，心腹胀痛，小儿疳痢，时疫、癥瘕，皆宜服。

治三焦风壅，五脏虚弱，遍身风气劳闷，手脚风毒气，寒热烦躁，通心肺，健①脾胃，益肾脏，正元气，止逆进食，**枇杷饮方**

枇杷叶炙，去毛　木香　木通剉　大腹皮剉　诃黎勒皮各三两　桔梗剉，炒　五味子　厚朴去粗皮，生姜汁炙　鳖甲去裙襕，醋炙　白芷　防风去叉　茯苓去黑皮　当归切，焙　泽泻　京三棱煨，剉。各半两　白术　藿香叶　人参各一两一分　芍药　甘草炙，剉　枳壳去瓤，麸炒　牡丹皮　知母焙。各一分　半夏汤洗七遍，切，焙。一两　前胡去芦头。三两

上二十五味，粗捣筛。每服四钱匕，水一盏半，入生姜三片，大枣一枚，擘破，煎至八分，去滓热服，空心食前服。

治体虚受风，因气鼓作，名为风气，冷则厥逆，热则烦愦，**紫苏木通汤方**

紫苏茎剉，焙　木通剉，焙　桑根白皮剉，焙　青橘皮汤去白，焙。各一两　荆芥穗焙　独活去芦头，剉　木瓜去瓤，切，焙　蘹香子根剉，炒　羌活去芦头，剉。各半两　枳壳去瓤，麸炒。二两　大腹②剉。二十枚，并皮、子用③

上一十一味，粗捣筛。每服五钱匕，水二盏，生姜一分，葱二寸，同煎至一盏，去滓温服，空心日午临卧各一。

治风气有热烦愦，头面生疮，**黄耆丸方**

黄耆剉　防风去叉　地骨皮　枳实去瓤，麸炒。一两　羌活去芦头　苦参　当归切，炒　升麻　大黄剉，炒　甘草炙，剉。各半两

上一十味，杵末，炼蜜和丸如梧桐子大。每服十五丸，食后

---

① 健：原作"建"，日本抄本、文瑞楼本同，文义不顺，据明抄本、乾隆本改。

② 大腹：日本抄本、文瑞楼本同，明抄本、乾隆本作"大腹皮"。

③ 并皮子用：日本抄本、文瑞楼本同，明抄本、乾隆本作"取皮生用"。

温荆芥汤下。

治风气凝滞，胸膈不快，身体刺疼，**小乳香丸方**

乳香研　没药研。各半钱①　半夏二两半②。用生姜四两研汁，入水一盏，同浸半夏一宿，切碎，用少生姜汁同炒赤色　五灵脂二两半　牵牛子四两。捣细，只罗一遍，余不用　槟榔煨，剉。半两　猪牙皂荚三梃。去皮，酥炙　肉豆蔻去皮。三枚

上八味，捣研为末，用生姜自然汁并冷水中停③和，丸绿豆大。每服十五丸至二十丸，生姜汤下，食后临卧服，更量虚实加减。

治风气攻作，阴盛则厥逆，阳盛则烦惋，**灵宝丸方**

天麻　乌蛇酒浸，去皮、骨，炙。各二两　附子炮裂，去皮脐　白附子　芎藭各一两　天南星二两　白僵蚕微炒　蔓荆实　干姜炮　桂去粗皮。各一两　麻黄去根节。二两三分④　防风去叉。一两半⑤　当归切，焙。三分　龙脑研　麝香研。各一分

上一十五味，捣研为末，炼蜜为丸如鸡头大，以丹砂末为衣。每服一丸，温酒下。如急风摊缓，薄荷汤下三丸，衣覆出汗立效。

治风气冷热不调，四肢厥逆，心神烦惋，**大通散方**

白花蛇酒浸，去皮、骨，炙　天麻　赤箭　防风去叉　藁本去苗、土　厚朴去粗皮，生姜汁炙　海桐皮剉　草薢　桂去粗皮　杜仲去粗皮，炙，剉　木香　山芋　当归切，焙　甘草炙，剉　威灵仙去土　羌活去芦头　白附子炮　蔓荆实　菊花　郁李仁　虎骨醋⑥炙　白芷　干蝎炒

上二十三味，等分，捣罗为散。每服二⑦钱匕，温酒调下，空

---

① 钱：明抄本、日本抄本、文瑞楼本同，乾隆本作"两"。
② 二两半：明抄本、乾隆本、文瑞楼本同，日本抄本作"三两半"。
③ 停：均匀，平均。《水经注·江水》："自非停午夜分，不见曦月。"
④ 二两三分：日本抄本、文瑞楼本同，明抄本、乾隆本无。
⑤ 一两半：日本抄本、文瑞楼本同，明抄本、乾隆本作"各一两半"。
⑥ 醋：日本抄本、文瑞楼本同，明抄本、乾隆本作"酥"。
⑦ 二：日本抄本、文瑞楼本同，明抄本、乾隆本作"三"。

心食前临卧，日三服。

治风气，**木香丸方**

木香　枳壳去瓤，麸炒　槟榔剉。各一两半^①　芍药　防风去叉　黄耆剉　牛膝酒浸，切，焙　茯苓去黑皮。各一两一分　附子炮裂，去皮脐　桂去粗皮。各一两　大黄三两　诃黎勒皮一两三分

上一十二味，捣罗为末，炼蜜丸如梧桐子大。每服十五丸，酒下，日二；渐加至二十丸，以知为度。

治风气不顺，骨痛，或生瘾胗，不治则加，冷痹筋骨缓弱，**天麻煎方**

天麻　干蝎炒　羌活去芦头　防风去叉。各一分　五灵脂　附子炮　白术　赤小豆各一两

上八味，为末，先以沉香二两，酒一升，瓷器煎为膏，入药捣千杵，和丸如梧桐子大。每服二十丸，空腹荆芥汤或荆芥茶酒^②下，过五日加至三十丸。秋夏宜荆芥汤；春冬宜荆芥酒；春末夏初，喜生赤根白头疮，服之大佳。

治风气，利头目，化痰涎，定肢体疼痛，**黑虎丸方**

天南星斋汁煮透，切片，焙干。二两　芎藭一^③两　杜仲去粗皮，炙，剉　半夏汤洗七遍，切，焙　白附子微炮　续断各半两　香墨烧令烟尽，物盖放冷，研。三两

上七味，捣研为末，再和匀，用生姜自然汁煮面糊，为丸如梧桐子大。每服十丸，荆芥汤下，食前。

肌肉瞤动

论曰：肌肉瞤动，命曰微风。盖邪搏分肉，卫气不通，阳气内鼓，故肌肉瞤动。然风之入脉，善行数变，亦为口眼瞤动、偏㖞之病也。

治八风十二痹，腰腿半身不随，历节疼痛，肌肉枯燥，皮肤

---

① 一两半：明抄本、乾隆本、文瑞楼本同，日本抄本作"二两半"。
② 茶酒：明抄本、日本抄本、文瑞楼本同，乾隆本作"茶清"。
③ 一：明抄本、乾隆本、文瑞楼本同，日本抄本作"二"。

眴动，或筋缓急痛，不在一处，卒起目眩，失心恍惚，妄言倒错，身生瘟癗，面上疱起，或黄汁出，更相染渍，或燥或湿，颜色赤白青黑无定，角弓反张，乍寒乍热，**八风散**方

麻黄去根节　白术各一斤　栝楼根去土　甘草炙　栾荆　天雄炮裂，去皮脐　白芷　防风去叉　芍药　石膏碎研　天门冬去心。各十两　羌活去芦头。二斤　茵芋去粗茎。十四两　黄芩去黑心。一斤五两　附子三十枚。炮裂，去皮脐　大黄锉，炒。半斤　细辛去苗叶　干姜炮　桂去粗皮。各五两　雄黄研　丹砂研　丹参各六两　山茱萸炒　食茱萸炒　羊踯躅各五升

上二十五味，捣罗为细散。酒服二钱匕，日一，三十日后日再，五十日知，百日差，一年平复。

治风虚肌肉眴动，手足颤掉，**虎骨丸**方

虎胫骨酥炙　松节锉，酒炒　天麻　牛膝酒浸，切，焙　赤箭　海桐皮炒　独活去芦头　石斛去根　防风去叉　乌蛇酒浸，去皮、骨，炙　酸枣仁　当归切，焙　仙灵脾　甜瓜子洗，焙　乳香研　五加皮各一两

上一十六味，先以十五味捣罗为细末，入研者乳香，再同研匀，酒煮面糊丸如梧桐子大。每服十五丸至二十丸，荆芥汤或茶、酒任下，不拘时。

治风肌肉眴动，头目昏眩，肢节麻痹，瘙痒疼痛，**犀角丸**方

犀角镑。半两　防风去叉　白花蛇酒浸，去皮、骨，炙　丁香　木香各一两　桂去粗皮。半两　独活去芦头。一两　丹砂研。二两　麝香研。一分①　龙脑研。一分　天麻　人参各一两　天南星炮。二两

上十三味，先以十味捣罗为细末，入研者药和匀，炼蜜丸如鸡头实大。每服一丸，细嚼，荆芥茶或温酒下，不拘时。

治风虚肉眴，头目昏眩，四肢拘急，或时麻痹，旋运多痰，

---

① 分：日本抄本、文瑞楼本同，明抄本、乾隆本作"两"。

牙关紧痛，欠伸倦怠，**生犀**①**丸方**

犀角镑屑　芎䓖　羌活去芦头。各一两　白僵蚕炒　防风去叉　荆芥穗各半两　干蝎炒　白芷　藁本去土　龙脑研　麝香研　牛黄研。各一分　鸡苏叶二两　天麻酒浸一宿，剉，焙。二两。别捣为细末

上一十四味，除天麻别捣外，先以十味捣罗为细末，再入三味研者药，炼蜜半斤，入天麻末，更入河水，并真酥各少许置于重汤内，煎炼成膏，候冷和搜成剂，入臼内杵数百下，丸如鸡头实大。每服一丸，细嚼，腊茶清下，不拘时。

治风热相搏，肌肉眴动，头目旋眩，筋脉拘急，涎潮发搐，精神昏昧，舌强语涩，肢节烦疼，心胸不利，凡病风气，悉主之，**牛黄天南星丸方**

天南星以牛胆制者，用二两。如无，即用浆水煮透软，切作片，焙干　天麻二两　独活去芦头　白附子炮　白僵蚕炒　人参　丹砂研。各一两　当归洗，切，焙　桑螵蛸炒　干蝎炒，去土　甘草生用。各三分②　羚羊角镑屑　犀角镑屑　麝香研　牛黄研　雄黄研　龙脑研。各半两　桂去粗皮。一分

上一十八味，先以十三味捣罗为细末，再入研药五味和匀，炼蜜丸如酸枣大。每服一丸，不计时，细嚼，温酒下，或以鸡苏汤下。

治风虚气闭，口眼③眴动，偏正头痛，**乳香丸方**

乳香研。二分④　天麻　麻黄去根节　防风去叉　半夏　乌头去皮脐　天南星　芎䓖各一两　**地龙**去土。三分

上九味，并生用，捣罗八味为细末，入乳香和匀，用酒煮面糊丸如梧桐子大。每服十五丸，荆芥茶下，空心食前服。

治风循经络，肌肉眴动，头目昏眩，手足麻痹，**天麻丸方**

---

① 生犀：日本抄本、文瑞楼本同，明抄本、乾隆本作"生犀角"。
② 分：日本抄本、文瑞楼本同，明抄本、乾隆本作"两"。
③ 眼：日本抄本、文瑞楼本同，明抄本、乾隆本此后有"喎"。
④ 分：明抄本、乾隆本、文瑞楼本同，日本抄本作"两"。

天麻　芎藭各一两　荆芥穗　鸡苏叶各二两　白附子炮　甘草炙。各半两

上六味，捣罗为细末，炼蜜丸如樱桃大。每服一丸，嚼破，茶、酒任下。

治头目运眩欲倒，痰逆恶心，偏正头痛，眉骨痛，肢体倦怠，鼻塞，气道不通，或面上游风，目𥆧。常服治风化痰，清神志[1]，**芎犀丸**[2]方

犀角镑屑。一分　芎藭三两　桔梗剉，炒。一分　甘草炙。一分　鸡苏叶罗去土。三两　丹砂别研，水飞。半两　细辛去苗叶。一分　天麻半两　白芷一分[3]　防风去叉。一分。剉

上一十味，除丹砂研外，九味捣罗为细末，和匀，炼蜜丸如樱桃大。每服一丸，食后细嚼，茶、酒任下。

治风气肌肉𥆧动，头目昏眩，四肢烦疼，**荆芥汤**方

荆芥穗　旋覆花各四两　前胡去芦头　甘草炙　麻黄去根节　芍药　芎藭　半夏汤洗七遍。各一两

上八味，粗捣筛。每服三钱匕，水一盏，入葱白三寸，鸡苏三[4]叶，同煎至七分，去滓温服。

治风气肌肉𥆧动，头目昏眩，利胸膈，**化风丸**方

鸡苏叶二两　羌活去芦头。一两半　芎藭一两半　羚羊角镑屑。一两[5]　防风去叉。一两　天麻一两　人参一两　干蝎炒。四钱　天南星炮。半两　白僵蚕炒。一两　龙脑研　麝香研。各五钱

上一十二味，先以十味捣罗为末，入研者龙脑、麝香，再同研，炼蜜丸如鸡头大，以丹砂为衣。每服一丸或二丸，茶、酒任下，不拘时。

---

① 神志：日本抄本、文瑞楼本同，明抄本、乾隆本作“精神”。
② 芎犀丸：日本抄本、文瑞楼本同，明抄本、乾隆本作“芎藭犀角丸”。
③ 分：明抄本、乾隆本、日本抄本、文瑞楼本同，日本抄本旁注“一作两”。
④ 三：日本抄本、文瑞楼本同，明抄本、乾隆本作“二”。
⑤ 一两：明抄本、乾隆本、文瑞楼本同，日本抄本作“一两半”。

风 冷

论曰：人有脏腑本虚，血气不实，感于风冷，致荣卫不和，经脉凝涩，其冷不散者，使人面青不乐，心下满闷，甚则呕逆吐沫，肢体冷痛①。

治寒风所中，面青，遍身骨节俱冷，两手拘急，筋脉牵抽，手足不仁，厥冷，得暖气则舒展，**羌活汤**方

羌活去芦头　独活去芦头　干姜炮　牛膝酒浸，切，焙　草豆蔻去皮　桂去粗皮。各半两　细辛去苗叶　藿香叶去梗。各一分②　吴茱萸汤洗，焙干，炒　陈橘皮汤浸，去白，焙。各半两　干蝎去土，炒　半夏汤洗去滑，焙。各一分　甘草炙。四钱③　芎䓖　白术各一两

上一十五味，粗捣筛。每服三钱匕，水一盏，煎至七分，去滓，稍热不拘时服，候身④暖并筋脉舒展则止。

治骨节风冷，耐寒暑，益气血，**四味丸**方

独活去芦头　干姜炮　山茱萸洗，焙　桂去粗皮。各四两

上四味，为细末，炼蜜和捣二三千杵，丸梧桐子大。每服二十丸，温酒下，空心食前，渐加至三十丸。

治风劳冷气及膀胱冷气攻刺，腹内疼痛，兼治妇人血风、血气及伤寒等疾，**神力汤**方

人参　白茯苓去粗皮　木香　桂去粗皮　肉豆蔻去皮　草豆蔻去皮　防风去叉　附子炮裂，去皮脐　厚朴去粗皮，生姜汁炙　苍术米泔浸软，去皮，细切，暴干，麸炒　黄耆薄切　干姜炮　白术　当归切，焙　羌活去芦头　诃黎勒煨，去核　菖蒲　牛膝酒浸，切，焙　草薢　山芋　甘草炙　白芷　芍药　枳壳去瓤，麸

---

① 冷痛：日本抄本、文瑞楼本同，明抄本、乾隆本作"疼痛"。
② 分：日本抄本、文瑞楼本同，明抄本、乾隆本作"两"。
③ 钱：明抄本、乾隆本、文瑞楼本同，日本抄本作"两"。
④ 身：明抄本、乾隆本、日本抄本、文瑞楼本同，日本抄本旁注"身一作腹"。

炒 桔梗剉，炒 陈橘皮去白，切，焙 京三稜煨，乘热剉 蓬莪茂煨，剉 吴茱萸汤洗，焙干，炒 大腹 五味子 芎劳 前胡去芦头 蒟酱 丁香各半两

上三十五味，剉如麻豆。每服三钱匕，水一盏，入盐少许，煎至七分，去滓温服，不拘时候。

治风冷及虚风头昏，心胸痊闷[1]，痰唾不下，饮食气胀，腰腹疼痛[2]，**安息香丸方**

安息香研 肉苁蓉酒浸，切，焙 白附子炮 羌活去芦头。各半两 当归切，焙 蘹香子炒 木香 天麻 桂去粗皮 沉香各三分 槟榔剉 干蝎去土。各一两 白花蛇酒浸，去皮、骨，炙。二两 芎劳三分。十四味为末 桃仁去皮尖并双仁，研如膏。三两 阿魏白面裹，灰火内炮令黄熟为度，去面，研 硇砂研 硫黄研。各一分

上一十八味，先将桃仁、阿魏、硇砂、硫黄，用好酒五升，于银石器内慢火熬成膏，和前药末一十四味，如硬，入炼蜜少许，入白臼中捣千百下，取出，每秤一两，分作十五丸。每服一丸，温酒嚼下，姜盐汤下亦得，空心食前。

治风冷四肢疼痛，腰脚缓弱，虚损无力，**牛膝丸方**

牛膝酒浸，切，焙 萆解剉。各二两 山芋 泽泻 地肤子各一两 附子炮裂，去皮脐。二[3]两 干漆炒烟出。三分 石斛去根 威灵仙去土 狗脊去毛 茵芋 钟乳粉 熟干地黄切，焙。各一两

上一十三味，为细末，炼蜜和捣三二百杵，丸梧桐子大。每服二十丸，空心及晚食前温酒下。

治风冷气，补虚损，暖脏腑，利腰脚，**巴戟天丸方**

巴戟天去心 附子炮裂，去皮脐 天麻 牛膝酒浸，切，焙 防风去叉 桂去粗皮 芎劳 独活去芦头 石斛去根 肉苁蓉酒浸，切，焙 补骨脂炒 干蝎去土，炒 萆薢剉 蜀椒去目并闭

---

① 心胸痊闷：日本抄本、文瑞楼本同，明抄本、乾隆本作"胸膈闷"。
② 痛：日本抄本、文瑞楼本同，明抄本、乾隆本此后有"等疾"。
③ 二：明抄本、乾隆本、文瑞楼本同，日本抄本作"三"。

口，炒出汗　仙灵脾　沉香剉细　安息香研　木香各一两

上一十八味，除别研外，为细末，再同研匀，炼蜜和捣三二百杵，丸如梧桐子大。每服三十丸，温酒下，空心及晚食前①。

治风冷，一切痛，**应痛丸方**

附子②炮裂，去皮脐　天麻　虎骨酥炙　天南星炮　狗脊去毛　白茯苓去黑皮　阿胶炙燥　狼毒醋炙，剉，炒　白僵蚕直者。微炒　海桐皮剉　牡蛎熬　天雄炮裂，去皮脐　防风去叉　吴茱萸汤洗，焙干，炒　羌活去芦头　独活去芦头。各一两

上一十六味，捣罗为细末，炼蜜和丸如弹丸大。每服一丸，空腹温酒化下。

治风冷，气血虚乏，**羊肉汤方**

羊肉一斤半。去脂膜，煮取汁　生姜二两　当归切，焙　芍药　黄芩去黑心　芎䓖　甘草炙　防风去叉。各一两

上八味，除羊肉外，㕮咀如麻豆大。每服五钱匕，以羊肉汁二盏，煎取一盏，去滓，不拘时温服。

风　热

论曰：风热者，风邪热气客于皮毛③血脉，传入肺经也。令人头面熻熻发热，皮肤痛，咳嗽咽干，上焦不利，故谓之风热也。

治风热毒气，心胸痰滞，两耳虚聋，头重目眩，**犀角汤方**

犀角镑　甘菊花　前胡去芦头　枳壳去瓤，麸炒　菖蒲　泽泻　羌活去芦头　木通剉　生干地黄焙。各半两　甘草炙，剉。一分　麦门冬去心，焙。一两

上一十一味，粗捣筛。每服三④钱匕，水一盏，煎至七分，去滓，食后温服。

---

① 晚食前：日本抄本、文瑞楼本同，明抄本、乾隆本作"晚食后酒下"。
② 附子：日本抄本、文瑞楼本同，明抄本、乾隆本作"防风"。
③ 皮毛：日本抄本、文瑞楼本同，明抄本、乾隆本作"皮肤"。
④ 三：日本抄本、文瑞楼本同，明抄本、乾隆本作"五"。

治风热毒气，身体烦热，头目不利，口干舌涩，夜卧不安，**地骨皮汤**方

地骨皮去土　人参　甘草炙，剉　柴胡去苗　葛根剉　麦门冬去心，焙。各半两

上六味，粗捣筛。每服三钱匕，水一盏，入竹叶二十片，生姜两片，同煎至七分，去滓温服。此药兼解利伤寒汗后余热烦躁。

治风热攻头面，壅盛虚烦，凉心经，**知母汤**方

知母焙　人参　赤茯苓去黑皮　麦门冬去心，焙　甘草炙，剉　地骨皮去土。各半两　黄芩去黑心。一分

上七味，粗捣筛。每服三钱匕，水一盏，入竹叶十片，煎至七分，去滓，食后温服。

治风热，口舌干燥，心烦身热，夜卧惊悸狂躁等疾，**甘露丸**方

凝水石煅通赤，摊放地上出火毒，研。一斤　马牙消研。三两　铅白霜研　龙脑研。各三分　甘草炙，剉为末。一两

上五味，再同研匀，用糯米饭丸如弹子大。每服用生姜蜜水磨下半丸，新汲水亦得；小儿一丸分五服。

治风热，三焦壅滞，口干，咽喉不利，咳嗽，**缓中汤**方

黄耆剉细　防风去叉　地骨皮去土　甘草　紫苏叶各等分。并生使

上五味，粗捣筛。每服三钱匕，水一盏，煎至七分，去滓，食后临卧服。

治风热烦躁，祛风，利小肠，**犀角汤**方

犀角镑　黄芩去黑心　山栀子仁　升麻　葛根剉　山茵陈择　生干地黄焙　甘草炙，剉。各等分

上八味，粗捣筛。每服三钱匕，水一盏，入麦门冬十粒、竹叶十片，煎至七分，去滓温服。

治一切风热，**龙脑玉壶丸**方

人参　防风去叉。各二钱^①　赤茯苓去黑皮。一钱半^②　干蝎去土，炒。半钱　白僵蚕炒　蓬砂研。各一钱　白附子炮　天麻　麝香研　天南星炮　玄明粉研。各一分　甘草炙，剉　龙脑研。各半两　凝水石煅通赤，水浸出火毒，后研。十两，七两入药，三两为衣

上一十四味，为细末，炼蜜丸鸡头^③大，用凝水石粉为衣。每服一丸，食后细嚼，以荆芥汤下，茶清亦得。

治风热，上焦烦满，**化风丸方**

荆芥穗　鸡苏叶　羌活去芦头。各一两　干蝎十四枚，全者。去土，炒

上四味，为细末，炼蜜丸鸡头大。每服一丸，薄荷汤化下。

治风热，心胸壅滞，烦躁，**羌活汤方**

羌活去芦头　人参　连翘　防风去叉　钓藤各一两　甘草炙，剉。三分

上六味，粗捣筛。每服三钱匕，水一盏，煎至七分，去滓温服。

治风热，上焦壅盛，头目眩运，烦躁饮水，小肠结涩，**茯苓散方**

赤茯苓去黑皮　茯神去木。各一两　人参　远志去心　海金沙各半两

上五味，为细散。每服二钱匕，煎瞿麦汤调下，食后临卧服。

治风热上攻，头面生疮及肿痛，**独活汤方**

独活去芦头　羌活去芦头　防风去叉　柴胡去苗　白术　甘草炙，剉　麻黄去根节，煎，掠去沫，焙干。各一两　甘菊花半两

上八味，粗捣筛。每服三^④钱匕，水一盏，入荆芥五穗同煎，取七分，去滓，食后温服。

---

① 各二钱：日本抄本、文瑞楼本同，明抄本、乾隆本作"二两"。
② 一钱半：明抄本、乾隆本、文瑞楼本同，日本抄本作"二钱半"。
③ 鸡头：日本抄本、文瑞楼本同，明抄本、乾隆本作"梧桐子或鸡头实"。
④ 三：日本抄本、文瑞楼本同，明抄本、乾隆本作"五"。

治风热，心肺气壅多渴，**天门冬丸方**

天门冬去心，焙。三分　防风去叉　赤茯苓去黑皮　麦门冬去心，焙　知母焙　桑根白皮剉，炒　黄耆剉细　黄连去须　栝楼根别捣碎，炒　升麻　生干地黄焙。各半两　甘草炙，剉。一分

上一十二味，为细末，炼蜜丸梧桐子大。每服十五丸，生姜汤下，日午、临卧各一服。

治风热，上膈烦满，疏气，**羚羊角汤方**

羚羊角屑　威灵仙去苗、土　黄连去须　白槟榔　郁李仁去皮尖，炒　甘草炙　大黄剉，炒　枳壳去瓤，麸炒。各一两　桑根白皮剉，炒　车前子　决明子炒　防风去叉　草薢各一两半　桂去粗皮　旋覆花炒。各半两

上一十五味，吹咀如麻豆。每服五钱匕，以水一盏半，煎取八分，去滓温服，食后，日二。

治风热攻头面虚浮，心下满闷，烦躁热渴，腰胯①痠疼，咳逆咽干，小便赤涩，**茯苓丸方**

白茯苓去黑皮。一两半　赤芍药　柴胡去苗　百合　诃黎勒皮　羚羊角镑　陈橘皮汤浸，去白，焙　防风去叉　菊花各一两　郁李仁去皮，炒。一②两半　大麻仁研。四两　生干地黄焙。三两

上一十二味，捣罗为末，炼蜜丸如梧桐子大。每服三十丸，煎麦门冬汤下。

治风热痰壅，面发热，皮肤痛，凉心膈，润肺脏，**皂荚丸方**

皂荚实，肥者，半斤　甘草一两。同皂荚于罐器内烧，不令烟出　芎藭四两　恶实微炒　蒺藜子炒，去角。各二两　菊花微炒　马牙消研。各四两　玄参暴干。一两　甘松去土　藿香叶　零陵香各一③两　龙脑研。一钱

---

① 腰胯：日本抄本、文瑞楼本同，明抄本、乾隆本作"腰膝"。
② 一：此前原有"各"，明抄本、乾隆本、日本抄本、文瑞楼本同，与前"各一两"之"各"重复，故据文义删。
③ 各一：明抄本、乾隆本、文瑞楼本同，日本抄本作"三"。

上一十二味，捣研为末，炼蜜和丸如樱桃①大。每服一丸，嚼破，茶、酒任下，食后、临卧。

治风热气秘，疏风顺气，**牵牛子丸方**

牵牛子不限多少。净洗，饭上炊，气才透便出，摊微冷，捣为末　青橘皮去白，焙　陈橘皮去白，焙　木通剉　桑根白皮剉　芍药焙。各一两　栝楼根洗，焙。二两

上七味，捣罗六味为末，每牵牛子末一斤，入余药末四两，拌和令匀，以炼蜜和杵三五千②下，丸如梧桐子大。每服二十丸，随病具汤使，瘰疬，茶汤③下；妇人血气，芍药酒下；血风瘙痒，枳壳酒下；五淋，榆白皮酒下；摊缓风，豆淋酒下；肠风泻血，蒌蕤酒下；肺气，诃黎勒酒下；伤寒，葱白酒下；风秘，葱姜茶④下。

治风热，头面生疮，**羌活散方**

羌活去芦头　防风去叉　芎䓖　荆芥穗　麻黄去根节　甘草炙，剉　木通剉　恶实炒。各等分

上八味，捣罗为散。每服二⑤钱匕，茶酒调下，不拘时。

治风热，上焦痰毒，**大黄丸方**

大黄剉如骰子样。三两　青橘皮去白，不剉　半夏洗去滑。各一两

上三味，一处炒熟，捣罗为末，水浸蒸饼丸如梧桐子大。每服食后临卧，温水下二十丸，加至三十丸。

中风发热

论曰：中风发热者，身体无汗，肢节烦疼，腹急，大小便不利。盖风邪所客，则皮肤闭密，内不得通，外不得泄，蕴滞发而

---

① 樱桃：明抄本、乾隆本、文瑞楼本同，日本抄本作"梧桐子"，旁注"一作樱桃"。
② 三五千：日本抄本、文瑞楼本同，明抄本、乾隆本作"二三百"。
③ 茶汤：明抄本、乾隆本、文瑞楼本同，日本抄本作"茶酒"。
④ 茶：日本抄本、文瑞楼本同，明抄本、乾隆本作"酒"。
⑤ 二：明抄本、乾隆本、文瑞楼本同，日本抄本作"一"。

为热，热盛①则内燥②，津液虚少，故无汗也，汗不出则气不舒，肢节烦疼而腹满急，大小肠不利。缘风邪流传心肺之经，外干于腑，不愈则加头疼、面赤而渴躁也。

治中风发热无汗，肢节烦疼，腹内急痛，大小便秘涩，**防风饮方**

防风去叉　当归切，焙　麻黄去根节，先煎，掠去沫，焙　白术　赤茯苓去黑皮　附子炮裂，去皮脐　山茱萸　黄芩去黑心。各一两　人参　甘草炙　大黄剉，炒。各三分　熟干地黄焙。一两

上一十二味，剉如麻豆。每服五钱匕，水一盏半，大枣二枚，擘破，生姜半分，切，煎至八分，去滓温服，空心日晚各一。

治中风发热，头目昏疼，失音不语，喘息粗大，口偏吐涎，手足不随，**麻黄饮方**

麻黄去根节，先煎，掠去沫，焙。二两　防风去叉　赤芍药各一两半③　石膏碎。三两　羌活去芦头　杏仁去皮尖、双仁，炒　甘草炙。各一两

上七味，粗捣筛。每服五钱匕，水一盏半，煎至八分，去滓，空心温服，日再。若牙颔冷痹，舌强，加附子一枚，去皮脐，篁竹沥少许；若渴，加麦门冬，去心，一两半，犀角屑一两。

治中风，头痛面赤，熻熻发热，恶风烦闷，身痛如碎，**防风汤方**

防风去叉　白术　桂去粗皮。各一两　细辛去苗叶。半两　赤芍药　黄芩去黑心　甘草炙。各一两　麻黄去根节，煮，掠去沫。三两　石膏碎。二两

上九味，粗捣筛。每服五钱匕，水一盏半，大枣二枚，擘破，煎至八分，去滓，空心温服，日再。

---

① 盛：原作“成”，文瑞楼本同，文义不顺，据明抄本、乾隆本、日本抄本及《永乐大典医书辑本》卷三百十六“一东·风”引《圣济总录》改。

② 燥：文瑞楼本及《永乐大典医书辑本》卷三百十六“一东·风”引《圣济总录》同，明抄本、乾隆本、日本抄本作“躁”。

③ 一两半：明抄本、乾隆本、文瑞楼本同，日本抄本作“一两”。

治中风头痛，烦热口干，小便赤，**石膏汤方**

石膏碎。三分　滑石半两　白茅根剉　萹蓄剉。各三分

上四味，粗捣筛。每服三钱匕，水一盏，煎至七分，去滓，食后热服。

治中风发热，头痛目眩，喉咽干，舌本强，胸背痛闷，心膈痞满，腰脊强急，**萎蕤汤方**

萎蕤　青木香　白薇焙　麻黄去根节，煎，去沫，焙　独活去芦头　杏仁汤浸，去皮尖、双仁，炒　芎䓖各二①两　甘草炙。三两　麝香研。一分②　石膏碎。三分

上一十味，粗捣筛。每服五钱匕，水一盏半，煎至八分，去滓温服，空心临卧并二服，取汗。若一寒一热者，加朴消一分，烧令白，于湿地纸衬出火毒，大黄一两，剉，醋炒，量人虚实用之，得下后，即减此二味。

---

① 二：明抄本、乾隆本、文瑞楼本同，日本抄本作"三"，旁注"一作二"。

② 一分：日本抄本、文瑞楼本及《普济方》卷一百三"诸风门"引《圣济总录》同，明抄本、乾隆本作"三两"。

卷第一十三

诸风门

漏　风

论曰:《内经》曰：饮酒中风，则为漏风。漏风之状，或多汗，
不可单衣，食则汗出，甚则身寒、喘息、恶风，衣裳濡，口干善
渴，不能劳事。又曰，身热解惰，汗出如浴，恶风少气，亦名酒
风。夫酒以养阳，酒入于胃，与谷气相薄，热盛于中，其气剽悍，
与阳气俱泄，使人腠理虚而中风，故其证多汗恶风，不可单衣；
其喘息而少气者，热熏于肺，风客于皮毛也；其口干善渴者，汗
出多而亡津液也；其解惰而不能劳事者，精气耗竭，不能营其四
肢也。谓之漏风，以汗出不止，若器之漏。久而不治，转为消渴。

治酒风身热解惰，汗出如浴，恶风少气，**泽泻散**方

泽泻　白术各二两半　糜衔剉。一两一分

上三味，捣罗为散。每服二钱匕，沸汤调，食后服。

治风虚汗出不止，**秦艽散**方

秦艽去苗、土　附子炮裂，去皮脐　石斛去根　菖蒲　白
术　桂去粗皮。各三分①　麻黄根　防风去叉。各五分

上八味，捣罗为细散。每服一钱匕，温酒下，日三。

治风虚多汗，夜卧尤甚，床席衣被并湿，**黄耆汤**方

黄耆剉　人参各二②两　麻黄根　牡蛎煅赤。各三两　枸杞根

---

① 分：明抄本、乾隆本、文瑞楼本同，日本抄本作“两”。
② 二：明抄本、乾隆本、文瑞楼本同，日本抄本作“一”，旁注“一作二”。

白皮^①二两半　龙骨四两

上六味，粗捣筛。每服三钱匕，水一盏，大枣二枚，擘破，同煎，去滓，取六分。空心服，日三。

治风虚多汗恶风，**防风散方**

防风去叉。一两一分　泽泻　牡蛎煅赤　桂去粗皮。各三分

上四味，捣罗为细散。每服二钱匕，温酒调下，空心服，日再。

治风虚汗出不止，**桂心散方**

桂去粗皮　白术　秦艽去苗、土　石斛去根　附子炮裂，去皮脐。各三分

上五味，捣罗为细散。每服二钱匕，温酒调下，空心服。

治风虚多汗，恶风寒颤，**泽泻散方**

泽泻　防风去叉　牡蛎煅赤　苍术米泔浸，去皮，炒。各一两　桂去粗皮。三分

上五味，捣罗为细散。每服二钱匕，温粥饮调下，不计时。

治风虚汗出，热闷甚者，**人参散方**

人参二两　牡蛎煅赤。一两半　石膏碎。三两　甘草炙，剉。一两

上四味，捣罗为细散。每服二钱匕，温水调下，不计时候。

治风虚汗出不止，**石膏散方**

石膏碎　甘草炙，剉　苍术米泔浸，去皮，剉，炒微黄　麻黄根各一两

上四味，捣罗为细散。每服二钱匕，以浆水调下，食前服，日三夜再。

治风虚多汗，夜卧尤甚，**杜仲散方**

杜仲去粗皮，炙，剉。二两　黄耆剉　牡蛎煅赤。各三两　麻黄根五两

---

① 枸杞根白皮：日本抄本、文瑞楼本同，明抄本、乾隆本作"地骨皮"。枸杞根白皮即地骨皮异名。

上四味，捣罗为细散。每服二钱匕，煎败扇汤调下，食后服，日二。

治大虚汗出欲死，若自汗不止，**麻黄根散粉方**

麻黄根　附子炮裂，去皮脐　牡蛎煅赤。各等分

上三味，捣罗为细散。每用一两，以白粟米粉一升拌和令匀，以粉汗处。

治风虚多汗，**牡蛎散粉方**

牡蛎煅赤。二两　麻黄根三两

上二味，捣罗为细散。以绢袋盛之，粉身，日三五次，有汗即粉，无汗即止。

治风虚多汗少气，**牡蛎白术散方**

牡蛎煅赤。三分①　白术二两一分　防风去叉。二两半

上三味，捣罗为细散。每服二钱匕，温水调下，不计时。恶风倍防风；少气倍术；汗多面肿倍牡蛎。

治虚汗，**麻黄根散方**

麻黄根一两半　故败扇烧灰。半两

上二味，捣罗为细散。每服三钱匕，以牛乳调下，食后服。

治漏风汗出不止，**附子汤方**

附子炮裂，去皮脐。一两半　蜀椒去目并闭口，炒出汗。半两　杏仁去皮尖、双仁，炒黄。一两　白术二两

上四味，剉如麻豆。以水五升，煎至二升，去滓，分温四服，日三夜一。

治漏风汗出不止，**四神散方**

附子一枚。炮裂，去皮脐　干姜炮。半两　桂去粗皮。一分　甘草半两。半生半炙

上四味，捣罗为散，拌匀，以热酒一升投之，旋旋温服令尽，可均作一日服；如饮酒不得人②，用沸汤投之亦得。

---

① 三分：日本抄本、文瑞楼本同，明抄本作“二两”，乾隆本作“三两”。

② 人：日本抄本、文瑞楼本同，明抄本、乾隆本作“仍”，连下读。

风 消

论曰:《内经》谓二阳之病发心脾,有不得隐曲,女子不月,其传为风消。夫肠胃发病,传于心脾,心主血,心病则血不流;脾主味,脾病则味不化而精不足,精血不足,故其证不能隐曲,女子不月。久则传为风消,盖精血已亏,则风邪胜而真气愈削也。

治心脾受病,精血虚少,风气乘之,日益消削,**黄耆羌活饮方**

黄耆一两半 羌活去芦头。一两 石斛去根 防风去叉 枳壳去瓤,麸炒 人参 附子炮裂,去皮脐 茯苓去黑皮 五味子 牛膝酒浸,切,焙。各一两 续断半两 地骨皮三分 生干地黄切,焙。二两 牡蛎熬。一两

上一十四味,剉如麻豆。每服五钱匕,水一盏半,煎取一盏,去滓温服。

治风消,肢体痠疼,血脉枯耗,**排风汤方**

防风去叉 当归洗,切,焙 白鲜皮 白术 芍药 桂去粗皮 芎䓖 独活去芦头 杏仁去皮尖、双仁,炒,别研 枸杞根剉 茯神去木 麻黄去根节,先煎,掠去沫,焙。各一两

上一十二味,除杏仁外,粗捣筛,入杏仁和匀,每服三钱匕,以水一盏,生姜三片,煎至七分,去滓,空腹温服,日晚再服。

治风消,四肢无力,胸膈烦闷,**姜黄汤方**

姜黄一两 沉香剉。三分 黄耆剉。一两 桂去粗皮。半两 延胡索 人参 厚朴去粗皮,涂生姜汁炙 芎䓖 防风去叉 芍药各三分 杏仁汤浸,去皮尖、双仁,别研 羌活去芦头 诃黎勒煨,去皮。各半两

上一十三味,除杏仁外,粗捣筛,和入杏仁匀,每服三钱匕,旋汲井华水一盏,煎至七分,去滓温服,不拘时。

治风消,气血虚弱,**黄耆汤方**

黄耆薄切 犀角镑。各一两 白茯苓去黑皮 人参各一两半 柴胡去苗 升麻 秦艽去苗、土 芎䓖 木香 桑根白皮

剉　枳壳去瓤，麸炒　防风去叉　芍药　黄芩去黑心　肉豆蔻去壳，炒　天麻　鳖甲醋浸，炙，去裙襕　地骨皮　甘草炙，剉。各一两　羌活去芦头　当归切，焙　青橘皮去白，切，炒。各三分　槟榔剉　桔梗去芦头，炒。各半两

上二十四味，粗捣筛。每服三钱匕，以水一盏，煎至七分，去滓，空腹温服。

治风消，**五补人参丸方**

人参　白茯苓去黑皮　黄耆薄切　地骨皮　熟干地黄焙干。各一两

上五味，捣罗为末，炼蜜丸如梧桐子大。每服二十丸，温酒下，夜卧时服。

治风消，五劳七伤等疾，**太和汤方**

前胡去芦头　枇杷叶拭去毛　鳖甲醋炙　白茯苓去黑皮　桔梗去芦头，炒　白芷　五味子　白术　厚朴去粗皮，生姜汁炙　半夏汤洗去滑　京三棱煨，剉　藿香去梗　防风去叉。各一两　人参三分　柴胡去苗。半两　桂去粗皮。一两半　桑白皮剉　当归切，焙　芍药　枳壳去瓤，麸炒　牡丹皮　甘草炙，剉　知母焙　杏仁去皮尖、双仁，麸炒。各半两①

上二十四味，粗捣筛。每服三钱匕，水一盏，生姜三片，煎至七分，去滓温服。

治风消，血气虚损，攻刺疼痛，四肢无力，多困黄瘁，胸膈痞闷，或大便多秘，或时泄利，**人参荆芥汤方**

荆芥穗二两　芍药　天麻　芎劳　当归洗，切，焙　京三棱煨，剉　黄耆薄切　鳖甲醋浸，去裙襕，炙　牛膝去苗，酒浸，切，焙。各一两　木香半两　熟干地黄切，焙　柴胡去苗。各一两半　防风去叉　牡丹皮　大腹皮各三分　枳壳去瓤，麸炒。三两　半夏为末，生姜汁作饼，暴干。一两　秦艽去苗、土。一

---

① 半两：原作"半"，"两"字漫漶，据日本抄本、文瑞楼本补正。又明抄本、乾隆本作"一两"。

分　人参　石膏碎研　白术　羌活去芦头　款冬花择　陈橘皮去白，切，炒。各半①两

上二十四味，粗捣筛。每服三钱匕，水一盏，生姜二片，枣一枚，去核，同煎七分，去滓，空心日午临卧服。

治风消经久不差，渐成五劳七伤，小腹拘急，四肢痠疼，面色黧黑，唇口干燥，目暗耳鸣，心忪气短，夜梦惊恐，精神困倦，喜怒无常，悲忧不乐，饮食无味，举动乏力，心腹胀满，脚膝痿缓，小便滑数，房室不举，股内湿痒，水道涩痛，小便出血，时有遗沥，**菟丝子丸方**

菟丝子酒浸，别捣　桂去粗皮　鹿茸去毛，酥炙　附子炮裂，去皮脐　泽泻　石龙芮各一两　肉苁蓉酒浸，切，焙　杜仲去粗皮，剉，炒　白茯苓去黑皮　熟干地黄洗，焙　巴戟天去心　防风去叉　山茱萸　补骨脂炒　荜澄茄　沉香剉　蘹香子炒　石斛去根　牛膝酒浸，切，焙　续断各三分　桑螵蛸酒浸，炒　芎藭　覆盆子择　五味子各半两

上二十四味，捣罗为末，以酒煮面糊丸如梧桐子大。每服二十丸，温酒或盐汤下，空心日午服。如脚膝无力，木瓜汤下。

热毒风

论曰：热毒风之状，头面肿热，心神烦躁，眼目昏暗，时复语涩，痰黏口干，皮肤壮热，肢节疼痛是也。皆由脏腑虚弱，风邪因入，客于心胸；或服热药与饮酒过度，心肺壅滞，热积不散，故其证如此。

治热毒风，发起即欲卧，卧即欲起，心神烦闷，**麦门冬丸方**

麦门冬去心，焙　地骨皮　山芋　山茱萸　蔓荆实去白皮　人参　防风去叉　沙参　芍药　枳壳去瓤，麸炒　升麻　赤茯苓去黑皮　甘菊花　玄参　羌活去芦头。各三分②　龙胆③半两

---

① 半：明抄本、日本抄本、文瑞楼本同，乾隆本作"一"。
② 三分：明抄本、文瑞楼本同，乾隆本作"三两"，日本抄本作"一两"。
③ 龙胆：日本抄本、文瑞楼本同，明抄本、乾隆本作"龙脑"。

上一十六味，捣罗为末，炼蜜丸如梧桐子大。每服二十丸至三十丸，温酒下。

治热毒风，头面瘙痒，状如虫行，时发风胗，**蒺藜子丸方**

蒺藜子炒　独活去芦头　白芷　防风去叉　枳壳去瓤，麸炒　山芋　地骨皮各三分　人参一两　萎蕤　桂去粗皮　黄连去须。各半两

上一十一味，捣罗为末，炼蜜丸如梧桐子大。每服二十丸，空心温酒下，加至三十丸。

治热毒风攻身体，状如虫行，头面肿热，心神烦闷，皮肤斑点，旋生旋没，**天南星丸方**

天南星炮　天麻酒浸，切，焙　白附子炮　羌活去芦头　白僵蚕炒　白花蛇酒浸，去皮、骨，炙　麻黄去节，先煮，掠去沫，焙。各半①两　犀角镑。三分　槐实炒　槐胶生用。各半两　生栀子仁一两　羚羊角镑。三分

上一十二味，捣罗为末，粟米饭丸如梧桐子大，阴干。每服十五丸至二十丸，空心临卧用葱白酒下。

治热毒风，皮肤壮热，心神烦躁，口干面热，肢节疼痛，**黑豆饮方**

黑豆半升。炒熟　防风去叉。一两　羌活去芦头　甘草炙，剉。各半两

上四味，粗捣筛。每服五钱匕，水一盏半，生姜三片，煎取一盏，去滓温服，食后临卧。

治热毒风，心肺壅滞，胸膈烦闷，大小便难，**木香丸方**

木香　芎䓖　羌活去芦头　槟榔生，剉　桂去粗皮。各二两　大黄剉，炒　郁李仁汤浸，去皮尖，麸炒，研如膏。各四两

上七味，捣罗六味为末，与郁李仁和匀，炼蜜丸如梧桐子大。每服二十丸，渐加至三十丸，用温酒或生姜汤下，空心临卧。

治热毒风攻注，四肢痛痹，皮肤瘙痒，筋脉拘急，言语謇涩，

---

① 半：日本抄本、文瑞楼本同，明抄本、乾隆本作"一"。

天麻散方

天麻 白附子炮 羌活去芦头 防风去叉 牛膝酒浸，切，焙 麻黄去节，先煮，掠去沫，焙 芎䓖 独活去芦头 当归切，焙 桂去粗皮。各半两 蒺藜子炒。一两半 白鲜皮 黄芩去黑心 秦艽去苗、土 升麻各一两

上一十五味，捣罗为散。每服二钱匕，食后良久，温酒调下，渐加至三钱匕。

治热毒风上攻，头旋目痛耳鸣，或头面瘾胗，四肢不遂[1]，**羚羊角汤方**

羚羊角镑。一两[2] 防风去叉 羌活去芦头。各半两 甘菊花未开者。一两半 前胡去芦头 藁本去苗、土 玄参 黄芩去黑心 杏仁去皮尖、双仁，炒 甘草炙，剉 菖蒲去须、节，切，焙。半两

上一十一味，粗捣筛。每服五钱匕，以水一盏半，煎取一盏，去滓，每食后良久服。

治热毒风上攻，头旋倒仆，或吐不止，畏见日光，不喜喧处，不欲食饮，时时发动，**旋覆花汤方**

旋覆花一两 前胡去芦头。半两 甘菊花未开者。一两半 防风去叉 生干地黄洗，切，焙 羌活去芦头 杏仁汤浸，去皮尖、双仁，炒。各一两 玄参 白僵蚕炒 黄芩去黑心 半夏为末，姜汁作饼，暴干 白术 藁本去苗、土 甘草炙，剉 当归切，焙 人参 赤茯苓去黑皮。各半两

上一十七味，粗捣筛。每服五钱匕，以水一盏半，煎取一盏，去滓，食后良久服，日二。

治热毒风攻心烦闷，**犀角汤方**

犀角镑 白鲜皮 黄芩去黑心 玄参 钓藤各一两半 葛根二两 石膏碎。三两

---

① 不遂：日本抄本、文瑞楼本同，明抄本、乾隆本作"不随"。义皆通。

② 两：日本抄本、文瑞楼本同，明抄本、乾隆本作"分"。

上七味，粗捣筛。每服三钱匕，水一盏，煎至七分，去滓，入竹沥少许，再煎一二沸，食后服。

治热毒风下攻，脚膝及筋骨日夜烦疼，不可忍者，**虎骨汤方**

虎骨酥炙。一两半　桂去粗皮。半两　生干地黄洗，切，焙　羌活去芦头　赤芍药各一两

上五味，粗捣筛。每服五钱①匕，水一盏，酒半盏，同煎至一盏，去滓，空腹温服；有顷再服。

治热毒风疮疥，**黄耆汤方**

黄耆剉　黄连去须　大黄剉，炒　芎䓖　甘草炙。各一两　鹤虱　红蓝花炒。各半两　连翘　防风去叉　羌活去芦头　牵牛子炒。各一两半

上一十一味，粗捣筛。每服三②钱匕，水一盏，入生姜三片，煎至七分，去滓，温服③。

治热毒风攻头面，唇口肿痛，咽喉肿塞，或目涩疼，**羚羊角煎方**

羚羊角镑　菊花各半两　玄参　牛膝去苗，切，焙　防风去叉　紫参各一分

上六味，捣罗为末，以栝楼汁一升，酒半升，并前六味，煎成稀煎，瓷合盛。每服一匙头，酒调下，日夜四五服。

治热毒风肿，遍身疮，**大黄散方**

大黄剉。二两　栝楼根　甘草生，剉　马牙消研。各一两

上四味，捣罗为散。每服二钱匕，食后熟水调下。

治热毒风，胸膈烦满，语涩痰盛，筋脉挛急，头目昏痛，肢节烦疼，**羚羊角汤方**

羚羊角镑　赤茯苓去黑皮　细辛去苗叶　半夏汤洗七遍，生姜汁煮，焙　藁本去苗、土。各三分　蔓荆实去皮　芎䓖　旋覆花　防风去叉　甘草炙，剉　枳壳去瓢，麸炒。各一两　人参　羌

① 钱：原作"盏"，据明抄本、乾隆本、日本抄本、文瑞楼本改。
② 三：日本抄本、文瑞楼本同，明抄本、乾隆本作"五"。
③ 服：日本抄本、文瑞楼本同，明抄本、乾隆本此后有"有顷再服"。

活去芦头　前胡去芦头。各一两半　甘菊花半两

上一十五味，粗捣筛。每服三钱匕，入生姜两片，水一盏半，煎至七分，去滓，早晚食后稍热服，急则不拘时。

治热毒风上攻，头旋目眩，耳聋心烦，手足瘑痹，皮肤瘙痒，**黄耆丸方**

黄耆剉　防风去叉　麦门冬去心，焙　羌活去芦头。各二两　五加皮一两半　甘草炙，剉　升麻　苦参　白鲜皮　菊花　枳壳去瓤，麸炒　黄连去须，炒　车前子各一两　葶苈隔纸炒。半两

上一十四味，捣罗为末，炼蜜和丸如梧桐子大。每服二十丸加至三十丸，空心食前温酒下。

治热毒风，**黄耆饮方**

黄耆剉，焙　赤茯苓去黑皮　羌活去芦头　白僵蚕炒　杏仁汤浸，去皮尖、双仁，炒　当归切，焙　桂去粗皮　五味子　生干地黄焙　甘草炙，剉　陈橘皮汤浸，去瓤，焙　玄参　麦门冬去心，焙　人参各一两

上一十四味，粗捣筛。每服五钱匕，水一盏半，煎取八分，去滓，空心顿服。

治热毒风上攻头面，**枳壳丸方**

枳壳去瓤，麸炒。一两半　赤茯苓去黑皮　防风去叉　人参　干姜①炮　黄连炒，去须　薏苡仁　升麻　桂去粗皮。各一两　菊花　生干地黄焙。各二两　羌活去芦头　羚羊角镑。各一两半

上一十三味，捣罗为末，炼蜜和丸如梧桐子大。每服三十丸，空心食前温酒下。

治热毒风攻头面，咽嗌肿痛，**犀角丸方**

犀角镑　黄芩去黑心　栀子仁　吴蓝各一两　升麻　黄耆剉　防风去叉　甘草炙。各一两半　大黄剉，炒。三两

上九味，捣罗为末，炼蜜丸如梧桐子大。每服三十丸，米饮

① 干姜：日本抄本、文瑞楼本同，明抄本作"干黄"，乾隆本作"大黄"。

下，早晚食后服。

治热毒风，头面肿痒，心胸烦闷，**羌活散方**

羌活去芦头　防风去叉　芎劳　荆芥穗　麻黄去根节　甘草炙，剉　木通剉　恶实炒。各等分

上八味，捣罗为散。每服二钱匕，茶酒调下，不拘时。

治热毒风攻口面㖞斜及偏风，**芎劳酒方**

芎劳　羌活去芦头　莽草　细辛去苗叶　甘草炙，剉。各一两　黑豆炒。二合

上六味，粗捣筛。分作八贴，每贴以酒一升，煎取五合，热含漱，咽亦无妨。

劳 风

论曰：《内经》曰：劳风法在肺下，其为病也，使人强上冥视，唾出若涕，恶风而振寒[1]。夫劳风之病，肾劳则根虚于下，经所谓根弱则茎叶枯矣，故目视不明而背反强。肾之脉入肺中，故因皮毛感风而振栗也。肾主唾，故津液凝结，唾如涎涕。治之以救其俯仰者，戒其劳动也。

治劳风，胸膈不利，涕唾稠黏，上焦壅滞，喉中不快，**麻黄汤方**

麻黄去根节　荆芥穗　杏仁去皮尖及双仁，麸炒　木香　当归切，焙　黄芩去黑心　羌活去芦头　芍药　柴胡去苗　大黄炮熟。各一分　半夏汤洗去滑，七遍。一钱　牵牛子半两

上一十二味，粗捣筛。每服二钱匕，水一盏，生姜一片，同煎取八分，食后去滓温服。

治劳风，强上冥视，**芎枳丸方**

芎劳一两　枳壳去瓤，麸炒。半两

上二味，捣罗为末，炼蜜丸如梧桐子大。每服十丸，食后温水下。

---

[1]　劳风……振寒：此段论述源自《素问·评热病论》。

治劳风，项强急痛，四肢烦热，**葳蕤饮**方

葳蕤三两　人参　羚羊角镑。各二两

上三味，粗捣筛。每半两，入豆豉三合，葱白一握，以水五盏，煎取二盏，去滓，分温空腹二服。

治劳风，发热烦闷，不能食，兼数欠，眠睡不安，**黄连丸**方

黄连去须。三两　人参　生姜薄切，焙干　茯神去木。各一两半　葳蕤一两　豉①一合。炒

上六味，捣罗为末，炼蜜丸如梧桐子。食后米饮下二十丸，日二服。

治劳风，上膈壅痰实，利头目，**地骨皮汤**方

地骨皮五两　知母一两半　桔梗去芦头，炒　甘草炙。各一两　前胡去芦头。三分②

上五味，粗捣筛。每服三钱匕，以水一盏，煎至七分，去滓，食后临卧温服。

治劳风壅滞，多痰逆，头昏，**防风汤**方

防风去叉　独活去芦头　羌活去芦头　柴胡去苗　白术　甘草炙　麻黄去节③。各一两　芎䓖二两　荆芥穗　菊花各半④两

上一十味，粗捣筛。每服三钱匕，以水一盏，煎至七分，食后去滓温服。

治劳风，肺热气壅，卧即多惊，时复头旋，**龙齿饮**方

龙齿碎。二两半　黄芩去黑心　防风去叉　赤芍药　白茯苓去黑皮。各一两半　升麻一两　大青三分　大腹皮剉。二枚⑤

上八味，粗捣筛。每服五钱匕，以水一盏半，入生姜两枣大⑥，拍碎，竹沥半合，银半两许，同煎至八分，去滓，食后温服。

治劳风，心脾壅滞，痰涎多，喉内隘塞，吐逆，不思饮食，

---

① 豉：日本抄本、文瑞楼本同，明抄本、乾隆本作"豆豉"。义皆通。

② 分：日本抄本、文瑞楼本同，明抄本、乾隆本作"两"。

③ 节：明抄本、乾隆本、文瑞楼本同，日本抄本作"根"。

④ 半：明抄本、乾隆本、文瑞楼本同，日本抄本作"一"。

⑤ 枚：文瑞楼本同，明抄本、乾隆本、日本抄本作"两"。

⑥ 两枣大：日本抄本、文瑞楼本同，明抄本、乾隆本作"三片"。

或时昏愦，**皂荚丸方**

皂荚木白皮去粗皮，酥炙令黄　天南星炮　白附子炮　半夏汤
洗去滑，七遍，焙　白矾细研，熬令汁尽。各一两

上五味，捣罗为末，以生姜汁煮面糊，丸如梧桐子大。以温
水下十丸，不拘时候。

治劳风，涕唾稠黏，**枳壳汤方**

枳壳去瓤，麸炒。二两　人参　赤茯苓去黑皮。各一两

上三味，粗捣筛。每服三钱匕，水一盏，煎至六分，去滓
温服。

风成寒中

论曰：《内经》曰：风气与阳明入胃，循脉而上至目内眦。其
人瘦则外泄而寒，则为寒中而泣出。风邪客于胃中，胃脉者，足
阳明之脉也，起于鼻交頞中，下循鼻外，风气循脉至于目内眦，
其人瘦则腠理开疏，风邪投虚而入，故津液化而为目泪泣出也。

治风邪所伤，肌瘦泄汗，寒中泣出，**温中汤方**

当归切，焙　白术各二两　人参　附子炮裂，去皮脐　干姜
炮　甘草炙　蜀椒去目及闭口者，炒出汗　桂去粗皮。各一两

上八味，㕮咀如麻豆大。每服四钱匕，以水一盏半，煎取八
分，去滓温服，日二。

治肌瘦中风，汗出太多，成寒中泣出，**石斛散方**

石斛去根，锉　附子炮裂，去皮脐　白术　桂去粗皮　秦艽去
苗、土　黄耆炙，锉。各三分

上六味，捣细罗为散。每服二钱匕，不计时候，以温水调下。

治寒中之病，目泣自出，**厚朴饮方**

厚朴去粗皮，涂生姜汁，炙令香熟。一两半　前胡去芦头　桂
去粗皮　石膏椎碎　赤芍药　贝母去心，煨令微黄　甘草炙，锉。
各一两　杏仁汤浸，去皮尖、双仁，麸炒微黄。三分

上八味，粗捣筛。每服三钱匕，以水一中盏，入生姜半分，

枣三^①枚，擘破，同煎至六分，去滓，不计时候，稍热服。

治风气汗泄太多，寒中泣出，**人参汤方**

人参三分　半夏汤浸七遍，去滑　干姜炮，剉　白茯苓去黑皮　白术　甘草炙，剉　五味子炒　桂去粗皮　黄耆剉。各半两　陈橘皮汤浸，去白，焙。一两　诃黎勒煨，用皮。三分

上一十一味，粗捣筛。每服三钱匕，以水一中盏，入生姜半分，枣三枚，擘破，同煎至六分，去滓，不计时候，稍热服。

治伤风中寒，目泣自出，**当归汤方**

当归切，炒^②。半两　人参　桂去粗皮。各三分　干姜炮，剉　白术　白茯苓去黑皮　甘草炙，剉　芎藭　细辛去苗叶　白芍药各半两　陈橘皮汤浸，去白，焙。一两

上一十一味，粗捣筛。每服三钱匕，以水一中盏，入生姜半分，枣三枚，擘破，同煎至六分，去滓，不计时候，稍热服。

风成热中

论曰：《内经》曰：风气与阳明入胃，循脉而上至目内眦。其人肥则风气不得外泄，乃为热中而目黄。夫风者阳气也，善行而数变，风气客于胃中，内不得通，外不得泄，蒸郁于中，故谓之热中。阳明之脉起于鼻交頞中，下循鼻外，热气循入，故令人目黄也。

治风搏阳气，郁为热中，除目黄，解烦渴，**远志汤方**

远志去心　人参　赤茯苓去黑皮　犀角镑　桔梗剉，炒　前胡去芦头　防风去叉　麦门冬去心，焙　黄耆剉　大腹皮各半^③两

上一十味，粗捣筛。每服三钱匕，水一盏，生姜一枣大，拍破，煎至七分，去滓，食后温服，日三。

治风邪，除热中，解烦渴，镇心神，**人参丸方**

人参一两半　卢会　白术　藁本去苗、土　桔梗剉，炒。各半

---

① 三：日本抄本、文瑞楼本同，明抄本、乾隆本作“二”。
② 炒：明抄本、乾隆本、文瑞楼本同，日本抄本作“焙”。
③ 半：明抄本、乾隆本、文瑞楼本同，日本抄本作“三”。

两　白附子炮　赤茯苓去黑皮　菊花各一两　防风去叉　天麻酒浸，切，焙。各三分　龙脑研　麝香研。各一分

上一十二味，研捣为末，以面糊和丸如梧桐子大。每服十五丸，食后煎黄耆荆芥汤下。

治风久不散，变成热中，烦渴目黄，精神昏暗，**牛黄散方**

牛黄研　甘草炙，剉　白附子炮　白僵蚕炒　犀角镑　羚羊角镑　丹砂研。各一分　天南星炮。半分①　龙脑研。一钱　天麻半两　蝎梢三七②枚。炒

上一十一味，各捣研极细，和匀。每服一钱匕，荆芥汤调下。

治风邪，除热中，**金箔牛黄丸方**

金箔十片。研　牛黄研　龙脑研。各一两　犀角镑　琥珀研　人参各一分　丹砂研，水飞过　白茯苓去黑皮。各二两　白花蛇酒浸，去皮、骨，炙　天麻各半两　白附子炮　白僵蚕炒　甘草炙，剉。各一两

上一十三味，各捣研为末，炼蜜和捣一千杵，丸如樱桃大，以金箔为衣。每服一丸，细嚼，温薄荷汤下，茶酒亦得。常服半丸，不拘时。

治风不散，传为热中，**犀角天麻丸方**

犀角镑　天麻酒浸，切，焙　芎藭　半夏为末，生姜汁作饼，焙干③　菊花各半两　茯神去木　人参　羌活去芦头　阿胶炙令燥　丹砂研。各一两　甘草炙，剉。三分

上一十一味，各捣研为细末，炼蜜丸如皂子大。每服一丸，食后临卧细嚼，人参汤下。

治风邪蕴积，传为热中，**银箔④生犀丸方**

犀角镑　银箔一钱。水银结沙子　牛黄研　郁金　竹茹　阿

---

① 分：明抄本、乾隆本、文瑞楼本同，日本抄本作"两"。

② 三七：日本抄本、文瑞楼本同，明抄本、乾隆本作"七"。

③ 焙干：日本抄本、文瑞楼本同，明抄本、乾隆本作"暴干"。

④ 银箔：原作"银液"，日本抄本、文瑞楼本同，与方中组成"银箔"不符，据明抄本、乾隆本改。

胶炙令燥。各一分　天麻　琥珀研　白茯苓去黑皮　人参　防风去
叉　紫石英研。各半两　丹砂研。一两半　天竺黄研　天南星牛胆
柜者。各一两　龙脑研　麝香研。各一分

上一十七味，各捣研为细末，炼蜜丸如鸡头实。每服一丸，
食后临卧细嚼，人参汤下。

治风邪传化，腹内瘀结生热，**青龙散**方

仙灵脾　生干地黄焙　防风去叉　何首乌去黑皮，米泔浸一
宿，竹刀切，焙。各一分　荆芥穗一两

上五味，捣为细散。每服一钱至二钱匕，食后沸汤调下。

治风气入中，蕴积生热，口干目黄，时发潮躁，**雄黄散**方

雄黄研。半两　丹砂研　牛黄研　丁香各一分　桂去粗皮。半
两　天麻三分　麝香研。一两　天南星炮裂。三分　龙脑一分。先
研如粉，入麝香同研，次入前三味同研　半夏为末，生姜汁作饼，暴
干　麻黄去节，煎，掠去沫，焙　白僵蚕炒。各三分①　附子炮裂，
去皮脐　干姜炮　大黄剉，醋炒。各半两

上一十五味，将十味捣罗为散，与别研五味和匀。每服半钱
加至一钱匕，空心夜卧温酒调下，汗出即愈。

治风邪入中，蕴瘀成热，头昏目黄，心膈注闷②，**内解散**方

柴胡去苗　黄芩去黑心　葛根剉。各一两　黄连去须　石斛去
根。各一分③　甘草炙，剉。一两一分

上六味，捣罗为散。每服半钱匕，用柳枝蜜水调下，薄荷蜜
水亦得。

风成寒热

论曰：因于露风，乃生寒热。始感于腠理，腠理开则洒然寒，
闭则热而闷。其风入于胃经，寒则物不化，故衰食饮；热则气内
烁，故消肌肉；寒热相合，交争于中，所以怵栗振动而不能食也，

---

① 分：日本抄本、文瑞楼本同，明抄本、乾隆本作"两"。
② 注闷：日本抄本、文瑞楼本同，明抄本、乾隆本作"烦闷"。
③ 分：日本抄本、文瑞楼本同，明抄本、乾隆本作"两"。

故《内经》曰病成而变，风成为寒热。

治风邪伤人，寒热时作，头痛烦躁，周身疼痛，颈项拘急，**大安汤方**

麻黄去根节，汤煮，掠去沫，焙。四两　防风去叉。一两半　芎䓖　羌活去芦头　桔梗去芦头，剉，炒　柴胡去苗　赤箭　白鲜皮　蔓荆实去皮。各一两　独活去芦头　前胡去芦头。各一两半　甘草炙，剉。半两　人参　松花各二两　石膏碎研。三两

上一十五味，粗捣筛。每服五钱匕，水一盏半，薄荷五叶，煎至八分，去滓温服，不拘时。

治中风项背急强，洒淅寒热，无汗烦渴，**葛根汤方**

葛根剉。二两　麻黄去根节，汤煮，掠去沫，焙。一两半　甘草炙，剉　芍药　桂去粗皮。各一两

上五味，粗捣筛。每服五钱匕，水一盏半，生姜三片，枣一枚，去核，煎至一盏，去滓，连三服，衣覆取汗；未汗，用热生姜稀粥[1]投之。

治中风发热恶寒，身体疼痛，快栗烦躁，**甘草汤方**

甘草炙，剉　桂去粗皮。各一两　麻黄去根节，汤煮，掠去沫，焙。三两　石膏碎。一两半　杏仁汤浸，去皮尖、双仁，炒。一两

上五味，粗捣筛。每服五钱匕，水一盏半，生姜三片，枣一枚，去核，煎至一盏，去滓，连三服取汗；未汗，用热生姜稀粥投，衣覆之。

治中风寒热，头痛体疼，快栗不能食，**芎䓖汤方**

芎䓖三分　防风去叉　白茯苓去黑皮　羌活去芦头　菊花择　黄蓍剉。各一两　石膏碎研。一两半

上七味，粗捣筛。每服五钱匕，水一盏半，生姜三片，煎至一盏，去滓，空心日午夜卧温服。

---

① 热生姜稀粥：日本抄本、文瑞楼本同，明抄本、乾隆本作“生姜热粥”。

治风成寒热，肢体烦疼，**前胡散**方

前胡去芦头　秦艽去苗、土　当归切，焙　知母各一两　贝母去心　羌活去芦头　芎䓖　甘草炙，剉　白术　防风去叉　天仙藤　乌头炮裂，去皮尖。各一两半①

上一十二味，捣罗为细散。每服二钱匕，温酒调下，不拘时。

治中风寒热，头目昏眩，肢体疼痛，手足痹，上膈壅滞②，**解风汤**方

人参　芎䓖　石膏碎研。各二两　防风去叉　独活去芦头　甘草炙，剉　麻黄去根节，汤煮，掠去沫，焙。各一两　细辛去苗叶。半两

上八味，粗捣筛。每服三钱匕，水一盏，生姜三片，薄荷五叶，煎至七分，去滓温服，不拘时。

治中风寒热时作，**防风汤**方

防风去叉　甘草炙　黄芩去黑心　桂去粗皮　当归切，焙　白茯苓去黑皮。各一两　秦艽去苗、土　葛根各半两　杏仁五十枚。汤浸，去皮尖、双仁，炒

上九味，细剉如麻豆大。每服五钱匕，水一盏，酒半盏，生姜三片，大枣一枚，去核，煎至一盏，去滓温服，日三，取汗为度。

治中风寒热，头痛昏倦，**羚羊角汤**方

羚羊角镑　茵芋　独活去芦头　防风去叉　柴胡去苗　芎䓖　枳壳去瓤，麸炒　人参　甘草炙，剉　白术各一两

上一十味，粗捣筛。每服三钱匕，水一盏，薄荷五叶，煎至七分，去滓温服，不拘时。

治中风寒热，头目昏眩，四肢烦疼，**荆芥汤**方

荆芥穗　旋覆花各四两　前胡去芦头　甘草炙，剉　麻黄去根节，汤煮，掠去沫，焙　芍药　芎䓖　半夏汤洗七遍，去滑。各

---

① 一两半：日本抄本、文瑞楼本同，明抄本、乾隆本作"一两"。
② 壅滞：明抄本、乾隆本、文瑞楼本同，日本抄本作"壅塞"。义皆通。

一两

上八味，粗捣筛。每服三钱匕，水一盏，葱白一寸，生姜五片，薄荷五叶，煎至七分，去滓温服，不拘时。

治风成寒热，二气交争，调顺阴阳，**黄连白术汤**方

黄连去须　麦门冬去心，焙。各一两　白术　旋覆花炒　甘草炙　黄芩去黑心　附子炮裂，去皮脐。各半两　桑根白皮一两半　桂去粗皮　桔梗炒　白茯苓去黑皮　陈橘皮汤浸，去白，焙。各七钱　地骨皮一两二钱

上一十三味，剉如麻豆。每服五钱匕，水一盏半，入生姜三片，同煎至八分，去滓温服。

治因于露风成寒热，精神昏困，肢节烦疼，**柴胡汤**方

柴胡去苗　前胡去芦头　桔梗炒　贝母去心　牡丹皮　黄芩去黑心　麻黄去根节。各一分①　甘草炙，剉　枳壳去瓤，麸炒。各一钱半②　升麻半③两

上一十味，粗捣筛。每服三钱匕，水一盏，煎两三沸，去滓，食后临卧服。

治阴阳不和，寒热往来，头目昏重，身体烦疼，咳嗽咽干，鼻塞清涕，**柴胡散**方旧名地熏散

柴胡去苗、土。一斤　人参五两　甘草炙。四两　白术三④两　半夏汤浸煮软，切作片子，焙干　黄芩去黑心。各五两　防风去叉。三⑤两

上七味，粗捣筛。每服三钱，水一盏，生姜五片，同煎至七分，去滓温服，不计时候。

---

① 分：日本抄本、文瑞楼本同，明抄本、乾隆本作"两"。
② 一钱半：日本抄本、文瑞楼本同，明抄本、乾隆本作"一钱"。
③ 半：明抄本、乾隆本、文瑞楼本同，日本抄本作"一"。
④ 三：明抄本、乾隆本、文瑞楼本同，日本抄本作"五"。
⑤ 三：明抄本、乾隆本、文瑞楼本同，日本抄本作"五"。

卷第一十四

诸风门

风恍惚

论曰：风恍惚者，以风邪经于五脏，其神恍惚而不宁也。盖五脏处于内，神之舍也。脏气充足，神王而昌，则邪不得干；脏气亏损，邪能乘之，则精神魂魄意无所持守，故恍惚不宁也。

治风惊悸，或忧愁思虑，心神恍惚，狂言烦闷，口眼㖞斜，化痰涎，利咽膈，**丹砂镇心丸方**

丹砂别研。一两　牛黄别研　龙脑别研　麝香别研。各一钱　铅白霜别研。二钱　天麻酒炙。二两　天竺黄二钱　人参　茯苓去黑皮　甘草炙，剉。各半两

上一十味，捣研为末，和匀，炼蜜丸如鸡头大。每服三丸，煎金银薄荷汤化下，食后夜卧服。

治风虚，安寝寐，镇心神，止恍惚，化痰滞，**石菖蒲丸方**

石菖蒲　远志去心　铁粉别研　丹砂别研。各一两　白茯苓去黑皮　人参各一两半　防风去叉　羚羊角镑。各三分　金箔五十片。三十片入药，二十片为衣

上九味，捣研为末，和匀，炼蜜丸如梧桐子大。每服十五丸至二十丸，煎人参汤下，早晚食后服。

治诸脏虚邪，夜卧恍惚，精神①不安，**鹿角散丸**

鹿角镑。三两

上一味，捣罗为散。每服一钱匕，温酒调下，日三服。

---

① 精神：明抄本、日本抄本、文瑞楼本同，乾隆本作"心神"。

治诸脏虚邪，夜卧恍惚，神①不安，**羖羊角②散**方

羖羊角镑，微炒。一两

上一味，捣罗为散。每服一钱匕，温酒调下，日三服。

治神志不宁，风虚恍惚，镇惊悸，补不足，**丹砂茯神丸**方

丹砂别研　茯神去木　人参各一两　干蝎二十一③枚，全者。去土，炒　牛黄别研。半两

上五味，捣研为末，和匀，炼蜜丸如梧桐子大。每服十丸，温金银薄荷汤下，人参汤化亦得。

治恍惚健忘，心神不宁，解烦躁，清头目，镇心安神，**牛黄紫云丸**方

牛黄别研　麝香别研　龙脑别研。各一分　丹砂别研　天竺黄别研　黄芩去黑心　远志去心　龙齿各三分　铁粉别研　茯苓去黑皮　甘草炙，剉。各一两　甘菊花择　马牙消别研。各半两　银箔十五片。研入药　金箔十片。为衣

上十五味，以十四味捣研为末，和匀，炼蜜丸如小弹子大，以金箔为衣。每服一④丸，早晚食后荆芥汤嚼下，薄荷汤亦得。

治心神恍惚，化痰涎，利胸膈，**丹砂煎**方

丹砂别研　真珠别研　犀角镑　玳瑁镑　阿胶炙燥。各一两　龙脑别研　麝香别研。各一钱

上七味，捣研为末，和匀，用安息香一两，汤一盏，化去滓石，入蜜二两，一处于重汤内煮令化，然后下前五味末，熬成煎⑤，候冷，方入脑、麝末搅匀，入瓷合内。每服一皂子大，用温薄荷汤化下。

治心虚忧愁不乐，惊悸心忪，恍惚忘误，神情不宁，**定心丸**方

---

① 神：明抄本、日本抄本、文瑞楼本同，乾隆本作"心神"。
② 羖羊：日本抄本、文瑞楼本同，明抄本、乾隆本作"羚羊角"。本方下组成中"羖羊角"同。
③ 二十一：日本抄本、文瑞楼本同，明抄本、乾隆本作"二十"。
④ 一：明抄本、乾隆本、文瑞楼本同，日本抄本作"二"。
⑤ 煎：日本抄本、文瑞楼本同，明抄本、乾隆本无。

茯苓去黑皮　茯神去木。各一两　琥珀别研　龙齿　阿胶炙令燥　牛黄别研　真珠别研　犀角镑　龙脑别研　麝香别研。各半两　天南星牛胆内匮者　甘草炙，剉。各一两半①　远志去心。一分　金箔三十②片。为衣　银箔二十片。研入药　菖蒲　酸枣仁炒　天竺黄别研　人参各三分　虎睛一对。酥炙　丹砂别研。四两　龙胆半分　雄黄别研。二两　苏合香一两　安息香二两。同苏合香以酒一大盏研化，澄去砂脚，熬成膏

上二十五味，除别研外，捣罗为末，和匀，以安息香膏同炼蜜和丸，如鸡头大。每服一丸，麝香汤化下，早晚食后临卧服。

风　惊

论曰：风惊者，心气不足，风邪干之，而心不安定也。《内经》曰：心为君主之官，神明出焉。又曰：主明则下安。今心气不足，风邪相乘，阴阳不和，情思错乱，神魂散越，故动作多惊也。

治心气不足，风邪所乘，惊悸恍惚，梦多魇，**小定心汤方**

白茯苓去黑皮。四两　桂去粗皮。三两　甘草炙　芍药　干姜炮　远志去心　人参各二两

上七味，㕮咀。每服五钱匕，水二盏，入枣两枚，擘破，煎至一盏二分，去滓温服，日三夜一。

治心虚中风，惊悸，恍惚多忘，或梦寐惊魇，志少不足，**大定心汤方**

人参　白茯苓去黑皮　茯神去木　远志去心　龙骨　干姜炮　当归切，焙　甘草炙　白术　芍药　桂去粗皮　紫菀去苗、土　防风去叉　赤石脂各二两

上一十四味，㕮咀。每服五钱匕，水二盏，入枣二枚，擘破，煎至一盏，去滓温服，日三夜一③。

① 一两半：日本抄本、文瑞楼本同，明抄本、乾隆本作"二两半"。
② 三十：明抄本、乾隆本、文瑞楼本同，日本抄本作"一十"。
③ 一：明抄本、乾隆本、文瑞楼本同，日本抄本作"二"。

治风惊，镇心化涎，**天南星丸方**

天南星大者。逐日换水浸五日，慢火煮五七沸，切作片子，暴干，麸炒令黄香　乌蛇酒浸，取肉，炙干　白僵蚕直者。麸炒令黄　天麻各一两　干蝎全者。擘破，炒黄色　白附子炮　雄黄研　琥珀杵，研。各三两　麝香一分。研　牛黄研　龙脑研。各半两　丹砂一两半。研

上一十二味，除研者外，捣罗为末，合研匀，干瓷器收，密封勿令透气，旋炼蜜和丸如鸡头大。每服一丸，荆芥人参汤化下。

治惊风，心膈生涎，**龙脑煎方**

龙脑研　蝎梢炒　水银研　麝香研　腻粉研　丹砂研　天南星薄荷汁浸一宿，切，炒　白附子炮裂①。各等分

上八味，捣研为末，用石脑油和为煎。每服一皂子大，薄荷汤化下，食后临卧服。

治风惊，镇心安神，化涎，**牛黄真珠丸方**

牛黄研　真珠研　琥珀研　麝香研　天麻　天竺黄研　甘草炙，剉　铅霜研　雄黄研　铁粉研。各一钱　人参②　茯神去木　天南星牛胆柜者。各二钱　丹砂研。半两　龙脑研。一钱半　金箔　银箔各一十片。同研入药

上一十七味，捣研为末，同拌匀，炼蜜和丸如鸡头大，别用大金箔五片衮③为衣。每服一丸，细嚼，人参薄荷汤化下，小儿半丸。

治心虚风邪惊悸，安神，清膈化涎，**小银箔丸方**

水银用锡④结沙子　半夏汤洗七遍，去滑，入生姜捣，暴干　天南星炮　白矾熬令汁枯　人参各半两　白茯苓去黑皮　铅霜研。各一分　腻粉半钱。研　青黛研。一两　银箔二十片。研入药

---

① 炮裂：日本抄本、文瑞楼本同，明抄本、乾隆本作"炙"。
② 人参：文瑞楼本同，明抄本、乾隆本、日本抄本此后有"一分"。
③ 衮：明抄本、日本抄本、文瑞楼本同，乾隆本作"滚"。衮有"滚"之义，宋·无名氏《大唐三藏取经诗话》："大孩儿闹攘攘，小孩儿衮球嬉嬉。"
④ 锡：明抄本、日本抄本、文瑞楼本同，乾隆本作"铅"。

上一十味，捣研为末，水煮面糊和丸如梧桐子大。每服十丸，食后临卧，人参薄荷汤下。

治心受风邪，镇惊，利头目，化痰壅，**铅金丸方**

铅霜半两。研　金箔一十片。研入药　半夏三分。汤洗净，生用　天南星生用　雄黄研。各二两　白矾生用　防风去叉。各半两　白茯苓去黑皮。一两半

上八味，捣研为末，水煮面糊和丸如梧桐子大。每服十五丸，食后临卧，生姜薄荷汤下药丸了，不可见日。

治因风致惊，眼斜反张，手足瘛疭，背急发搐，**雄黄丸方**

雄黄一分。别研细　巴豆去皮、心、膜，醋熬令赤黄，净洗，压去油，取末。二钱　郁金末。一两

上三味，研匀，炼蜜丸如绿豆大。每服五七丸，荆芥汤下，常服，临卧服。若当病发，煎槐胶薄荷酒调下一钱或半钱，当吐利风涎痰涕等；小儿每服一丸至二丸，冷荆芥汤下，以利为效。仍节乳食，无令儿饱。

风惊邪

论曰：风惊邪之状，乍惊乍喜，恍惚不宁，举措失常是也。盖心者生之本而藏神，今心气虚则神不宁，风邪乘虚而干之，故谓之风惊邪也。

治风惊邪心虚，冷热不调，左肋下有气发，即妨胀不能食，**地黄煎丸方**

生地黄汁六升　生天门冬汁五合　牛髓五合　生姜汁七合　牛酥五合　白蜜五合　醇酒二升　枣肉膏去核。五合。以上八味，先煎地黄汁，并酒五分，减二分，次下天门冬汁、姜汁，煎二十沸，次下牛髓、酥蜜、枣①膏，煎如稀糖，次下后散②药　黄耆剉　石斛去根　人参　山芋　茯神去木　柏子仁别捣研　山茱萸　桂去粗

---

① 枣：日本抄本、文瑞楼本同，明抄本、乾隆本无。
② 散：日本抄本、文瑞楼本同，明抄本、乾隆本无。

皮 五味子 防风去叉 枸杞子 枳壳去瓤，麸炒 厚朴去粗皮，生姜汁炙，剉 白术各半两 干姜炮。半两 赤石脂别捣研 甘草炙，剉。各一两 远志[1]去心 细辛去苗叶。各一分[2]

上二十七味，除前八味外，捣研为末，入前煎[3]中搅匀，于银器中重汤煎，可丸即丸如梧桐子大。每空心[4]早食后，温酒下三十丸，日再服。

治风惊邪及一切风，舌强语涩，昏迷恍惚，化痰益智，**太一丸方**

金箔一分。同丹砂研 真珠一分。研 丹砂研。一两半。同金箔研令匀 玳瑁镑。二两 阿胶炙令燥。一两 龙脑研。半两 雄黄研 琥珀捣研。各一两 麝香研 牛黄研。各半两 安息香二两。酒研，滤去砂，入银石器中，更用蜜二两于重汤内熬成膏

上一十一味，除安息香外，各细捣，研讫，再同研令匀细，候熬安息香膏稀稠得所，即将前药入在膏内，不住以槐枝搅令得所，可丸即丸如梧桐子大。每服一丸，细嚼，人参汤下。如卒中，用童子小便化下三丸；如中风，用酒化下五丸；小儿风痰及惊痫，以薄荷汤化下半丸。

治风惊邪及一切风，肢节不利，筋脉拘急，头目旋痛，恍惚心忪，**独活丸方**

独活去芦头。三分 防风去叉 白茯苓去黑皮。各半两 阿胶炙令燥 石膏碎研。各三分 玳瑁镑。一两 人参一两半 甘草炙，剉。半两 天南星炮。一两 细辛去苗叶。半两 丹砂研。二两 白僵蚕炒。半两 丁香一分 琥珀捣研。一两 牛黄研 麝香研。各一分 天麻 龙脑研。各半两

上一十八味，捣研为末，再同研匀，别用安息香二两半捣碎，

---

① 远志：日本抄本、文瑞楼本同，明抄本、乾隆本在赤石脂前。
② 分：明抄本、乾隆本、文瑞楼本同，日本抄本作"两"。
③ 煎：日本抄本、文瑞楼本同，明抄本、乾隆本作"药"。
④ 空心：日本抄本、文瑞楼本同，明抄本、乾隆本无。

以酒一升，研，滤去滓，于银器内慢火熬成膏，和前药了，臼中杵三五百下，丸如鸡头大。每服一丸，细嚼，薄荷茶下，不计时；甚者加一丸。

治风惊邪及心虚喜忘，风涎不利，**生犀丸方**

犀角镑。一两　天麻半两　败龟醋炙。半两　牛黄研　茯神去木　远志去心　人参　桂去粗皮　龙齿①酥炙黄　丹砂研。各一分　麝香研。半两　龙脑研。一分　菖蒲细剉，九节者。半两　金箔五十②片。研　羚羊角镑。半两　银箔五十片。研

上一十六味，捣研为末，再同研令匀细，炼蜜丸如梧桐子大。食后临卧，温水化下三丸，加至五七丸。

治风惊邪，心中恍惚，惊悸恐怖，精神不乐，化痰润肌，清神快气，**茯神丸方**

茯神去木　人参　远志去心　麦门冬去心，焙　熟干地黄③焙　青橘皮汤浸，去白，焙　甘草炙，剉　五味子　山芋　桔梗去芦头，切，炒　枳壳去瓤，麸炒　槟榔生，剉。各一两　白术　桂去粗皮　芍药各半两

上一十五味，捣罗为末，炼蜜和丸如鸡头大。每服一④丸，含化。

治风痰热气，安魂定魄，镇心神，**大丹砂丸方**

丹砂研。半两　牛黄研。一分　金箔二十片。研　银箔二十片。研　龙脑研。一分　蓬砂研　琥珀研。各一钱⑤　甘草炙，剉为末　犀角镑为末　羚羊角镑为末。各一分

上一十味，再同研令匀细，炼蜜和丸如鸡头大。每服一丸至两丸，熟⑥水嚼下。

治风惊邪，冒郁烦闷，伸欠倦怠，化利风涎，**镇心丸方**

---

① 龙齿：日本抄本、文瑞楼本同，明抄本、乾隆本作“龙脑”。
② 五十：日本抄本、文瑞楼本同，明抄本、乾隆本作“四十”。
③ 熟干地黄：日本抄本、文瑞楼本同，明抄本、乾隆本作“熟地黄”。
④ 一：日本抄本、文瑞楼本同，明抄本、乾隆本作“二”。
⑤ 钱：日本抄本、文瑞楼本同，明抄本、乾隆本作“两”。
⑥ 熟：日本抄本、文瑞楼本同，明抄本、乾隆本作“热”。

银箔五十片　水银　黑锡各半两。同水银结沙子，与银箔共研　龙齿　人参　远志去心　麝香研　丹砂研　犀角镑　牛黄研。各半两　虎睛一对。酒浸一宿，炙微黄

上一十一味，捣研为末，再同研匀，炼蜜和丸梧桐子大。每服三丸，荆芥汤下，食后临卧服。

治风惊邪，分涎利膈，安神①，**镇心追风散**方

干蝎去土，首尾全者，四七②枚。去爪，生用　附子炮裂，去皮脐　乌头生，去皮脐　白附子生　天南星生。各一分　丹砂研。一钱半　麝香研。半钱　龙脑研。半钱　半夏生姜汁浸一宿，切，焙。一分

上九味，六味捣研为散，入龙脑、麝香、丹砂，再同研令匀细，入瓷合中盛。每服半字，煨葱白酒③调下，日二三服，渐加至一字，觉体麻即减服；小儿惊风，服半字许。

治风化痰，定心气，**银粉丸**方

粉霜半两　天南星炮。一两半　铅白霜半两　半夏汤洗七遍　丹砂研。一两　白矾熬令汁枯。半两　水银半两　铅半两。二味结沙子

上八味，捣研为末，再和匀，用白面糊为丸如梧桐子大。每服五丸，薄荷水下；小儿丸如麻子大。

治风惊，调心气，安神志，化痰，止烦渴，**茯神汤**方

茯神去木　人参各一两　白鲜皮一分　麦门冬去心，焙。三分　枳实麸炒　羚羊角屑　甘草炙，剉　龙齿④各半两　防风去叉。三分　黄芩去黑心。一分

上一十味，粗捣筛。每服三钱匕，水一盏，入竹叶十片⑤，煎至七分，去滓，食后临卧温服。

---

① 神：日本抄本、文瑞楼本同，明抄本、乾隆本此后有"定志"。
② 四七：日本抄本、文瑞楼本同，明抄本、乾隆本作"四"。
③ 酒：明抄本、日本抄本、文瑞楼本同，乾隆本作"汤"。
④ 龙齿：日本抄本、文瑞楼本同，明抄本、乾隆本作"龙脑"。
⑤ 竹叶十片：日本抄本、文瑞楼本同，明抄本误作"竹沥十片"，乾隆本作"竹沥少许"。

治诸风惊，**桃花散方**

麻黄去根节　天南星炮　白附子炮　附子炮裂，去皮脐　乌头炮裂，去皮脐。各一两　丹砂研　麝香研。各一两　干蝎去土。一两。生用

上八味，捣研为散。每服半钱匕，薄荷温酒调下。一切风，用葱酒调下；小儿每服一字匕，薄荷蜜水调下。

治惊邪风痫，医所不治者，**风引汤方**

大黄剉，炒　干姜炮　龙骨各四两　桂去粗皮。三分　甘草炙　牡蛎熬。各半两　凝水石　赤石脂　白石脂　紫石英　滑石各一两半

上一十一味，㕮咀如麻豆。每服三钱匕，水一盏，煎至七分，去滓温服，日再。

定心忪，化风痰，治昏虚，安神魂，**远志丸方**

远志去心　人参　白茯苓去黑皮　山芋　凝水石碎研。各一两

上五味，捣研为末，用白面糊为丸梧桐子大。每服二十丸，人参汤下，加至三十丸。

治惊邪，**安神散方**

丹砂研　铁粉研。各半两　白茯苓去黑皮，为末。一钱

上三味，同研令极细。每服半钱匕，鹅梨汁调下，磨刀水亦得。

风惊恐

论曰：风惊恐之状，神志不宁，时发惊恐，如人将捕之。盖心者，生之本，神之变；肝者，将军之官，谋虑之所从出。二脏平调，则外邪不侵。若正气不足，风邪干之，薄于心，则怵惕不自安；迫于肝，则惊恐也。

治风惊恐，梦寐颠错，**大镇心散方**

紫石英研。一两　白茯苓去黑皮　防风去叉　人参　甘草炙，剉　泽泻各二两　秦艽去土　黄耆炙，剉　白术　山芋　白敛剉。各一两半　麦门冬去心，焙　当归切，焙。各一两一分　桂去粗

皮　远志去心　柏子仁生用。各一两　石膏研。三分　桔梗去芦头，炒　大黄剉，醋炒①　大豆卷②炒。各一两　蜀椒去目并合口，炒出汗　芍药　细辛去苗叶。各三分

上二十三味，除二味别研外，捣罗为细散，后入研者同拌匀，更细罗。每服三钱匕，温酒调下，空心临卧各一服。

治风惊恐怖不安，或发痫吐沫，**银液汤**方

山泽银一斤。水煮取液　龙齿二两　生地黄切，焙。半两　防己剉　羚羊角镑　远志去心。各二两　人参去芦头　独活去芦头　甘草炙，剉　桂去粗皮。各一两半　细辛去苗叶。一两　白茯苓去黑皮。二两半　杏仁汤浸，去皮尖、双仁，炒。八十枚

上一十三味，除银液外，余粗捣筛。每服五钱匕，以银液二盏，煮取八分，去滓，入竹沥少许，搅匀，温服，空心午时夜卧各一。热多，即去桂加钓藤二两。

治风惊恐怖，如物迫逐，如有所失，悲伤志意不定，**玄参汤**方

玄参坚者　白薇微炒　白茯苓去黑皮　山栀子仁各二两　石膏捣碎。半两　生干地黄切，焙。半两　人参剉。一两　羚羊角镑。二两

上八味，粗捣筛。每服五钱匕，以水二盏，煮取九分，去滓，入竹沥少许，更煎三沸服，食后及夜卧。如要利动，即入芒消末半钱匕同煎。

治风惊恐，忽忽③善忘，悲伤不乐，烦壅多恚闷，**牡蛎汤**方

牡蛎去黑硬处，火烧令碎。三两　白茯苓去黑皮。一两　麦门冬去心　远志去心。各二两　甘草炙，剉　龙骨去土　桂去粗皮　凝水石各一两

上八味，粗捣筛。每服三钱匕，以水一盏半，生姜三片同煎，去滓，取八分温服，空心及晚食前各一服。

---

① 炒：日本抄本、文瑞楼本同，明抄本、乾隆本作"炙"。
② 大豆卷：明抄本、日本抄本、文瑞楼本同，乾隆本作"大豆黄卷"。
③ 忽忽：日本抄本、文瑞楼本同，明抄本、乾隆本作"惚惚"。

治风惊恐失志，中常惕惕，恍惚善忘，梦寐颠倒，目视晥晥，不闻人声，小便黄赤，饮食无味，安神定志，**人参汤**方

人参　甘草炙，剉。各一两　半夏为末，姜汁作饼，焙干。一两　龙骨二两　远志去心。四两　麦门冬去心，焙。半升①　熟干地黄切，焙。四两　小麦炒。半升　阿胶慢火炙令燥。一两半　石膏捣碎。二两

上一十味，粗捣筛。每服五钱匕，入枣二枚，饧糖少许，生姜三片，水二盏②同煎，去滓，取八分温服，每空心食后临卧各一服。

治风惊恐怖，或因迫逐惊惧，悲伤感动，志意颠越，言语失次，**龙齿汤**方

龙齿　麦门冬去心，焙。各三两　远志去心　茯神去木。各二两半③　防风去叉　甘草炙，剉　人参剉　羚羊角镑。各二两

上八味，粗捣筛。每服三钱匕，以水一盏，大枣三枚，拍破，同煎至七分，去滓，空心午时夜卧各一服。

治风惊恐，神魂错越，不得安定，**龙骨汤**方

龙骨　远志去心　茯神去木　防风去叉　牡蛎去黑硬，烧令碎。各一两　甘草炙，剉。半两

上六味，粗捣筛。每服五钱匕，以水二盏，大枣二枚，去核，同煎，去滓，取一盏，空心午时各一服。

治风惊恐，志意不定，五脏不足，甚者忧愁恐惧，悲伤不乐，忽忽④善忘，朝差暮发，甚则狂眩，**茯神丸**方

茯神去木　菖蒲九节者。去须、节，用米泔浸，切，炒干　远志去心　白茯苓去黑皮。各半两　人参剉。三分⑤　牛黄研。一分⑥

---

① 升：日本抄本、文瑞楼本同，明抄本、乾隆本作"两"。
② 二盏：明抄本、乾隆本无，日本抄本、文瑞楼本作"一盏"。
③ 二两半：明抄本、乾隆本、文瑞楼本同，日本抄本作"二两"。
④ 忽忽：日本抄本、文瑞楼本同，明抄本、乾隆本作"恍惚"。
⑤ 分：日本抄本、文瑞楼本同，明抄本、乾隆本作"两"。
⑥ 分：日本抄本、文瑞楼本同，明抄本、乾隆本作"两"。

上六味，先将五味捣罗为细末，然后入牛黄同研再罗，炼蜜为丸如梧桐子大。每服温酒下二十丸，每食后良久及夜卧时服。

治风惊恐，恍惚多忘，神气怯弱，**龙骨汤方**

龙骨二两半　白茯苓去黑皮　远志去心　当归切，焙干　甘草炙令微紫，剉　防风去叉　人参各二两　桂去粗皮。一两半

上八味，粗捣筛。每服三钱匕，水二盏，生姜三片，枣二枚，同煎至一盏，去滓，空心午时夜卧各一服。

治风惊恐，恍惚善忘，或风邪上冲，胸胁胀满，不思饮食，**防己丸方**

防己剉　白敛剉　桔梗去芦头，炒　干姜炮裂　白茯苓去黑皮　防风去叉　大黄剉，醋炒。各一①两　牛膝去苗　远志去心。各一两一分　银箔②二十一③片。研入　桂去粗皮　人参各二两

上一十二味，捣研极细，炼蜜为丸如梧桐子大。食后米饮下二十丸，日二。

治风惊恐，四肢牵掣，神志不宁，或发邪狂叫妄走，见鬼若癫痫状，**白薇汤方**

白薇焙干　细辛去苗叶。各一两半　龙齿捣末。三两　杏仁去皮尖、双仁，炒。八十枚

上四味，粗捣筛。每服五钱匕，以水二盏，煮取八分，去滓温服，空心午时夜卧各一。风热盛实，即入竹沥少许，搅匀服。

治心惊恐，瘄寐愁忧不乐，吸吸短气。当发之时，恍惚喜卧，心中愦愦，昏迷颠越，手足厥冷，食即呕逆，**芎劳丸方**

芎劳　白茯苓去黑皮　龙角研　防风去叉　紫石英研　厚朴去粗皮，生姜汁浸，炙　铁精④　丹参⑤　大黄醋炒⑥　枳实去瓤，麸炒　蜀椒去目并闭口者，炒出汗　桂去粗皮　人参　干姜炮　附子

---

① 一：明抄本、乾隆本、文瑞楼本同，日本抄本作"二"。
② 银箔：明抄本、乾隆本、文瑞楼本同，日本抄本作"金箔"。
③ 二十一：日本抄本、文瑞楼本同，明抄本、乾隆本作"二十"。
④ 铁精：文瑞楼本同，明抄本、乾隆本、日本抄本作"铁粉"。
⑤ 丹参：日本抄本、文瑞楼本同，明抄本、乾隆本作"丹砂"。
⑥ 炒：日本抄本、文瑞楼本同，明抄本、乾隆本作"炙"。

炮裂，去皮脐　吴茱萸汤浸，焙，炒①　禹余粮煅，醋淬　甘草炙，
剉　菖蒲各四两　远志一两半　白芥子　细辛各三分

上二十二味，各捣研为细末，和匀，炼蜜丸如梧桐子大。空
腹米饮下十丸，日再服。

治风惊恐，悲②思恍惚，心常惕惕，梦寐不定，**远志散**方

远志去心　人参　赤小豆炒熟　附子炮裂，去皮脐　细辛
去苗叶　桂去粗皮　干姜炮　防风去叉　龙齿研　熟干地黄③
切，焙　菖蒲九节者。去须节，米泔浸，切，焙干。各二两　黄耆
剉　白茯苓去黑皮　白术各四两

上一十四味，除别研一味外，余捣罗令细④，即入研者拌匀，
再罗，每服三钱匕，温酒调，空心晚食前服。

治风惊恐，梦寐不安，**泽泻丸**方

泽泻剉　白茯苓去黑皮　防风去叉　人参　紫石英研　秦艽
去土　黄耆剉　白术　山芋　白敛　麦门冬去心，焙。各二两　桂
去粗皮　当归切，焙　远志去心　柏子仁炒　石膏捣碎，研　桔
梗去芦头，炒　大豆黄⑤炒　大黄剉，醋炒。各一两　蜀椒去目并
闭口者，炒出汗　赤芍药去土　干姜炮裂，切　细辛去苗叶。各三
分⑥　甘草炙令微紫，剉。二两

上二十四味，除紫石英、石膏二味别研外，余二十二味捣罗
为细末，入所研二味拌匀，更罗，炼蜜和丸如梧桐子大。空心晚
食前⑦，米饮下二十丸。

治风惊恐失志，如有所失，悲感惆怅，**茯苓汤**方

白茯苓去黑皮　熟干地黄⑧焙干。各二两　人参　桂去粗皮。

---

① 炒：日本抄本、文瑞楼本同，明抄本、乾隆本作"炙"。
② 悲：日本抄本、文瑞楼本同，明抄本、乾隆本作"愁"。
③ 熟干地黄：日本抄本、文瑞楼本同，明抄本、乾隆本作"熟地黄"。
④ 细：日本抄本、文瑞楼本同，明抄本、乾隆本作"极细"。
⑤ 大豆黄：明抄本、日本抄本、文瑞楼本同，乾隆本作"大豆黄卷"。
⑥ 分：明抄本、乾隆本、文瑞楼本同，日本抄本作"两"。
⑦ 晚食前：日本抄本、文瑞楼本同，明抄本、乾隆本作"夜卧"。
⑧ 熟干地黄：日本抄本、文瑞楼本同，明抄本、乾隆本作"熟地黄"。

各一两半　麦门冬去心，焙。半升　半夏汤洗七遍，切，焙。二两　甘草炙，剉。一两

上七味，粗捣筛。每服五钱匕，以水三盏，生姜三片，乌雌鸡①血并肝、心各少许，同煮，去滓，取八分温服。每食前后良久服之，令药与食相远，恐药食相犯、少力故也。

风惊悸

论曰：风惊悸者，以心气不足，为风邪所乘，神魂惊怖不已，则悸动不宁。其证目睛不转、不能呼是也。或因恐惧忧迫，致损心气惊悸者，亦缘风邪搏之故尔。诊其脉动而弱，动则为惊，弱则为悸，不可不察。

治心气虚弱，风热所乘，惊悸不宁，胸中逆气，魇梦参错，谬妄恍惚，**镇心丸方**

紫石英别研　丹砂别研　茯神去木　银屑别研　雄黄别研　菖蒲　人参　桔梗剉，炒　干姜炮　远志去心　甘草炙，剉　当归切，焙　桂去粗皮。各半②两　防风去叉　细辛去苗叶　铁精研　防己各一两

上一十七味，除别研外，捣罗为末，和匀，炼蜜丸如小豆大。每服十五丸，米饮下，渐加至二十丸。

治风热心气不定，五脏不足，甚者忧愁悲伤不乐，忽忽善忘，朝差暮剧，暮差朝发，**定志丸方**

菖蒲　远志去心。各二两　白茯苓去黑皮　人参各三两

上四味，捣罗为末，炼蜜和丸如梧桐子大。每服十丸至十五丸，米饮或熟水③下，日三。

治风热心虚惊悸，或忧怖怔忪，如人迫逐，或睡中惊怕，妄谬不安，**定心龙胆丸方**

龙胆去苗　茯神去木　白薇焙　栀子仁各一两　麦门冬去心，

---

① 乌雌鸡：日本抄本、文瑞楼本同，明抄本、乾隆本作“雌鸡”。
② 半：日本抄本、文瑞楼本同，明抄本、乾隆本作“三”。
③ 熟水：日本抄本、文瑞楼本同，明抄本、乾隆本作“酒”。

焙。一两半　玄参　羚羊角镑。各一两一分　甘草炙。三分　人参一两　丹砂别研。三分

上一十味，除别研外，捣罗为末，和匀，炼蜜和丸如梧桐子大。每服二十丸，食后煎枣汤下，日三，加至三十丸。肠胃风热秘涩，加大黄一两半。

治久积风热，发即惊悸，气满不安，四肢虚弱，不生肌肉，**鹿髓煎丸**方

鹿髓五合　生天门冬汁三合。滤　生麦门冬汁三合。滤　清酒五合　牛髓五合。无牛髓，牛酥①一升代　白蜜七合　枣膏五合　生地黄汁一升。滤。以上药八味，先煎地黄、天门冬汁、清酒五分，可减二分，次内麦门冬汁，煎二十沸，次内酥髓、白蜜、枣膏，煎如稠糖，倾出银石器中，复于重汤上煮，搅如稠膏，即入后药末　茯神去木　龙骨　人参各一两　枳壳去瓤，麸炒　细辛去苗叶　防风去叉　白术　石斛去根　桂去粗皮　芎䓖　黄耆炙，剉　五味子各三分　甘草炙，剉。一两半　陈橘皮汤浸，去白，焙　厚朴去粗皮，生姜汁炙　山芋各半两　山茱萸并②子用　柏子仁炒　枸杞子各三分　远志去心　黄连去须。各半两　薏苡仁炒　槟榔剉。各三分

上三十一味，除八味为煎外，捣罗为末，入在煎中，和捣令匀，丸如梧桐子大。每服二十丸加至三十丸，温酒下，空心日午夜卧服。

治中风邪，惊悸，心不安，**石膏丸**方

石膏碎　麦门冬去心，焙　龙齿别研　人参　升麻　玄参　茯神去木　黄芩去黑心。各一两　银箔一百片。与石膏、龙齿同研　枳壳去瓤，麸炒。三分　白敛剉　赤芍药　萎蕤各一分　虎睛一对。炙　甘草炙，剉。半两

上一十五味，除别研外，捣罗为末，和匀，炼蜜和丸如梧桐

---

① 牛酥：日本抄本、文瑞楼本同，明抄本、乾隆本作"酥"。

② 并：日本抄本、文瑞楼本同，明抄本无，乾隆本作"去"。

子大。每服三十丸，米饮下，日三。

治中风惊悸，安神定气，**金箔丸方**

金箔三十片　银箔三十片　丹砂与金、银箔同研。一两　牛黄别研。一分①　铁粉别研。一两　胡黄连去苗。一分　铅霜别研。一分　天竺黄别研。半两　龙齿别研。半两　麝香别研。一分　龙脑别研。二钱　虎睛炙。一对

上一十二味，除金、银箔等别研外，余二味捣罗为末，和匀，用粟米饭和丸如梧桐子大。每服十丸至十五丸，早晚食后用黄耆汤下。

治风惊悸，心神恍惚，半身不随，**牛黄饮方**

牛黄研，别入②。三分　人参二两　豉炒。三合　升麻一两　铁精捣研，别入。一两　龙骨　白茯苓去黑皮。各二两　栀子仁一两　天门冬去心，焙。二两　麦门冬去心，焙。三两

上一十味，除别研外，粗捣筛。每服三钱匕，水一盏，煎至七分，去滓，入荆沥少许，再煎令沸，入牛黄、铁精末各半字，调匀温服，日午临卧服。

治心神不安，化风痰，止惊悸，解烦热，**安神散方**

人参　白茯苓去黑皮。各一两　甘草炙，剉　丹砂别研　茯神去木　天竺黄别研。各半两　凝水石烧。二两半。别研

上七味，除别研外，捣罗为散，合和令匀。每服一钱匕，食后临卧，以温荆芥汤调下。

治心神惊悸，头目不清，**金箔十珍丸方**

金箔五片　银箔五片　丹砂与金、银箔同研。一两　琥珀别研　玳瑁镑　真珠别研　犀角镑。各一分　蓬砂别研　龙脑别研。各一分　牛黄别研。半钱　人参　白茯苓去黑皮。各一两半　紫河车二两　茯神去木。半两　甘草生，剉。一两

上一十五味，除别研外，捣罗为末，和匀，炼蜜丸如鸡头实

---

① 分：明抄本、乾隆本、文瑞楼本同，日本抄本作"两"。
② 研别入：日本抄本、文瑞楼本同，明抄本、乾隆本作"别研"。

大。每服一丸，嚼破，竹叶汤下，食后临卧服。

治心气不足，惊悸，心风，谵语狂癫，化痰涎，**蛇黄丸方**

蛇黄火烧，酒淬　丹砂别研　铁粉别研　不灰木烧　人参　白茯苓去黑皮。各半两　甘草生，剉　雄黄醋煮，别研。各一分

上八味，除别研外，捣罗为末，合研令匀，用糯米饭丸如梧桐子大。每服十丸，金银薄荷汤下。

治风化涎，保精神，益肝胆，压惊悸，镇心，**牛黄丸方**

牛黄别研。一分①　龙脑别研。半两　人参二两　玳瑁末一两　丹砂别研。二两　麝香别研。一分　白茯苓去黑皮。一两　安息香半两。捣碎，以酒浸，研细，滤②银器内，慢火熬成膏

上八味，除别研并安息香膏外，捣罗为末，和匀，以安息香膏同炼蜜少许和丸，如梧桐子大。每服三丸，薄荷汤嚼下。小儿惊热风虚，以金银薄荷汤化下一丸，食后临卧服。

治中风惊悸，心虚恍惚，言语失常，或嗔或怒，志意不乐，**定心防风散方**

防风去叉　龙骨　远志去心　铁精③别研。各一④两　紫石英别研　丹砂别研。各二两　熟干地黄⑤洗，切，焙。二两　人参二两半　干姜炮　细辛去苗叶　附子炮裂，去皮脐。各一两　白茯苓去黑皮。二两

上一十二味，除别研外，捣罗为散，再和匀。每服一钱匕，煮枣汤调下，加至二钱。如风热盛者，去干姜，加玄参一两。

治心气不足，风邪乘之，神魂不安，惊怖悸动，目睛不转，不能呼者⑥，**雄黄丸方**

雄黄研　丹砂研　龙脑研　麝香研。各一钱⑦　乌蛇去皮、骨，

---

① 分：明抄本、乾隆本、文瑞楼本同，日本抄本作"两"。
② 滤：日本抄本、文瑞楼本同，明抄本、乾隆本无。
③ 铁精：明抄本、乾隆本、文瑞楼本同，日本抄本作"铁粉"。
④ 一：明抄本、乾隆本、文瑞楼本同，日本抄本作"二"。
⑤ 熟干地黄：日本抄本、文瑞楼本同，明抄本、乾隆本作"熟地黄"。
⑥ 不能呼者：乾隆本、日本抄本、文瑞楼本同，明抄本无。
⑦ 钱：明抄本、乾隆本、文瑞楼本同，日本抄本作"两"。

生用 白附子生用 天南星去黑皮，生用 白僵蚕去丝，生用。各半两

上八味，捣研为末，再同和匀，炼蜜和丸如梧桐子大。每服一丸，薄荷酒化下。如中风涎潮，牙关不开者，先用大蒜一瓣捣烂，涂两牙关外腮上，次用豆淋酒化一丸，揩在牙龂①上，即便开口，续用薄荷酒化服两丸。

治惊悸，恍惚喜忘，心怖，神不安，及风邪胸胁②满，不思饮食，**人参丸方**

人参 桂去粗皮。各二两 桔梗炒 白敛 白茯苓去黑皮 防风去叉 大黄蒸三度，熬 防己 干姜炮。各一两 银箔十五片。研 牛膝酒浸，切，焙 远志去心。各一两一分

上一十二味，捣罗为末，炼蜜丸如梧桐子大。食后米饮下二十丸，日二服。

治风热惊悸，心神不安，常多恐怖，**茯神饮**方

茯神去木 生干地黄焙 人参 菖蒲 沙参各一两 天门冬去心，焙。一两半 犀角镑 远志去心 甘草炙，剉。各半③两

上九味，粗捣筛。每服三钱匕，水一盏，赤小豆二七粒，同煎至六分，去滓，不计时候温服。

风　邪

论曰：风邪中人，以腑脏虚而心气不足也。人以气血荣卫为正，以风气外至为邪，腑脏虚而心气不足，则风邪乘虚而干之。经言病有五邪，而中风居其一，此之谓也。又曰风者善行而数变，故其发不自觉知，狂惑妄言，悲喜无度，乃其证也。

治风邪入脏，心虚，气不足，梦寐惊恐，**紫石英丸方**

紫石英研。一两 海蛤 白茯苓去黑皮 白石英研 菖蒲 杏仁去双仁、尖、皮，熬 石硫黄研 远志去心 阿胶炙令燥 卷

---

① 牙龂：日本抄本、文瑞楼本同，明抄本、乾隆本作"牙齿"。
② 胸胁：日本抄本、文瑞楼本同，明抄本、乾隆本作"胸膈"。
③ 半：明抄本、文瑞楼本同，乾隆本、日本抄本作"一"。

柏去土，炒　铁精研　细辛去苗叶　牛黄研。各半两　麦门冬去心，焙　当归切，焙　大豆黄卷　生银错屑　大黄蒸三遍，炒　钟乳粉　肉苁蓉酒浸，切，焙　干姜各一两一分　白术　白敛　前胡去芦头。各一分　大枣去核，炒干。二十枚　人参　防风去叉　山芋　石膏碎研　赤芍药　桔梗去芦头，炒　柏子仁　乌头炮裂，去皮脐　桂去粗皮　熟干地黄焙　甘草炙。各三分

上三十六味，捣罗为细末，炼蜜和丸如梧桐子大。每服空心食前，用粥饮下十丸，日二服。

治风邪惊悸，恍惚悲伤，或梦寐不安，**镇心丸方**

远志去心。一两一分①　铁精　杏仁去皮尖、双仁者，炒　芎䓖　麦门冬去心，焙　牡蛎各一两半　龙齿研　白茯苓去黑皮。各二两　防风去叉　当归切，焙　人参　鬼臼　白术　生干地黄　丹参　桔梗去芦头，炒　甘草炙。各一两一分　紫菀去土　卷柏去土　山茱萸　桂去粗皮　干姜炮　防己　白敛　羚羊角镑。各一两　牛黄别研。半两　麝香别研。三分　银箔四百片。别研　虎睛一对。酒浸，炙令黄，别研

上二十九味，捣研为细末，炼蜜和丸如梧桐子大。每食后酒下二十丸，稍加至三十丸，日再服。

治风邪梦寐涕泣，妄有所见，恶闻人声，体中痠削，乍寒乍热，腰脊强痛，腹中拘急，不欲饮食，或因疾病后劳动不节，妇人产后月经不利，时下青黄赤白，体虚羸瘦，小便不利，头面发热，**鼍甲汤方**

鼍鱼甲七枚。炙　凝水石碎　桂去粗皮　白茯苓去黑皮　防风去叉　白薇　知母各四两　麻黄去根节，汤煎，掠去沫，焙。一两半　黄芩去黑心。三两　甘草炙　芍药　白术各二两一分　贝母去心。六两一分　石膏大如鸡子一块。碎

上一十四味，㕮咀。每服五钱匕，以水一盏半，煎取七分，

---

① 一两一分：日本抄本、文瑞楼本同，明抄本、乾隆本作"一两"。

去滓，适寒温服，日一①。病与药相当，即下积滞如牛脂、榆荚、蝌蚪、虾蟆之类为验。

治丈夫、妇人心风癫邪，**桑螵蛸丸方**

桑螵蛸四十九枚。醋浸，炙令焦黄色　酸枣仁　菖蒲石上者　阿魏研　麝香研　丹砂研　蛇黄煅，醋淬，研。各一分②

上七味，捣研为细末，面糊丸如小豆大。每服十五丸至二十丸，食后生姜薄荷汤下。

治风邪入心脏，忽心痛惊恐，小肠微痛，乍寒乍热，心中闷，面色青赤，虚劳邪气，**人参饮方**

人参　干姜炮　麻黄去节，煎，掠去沫，焙干　独活去芦头　当归切，焙　芎䓖　石膏碎　秦艽去苗、土。各二两　附子炮裂，去皮脐。一枚　桂去粗皮。三分　防风去叉。一两一分　黄芩去黑心。一两　白术　细辛去苗叶。各三分　杏仁去双仁、皮尖，炒。四十枚　赤芍药半两　甘草炙。二两

上一十七味，剉如麻豆。每服二③钱匕，以水一盏，煎至六分，空心去滓温服。

治心经风邪，消化痰涎，清利头目，**人参太一④丹方**

人参　酸枣仁炒　山栀子仁　阿胶炒令燥。各半两　甘草微炙　天南星牛胆制者。各一两　玄精石研　麝香研　龙脑研。各一分⑤　丹砂研。三两

上一十味，研捣为细末，炼蜜和丸如小弹子大，以金箔为衣。每服一丸，食后荆芥汤嚼下。

治心经风邪，化上膈痰涎，**乳香丹砂煎方**

乳香　铅白霜　牛黄　丹砂　龙脑各一分。并别研　犀角镑，别取细末，再同上五味研令极细。半两　升麻末炒。三十钱匕　大

---

① 日一：日本抄本、文瑞楼本同，明抄本、乾隆本无。
② 分：明抄本、乾隆本、文瑞楼本同，日本抄本作"两"。
③ 二：明抄本、乾隆本、文瑞楼本同，日本抄本作"一"。
④ 太一：日本抄本、文瑞楼本同，明抄本、乾隆本作"太乙"。文义皆通。
⑤ 分：明抄本、乾隆本、文瑞楼本同，日本抄本作"两"。

黄末炒。三十钱匕

上八味，拌匀，炼蜜和作剂。每服一皂子大，用温薄荷汤化下，食后临卧服。

治男子、女人风邪多梦，悲愁忧恚^①，喜怒无常，或半年或数月复发，**寄生散方**

杨上寄生 白术各三两 桂去粗皮 茵芋 天雄炮裂，去皮脐 蓟根 菖蒲 细辛去苗叶 附子炮裂，去脐皮 干姜炮。各一两

上一十味，捣罗为散。酒调下三钱匕，日三服。合时勿令妇人、鸡犬及病者家人见。

治风邪心热，神不安，**黄芩汤方**

黄芩去黑心。一两半 麦门冬去心，焙 白茯苓去黑心。各二^②两 淡竹茹三分 羖羊角镑 防风去叉。各一两半 石膏碎研。三两

上七味，各捣研为末。每用六钱匕，以水二盏，煎取一盏半，去滓，下朴消一钱匕。食后分三服，如人行四五里一服。

治风邪，安心智，定魂魄，调心气，稳眠睡，**琥珀生犀汤方**

琥珀研 犀角镑。各半两 茯神去木 人参 生干地黄焙 菖蒲石上者 防风去叉。各一两 远志去心 甘草微炙。各半两

上九味，粗捣筛。每服三钱匕，水一盏，煎至六分，去滓温服，不计时候。

治心虚风邪所乘，精神恍惚健忘方

铧铁四斤。久经用者

上一味，用炭火烧令赤，投水中，如此七遍，即堪打碎如棋子大，以水二斗，浸经二七日。每服水一盏，日三^③。

治风邪入心，心背俱痛，腹胁胀满，或寒或热，心中烦闷，进退无常，面色或青或黄，**续命汤方**

---

① 忧恚：日本抄本、文瑞楼本同，明抄本、乾隆本作"忧虑"。
② 二：明抄本、乾隆本、文瑞楼本同，日本抄本作"一"。
③ 三：明抄本、乾隆本、文瑞楼本同，日本抄本作"二"。

麻黄去节，煎，掠去沫，焙。一两半　大枣十枚。去核　桂去粗皮　防风去叉　芎䓖　细辛去苗叶　甘草炙，剉　芍药　人参　秦艽去苗、土　独活去芦头　黄芩去黑心　防己剉。各一两　干姜炮。一两一分　附子炮裂，去脐皮　白术各三分

上一十六味，剉如麻豆。每用十钱匕，以水三盏，煎取二盏，去滓，分温三服；要汗，并二服；相去如人行五里，再一服。服后更用热生姜稀米粥[1]投，汗出慎外风。如常服，只空心午时临卧各一服。

治中风邪，恍惚悲哀，或狂走不定，如有鬼神，或身体强直，日夜常痛，口噤水浆不下，面目变色，甚者不认人[2]，**五邪菖蒲汤方**

菖蒲九节者。去须、节，米泔浸，切，焙　秦艽去苗、土　桂去粗皮　当归切，焙　禹余粮煅，醋淬七遍　人参　附子炮裂，去脐皮　黄芩去黑心　甘草炙　远志去心　防风去叉。各半两　龙骨去土　赤石脂　白茯苓去黑皮　芍药　芎䓖各一两　防己二两

上一十七味，剉如麻豆。每用十钱匕，以东流清水三盏，煎取二盏，去滓，分[3]三服，空心食前，日三服[4]。服药后良久，方得吃食。其药末密收，勿令透气。

治中风邪，虚悸恍惚悲伤，或梦寐不安，**镇心当归汤方**

当归切，焙　羚羊角镑。各二两　龙齿碎。三两　茯神去木。四两　人参一两　防风去叉　芎䓖　杏仁汤退去皮尖、双仁，炒。各二两　半夏汤浸，洗去滑，七遍　生姜与半夏同捣，炒干。各四两　桔梗炒。二两　石膏碎。三两　防己剉。二两　桂去粗皮。一两半

---

① 稀米粥：日本抄本、文瑞楼本同，明抄本、乾隆本作"稀粥"。

② 不认人：文瑞楼本同，明抄本、乾隆本、日本抄本作"不识人"。义皆通。

③ 分：日本抄本、文瑞楼本同，明抄本、乾隆本此后有"温"。

④ 日三服：明抄本、日本抄本、文瑞楼本同，乾隆本作"夜卧各一服"，连上读。

上一十四味，粗捣筛。每用十钱匕^①，以水三盏，煎至二盏，去滓，入竹沥一合，更煎两沸，分三服，每日空心午时夜卧各一服。

治中风邪狂惑，**商陆丸**方

商陆根生。去皮秤，十二斤半

上一味，细切，以水一石，向东锅灶内煎减半，去滓，更以缓火煎如膏，可丸即丸如梧桐子大。每服熟水下十丸，加至十五丸。合药时勿令鸡犬、妇人见。未效，渐加二十丸至二十五丸。

治中风惊悸恍惚，**大豆饮**方

大豆一升，紧小者

上一味，以水五升煮，去豆，取汁五合。顿服，汗出佳。

治风邪客于五脏，精神恍惚不宁，**牛黄丸**方

牛黄研。一钱^② 地榆三两 白附子炮。三两 丁香半两^③ 麝香研。半字 黄耆细剉。二两 雄黄研，水飞过。一两 天麻 羌活去芦头 芎劳各二两

上一十味，将七味捣罗为细末，入研者三味和匀，以蜜水熬甘草成膏，和众药丸如樱桃大。每服一丸，茶酒^④嚼下。

风　狂

论曰：风狂之状，始发则少卧不饥，自高自贤，自辩^⑤自贵。盖人之荣卫，周身循环，昼夜不穷。一失其平，则有血并于阴而气并于阳者，有血并于阳而气并于阴者。阴阳二气，虚实不调，风邪乘虚而入，并于阳则谓之重阳，故其病妄笑好乐，妄行不休，甚则弃衣而走，登高而歌，或至数日不食，故曰狂也。又肝藏魂，魂则随神往来，悲哀动中，有伤于魂，则为狂妄。是亦血气俱虚，

---

① 每用十钱匕：日本抄本、文瑞楼本同，明抄本、乾隆本作"每服一两"。
② 钱：日本抄本、文瑞楼本同，明抄本、乾隆本作"两"。
③ 两：明抄本、乾隆本、文瑞楼本同，日本抄本作"合"。
④ 酒：日本抄本、文瑞楼本同，明抄本、乾隆本无。
⑤ 辩：文瑞楼本同，明抄本、乾隆本、日本抄本作"辨"。

风邪乘之，阴阳相并也。

治中风邪，狂乱失志，心多恐怖，**牛黄丸方**

牛黄研。一两　铁精研。三分　虎睛一对。微炙，研　石膏研　龙齿研。各二两　银箔一百片。研　金箔一百片。与牛黄、铁精、虎睛、石膏、龙齿、银箔再同研　地骨皮　茯神去木　升麻　玄参　人参各二两　麦门冬去心，焙。三两　枳实去瓤，麸炒　萎蕤去土　赤芍药各一两半　生干地黄焙　甘草炙，剉　黄芩去黑心。各二两

上一十九味，除研外，捣罗为末，入研药拌匀，炼蜜为丸如梧桐子大。食后煎枸杞根皮汤下二十丸，日再服，渐加至三十丸。

治风狂妄语，心热，狂走不知人，**真珠散方**

真珠研　牛黄研　丹砂研。各半两　金箔研　银箔研。各五十片　麝香研。一钱　铁粉研　天竺黄研　人参　龙脑研。各三分①　黄芩去黑心。一两　防风去叉　犀角镑。各半两　茯神去木。三钱　麦门冬去心，焙。一两半　远志去心　白鲜皮　羚羊角镑。各半两　甘草炙　胡黄连　甘菊花　白附子炮。各三分②

上二十二味，除研外，捣罗为末，入研药拌匀。每服一钱匕，加至二钱匕，薄荷温水或梨汁调下。

治中风邪狂走，或自高自贤，或悲泣呻吟，及卒得惊悸，邪魅恍惚，心下虚悸，**麻黄丸方**

麻黄去根节，煎，掠去沫，焙　甘草炙，剉　半夏汤浸，生布挼洗七遍，焙。各一两　生姜去皮，一两半。先与半夏同捣，炒干

上四味，捣罗为末，炼蜜和丸如大豆大。生姜汤下三丸，加至五丸，空心午时各一服，渐加至十丸。

治风狂叫笑不时，善怒无常，登高逾垣，言语不避人，**虎睛汤方**

虎睛一对。慢火炙　鸱头并肝一具。炙　白茯苓去黑皮　桂去粗皮。各三两　石长生去粗茎。一两　枫上寄生去粗茎。五两　人

---

① 三分：明抄本、乾隆本、文瑞楼本同，日本抄本作"半两"。

② 分：明抄本、乾隆本、文瑞楼本同，日本抄本作"两"。

参 露蜂房炙 独活去芦头 防风去叉 甘草炙，剉 天雄炮裂，去皮脐 当归切，焙。各一两

上一十三味，剉如麻豆，每以十八钱匕，酒六盏，煮取三盏，去滓，分三服，日二夜一。每服时，须去食稍远，恐药食相犯也。

治中风邪发狂及肝心风热，气虚不足，惊恚瘛疭，**守神丸**方

金箔一百片 腻粉半两 人参为末。三分

上三味，于银石器内，先将金箔逐重用腻粉糁[①]隔布尽，入黄牛乳五合，于金箔上淋溉，用物密盖定，煮尽乳，取研如膏，以人参末渐渐入同研，丸如赤小豆大。空心日午临卧，新汲水下三丸，渐加至五丸。

治风邪发狂，妄言躁闷，**白僵蚕丸**方

白僵蚕炒。三分 海荆子炒[②]。一两 白附子炮。半两 干蝎酒炒。二十一[③]枚 蒺藜子炒令角黄。二两 腻粉半两。一半入药同罗，留一半为衣

上六味，先捣前五味，与腻粉二钱半同罗为末，冬用大枣，蒸，取肉，研如膏，和丸，夏炼白蜜和丸，春秋研糯米饭膏为丸，并如梧桐子大。又于腻粉二钱半内，衮令色匀，用密器收。每日空心日午，温酒下五丸，加至十丸。

治风邪所中，惊狂啼哭，或歌或笑，**禹余粮饮**方

禹余粮煅，研 防风去叉 桂去粗皮 赤芍药 远志去心 独活去芦头 白术 人参 牡蛎熬 秦艽去苗、土 石膏椎碎 甘草炙，剉。各二[④]两 雄黄研 茯神去木 菖蒲 蛇蜕炙 防己各一两

上一十七味，粗捣筛。每服五钱匕，以水一盏半，煎取七分，去滓，食后服，日再。

治风狂失神，少卧不饥，笑乐无节，弃衣登高，**茯神汤**方

茯神去木 杏仁汤去皮尖、双仁。各三两 龙齿六两 凝水

① 糁：明抄本、乾隆本、文瑞楼本同，日本抄本作"掺"。义皆通。
② 炒：日本抄本、文瑞楼本同，明抄本、乾隆本作"炮"。
③ 二十一：明抄本、乾隆本、文瑞楼本同，日本抄本作"三十一"。
④ 二：日本抄本、文瑞楼本同，明抄本、乾隆本作"三"。

石碎。一①斤　升麻二②两　石膏碎。二十两　沙参　白鲜皮各二两　生麦门冬去心。四两

上九味，剉如麻豆大。每服五钱匕，水二盏，煎至一盏，去滓温服，日三。如病甚，煎成，入竹沥半合，再煎至一盏服。

治风邪入脏，狂言妄语③，精神错乱，腰疼骨痛④，**白鲜皮汤**方

白鲜皮一分半　麻黄去根节。半两　白茯苓去黑皮。三⑤分　防风去叉　独活去芦头　杏仁汤去皮尖、双仁，研⑥　当归剉，焙　芍药各一分半　桂去粗皮。一分

上九味，粗捣筛。每服三钱匕，水一盏半，煎至八分，去滓，空腹温服，服讫，取微汗为度，日三。

治风邪发狂，守神，**金箔煎**方

金箔一百片　丹砂研　龙脑研　牛黄研　真珠末　琥珀末　犀角末各半两

上七味，将六味同再研匀，以鼎子一个，铺一重金箔了，掺一重药末，次第铺盖了，用牛乳三升于鼎上浇之，以慢火煨，令乳汁尽成膏为度。每服取如皂子大，薄荷汤化服之。

---

① 一：乾隆本、日本抄本、文瑞楼本同，明抄本作"二"。
② 二：乾隆本、日本抄本、文瑞楼本同，明抄本作"一"。
③ 妄语：日本抄本、文瑞楼本同，明抄本、乾隆本作"狂语"。
④ 腰疼骨痛：日本抄本、文瑞楼本同，明抄本、乾隆本无。
⑤ 三：乾隆本、日本抄本、文瑞楼本同，明抄本作"二"。
⑥ 研：日本抄本、文瑞楼本同，明抄本、乾隆本作"炒"。

卷第一十五

诸风门

风癫　风痫　风厥　首风　脑风

诸风门

风　癫

论曰：风癫之状，发无常时，每发则仆地吐涎沫，无所觉知。盖由血气皆虚，精神离散，魂魄失守，风邪入于阴经故也。又以胞胎之初，其母卒大惊，精气并居，能令子发癫，其证与风癫大率相似。

治风邪变成癫痫，时时发动，不知人事，定心神，**牛黄丸**方

牛黄别研　真珠末别研　琥珀别捣罗　铁粉别研　天竺黄别研　龙齿别研。各半两　金箔七十片。与水银同研　银箔七十片。与水银同研　水银与金银箔同研　犀角镑　丹砂与水银、金银箔同研。各半两　露蜂房炙。一两　龙胆去土　升麻　防风去叉　黄芩去黑心　钓藤各半两　知母细切，焙　天门冬去心，焙　白芍药　茯神去木　甘草炙，剉　菖蒲九节者。米泔浸，刮去皮，切，酒炒①　麦门冬去心，焙。各一分②　干蝎酒炒。一两　麝香别研　人参各半两

上二十七味，除别研石药及麝香等一十一味外，余药捣罗，与研药再罗令匀，炼蜜拌和得所，更捣千杵，丸如梧桐子大。夜卧及食后，煎新竹叶汤，下十五丸至二十丸。

治风癫，卒发仆地，口吐涎沫，不省人事，**天门冬煎**方

天门冬净洗，浸两日，去心，细切。七斤　生地黄三十斤。肥

---

① 炒：文瑞楼本同，明抄本、乾隆本作"炙"，日本抄本作"浸"。

② 分：日本抄本、文瑞楼本同，明抄本、乾隆本作"两"。

者，淘洗，细切

上二味，细切，都于木臼中捣烂，却入大沙盆内烂研，压取汁，绞滓干，别收，将滓更研极烂，入煎汤一斗，研搅令匀，又压滓干，再研极细，入汤八升压滓，又再研，入汤六升，压令尽干无味即住，取第二第三度研入者汁，同煎至一斗，次入第一药汁煎成煎，若稠饧即止。每服一匙，用酒化下，或桃柳汤温水化下，食后服。

治风癫疾，时发时省，涉历年月，**丹砂煎方**

丹砂细研，水飞，滤过后焙干，更研如粉。三两　石膏五两。研细　黄连去须，捣筛。一斤　生地黄不计斤两。研取自然汁二升，不得入水

上四味，以清水一斗，先煮石膏、黄连，取五升净，去滓，次下生地黄汁，又煎之如稠饧，始下火，取丹砂粉投入，匀搅百余遍，贮于不津器中更搅，待冷即住手。每日两度，以温水调服，约如半弹丸大。服药后，只得吃淡饭、蔓菁菜等。

治风癫，如才得病者，服药三日愈；间日发者，十日愈；五日发者，二十[①]日愈；半年一发者，服一月愈，**莨菪丸方**

莨菪子淘去浮者。三升[②]

上一味，新汲水淘三十遍，浮者尽去，生研如膏，入酒一升同研，绞取酒，又研如膏，更入酒一升研，绞取酒，又研如前，绞取酒，都[③]及三升，更滤一遍，入无油净铁器中煎成煎，却将莨菪滓炒令焦黄干，捣罗为末，待其煎成，即渐渐少入末和煎，令可丸，即丸如梧桐子大。空心午时夜卧，各用温酒下十丸；如未觉效，加至十五丸。额上手中从纹理中赤，是觉效也，即减药服之。

治五癫各有声，牛癫若牛鸣，马癫若马鸣，狗癫若狗鸣，羊癫若羊鸣，鸡癫若鸡鸣，凡此五癫，并宜服，**雄黄丸方**

---

① 二十：明抄本、乾隆本、文瑞楼本同，日本抄本作"三十"。
② 升：日本抄本、文瑞楼本同，明抄本、乾隆本作"斤"。
③ 都：日本抄本、文瑞楼本同，明抄本、乾隆本作"更"。

雄黄　丹砂　雌黄三味各二两。碎，同用夹生绢袋贮之，入十两蜜，内重汤煮，待蜜赤色、滴如珠、引若线为度，取药囊出，河水洗涤，淘，漉出暴干，入乳钵中研如粉为度，其蜜即丸药用　黑铅二两。大火化，用铁匙搅，掠去如尘垢者，用精者一两，将无油净器中下水银及铅同销熔，搅令匀，泻于熟铁器内，候冷，先将前三味石药乳钵内研，次入铅同研，取匀　水银一两

上五味，各如前修制毕，便将前煮丹砂、雄黄、雌黄、余蜜，再重汤煮散，少少点入药中，渐渐和匀为丸如大麻粒。每用桃、柳、柏、桑木嫩条各长七寸，寸剉，以水一升，煎至六合，去滓，分温下丸药，空心午时临卧时下三丸至五丸，小儿一丸至二丸。

治风癫狂乱失心，安魂定志，**麦门冬丸方**

麦门冬去心，焙。一两　虎睛一对。微炙　龙齿研。一两　金箔研。一百片　银箔研。一百片　石膏研　升麻　枳实麸炒　生姜切，焙　白茯苓去黑皮　人参剉。各一两　玄参　萎蕤炒　芍药　甘草炙，剉　远志去心。各三分①　柏子仁生用　薤白细切，焙干　牛黄别研。半两

上一十九味，除虎睛并别研六味外，余捣罗，再与研者同罗为末，炼蜜和丸如梧桐子大。每服二十丸，煎地骨皮汤下，日三夜一，不拘时。

治风癫，引胁肋牵痛，发作吐沫，耳中虚鸣，**茯神丸方**

茯神去木。一两一分　龙骨别研　龙角别研。各一两　龙胆去土　铁精捣研　蔓荆实炒。各一两一分　人参　远志去心②　黄连去须，炒　大黄剉，醋炒③。各一两　芎䓖　当归切，焙　黄芩去黑心。各一两

上一十三味，先将一十味捣罗为末，入别研者相拌令匀，炼蜜丸如梧桐子大。食后煎生姜④枳壳汤下十丸，加至十五丸。

---

① 分：明抄本、乾隆本、文瑞楼本同，日本抄本作“两”。
② 心：明抄本、日本抄本、文瑞楼本同，乾隆本此后有“炒”。
③ 炒：日本抄本、文瑞楼本同，明抄本、乾隆本作“炙”。
④ 姜：日本抄本、文瑞楼本同，明抄本、乾隆本无。

治癫痫狂悖迷乱，心神恍惚，四体抽掣，吐沫嚼舌，**龙胆丸方**

龙胆去土　钩藤　升麻　犀角镑　黄芩去黑心　玄参　白茯苓去黑皮　防风去叉　秦艽去苗、土　地骨皮剉　大麻仁研膏，同捣　槟榔剉　黄连去须，炒　大黄剉，炒　天竺黄别研　琥珀别研　甘草炙，剉　马牙消研　麦门冬去心，焙　龙齿别研　真珠末别研。各一两　青黛二两。别研　蜣螂三十五枚。去头、足，生用　蚱蝉三十五枚。去头、足，生用　金箔七十片。与丹砂同研　银箔一百片。与金箔、丹砂同研　铁粉一两一分。别研　虎睛一对。酒蘸，炙燥，去皮，捣　牛黄研。半两　丹砂三分。别研，入金、银箔同研

上三十味，除十二味别研外，余药捣罗，与研者药末合研匀，炼蜜和丸如绿豆大。每服十丸，食后煎人参茯苓汤下，日三服；小儿三丸至五丸。

治风癫痫，羚羊角丸方

羚羊角镑　犀角镑　远志去心，焙　人参　山芋　茯神去木。各一两半　生干地黄焙干，冷捣。三两[①]　防风去叉。一两三分[②]　金箔研　银箔研。各一百片　麦门冬去心，焙　铁粉研　天门冬去心，焙。各三两　水银一分。入金银箔、龙齿、铁粉，五件同研，水银星子尽为度　龙齿研。二两

上一十五味，先将一十味捣罗为末，入别研者相拌令匀，炼蜜和丸如绿豆大。用桃柳枝汤下二十丸，日二夜一，或人参茯苓汤下亦得。

治风癫邪痫疾等，金砂丸方

金五两。细剉为屑，为药匮　丹砂三[③]两。将金屑置一定州细瓷合子内，作一坑子，置丹砂于金屑中心，上下覆衬，以合盖之，用

---

① 三两：文瑞楼本同，明抄本、乾隆本作"三分"，日本抄本作"一两"。
② 一两三分：明抄本、乾隆本、文瑞楼本同，日本抄本作"一两一分"。
③ 三：明抄本、乾隆本、文瑞楼本同，日本抄本作"二"。

六一泥固济，以慢火养七日，将出丹砂，堀^①一地坑子，同入净湿土内，单帛裹着，在土中出火毒七日用

上二味，去金取砂，出火毒后研取粉，干控，粟米饭烂研拌和得所，丸如绿豆大。每食后金银汤下五丸，中夜一服，桃柳汤亦得。其合子用金者为佳。

治风癫瘈疭，神魂不定，**茯神丸方**

茯神去木 龙骨 龙齿 龙角三味去土，一处研 龙胆去苗、土 铁精捣研，入前三味同研 蔓荆实揉去白皮。各一两 干姜炮 人参 远志去心 黄连去须，炒。各三分 大黄剉，醋炒。一两半 芎䓖 白芷 当归焙，切 黄芩去黑心 桂去粗皮。各半两

上一十七味，先将一十三味捣罗为末，入别研者四味，和令匀，炼蜜丸如梧桐子大。每日空心及日午食前，用蜜汤下十五丸，渐加至二十丸。

治风癫瘈疭，**飞鸱头丸方**

飞鸱头三枚。去毛、喙，炙焦，捣罗为末 铅丹八两。研

上二味，合研匀，炼蜜丸如绿豆大。每服三丸至五丸，酒下，日三夜一。

治风癫失性欲死，并理五惊诸痫，**雄黄丸方**

雄黄别研 雌黄别研 真珠末别研。各一两 铅丹点醋炒^② 水银各二两。先以蒸熟枣肉二两研，马尾罗内擦过，用柳木椎研，令青色、水银星尽为度 丹砂别研。一两

上六味，将五味各研如粉后合研，用枣肉膏研，不见水银星为度，更入枣膏，入臼更捣千杵，丸如大麻粒。每服二丸至三丸，人参茯苓汤下，日二夜一，食后服之。

治风癫瘈疭，口眼翻张，口吐白沫，或喉中作声，不知人^③，**麝香丸方**

---

① 堀（kū枯）：日本抄本、文瑞楼本同，明抄本、乾隆本作"掘"。堀，挖穴，与"掘"义近。

② 炒：日本抄本、文瑞楼本同，明抄本、乾隆本作"炙"。

③ 人：明抄本、日本抄本、文瑞楼本同，乾隆本作"人事"。

麝香别研。半两　虎睛一对。炙令燥，去外皮　防风去叉。一
两　龙齿别研　黄芩去黑心　铁粉研　鬼臼各三①分　人参　大黄
剉，醋炒。各一两②　牛黄别研。一分③　秦艽去苗、土　雄黄别
研。各二两　独活去芦头　凝水石④别研。各一两　茯神去木　石膏
别研　天雄炮裂，去皮脐。各一两一分　升麻三分　远志去心。半
两　白鲜皮三分　露蜂房炙。一分　细辛去苗叶。三⑤分　贯众揉
去土，末　鬼箭羽各十两　蛇蜕炙。一分　金箔　银箔各四十九
片。碎

上二十七味，先将一十八味捣罗为末，后入别研九味和匀，
炼蜜为丸梧桐子大。每服十五丸至二十丸，空心日午临夜温酒下。

治风癫痫，瘛疭反张，口出白沫，或作诸⑥声，不知人，**虎睛
丸方**

虎睛一对。酒浸，炙令黄，入药捣　白茯苓去黑皮　龙齿别研。
各一两一分　防葵剉　黄芩去黑心　秦艽去苗、土　升麻　防己剉。
各一两　独活去芦头　远志去心　鬼箭羽　白鲜皮各三分　铁精捣
研　防风去叉。各一两　鬼臼　贯众揉去土，末　细辛去苗叶，炒。
各三分　大黄剉，醋炒　山茱萸　人参各一两　白薇炒。二两　天
雄炮裂，去皮脐　银箔别研。各三分　蛇蜕皮一尺。炙　凝水石别
研　石膏别研。各一两一分　飞鸦头三枚。去喙、毛，炙　麝香别
研　牛黄别研　干姜炮　芎藭　露蜂房炙。各半两

上三十二味，先将二十六味捣罗为末，次将别研等入末中，
拌和令匀，炼蜜丸梧桐子大。每服二十丸，加至三十丸，温酒下，
日二夜一。如心肺觉风热上冲，用竹沥饮下。

治卒发风癫狂痫，**陈蒲饮方**

三岁陈败蒲一两。切细

---

① 三：明抄本、乾隆本、文瑞楼本同，日本抄本作"一"。
② 一两：日本抄本、文瑞楼本同，明抄本作"三两"，乾隆本作"三分"。
③ 分：明抄本、乾隆本、文瑞楼本同，日本抄本作"两"。
④ 凝水石：明抄本、日本抄本、文瑞楼本同，乾隆本作"寒水石"。
⑤ 三：日本抄本、文瑞楼本同，明抄本、乾隆本作"一"。
⑥ 诸：日本抄本、文瑞楼本同，明抄本、乾隆本作"猪"。

上一味，以水二升，煎至七合，去滓，温饮之。

风 痫

论曰：风痫病者，由心气不足，胸中蓄热，而又风邪乘之，病间作也。其候多惊，目瞳子大，手足颤掉，梦中叫呼，身热瘛疭，摇头口噤，多吐涎沫，无所觉知是也。然病发于阳者易差，发于阴者难治，故经曰脏病难治，腑病易治；又云大人曰癫，小儿曰痫。

治风痫卒倒，吐沫口噤，手足瘛疭，**麻黄饮方**

麻黄去根节，煎，掠去沫，焙 大黄剉，炒[1] 牡蛎熬 黄芩去黑心。各二[2]两 凝水石碎 石膏碎 赤芍药 滑石碎 紫石英碎 白石脂各四两 人参 桂去粗皮。各一两 蛇蜕炙。半两 龙齿研。三两 甘草炙。一两半

上一十五味，粗捣筛，用绢囊盛，悬于透空[3]处。每服五钱匕，水一盏半，煎至八分，去滓，食后良久服。

治风痫发动，惊掣无时，**茯神汤方**

茯神去木 龙齿研 防风去叉 杏仁去皮尖、双仁，炒 羌活去芦头 芎䓖 人参 麦门冬去心，焙 大黄剉，炒 钓藤 甘草炙，剉。各一两

上一十一味，将一十味粗捣筛，与龙齿拌匀。每服六钱匕，水二盏，煎至一盏，去滓，空心温服，得利两三行，即止之。

治少小风痫，至大不除，发即百脉挛缩，行步不正，口面㖞戾，言语无度，**钓藤丸方**

钓藤 铅丹研 茵芋叶 石膏研 杜蘅 防葵炙 秦艽去土 甘草炙。各一两 菖蒲九节者。去节，焙 黄芩去黑心。各一两半 松萝炒 蜣螂去翅、足，炒。各半两

---

① 炒：日本抄本、文瑞楼本同，明抄本、乾隆本作"炙"。
② 各二：文瑞楼本同，明抄本、乾隆本作"各一"，日本抄本作"一"。
③ 透空：日本抄本、文瑞楼本同，明抄本、乾隆本作"透风"。或以作"透风"义胜。

上一十二味，将十味捣罗为末，与别研二味和匀，重罗，炼蜜丸如小豆大。每食后良久服，五岁以下五丸，十岁以下七丸至十丸，十五岁以上及长年并十五丸，以意加减，用金银汤下。

治风痫，**铜青丸方**

铜青与水银同炒研，不尽，更入少许硫黄同炒研　水银　曾青研　东门上鸡头亦谓之鸡栖木，错末，炒，捣。各半两　硫黄研。三分　犀角镑　卷柏去土。各一分　雄黄研。一两半 ①　石长生研　白茯苓去黑皮　白芷　猪苓去黑皮　白薇　白敛生用　人参各一两

上一十五味，将九味捣罗为末，与别研六味和匀重罗，用青牛胆相拌，入铜器内，先布大豆五升于甑中，置药器于上蒸之，豆熟药成，丸如麻子大。每服二十丸，加至三十丸，食后温酒化下，日再夜一。

治风痫因虚羸气弱，惊悸多魇，心神不定，**茯苓饮**方

白茯苓去黑皮　远志去心。各二两半　芍药　防风去叉。各一两半　桂去粗皮。二两　甘草炙。一两一分

上六味，粗捣筛。每服六钱匕，水二盏，枣一枚，擘，生姜一枣大，拍碎，煎至一盏，去滓，入铁粉一字搅匀，食后服，日二夜一。

治五种风痫，**丹砂丸方**

丹砂研　腻粉研　蛇蜕炙　兔头灰研　铜青研　硇砂水少许浸，去石。各一分　古字钱三文。烧赤，投于硇砂水中，淬至水尽，捣　白矾熬令汁枯，研　龙骨研　老鸦灰研　盐花研　铅丹研。各半两　虎睛炙，捣。一个　虎牙炙，捣。一对　发灰研。半分 ②　金箔研　银箔研。各五 ③ 片

上一十七味，将四味捣罗为末，与别研一十三味和匀再罗，

---

① 一两半：日本抄本、文瑞楼本同，明抄本、乾隆本作"二两半"。

② 分：日本抄本、文瑞楼本同，明抄本、乾隆本作"两"。

③ 五：日本抄本、文瑞楼本同，明抄本、乾隆本作"一百"。

用猪血丸如樱桃大。每服二丸，发时及晚间温酒嚼下。

治风痫多惊，手足颤掉，口吐涎沫，**灵乌散方**

乌鸦一只。腊月取，于藏瓶①内盛，以盐泥固济令干，用炭火煅存性，候冷取出，去肚肠，研　丹砂研。一分　细辛去苗叶。二两　干蝎全者，十四枚。炒

上四味，将二味捣末，与别研二味同罗。每服半钱匕，午前温酒调下。

治男子妇人暗风痫病，**安息香丸方**

安息香通明无砂石者　铅丹各一两②

上二味，为细末，入白羊心中血研匀，丸如梧桐子大。每服十丸，空心温水下。

治风痫吐涎沫，手足瘛疭，心神不定，**神应丸方**

狐肝二具　乌鸦二只。去觜、足、肠肚，共狐肝入瓶内烧作灰　天麻　白附子　桑螵蛸炒　蒺藜子炒，去角　干蝎去土，炒　白僵蚕炒。各二③两　银箔研　金箔研。各十五片　麝香研　犀角镑　天南星炮　蝉蜕炒　丹砂研。各半两　牛黄研　龙脑研。各一分　乌蛇酒浸，去皮、骨，炙。二两

上一十八味，捣研为细末，炼蜜丸如梧桐子大。每服十五丸，温酒下，不拘时，或煎荆芥人参汤下，日二服。

治风痫涎潮等疾，**神圣丸方**

雌黄　铅丹各一两

上二味，细研，以醋一升④熬稠，丸如梧桐子大，与恶实末同收。每服十丸，临卧煎恶实末汤下。

治风邪诸痫，狂言妄走，精神恍惚，思虑迷乱，乍歌乍哭，饮食失常，疾发仆地，口吐白沫，口噤戴眼，魂魄不守，年岁深远者，**丹砂丸方**

---

① 藏瓶：日本抄本、文瑞楼本同，明抄本、乾隆本作"瓷瓶"。
② 各一两：日本抄本、文瑞楼本同，明抄本无，乾隆本作"各二两"。
③ 二：日本抄本、文瑞楼本同，明抄本、乾隆本作"一"。
④ 升：日本抄本、文瑞楼本同，明抄本、乾隆本作"斤"。

丹砂光明者。研。一两　酸枣仁微炒，研　乳香光莹者。研。各半两

上三味，合研令匀。先令病人尽量饮酒沉醉，次取药五钱匕，酒一盏调下，于静室中安睡，勿令惊动，候其自觉则愈。

治因惊成痫，狂言妄语，**龙齿丸方**

龙齿研　铁粉研　凝水石研。各一两　茯神去木。一两半

上四味，捣研罗为末，炼蜜丸如梧桐子大。每服二十丸，温米饮下，不拘时。

治风痫涎盛，精神减耗，**银液菖蒲丸方**

菖蒲　黑锡①各三两。同水银结成沙子　远志去心　人参　水银同黑锡结成沙子　白茯苓去黑皮　羌活各一两　蝉蜕炒　细辛去苗叶。各半两　半夏汤洗七遍。二两　天南星炮。一两半

上一十一味，为细末，炼蜜丸如梧桐子大。每服七丸，生姜汤下，不拘时。

治风痫，**保魂丸方**

黑锡一两　铅丹半两。二味一处炒令烟绝为度　丹砂三钱　桑螵蛸炒　铅白霜研　王瓜焙。各一两　乌梅大者，十枚

上七味，捣研罗为末，醋煮饭和丸如梧桐子大。每服二丸，食后温水下，日三。

治积年痫病，**铁粉乌鸦散方**

乌鸦一只。去肠肚及嘴、足　铅丹　黑铅　铁粉研。各二两　丹砂一两。研，先将铁粉并铅丹入铁器内熟炒，次入黑铅一处结成沙子，入在乌鸦腹内缝合，以罐子盛，用物盖定，盐泥固济放干，用熟火一秤煅令通赤，取出，捣为细末，次入丹砂，更研如粉，入后七味　天麻　羌活去芦头　独活去芦头　防风去叉　芎䓖　干蝎去土，炒　天南星各二两

上一十二味，捣研为细散，入麝香少许，再研令匀。每服半

---

① 黑锡：日本抄本、文瑞楼本同，明抄本、乾隆本作"黑铅"。

钱匕，临卧冷酒调下。

治风痫，**驱风散方**

铅丹　白矾各二两。研末

上二味，用三角砖相斗，先以纸铺砖上，次以铅丹铺纸上，次以白矾铺丹上，然后用纸包，却将十斤柳木柴烧过为度，取出研细。每服二钱匕，温酒调下。

治诸①风痫，**镇心丸方**

干漆碎。四两　人参半两　黄耆剉　萆薢②各一两。四味以醋五③升同煮干，炒令青烟出即住　麝香研。一分　丹砂研。半两

上六味，捣研，罗为细末，用狗胆四枚取汁，同醋煮面糊丸如樱桃大。每服半丸，以磨刀水化下。

治风痫瘈疭，口噤吐涎，不知人④，**牛黄丸方**

牛黄研　麝香研　轻粉研　粉霜研。各半两　金箔研　银箔各一百片。研　雄黄研细，水飞　丹砂研　石绿研细，水飞　蛇黄以下三味，各煅、醋淬九遍，研　磁石　石燕子各一两

上一十二味，各研成粉，拌匀，以酒煮面糊，和丸如鸡头实大。急风摊缓并五种痫疾，每服一丸，薄荷酒磨下。老人半丸；十岁以下，一丸分四服；四岁以下，分五服；未满一岁，分七服，并蜜水磨下。或发直，面如桃花色，口目俱开或俱闭，喉中作声，汗出如油，汗出不流，下多泄泻便血等恶候，勿治。唯口噤目开者，下药立愈。

治风痫心惊，身热瘈疭，摇头口噤，多吐涎沫，不自觉知，**天麻乌蛇丸方**

天麻酒浸一宿，切，焙　乌蛇酒浸一宿，去皮、骨，炙。各一两　天南星浆水浸一宿，切，焙。二两　半夏浆水煮过，切，焙。半两　藿香叶　乌头去皮脐，生。各一两　白附子生用　腻粉研。

---

① 诸：日本抄本、文瑞楼本同，明抄本、乾隆本无。
② 萆薢：日本抄本、文瑞楼本同，明抄本、乾隆本作"萆麻"。
③ 五：明抄本、乾隆本、文瑞楼本同，日本抄本作"三"。
④ 人：明抄本、日本抄本、文瑞楼本同，乾隆本作"人事"。

各一分　仙灵脾用叶。半两　雄黄研　铅白霜研　丁香各一分　犀角镑屑　人参各半两　麝香研　龙脑研。各一钱　干蝎全者。去土，炒。一分　丹砂研。半两　槐胶一分　桑螵蛸二十枚。炙　蛇黄烧，醋淬七遍，研。一分

上二十一味，捣罗十五味为细末，入研药六味拌匀，炼蜜和丸如梧桐子大。每服十丸，温酒下，食后临卧服。

治痫病积年不差，得热即发，**银箔丸**方

银箔五十片。研　龙齿研　麦门冬去心，焙　乌蛇去皮、骨，酒炙①　铁精　人参　防风去叉　黄芩去黑心　升麻　生干地黄焙。各一两半②　熊胆研。半两

上一十一味，捣罗为末，炼蜜丸如梧桐子大。每食后煎水下三十丸，日二③服。

治痫疾，**五生丸**方

干姜不炮　乌头生，去皮脐　半夏生用　附子生，去皮脐。各一两　大豆末生用

上五味，除大豆末外，细剉，捣罗为末，以豆末煮糊和丸如梧桐子大。每服三丸，冷酒下。

治风痫，痰盛瘛疭，口吐涎沫，**半夏丸**方

半夏汤洗去滑，生，为末。五两　白矾生，为末。二两　丹砂研　铅丹研。各一两

上四味，同研匀，以粟米饭为丸如梧桐子大。每服食后，生姜汤下二十丸。

治风痫多惊，手足颤掉，身热瘛疭，**五枝煎**方

桃枝　柳枝　桑枝　夜合枝　槐枝并剉如豆大。各一斗　大豆一斗。淘过

上六味，用水一石，慢火煎，候豆烂及嚼诸枝无味，即滤汁于银石器内，煎令得所，不可熬过，以瓷器盛。每服一匙头许，

---

① 炙：明抄本、乾隆本、文瑞楼本同，日本抄本作"浸"。
② 一两半：日本抄本、文瑞楼本同，明抄本、乾隆本作"半两"。
③ 二：文瑞楼本同，明抄本、乾隆本作"一"，日本抄本作"三"。

入卢会末少许，温酒化破，空心徐徐服。

治风痫瘛疭不省方

虎粪暴干　野猪骨并蹄炙。各不拘多少

上二味，捣研为散。每日空心，以酒调下二钱匕。忌一切有足之物。

治风痫，水银丸方

水银半两　雄黄研　龙脑研　牛黄研。各一分　丹砂研。二[1]钱

上五味，再同研匀，用糯米饮和丸如绿豆大。每服五丸至七丸，熟水下，空心临卧，日再服。

治风痫发歇有时神效方

雄雀粪尖者是，二百八十[2]粒　巴豆一十粒。去皮，不出油

上二味，细研，以赤小豆面煮糊和丸，一[3]料分作十丸。每服用马牙消末一钱，药一丸，温水一茶脚已来，同用匙柄研破，北极下焚香，露一宿，来早不得洗手面、漱口，更添温水少许服之，良久自然口内出涎一两碗，相次利下[4]青黑涎一两碗[5]，相次更有白沫一两碗，便安。病十年以下者，半月可再服；病新者，只可一服取差。

治一切痫疾，不问长幼，是风痰冲心所为，**蜜栗子丸方**

蜜栗子小蛇黄子者是也，状如大杨梅者佳

上用一十五枚，以槲木汁拌，入火内煅令通赤，取出净地上出火毒后细研，用豺狗胆一枚细研，和粟米饭为丸如芥子大。每日空心，以暖酒下十五丸，服三五日后，吐出恶痰，是疾退之候也；年深者，只三二百粒效。

---

① 二：日本抄本、文瑞楼本同，明抄本、乾隆本作"一"。
② 二百八十：明抄本、乾隆本、文瑞楼本同，日本抄本作"百八十"。
③ 一：日本抄本、文瑞楼本同，明抄本、乾隆本作"二"。
④ 利下：日本抄本、文瑞楼本同，明抄本作"下"，乾隆本作"更利下"。
⑤ 青黑涎一两碗：日本抄本、文瑞楼本同，明抄本、乾隆本无。

风　厥

论曰:《内经》曰：二阳一阴发病，主惊骇背痛，善噫善欠，名曰风厥①。夫胃，土也，肝，木也，木克土，故风胜而惊骇背痛；土不胜木，故善噫；土不制水，则肾气上逆而善欠，为风厥也。

治风厥多惊骇，背痛善欠，**远志散方**

远志去心　人参　细辛去苗叶　白茯苓去黑皮　黄耆剉　桂去粗皮。各一两　熟干地黄焙　菖蒲　白术　防风去叉。各半两

上一十味，捣罗为散。每服二钱匕，温酒调服，空心晚食前。

治风厥惊骇背痛，善噫善欠，**茯苓汤方**

白茯苓去黑皮　熟干地黄焙　人参　桂去粗皮。各二②两　半夏汤洗七遍，切，焙。一两半③　甘草炙　麦门冬去心，焙。各半两

上七味，细剉如麻豆。每服五钱匕，水一盏半，生姜半分，切，煎至八分，去滓温服，不拘时，日二。

治风厥肩背痛，惊惕不安，善噫多欠，**独活汤方**

独活去芦头　人参　白茯苓去黑皮　当归切，焙。各二两　桂去粗皮　远志去心　熟干地黄④焙　防风去叉。各一两半　细辛去苗叶　甘草炙。各一两

上一十味，细剉如麻豆大。每服五钱匕，水一盏半，煎取八分，去滓温服，不拘时，日二。

治风厥志意⑤不乐，身背疼痛，多惊善欠，噫气，**人参汤方**

人参　芎䓖　枳壳去瓤，麸炒　芍药　防风去叉　细辛去苗叶　桂去粗皮　附子炮裂，去皮脐　甘草炙。各半两　桔梗炒　木

---

① 二阳一阴……风厥：此段论述源自《素问·阴阳别论》。
② 二：日本抄本、文瑞楼本同，明抄本、乾隆本作"一"。
③ 一两半：日本抄本、文瑞楼本同，乾隆本作"半两"。明抄本无半夏及剂量。
④ 熟干地黄：日本抄本、文瑞楼本同，明抄本、乾隆本作"熟地黄"。
⑤ 志意：日本抄本、文瑞楼本同，明抄本、乾隆本作"志气"。

香　茯神去木。各三钱^①

上一十二味，细剉如麻豆大。每服五钱匕，水一盏半，生姜半分，切，煎至八分，去滓温服。

治风厥背痛，善噫善欠，惊恐不安，**干地黄丸方**

熟干地黄焙　桂去粗皮　续断　山茱萸　天门冬去心，焙。各一两半　白茯苓去黑皮　天雄炮裂，去皮脐　钟乳粉　杜仲去粗皮，炙，剉　牛膝酒浸，切，焙　肉苁蓉酒浸，切，焙　柏子仁各一两三分　松脂　远志去心　干姜炮。各一两一分^②　菖蒲　山芋　甘草炙，剉。各一两

上一十八味，捣罗为末，炼蜜和丸梧桐子大。每服三十丸，温酒下，空心食前，日二。

首　风

论曰：《内经》谓新沐中风，则为首风。首风之状，头面多汗，恶风，当先风一日则病甚，头痛，不可以出内，至其风日则病少愈。夫诸阳之脉，皆会于头，平居安静，则邪无自而入。新沐之人，皮腠既疏，肤发濡渍，不慎于风，风邪得以乘之，故客于首而为病。其证头面多汗，恶风头痛，不可以出内^③者，以邪气之客也，当先风一日则病甚。至其风日则少愈者，阳之气以天地之疾风名之，风行阳化，头者诸阳之会，与之相应也。

治首风颈项紧急，骨节疼痛，**荆实汤方**

荆实揉去白皮。一两半^④　芎䓖半两　防风去叉。半两　酸枣仁炒。半两　薏苡仁炒。一两半　犀角镑。三分^⑤　桑根白皮剉。

---

① 各三钱：原无，明抄本、乾隆本、日本抄本、文瑞楼本同，据《永乐大典医书辑本》卷一百十九"一东·风"引《圣济总录》补。

② 一两一分：明抄本、乾隆本、文瑞楼本同，日本抄本作"一两三分"。

③ 出内：日本抄本、文瑞楼本同，明抄本、乾隆本作"自内出"。出内，即出于房室之内，《类经》卷十五第二十八注《素问·风论》："内，谓房室之内。不可出者，畏风寒也。"

④ 一两半：明抄本、乾隆本、文瑞楼本同，日本抄本作"二两半"。

⑤ 分：明抄本、乾隆本、文瑞楼本同，日本抄本作"两"。

一两

上七味，粗捣筛。每服五钱匕，水一盏半，入生姜一枣大，拍碎，煎至八分，去滓，空心日午临卧温服，以差为度。

治首风脑项掣痛，**防风饮方**

防风去叉。一两　龙骨①去土。二两　升麻　赤芍药　黄芩去黑心。各一两　葛根剉　石膏碎。各一两半

上七味，粗捣筛。每服五钱匕，水一盏半，煎至一盏，入箪竹沥半合，更煎一两沸，去滓，空心日午夜卧温服。

治首风每发，胸膈满闷，吐逆痰涎，饮食不下，**前胡汤方**

前胡去芦头。半两　木通剉。一分　赤茯苓去黑皮。半两　桔梗去芦头，切，炒。半两　枳壳去瓤，麸炒　旋覆花微炒。各一分②　半夏汤浸洗七遍。半两。入生姜一两同捣，炒　升麻半两　麦门冬去心，焙。半两　甘草炙。一分

上一十味，粗捣筛。每服五钱匕，以水一盏半，入生姜一枣大，拍碎，同煎至一盏，去滓，空心日午临卧温服。

治首风目运头痛，**芎菊汤方**

芎藭　防风去叉　麻黄去根节　前胡去芦头　独活去芦头。各一两　菊花择③　枳壳去瓤，麸炒　甘草炙，剉　细辛去苗叶。各半两　石膏碎。二两

上一十味，粗捣筛。每服三钱匕，水一盏，入薄荷五叶，同煎至六分，去滓，食后温服。

治首风头痛，当先风则甚，**茯神汤方**

茯神去木　羌活去芦头　木通剉　防风去叉　细辛去苗叶　蔓荆实去白皮　生干地黄④焙　白术　当归切，焙　芍药　陈橘皮汤浸，去瓤，焙　芎藭各一两

上一十二味，粗捣筛。每服三钱匕，水一盏，煎至七分，去

---

① 龙骨：日本抄本、文瑞楼本同，明抄本、乾隆本作"龙脑"。
② 分：明抄本、乾隆本、文瑞楼本同，日本抄本作"两"。
③ 择：明抄本、日本抄本、文瑞楼本同，乾隆本作"净"。
④ 生干地黄：日本抄本、文瑞楼本同，明抄本、乾隆本作"熟干地黄"。

滓，空心食前温服。

治沐头中风，头面多汗，为首风头痛，**一字散**方

藿香叶　乌头去皮脐。各二两　甘松　零陵香各一两　白附子　天南星各半两

上六味，并生用，捣罗为散。每服一字，温酒调下。风口噤，斡开口，微微灌服半钱；未愈再服。

治首风头痛，**菊花散**方

菊花　地骨皮　石膏研　蒺藜子炒，去角。各一两　甘草炙，剉。半两

上五味，捣研为散。每服一钱匕，热汤点，食后服。

治首风，每遇风时，即发头痛，**白僵蚕丸**方

白僵蚕炒　菊花　石膏研。各四两

上三味，捣研为末，用葱白细研，绞取汁一大盏，同拌和，入少面糊丸如梧桐子大。每服二十丸，荆芥茶或温酒[1]下。

治首风头痛，**天麻散**方

天麻二两　藿香去梗　石膏研　莎草根炒，去毛。各一两　王瓜十枚。烧灰

上五味，捣研为散。每服一钱匕，腊茶调下。

治首风，定偏正头痛，**茶调散**方

菊花　细辛去苗叶　石膏研　莎草根炒，去毛。等分

上四味，为细散。每服一钱匕，茶清调下，食后服。

治首风每发，头痛难忍，**白龙丸**方

白附子炮　附子炮裂，去皮脐　半夏洗去滑，切，焙　天南星炮。各半两　乌头炮裂，去皮脐。一两　麝香研[2]。少许　龙脑研。少许　凝水石三两。用炭火三斤煅通赤，埋于地坑内出火毒，候冷取出

上八味，捣研为细末，用面糊为丸如豌豆大。每服三丸至五

---

① 荆芥茶或温酒：日本抄本、文瑞楼本同，明抄本作"荆芥茶酒"，乾隆本作"荆芥茶酒或温汤"。

② 研：日本抄本、文瑞楼本同，明抄本、乾隆本作"炒"。

丸，薄荷温酒下，空心食前服。

治首风头痛，上焦烦闷，**菊花散**方

菊花　旋覆花　桑根白皮剉。各一两半　石膏碎。二两半　蒺藜子炒，去角。二[1]两　甘草炙。一两　地骨皮半两

上七味，捣罗为散。每服二钱匕，沸汤点服，不拘时候。

治首风头目昏痛，肢体拘急[2]疼痛，**八风汤**方

防风去叉。六两　人参二两　芎䓖　细辛去苗叶　前胡去芦头　羌活去芦头　白芷各半两　甘草炙。三分[3]

上八味，粗捣筛。每服三钱匕，水一盏，入薄荷五叶，煎至六分，去滓温服，不拘时。

治首风头目昏痛，痰涎不利，**茯苓汤**方

赤茯苓去黑皮。一两　沉香半两　甘菊花三分[4]　诃黎勒皮二[5]两　藿香去梗。一两　木香半两　槟榔剉。一两　白术一两　枇杷叶拭去毛，炙。十片　枳壳去瓤，麸炒　甘草炙。各一两

上一十一味，粗捣筛。每服三钱匕，入生姜、盐各少许，煎至七分，去滓温服，不拘时。

治首风头目昏眩，肢体疼痛，手足麻痹，上膈烦闷，或发寒热，除风，**荆芥汤**方

荆芥穗　芎䓖　防风去叉　独活去芦头　甘草炙，剉　麻黄去根节。各一两　人参二两

上七味，粗捣筛。每服三钱匕，水一盏，入生姜三片，薄荷三叶，同煎至七分，去滓温服，食后临卧再服。

治首风及偏正头疼，**一滴金丸**方

人中白　地龙炒。各一分[6]

---

① 二：日本抄本、文瑞楼本同，明抄本、乾隆本作“一”。
② 拘急：日本抄本、文瑞楼本同，明抄本、乾隆本作“拘紧”。
③ 分：明抄本、乾隆本、文瑞楼本同，日本抄本作“两”。
④ 分：明抄本、乾隆本、文瑞楼本同，日本抄本作“两”。
⑤ 二：明抄本、乾隆本、文瑞楼本同，日本抄本作“一”。
⑥ 各一分：日本抄本、文瑞楼本同，明抄本无，乾隆本作“各一两”。

上二味，为细末，入①羊胆汁和丸如芥子大。每用一丸，新汲水一滴化开，点在两鼻窍中，搐立效。

治首风，头痛不可忍，**黑散方**

天南星一枚，重一两。剉　皂荚二梃，不蚛者，寸截。二味同烧令通赤，放冷，细研，秤半②两　芎䓖末一分　荆芥穗末半两

上四味，合研令匀，重罗。每服一钱匕，腊茶调服，蜜水亦得，不拘时。

治体虚，阳经为风所乘，上走头面，多汗恶风，头痛，及新沐中风，失音不语，**救生丸方**

天麻　附子炮裂，去皮脐　乌头炮裂，去皮脐　白附子炮　天南星③　半夏汤洗七遍，生姜汁制，作饼，焙干　犀角镑屑，以纸裹，置怀中令暖方捣　丹砂研　芎䓖　藿香叶　零陵香叶　桂去粗皮　木香　蝎梢炒　白僵蚕炒　牛黄研。各半两

上一十六味，捣研为末，炼蜜和剂，旋丸如梧桐子大。中风不语者，每服五丸，用浆水半盏，取东南柳枝一条，长七寸，滴生油三滴，在浆水中即搅四十九搅，便灌之立差。如小可④中风，只用浆水吞下三丸如小豆大。

治头风旋运，目系⑤眩急，宣行阳经风寒，化导胸膈痰饮，疗偏正头痛，解身体拘倦，清爽神志，通利关窍，**大芎丸方**

芎䓖一斤，大者　天麻四两

上二味，同捣罗为末，炼蜜为丸如樱桃⑥大。每服一丸，茶酒嚼下，荆芥汤嚼下亦得，不计时候。

治首风头项急疼，脑重，四肢拘急，行步有妨，**牛黄丸方**

---

① 入：日本抄本、文瑞楼本同，明抄本、乾隆本作“大”。
② 半：日本抄本、文瑞楼本同，明抄本、乾隆本作“二”。
③ 天南星：日本抄本、文瑞楼本同，明抄本、乾隆本此后有“炮”。
④ 小可：日本抄本、文瑞楼本同，明抄本作“小儿可”，乾隆本作“小儿科”。小可，寻常的。《水浒传》第二十九回：“这是武松平生的真才实学，非同小可。”
⑤ 目系：日本抄本、文瑞楼本同，明抄本作“目□”，乾隆本作“目昏”。
⑥ 樱桃：明抄本、乾隆本、文瑞楼本同，日本抄本作“梧桐子”。

牛黄别研　腻粉各半两　天麻酒炙　桂去粗皮　白附子炮　干蝎炒，去土　天南星炮　石菖蒲　附子炮裂，去皮脐　麻黄去根节，汤煮，掠去沫　羌活去芦头　芎䓖　干姜炮　当归切，焙　独活去芦头　防风去叉。各一两　麝香一分　乌蛇酒浸，湿纸裹煨，取肉。三两

上一十八味，先将牛黄、麝香同研，后渐入诸药末并腻粉一半，炼蜜和丸如梧桐子大，于一半腻粉内衮为衣。每服五丸，空心温酒下。

治风虚脑重，四肢拘急，骨节疼痛，**天雄丸**方

天雄炮裂，去皮脐　黄耆剉　熟干地黄焙　蒺藜子炒，去角。各三分　白茯苓去黑皮　牛膝酒浸，切，焙　防风去叉　石斛去根　附子炮裂，去脐皮　独活去芦头　山芋　白术　桂去粗皮。各半两

上一十三味，捣罗为末，炼蜜和丸如梧桐子大。每服十五丸，加至二十丸，薄荷酒或乌梅汤下。

治首风头重呕哕，**柴胡饮**①方

柴胡去苗　芎䓖　桑根白皮炙，剉。各一两半　白槟榔　羚羊角镑　人参　黄连去须　天雄炮裂，去皮脐。各一两　旋覆花炒　桂去粗皮　枳壳去瓤，麸炒。各半两

上一十一味，剉如麻豆。每服三钱匕，以水一盏，生姜三片，煎取七分，去滓温服。

治头风日久，诸治不差，**必效丸**方

巴豆去皮，出油。一两②　丹砂研　乳香研　细辛去苗叶　当归切，焙　槟榔各半两　丁香　桂去粗皮　龙脑研。各一钱

上九味，捣研为末，蒸饼为丸如梧桐子大。每发动日，用好茶清下一丸，须是当门齿嚼，冷茶下之。十年只用一粒。

治首风头面多汗，恶风头痛，**芎术汤**方

---

① 饮：日本抄本、文瑞楼本同，明抄本、乾隆本作"汤"。
② 两：日本抄本、文瑞楼本同，明抄本、乾隆本作"分"。

芎藭　苍术米泔浸，去粗皮，切，焙　麻黄去根节　芍药　甘草炙，剉　白芷　石膏　荆芥穗等分

上八味，粗捣筛。每服三钱匕，水一盏，入薄荷五七叶，同煎至七分，去滓热服。

治首风头面多汗，恶风头痛，**芎藭散方**

芎藭　石膏碎　细辛去苗叶　荆芥穗　甘草炙，剉　草乌头去皮脐，同黑豆炒，去豆。各一两

上六味，捣罗为散。每服半钱匕，腊茶清调下，加至一钱匕，空心食前服。

脑　风

论曰：《内经》谓风气循风府而上，则为脑风。夫风生高远，始自阳经。然督脉、阳维之会，自风府而上至脑户。脑户者，督脉、足太阳之会也。又太阳之脉，起于目内眦，上额交巅，上入络脑。今风邪客搏[1]其经，稽而不行，则脑髓内弱，故项背怯寒，而脑户多风冷也。

治脑风邪气留客，头痛甚者，**神圣散方**

麻黄去根节　细辛去苗叶　干蝎半生半炒　藿香叶[2]各半两

上四味，捣罗为散。薄荷酒或荆芥汤调下二钱匕，日三服，荆芥茶下亦得。兼治妇人血风。

治脑风头痛甚者，**必捷散方**

白花蛇酒浸三宿，去皮、骨，炙。二两　蒺藜子炒，去角　蔓荆实酒浸一宿，焙。各一两[3]　白附子五枚。酒浸一宿，切作片子，炒干　荜澄茄二十枚

上五味，捣罗为散。每服一钱匕，用薄荷自然汁和温酒半盏调下，食后服。

治脑风邪气留连，头痛不已，**石膏散方**

---

① 搏：日本抄本、文瑞楼本同，明抄本、乾隆本作"抟"。
② 藿香叶：日本抄本、文瑞楼本同，明抄本、乾隆本作"藿香"。
③ 两：文瑞楼本同，明抄本、乾隆本、日本抄本作"分"。

石膏火煅，研　天南星炮　白僵蚕炒

上三味，等分，捣研为散。每服二钱匕，葱白二寸，腊茶一钱，同煎汤点，连葱顿服，良久再服。

治脑风头痛，连眼目紧急，肢体拘急疼痛，**清神散方**

芎䓖二两　莎草根炒，去毛。三两　石膏研。一两　龙脑研。一分

上四味，捣研为散。每服二钱匕，用荆芥腊茶清调下，食后服。

治脑风头痛难任，时差时发，**石膏菊花散方**

石膏研，飞过。一两　天南星炮。一两半　白僵蚕一两。炒　甘菊花一两　甘草炙，剉。三分

上五味，捣罗为散。每服二钱匕，腊茶调下，食后服。

治风邪客于脑，头痛至甚，**太一麝香汤方**

草乌头生用。一两　细辛去苗叶。二①两　新茶芽②二两

上三味，㕮咀如麻豆。每服三钱匕，水一盏半，入真麝香一捻，同煎八分，去滓热服。

治脑风头痛时作及偏头疼，**地骨皮散方**

地骨皮一分　荆芥穗二两　石膏研，飞过。二两　白花蛇酒浸，炙，去皮、骨　天南星浆水煮软，切，焙。各一两

上五味，捣研为散。每服一钱匕，入腊茶一钱，汤点服，食后临卧。

治脑风头痛久不差，**桂心羌活丸方**

桂去粗皮　白茯苓去黑皮　麻黄去根节　白僵蚕炒　防风去叉　枳壳去瓤，麸炒　乌蛇酒浸，去皮、骨，炙　苦参　酸枣仁炒　乌头炮裂，去皮脐　犀角镑　羌活去芦头　独活去芦头　龙骨　郁李仁去皮，研　人参等分

上一十六味，捣罗为末，炼蜜和丸梧桐子大。每服十③丸，热

---

① 二：日本抄本、文瑞楼本同，明抄本、乾隆本作"一"。
② 新茶芽：日本抄本、文瑞楼本同，明抄本、乾隆本作"新茶叶"。
③ 十：日本抄本、文瑞楼本同，明抄本、乾隆本作"一"。

酒下。

治脑风头痛，吹鼻，**谷精草散**方

谷精草末　铜绿研。各一钱　消石半钱。研

上三味，捣研和匀。每用一字，吹入鼻内。或偏头疼，随病左右吹鼻中。

治风邪循风府上至脑户，为脑风头痛，**白附子散**方

白附子生用　白术　天麻　白芷各一两　防风去叉　卢会各半两　丹砂研。一分①　龙脑研。少许　麝香研。少许

上九味，先将白附子等捣罗为末，次将丹砂等研细，同前件药末拌匀，瓷器中盛。早晚每服一钱匕，用薄荷汁少许，温酒一盏调下。

治脑风鼻息不通，不闻香臭，或鼻流清涕，多嚏，肩项拘急，头目昏痛，风府怯寒，**通关散**方

原蚕蛾瓦上炒令黄　白附子炮　苦参　益智去皮　蒺藜子炒，去角　干薄荷各一两

上六味，捣罗为散。每服二②钱匕，温酒调下，日三服。

治男子脑风，头脑俱痛，及中风语涩，手足无力，**乌金煎**方

黑豆五合。净淘　羌活去芦头　独活去芦头　荆芥去梗。各一③两

上四味，粗捣筛。以水一斗，煎至一升，更入无灰酒半升，和令匀，再煎令沸，去滓，盛于瓷器中，每服一合，温酒及薄荷茶调下，不计时服。

治脑风邪气留客，头痛久不已，**香芎散**方

芎䓖　荆芥穗　白芷　槐蛾　莎草根炒，去毛　甘草炙，剉

上六味，等分，捣罗为散。茶酒调下一钱匕，日三服。

治脑风头痛至甚，**芎香散**方

芎䓖　藿香叶　黄耆剉，焙　天麻各一两　槐花炒。二两　蔓荆实　白芷各半两　木香　甘草炙，剉。各一分

① 分：文瑞楼本同，明抄本、乾隆本作"钱"，日本抄本作"两"。
② 二：日本抄本、文瑞楼本同，明抄本、乾隆本作"一"。
③ 一：明抄本、乾隆本、文瑞楼本同，日本抄本作"半"。

上九味，捣罗为细散。每服二钱匕，荆芥茶或温酒调下。

治脑风头痛，吹鼻，**点头散**方

细辛去苗叶　高良姜　瓜蒂各一分　消石半两

上四味，捣研为细散。每用新水，满含一口，搐药半字入鼻中，良久即定。

治脑风头痛，吹鼻，**桂辛散**方

桂去粗皮　荜拨　细辛去苗叶

上三味，等分，捣罗为散。每用一字，先满含温水一口，即搐药于鼻中。偏头痛，随痛左右用之。

治脑风头痛不可忍，**远志散**方

远志去心。不拘多少

上一味，捣罗为细散。每用半字，先含水满口，即搐药入鼻中，仍揉痛处。

治头风肿痒，脑热生疮，目暗赤痛，**摩顶立成膏**方

青莲花研。二朵　青黛研。四两　龙脑研。一两半　石膏研。一两　麝香研。一两半　芒消研①　消石研。各二②两　凝水石研　朴消研。各一两　桑寄生五两　莲子草三两　白杨木皮剉。二两

上一十二味，以水三升，先煎桑寄生、莲子草、白杨皮，滤去滓，再煎，下朴消、凝水石、消石，减火微煎，候凝取出，暴干，细研，入诸药等，再研令匀，以密器盛。每用二钱，以生麻油研熟，下清水五匙更研，候如粥，用少许于前顶连图百会两鬓处，涂摩数百遍，能引散热毒气。一方去青莲花，用盐绿。

治风痰上壅，头昏眩③痛，鼻塞清涕④，语声不出，咽喉不利，咳嗽涎喘，头目熻赤，肌肉蠕动，痒如虫走，清神志，明耳目，

① 研：日本抄本、文瑞楼本同，明抄本、乾隆本此后有"二两"。
② 各二：日本抄本、文瑞楼本同，明抄本、乾隆本作"一"。
③ 眩：日本抄本、文瑞楼本同，明抄本、乾隆本作"时"。
④ 鼻塞清涕：日本抄本、文瑞楼本同，明抄本、乾隆本作"鼻出清涕"。

生犀香芎丸方

生犀半两。镑　荆芥穗十五两　细辛去土、叶。十两　白芷十两　香附子二十两。炒　龙脑薄荷叶五两①　甘草炙。五两　芎藭半两

上八味，同捣罗为末，水煮面糊为丸如梧桐子大。每服三十丸，生姜汤下，不计时候。

治脑风气鼓，或膈痰气逆，上冲于头，令头旋运，**羌活丸方**

羌活去芦头，米泔浸一宿，切，焙。二两半　白蒺藜子炒，去角　芎藭　干鸡苏各二两　白僵蚕去头、觜，炒。一两

上五味，捣罗为细末，炼蜜和丸如弹子大。荆芥茶嚼下一粒，不拘时候，入龙脑麝香尤佳。

治脑风鼻息不通，清涕流出，及诸风疾，**何首乌丸方**

何首乌去黑皮。三两　芍药一两　桂去粗皮　乌头炮裂，去皮脐　芎藭　甘草炙，剉　藁本去苗、土　甘松　羌活去芦头　天麻　陈橘皮汤浸，去白，焙　缩砂蜜去皮。各二两　墨煅存性。一分

上一十三味，捣罗为末，炼蜜和丸如樱桃大。每服一丸，薄荷葱酒嚼下②。

治脑风鼻息③不通，时出清涕，项背拘急，久成眩运，**芎连散方**

芎藭　连翘　羌活去芦头　柴胡去苗　防风去叉　黄芩去黑心　木贼去节　荆芥穗　甘菊花　旋覆花各半两　地骨皮一两　甘草炙，剉　石膏捣研。各二两

上一十三味，捣罗为散。每服二钱匕，淡竹叶汤调下，食后临卧，日三服。

治脑风头旋，恶心昏闷，发歇不定，**摩顶油方**

莲子草五六月收　栀子叶　生麦门冬　生地黄　吴蓝五味并捣

---

① 龙脑薄荷叶五两：日本抄本、文瑞楼本同，明抄本、乾隆本作"薄荷叶五叶"，在"芎藭半两"后。

② 下：日本抄本、文瑞楼本同，明抄本、乾隆本此后有"不计时候"。

③ 鼻息：日本抄本、文瑞楼本同，明抄本、乾隆本作"鼻塞"。

取汁。各三升　连翘　秦艽去苗、土　甘草剉　防风去叉　细辛去苗叶　地骨皮　大青　紫草茸　紫苏子叶各一两

上一十四味，除前五味汁外，粗捣筛，用绢袋盛，同五味汁煎减半，去滓澄清，后入生麻油一升，和匀重煎，又减半，收入瓶内二七日，细研马牙消四两，搅匀。每用量多少，摩顶上。

治脑风鼻息[1]不通，时流清涕，多嚏不已，**白附子丸方**

白附子三钱　龙脑研。一钱　麝香研。半钱　蝎梢微炒。七枚　天南星炮。一两　白僵蚕微炒。一钱　凝水石煅过，研。一两半

上七味，除凝水石外，捣研为末，再同和匀，入白蜜不拘多少，研令如稀饧状，入白面糊半匙头许，然后将凝水石末旋入，以乳椎[2]和丸如鸡头大，于凝水石末中留少许为衣，慢火焙干。每服一丸，细嚼，薄荷熟水下，茶清亦得，食后服。

治脑风鼻息不通，或流清涕多嚏，**芎䓖汤方**

芎䓖二两　细辛去苗叶　黄芩去黑心。各一两　荆芥穗二两　甘草炙，剉。半两

上五味，粗捣筛。每服三钱匕，水一盏，入薄荷七叶，同煎至七分，去滓温服。

治脑壅头痛，**吹鼻散方**

卢会研　龙脑研　瓜蒂捣　消石研

上四味，等分为末。每用一豆许，吹之神验[3]。

治脑风头痛，鼻息[4]不通，或流清涕，多嚏不已，**胜金散方**

荆芥穗　薄荷叶各四两　木贼去节。二两　蛇蜕二条。微炙

上四味，捣罗为散。每服二钱匕，茶清调下，食后，日三服。

---

① 鼻息：日本抄本、文瑞楼本、《普济方》卷四十六“头门”引《圣济总录》及《永乐大典医书辑本》卷三百二十“一东·风”引《圣济总录》同，明抄本、乾隆本作“鼻塞”。

② 乳椎：明抄本、日本抄本、文瑞楼本及《普济方》卷四十六“头门”引《圣济总录》同，乾隆本及《永乐大典医书辑本》卷三百二十“一东·风”引《圣济总录》作“干，可”。

③ 神验：日本抄本、文瑞楼本同，明抄本、乾隆本无。

④ 鼻息：日本抄本、文瑞楼本同，明抄本、乾隆本作“鼻塞”。

卷第一十六

诸风门

风头眩

论曰：风头眩之状，头与目俱运是也。五脏六腑之精华，皆见于目，上注于头。风邪鼓于上，脑转而目系急，使真气不能上达，故虚则眩^①而心闷，甚则眩而倒仆也。

治风头运倒眼旋，脑项急痛，**枳实汤方**

枳实去瓤，麸炒　防风去叉　麻黄去根节，先煎，掠去沫，焙干　芎䓖各一两半^②　杏仁去皮尖、双仁，炒。一两　半夏为末，生姜汁和作饼，暴干　细辛去苗叶。各二两

上七味，粗捣筛。每服五钱匕，以水一盏半，煎至一盏，去滓，入竹沥半合，更煎沸，早晚食前温服。

治风头眩，旋运欲倒，**防风散方**

防风去叉　芎䓖　山芋　人参　白术　远志去心　独活去芦头　桂去粗皮　茯神去木。各三^③分　莽草去根，酒洒^④，焙　天雄炮裂，去皮脐。各半两

上一十一味，为细散。每服一钱半匕至二钱匕，食前浸菊花酒调下，日再夜一。

治风头眩，但觉地屋俱转，目闭不开，**人参汤**方

人参　防风去叉　白术　当归酒洒，切，焙　麦门冬去心，

---

① 眩：明抄本、日本抄本、文瑞楼本同，乾隆本作"冒"。
② 一两半：日本抄本、文瑞楼本同，明抄本、乾隆本作"一两"。
③ 三：日本抄本、文瑞楼本同，明抄本、乾隆本作"二"。
④ 洒：日本抄本、文瑞楼本同，明抄本、乾隆本作"洗"。

焙。各一两　独活去芦头　桂去粗皮　黄耆薄切　芍药各一两半

上九味，粗捣筛。每服五钱匕，水一盏半，煎至一盏，去滓，食前温服，日再夜一。

治风头眩，目痛，**犀角汤**方

犀角镑　甘菊花择　玄参各三分　茯神去木　石膏研。各一两半　防风去叉　升麻　葛根各一两

上八味，粗捣筛。每服三钱匕，水一盏，入芒消末半钱匕，竹叶十片，煎至七分，去滓温服，不拘时。

治风头眩，仆倒①屋转，呕吐痰涎，恶闻人声，**独活汤**方

独活去芦头　茯神去木。各半两　甘草炙　当归酒洒，切，焙　牡蛎煅　白术　附子炮裂，去皮脐　肉苁蓉酒浸，切，焙。各一两　黄耆薄切。一两半　防风去叉　远志去心。三分　人参二两半

上一十二味，剉如麻豆。每服五钱匕，水一盏半，生姜三片，枣一枚，去核，煎至一盏，去滓温服，不拘时。

治风眩厥逆，身体疼痛，骨节沉重，目痛心乱，**独活白术散**方

独活去芦头。二两　白术一两半　防风去叉　细辛去苗叶　人参各一②两　干姜炮。半两　天雄炮裂，去皮脐。一分　栝楼三分

上八味，为细散。每服二钱匕，食前温酒调下，日三，不拘时。

治风头眩闷，起即欲倒，头痛眼疼，视屋转动，**菊花汤**方

甘菊花去梗　细辛去苗叶。各半两　防风去叉　前胡去芦头　茯神去木　白术　麻黄去根节。各一两　芎藭　杏仁汤浸，去皮尖、双仁。各三分

上九味，粗捣筛。每服五钱匕，水一盏半，煎至一盏，去滓，入竹沥半合，更煎沸，食前温服，日再夜一③。

---

① 仆倒：日本抄本、文瑞楼本同，明抄本、乾隆本作"仆地"。
② 一：日本抄本、文瑞楼本同，明抄本、乾隆本作"半"。
③ 日再夜一：日本抄本、文瑞楼本同，明抄本、乾隆本无。

治风头眩，饮食不下，**前胡汤方**

前胡去芦头　旋覆花　黄耆薄切　防己　桂去粗皮　竹茹　防风去叉。各三分　甘草炙，剉。半两　赤茯苓去黑皮　石膏研碎。一两

上一十味，粗捣筛。每服五钱匕，水一盏半，煎至一盏，去滓，早晚食后临卧温服。

治风眩暗倒，眼旋屋转，脑痛，**芍药汤方**

芍药　防风去叉　石膏研碎　木通　麻黄去根节。各一两　甘菊花择　葛根各半两　甘草炙，剉　前胡去芦头。各三分

上九味，粗捣筛。每服五钱匕，水一盏半，生姜三片，枣一枚，去核，煎至一盏，去滓，入荆沥①半合，重煎令沸，早晚食后临卧温服。

治风眩目疼耳聋，**附子散方**

附子炮裂，去皮脐　干姜炮　细辛去苗叶　防风去叉。各一两　山茱萸一两　山芋一两半

上六味，为细散。每服一钱匕，空心温酒调下。

治头风目眩②痛，耳聋，**山芋散方**

山芋　甘草炙，剉　五味子　甘菊花择。各半两　细辛去苗叶　山茱萸　升麻　蔓荆实各三分　防风去叉。一两

上九味，为细散。每服三钱匕，空心温酒调下。

治风头眩欲倒，眼旋脑痛，**防风汤方**

防风去叉　赤茯苓去黑皮　芎䓖各二两③　枳壳去瓤，麸炒　麻黄去根节，先煎，掠去沫，焙。各一两半　前胡去芦头。一两半　细辛去苗叶。一两　石膏研碎。二两半

上八味，粗捣筛。每服五钱匕，水一盏半，煎至一盏，入竹沥半合，再煎令沸，去滓温服，日三，不拘时。

---

① 荆沥：日本抄本、文瑞楼本及《永乐大典医书辑本》卷三百十九"一东·风"引《圣济总录》同，明抄本、乾隆本作"竹沥"。
② 眩：日本抄本、文瑞楼本同，明抄本、乾隆本此后有"眼"。
③ 各二两：明抄本、文瑞楼本同，乾隆本作"各三两"，日本抄本无。

治风头眩转，耳聋，**山芋散方**

山芋二两　防风去叉。二两半　升麻　山茱萸各一两半　细辛去苗叶　甘菊花择。各一两　蔓荆实一两一分

上七味，为细散。每服三钱匕，食前温酒调下，日再。

治风头眩，摩头，**附子膏方**

附子炮裂，去皮脐　盐花各半两

上二味，为细末。以麻油和如稀饧，洗头摩之，日三。

治风头眩欲倒，眼旋屋转，脑痛，**葛根汤方**

葛根　木通剉　芍药　防风去叉。各二两　甘菊花择去梗。一两　麻黄去根节，先煮，掠去沫，焙。一两一分①　石膏研碎。五两　前胡一两半

上八味，粗捣筛。每服五钱匕，水一盏半，生姜二片，枣一枚，去核，煎至一盏，去滓温服，不拘时。

治风头眩，目昏痛，**防风散方**

防风去叉　羌活去芦头　甘菊花择去梗　白附子炮　山芋　藁本洗，切，焙　附子炮裂，去皮脐　蒺藜子炒，去角。各半两　麝香研。一分②

上九味，为细散。每服一钱匕，食后茶清调下；或炼蜜丸如梧桐子大，每服二十丸，茶③、酒任下亦得。

治风头眩，筋脉拘急，痰涎壅滞，肢节烦疼，**羌活汤方**

羌活去芦头　甘菊花择去梗　麻黄去根节，煮，掠去沫，焙　芎藭　防风去叉　石膏碎研　前胡去芦头　黄芩去黑心　细辛去苗叶　甘草炙，剉　枳壳去瓤，麸炒　白茯苓去黑皮　蔓荆实各一两

上一十三味，粗捣筛。每服三钱匕，水一盏，入生姜三片，鸡苏三叶，煎至七分，去滓温服，不拘时。

治风头眩，涕唾稠黏，心胸烦闷，**人参汤方**

---

① 一两一分：明抄本、乾隆本、文瑞楼本同，日本抄本作"一两二分"。
② 分：明抄本、乾隆本、文瑞楼本同，日本抄本作"两"。
③ 茶：日本抄本、文瑞楼本同，明抄本、乾隆本作"茶清"。

人参　柴胡去苗　羌活去芦头　荆芥穗　旋覆花　甘菊花择去梗　桑根白皮剉。各等分

上七味，粗捣筛。每服三钱匕，水一盏，煎至七分，去滓，早晚食后临卧①温服。

治风头眩运，倒仆不定，**四神汤方**

独活去芦头。六两　石膏四两。碎　枳实去瓤，麸炒　麻黄去根节，先煮，掠去沫，焙。各三两

上四味，粗捣筛。每服五钱匕，水一盏，酒半盏，同煎至一盏，去滓温服，日三。

治风邪鼓作，头目眩运，目系急痛，甚则倒②，**鸡苏羌活丸方**

鸡苏叶二两　羌活去芦头　芎藭各一两半　羚羊角镑　防风去叉　天麻　人参　丹砂研。各一两　白僵蚕微炒③　天南星炮　干蝎去土，微炒　牛黄研　麝香研　龙脑研。各半两　犀角镑。一两

上一十五味，捣研为末，再同研匀，炼蜜和丸梧桐子大。每服二十丸，腊茶清下，食后临卧服。

治头目风眩，邪气鼓作，时或旋运，**天麻羌活丸方**

天麻　羌活去芦头　白芷　芎藭　藁本去苗、土　芍药　细辛去苗叶　麻黄去根节。各二两　麝香研　牛黄研。各一分

上一十味，捣罗为末，炼蜜和丸如皂子大。每服一丸，研，薄荷酒下。

治风头眩，脑转，目系急，忽然倒仆，**守中丸方**

白茯苓去黑皮。十两　麦门冬去心，焙。三两　白术　人参　甘菊花择去梗　山芋　枸杞子各二两　生地黄二十斤。绞取汁

上八味，将七味捣罗为末，先用生地黄汁，于银器内入酥三两、白蜜三两同煎，逐旋④掠取汁上金花令尽，得五升许，于银器

---

① 临卧：日本抄本、文瑞楼本同，明抄本、乾隆本无。
② 倒：文瑞楼本同，明抄本、乾隆本、日本抄本作"倒仆"。
③ 微炒：明抄本、乾隆本、文瑞楼本同，日本抄本作"少炙"。
④ 逐旋：逐渐。宋·苏轼《议给田募役状》："宽剩役钱，本非经赋常入，亦非国用所待而后足者。今付有司逐旋支费，终不能卓然立一大事，建无穷之利。"

内拌炒前七味药，渐渐令尽，候干入白蜜，同捣数千杵，丸如梧桐子大。每日空心或食后，清酒下五十丸。服百日后，五脏充满，肌肤润滑。修合须择四季王^①相日，或甲子日。此药亦名五芝地仙金髓丸。

治风邪注头，头目俱运，轻则心闷，重则倒仆，**菊花丸方**

甘菊花择去梗　羌活去芦头　枳壳去瓤，麸炒　芎䓖　防风去叉　桂去粗皮。各半两　细辛去苗叶。一两　槟榔剉。一枚

上八味，捣罗为末，以生姜汁煮薄面糊，丸如梧桐子大。每服二十丸，空心酒下，日再服。

治风邪上攻，头目眩运，心膈烦闷，**薄荷散方**

薄荷叶　甘菊花择去梗　甘草炙，剉　白芷　石膏碎　芎䓖

上六味，等分，捣罗为散。每服一钱匕，荆芥茶调下。

治风眩烦闷，头目运转不止，**六神散方**

芎䓖　羌活去芦头　防风去叉　甘草炙，剉。各一两　荆芥穗　鸡苏干者。各一两半

上六味，捣罗为细散。米饮温水调下一钱匕，不计时候。

风头痛

论曰：风头痛之病，由风邪客于阳经，循风府而上至于头脑，令人头重疼痛，心膈烦热，上焦壅滞，头面虚汗。诊其脉，左手寸口浮紧者是也。

治头风头旋，四肢拘急，偏正头痛，**羌活汤方**

羌活去芦头　菊花择　麻黄去根节，先煎，掠去沫，焙　防风去叉　石膏碎　前胡去芦头　细辛去苗叶　甘草炙　枳壳去瓤，麸炒　白茯苓去黑皮　蔓荆实　芎䓖各半两　黄芩去黑心。一分

上一十三味，粗捣筛。每服三钱匕，水一盏半，入生姜二^②片，薄荷三叶，同煎至一盏，去滓热服，不拘时。

治风壅头痛，眉骨疼，**石膏散方**

石膏研　芎䓖　旋覆花各一两　白附子炮　细辛去苗叶　甘草炙。各一分^①

上六味，捣罗为散。每服半钱匕，腊茶调下，不拘时候。

治风头痛，**石膏汤方**

石膏碎　枳壳去瓤，麸炒　荆芥　防风去叉　菊花　旋覆花　芎䓖各半两

上七味，粗捣筛。每服四钱匕，水一盏，入生姜三片，薄荷五叶，同煎取七分，去滓，食后温服。

治风头痛，**旋覆花汤方**

旋覆花　菊花　芎䓖　甘草炙。各半两　皂荚酥炙，去皮、子。一两

上五味，粗捣筛。每服三^②钱匕，水一盏，荆芥穗三茎，茶末一钱，同煎至七分，去滓温服。

治头目昏眩，肢体烦倦，**芎䓖散方**

芎䓖　菊花　荆芥穗　石膏研细　甘草等分

上五味，各生用，捣研为细散。每服一钱匕，热汤调下。

治头痛，**石膏汤方**

石膏碎　莎草根炒，去毛　天麻　藿香叶各一两^③

上四味，粗捣筛。每服三钱匕，水一盏，入腊茶半钱匕，煎至七分，去滓温服，不拘时。

治头痛，**神朱石膏丸方**

石膏烧。二两　芎䓖一两　龙脑少许。研

上三味，捣为细末，用面糊和丸樱桃大，丹砂为衣。细嚼一丸，茶、酒任下，食后服。

治风头痛，清头目，化风痰，**槐实散方**

槐实炒。八两　荆芥穗四两　甘草炙。一两　防风去叉。三两

---

① 分：日本抄本、文瑞楼本同，明抄本、乾隆本作"两"。
② 三：日本抄本、文瑞楼本同，明抄本、乾隆本作"五"。
③ 两：日本抄本、文瑞楼本同，明抄本、乾隆本作"分"。

上四味，捣罗为散。每服一钱匕，茶、酒任调下，食后服。

治头痛，**清气香芎汤方**

芎䓖五两　细辛去苗叶。二两半　人参一两半　半夏曲一分。用生姜和半夏末作曲用　甘草炙。三分

上五味，㕮咀如麻豆。每服三钱匕，水一盏，入生姜三片，薄荷五叶，同煎七分，温服，不拘时。

治风头疼，**菊花汤方**

菊花　石膏各一两。碎　芎䓖半两　甘草炙。一两

上四味，粗捣筛。每服三钱匕，水一盏，煎至七分，去滓，热服，不拘时。

治风头痛，**芎䓖散方**

芎䓖　莎草根炒，去毛。各一两　藿香叶　荆芥穗各一两　石膏碎。一两半

上五味，捣罗为散。每服二①钱匕，荆芥汤调下，食后服。

治风头痛，面赤烦闷，咽干，**八风丸方**

半夏汤煮透，切，生姜汁浸一宿，焙②。二两　白僵蚕炒。半两　滑石碎。一两　白附子炮。半两　龙脑研　麝香研。各一分③　天麻一两　凝水石烧通赤，水飞，研。半斤

上八味，除研外，捣罗为末，和匀，炼蜜丸如樱桃大。每服一丸，食后茶清或荆芥汤嚼下。

治风痰头痛，咽膈壅闷，**甘菊荆芥汤方**

甘菊择　防风去叉　旋覆花　芎䓖各半两　皂荚酥炙，去皮、子　石膏碎。各一两　枳壳去瓤，麸炒④　甘草炙　荆芥穗各三分

上九味，粗捣筛。每服三钱匕，水一盏，入生姜三片，煎至六分，去滓，食后热服。

治风头痛，化痰涎，**天南星丸方**

---

① 二：日本抄本、文瑞楼本同，明抄本、乾隆本作"三"。
② 焙：明抄本、乾隆本、文瑞楼本同，日本抄本作"炒"。
③ 分：日本抄本、文瑞楼本同，明抄本、乾隆本作"两"。
④ 枳壳去瓤麸炒：日本抄本、文瑞楼本同，明抄本、乾隆本作"枳实"。

天南星牛胆内者　白附子炮。各一两　石膏三两。碎研　犀角屑一分　甘草炙。半两　丹砂研。一两　龙脑研。一分

上七味，除研外，捣罗为末，次入研者和匀，以生鸡苏茎叶捣取汁，和蜜炼熟，丸如^①鸡头大。每服一丸，茶清嚼下，食后临卧服。

治风头痛，**卢会散方**

卢会　防风去叉。各半两　白附子炮　白术　天麻　白芷各一两　丹砂研　龙脑研。各半分

上八味，捣为细散。每服半钱匕，葱白薄荷茶调下，食后服。

治风盛痰壅，头疼不止，**石膏丸方**

石膏煅通赤，净地出火毒，以器覆之。一两　白附子炮。一分半　铅霜研　丹砂研　龙脑研。各一分

上五味，捣研如粉，薄荷汁煮面糊，和丸如梧桐子大，丹砂为衣。每服二丸，好茶嚼下。

治风头痛，**皂荚散方**

皂荚猪牙者。七梃。烧灰　乌头一枚。炮裂，去皮脐　莎草根七枚。生

上三味，捣罗为散。每服一钱匕，腊茶调下，并三两服。

治诸风头痛不可忍者，**丹砂丸方**

丹砂别研，水飞　石膏烧通赤，地上出火毒，研　白附子炮，为末。各一两　龙脑少许。研

上四味，同研令匀，粟米饭丸如绿豆大，更以丹砂为衣。每服五丸，食后细嚼，薄荷茶下。

治风热头痛，痰涎壅闷，旋运昏倦，**龙脑芎辛丸方**

芎䓖二两　细辛去苗叶　甘草炙。各半两　龙脑研。一分^②　天南星炮　秦艽去苗、土　丹砂研。各一两

上七味，捣研为末，炼蜜和丸如樱桃大。每服一丸，食后嚼以茶清或荆芥汤下。

---

① 如：原作"和"，文瑞楼本同，于义不顺，据明抄本、乾隆本、日本抄本改。

② 分：明抄本、乾隆本、文瑞楼本同，日本抄本作"两"。

治风壅头痛目眩，**生犀鸡苏丸方**

犀角屑半两　鸡苏叶　荆芥穗　天麻各一两　细辛去苗叶。半两　独活去芦头。一两　甘草炙　人参　芎藭各一两

上九味，捣罗为末，炼蜜和丸如鸡头①大。每服一丸，食后茶清嚼下。

治风头痛，**地龙散方**

地龙去土，炒　半夏生姜汁捣作饼，焙令干，再捣为末　赤茯苓去黑皮。各半两

上三味，捣罗为散。每服一字至半钱匕，生姜荆芥汤调下。兼治产后头痛。

治风头痛，偏正头痛不可忍者，**通顶散方**

龙脑研　地龙去土，炒　瓜蒂　赤小豆炒　马牙消研

上五味，等分，捣研为散。每用一小豆许，食后含水搐入两鼻内。

治头痛眼睛痛，**六神散方**

鸡苏　芎藭　马牙消研。各二钱　石膏研　乳香研。各一钱　龙脑研。一字

上六味，捣研为细散。每用一字，含水搐于鼻中。

治一切风痰及头疼不可忍方

藜芦一两　雄黄一分。研

上二味，捣研为散，研匀。每服半钱至一钱匕，温水调服，取吐。一方只单捣藜芦取细末，每搐少许作嚏药，亦妙。

治风邪客阳经，头目重痛及头面虚汗，连脑疼痛，**荆芥散方**

荆芥穗半两　乌头尖一分　雄黄研。一钱　白僵蚕直者，炒。一分

上四味，捣研为散。每服一钱匕，荆芥茶调下。每服药讫，卧少时。

---

① 鸡头：日本抄本、文瑞楼本同，明抄本、乾隆本作"梧桐子"。

治风客阳经，头重^①疼痛，及偏凑一边，绕额角痛，**藿香散方**

藿香半两　草乌头半两。炮，去皮脐　乌头一两。炮裂，去皮脐　乳香三皂子许。研

上四味，捣研极细。每服一字至半钱，好茶调下，发时服。

治风毒上攻头痛^②，**石膏丸方**

石膏研　菊花　防风去叉　葛根剉。各二两

上四味，捣罗为末，炼蜜和丸梧桐子大。每服二十丸，加至三十丸，食后临卧熟水下。

治风头痛，痰逆烦满，筋脉拘急，手足麻痹，**天南星丸方**

天南星浆水煮，切，焙　半夏浆水煮，焙　天麻酒浸，切，焙　石膏各半两　白附子生。一两　滑石二两

上六味，捣研为细末，面糊和丸如梧桐子大。每服十丸，食后荆芥汤下。

治风头痛，心膈烦热，上焦壅滞，头面虚汗，**天南星散方**

天南星　半夏各一两。二味为末，水八升，浸两复时，逐日换水，日足阴干　附子生，末。六钱　乌头生，末。七钱

上四味，同研匀。大人半钱，小儿一字，生葱薄荷茶调下。

治伤风头目昏痛，吐逆不下食，**羌活饮方**

羌活去芦头。一两　防风去叉　茯神去木　藁本各一两半　甘菊花择去梗　桂去粗皮。各一两

上六味，粗捣筛。每服三钱匕，水一盏半，入生姜五片，煎至一盏，去滓，食前温服；如人行五里再服。

治风头痛，**防风汤方**

防风去叉　柴胡去苗　黄连去须　当归炙　枳壳去瓤，麸炒　大黄剉，熬　天雄炮裂，去皮脐　地骨皮各一两　桑根白皮剉，炒　羌活去芦头　芎劳各一两半　石膏椎碎。一两　旋覆花　桂去粗皮　菊花各半两

---

① 重：日本抄本、文瑞楼本同，明抄本、乾隆本作"肿"。

② 头痛：日本抄本、文瑞楼本同，明抄本作"头疼痛"，乾隆本作"头目疼痛"。

上一十五味，剉如麻豆。每服五钱匕，以水一盏半，入生姜半分，切，煎取八分，去滓温服。

治头痛、头旋眼花及喉痹、缠喉风等，**龙脑丸方**

龙脑研　丹砂研　马牙消研。各一分　麝香研。半钱①

上四味，再同研令匀细，于碟内盛，用羊胆滴汁入药中，旋和成丸如黑豆大，以净合盛。每用一粒，以芦管吹入鼻中，以手小指送近上，两鼻皆如此，去枕，仰卧少时，候药溶入脑，涎唾从喉内出，其病立差。

治头痛不可忍方②

马牙消研。半两　卢会研。少许　瓜蒂三枚。为末　大羊胆一枚。腊月收

上三味，入胆内线缚，暗处阴干，细研，瓷合盛。左痛吹右鼻，右痛吹左鼻，三两度愈。

治头痛不可忍方

羊胆③入玄精石末④，阴干

上一味，水调一字匕，吹鼻中立止。

治诸风头旋，额角偏痛，肢体拘倦，痰盛气壅，鼻塞声重，咽膈不利，清爽神志，解利四时邪气，**太白丸方**旧名太白丹

天麻一两半　细辛去苗叶。二两　芎䓖一两半　白附子五两　天南星二十两　半夏煮软，焙干。一十五两　蝎梢一两。炒　寒水石烧熟⑤。五十⑥两　附子炮裂，去皮脐。二两　白僵蚕三两。炒　阿胶三分⑦。炙令燥　人参半两

上一十二味，同捣罗为末，水煮面糊为丸如梧桐子大。每服三十丸，生姜汤下，不拘时候。

① 钱：日本抄本、文瑞楼本同，明抄本误作"擘"，乾隆本作"分"。
② 方：明抄本、日本抄本、文瑞楼本同，乾隆本此前有"马牙消"。
③ 羊胆：乾隆本、日本抄本、文瑞楼本同，明抄本作"羊脑"。
④ 末：日本抄本、文瑞楼本同，明抄本、乾隆本作"内"。
⑤ 熟：文瑞楼本同，明抄本、乾隆本此后有"研"，日本抄本作"热"。
⑥ 五十：日本抄本、文瑞楼本同，明抄本、乾隆本作"一"。
⑦ 三分：明抄本、乾隆本、文瑞楼本同，日本抄本作"一两"。

治头痛口干，烦闷寒热，**知母汤方**

知母焙　升麻　子芩　葛根剉　麦门冬去心，焙。各半两　甘草炙。一①分　石膏研。一两

上七味，粗捣筛。每服三钱匕，水一盏，煎至七分，去滓，温服食后。

治头痛不可忍，**吹鼻麝香散方**

藜芦和州者。一茎

上一味，暴干，捣罗为散，入麝香麻子许，研匀，吹鼻中。

治头痛鼻塞脑闷，**通顶散方**

藜芦研。半两　黄连去须。三分②

上二味，捣研为散。每用少许搐入鼻中。

治风头痛，上焦壅滞，心膈烦热，及治偏头痛，**二圣散方**

细辛去苗叶。华阴者　消石各一分

上二味，捣研为细散。每用半字，发时搐入不痛边鼻内，如未已，方搐痛边鼻内；或用纸捻子蘸药，纴鼻中。

治鼻塞及头痛风痰，**通顶散方**

马牙消研细。半两　地黄汁一合

上二味，相和，于铜器中，用慢火煎令干硬，取出研细。每挑少许入鼻搐上，吐痰即差。

治风头痛及偏头痛，**吹鼻方**

莱菔子半两　生姜汁半合

上二味，相和，研极细，绞取汁，入麝香少许滴鼻中，搐入立定，偏痛随左右用之。

治头痛目运及喉痹缠喉风等，**龙珠丸方**

长蚯蚓不拘多少

上五月五日取，以龙脑麝香相和研匀，丸如麻子大。每用以生姜汁涂鼻中，逐边③各内一丸，立愈。

---

① 一：日本抄本、文瑞楼本同，明抄本、乾隆本作"三"。
② 分：明抄本、乾隆本、文瑞楼本同，日本抄本作"两"。
③ 边：日本抄本、文瑞楼本同，明抄本、乾隆本作"偏边"。

偏头痛

论曰：偏头痛之状，由风邪客于阳经，其经偏虚者，邪气凑于一边，痛连额角，故谓之偏头痛也。

治偏头痛，**至灵散**方

雄黄研　细辛去苗叶，为末。等分

上二味，再同研匀。每服一字，左边疼搐入右鼻，右边疼搐入左鼻。

治偏头痛不可忍，**乳香散**方

乳香如皂子大　高良姜如指头大

上二味，于火上烧，迎烟熏鼻，随痛左右用之。

治偏头痛不可忍，**龙香散**方

地龙去土，炒为末　乳香研。等分

上二味，再同研匀，糁在纸上，作纸捻，于灯上烧令烟出，即迎烟熏鼻，随患左右用之。

治久患偏头疼，**乌豆散**方

草乌头尖一分。生用　赤小豆三十五①粒　麝香一字。研

上三味，除麝香②外，捣罗为细散，再研匀。每服半钱匕，煎薄荷茶清放冷调下，更于痛处一边鼻内搐药少许。

治偏头疼连牙齿风痛不可忍，**细辛散**方

细辛去苗叶　夏枯草各三③钱　荜拨　高良姜各一钱

上四味，捣罗为细散。每用少许，随痛左右搐入鼻内；如牙疼用时，须开口流涎，不得喷，候涎尽，以冷水点腊茶饮之，其痛立止。

治偏头痛不可忍，**神圣散**方

干蝎去土，炒　藿香叶　麻黄去根节　细辛去苗叶。等分

---

① 三十五：文瑞楼本同，明抄本、乾隆本作"三十"，日本抄本作"三十二"。

② 香：原无，日本抄本、文瑞楼本同，据明抄本、乾隆本补。

③ 三：日本抄本、文瑞楼本同，明抄本、乾隆本作"二"。

上四味，捣罗为细散。每服一钱匕，用薄荷酒调下。

治偏头痛，**天南星散方**

天南星酸浆水煮透心软，切，暴干。一两　菊花三分　自然铜烧赤，醋淬。一两　防风半两。用水一碗，同菊花、自然铜、防风三味煮水尽为度，去防风、自然铜不用，只用菊花　芎藭一两

上五味，除二味不用外，捣罗为细散。每服半钱匕，腊茶清少许调，只作一口呷尽，分作三咽，每咽点头一点。

治偏头痛不可忍者神妙方

莱菔洗，切

上一味，绞取汁。每用少许搐入鼻内，随痛左右用之。

治偏头痛，**丁香散方**

丁香一粒，大者。研　棘针倒钩者，四十九枚。烧灰存性，为末　麝香一皂子大。研

上三味，再同研匀，以纸捻揾药，随痛左右搐之。

治偏头痛，**立效散方**

地龙去土，炒为末。一两　麝香研。少许

上二味，再同研匀。每服半钱匕，糁纸上作纸捻，于灯上烧，随痛左右熏鼻。

治偏头痛，**四神散方**

地龙去土，炒　干虾蟆烧灰存性。各一钱　藜芦半钱　龙脑研。少许

上四味，除龙脑外，捣罗为细散，再研匀。每用半字许，先满口含水，男左女右，搐半字入鼻内，揉痛处良久，痛定。

治偏头疼，**荜拨散方**

荜拨

上一味，捣罗为细散。每用一字，先令病人满口含温水，随病左右搐入鼻中。

治偏头疼方

芫花不以多少

上一味，以酽醋浸一宿，焙干，捣罗为末。或左边疼，即于
左鼻吸药，或右边疼，即于右鼻吸药一字。入药时，先含水一口，
防药入喉内，候鼻中涕泗出即差。

卷第一十七

诸风门

风头旋

论曰：风头旋者，以气体虚怯，所禀不充，阳气不能上至于脑，风邪易入，与气相鼓，致头运而旋也。又有胸膈之上痰水结聚，复犯大寒，阴气逆上，风痰相结，上冲于头，亦令头旋。

治风头旋，肩背拘急，肢节疼痛，鼻塞耳鸣，面赤咽干，心忪痰逆，眼见黑花，当风泪出，**松香**①**散方**

松实去壳　白芷　当归切，焙　芎䓖　甘草炙。各三两　甜瓜子洗。一升

上六味，捣罗为细散。每服二钱匕，食后以荆芥薄荷茶清调下。

治风头旋，目黑，肩背拘急，恍惚忪悸，肢节疼痛，**麝香天麻丸方**

麝香研。一钱半　天麻　天南星炮　白附子炮　羌活去芦头　赤茯苓去黑皮　干蝎去土，炒　丹砂研　防风去叉　桂去粗皮　蝉蜕洗，炒。各半两　乌蛇酒浸，去皮、骨，炙。二两　铅霜研。一分

上一十三味，除研者外，捣罗为末，再同研匀，炼蜜和丸如梧桐子大。每服二十丸，温酒下，荆芥汤亦得，不拘时。

治风头旋，眩运，肩背拘急，发热恶寒，肢节疼痛，**防风**

---

① 松香：日本抄本、文瑞楼本同，明抄本、乾隆本作"松实"。按下文组成中"松实"，当以"松实"义胜。

丸方

防风去叉　甘草炙。各一两　羌活去芦头　独活去芦头　桔梗去芦头，炒。各半两　芎䓖　白芷各三分

上七味，捣罗为末，炼蜜丸如樱桃大。每服一丸，食后荆芥汤嚼下。

治暗风，头旋眼黑，昏眩倦怠，痰涎壅盛，骨节疼痛，**羚犀**[①]**汤方**

羚羊角镑　石膏碎　甘草炙，剉　旋覆花　紫菀去苗。各一两　前胡去芦头。三分　细辛去苗叶。半两　犀角镑。一分

上八味，粗捣筛。每服三钱匕，水一盏，入生姜一枣大，拍碎，煎至七分，去滓，食后温服。

治风头旋，目[②]痛眩，肢体拘急，手足少力，**荆芥丸方**

荆芥穗四两　细辛去苗叶　芎䓖　白僵蚕炒。各一两　天麻一两半　羌活去芦头　防风去叉　蒺藜子炒，去角。各二两

上八味，捣罗为末，炼蜜丸如鸡头大。每服一丸，食后细嚼，荆芥茶下，温酒亦得[③]。

治风头旋，眼目昏痛，眩运，倦怠心忪，**芎䓖散方**

芎䓖　人参　前胡去芦头　白僵蚕炒。各一两　防风去叉　蔓荆实　天麻酒浸一宿，焙。各半两

上七味，捣罗为散。每服二钱匕，食后温酒调下。

治风头旋，目运，痰逆恶心，不思饮食，**藿香散方**

藿香叶　零陵香　莎草根炒，去毛。等分

上三味，捣罗为散。每服二钱匕，食后腊茶清[④]调下，日三。

治风邪在胃，头旋不止，复加呕逆，**白术饮方**

---

① 犀：文瑞楼本同，明抄本、乾隆本作"羊角"，日本抄本作"羊"，旁注"羊作犀。一本同"。

② 目：明抄本、日本抄本、文瑞楼本同，乾隆本作"目昏"。

③ 荆芥茶下温酒亦得：文瑞楼本同，明抄本、乾隆本作"荆芥汤下，茶酒亦得"，日本抄本作"荆芥汤茶清下，温酒亦得"。

④ 腊茶清：日本抄本、文瑞楼本同，明抄本作"腊茶酒"，乾隆本作"腊茶"。

白术　厚朴去粗皮，生姜汁炙　甘菊花各半两　人参　白芷　防风去叉。各一两

上六味，㕮咀如麻豆大。每服五钱匕，水一盏半，入生姜五片，煎至一盏，去滓，食前温服。

治风头旋，目眩，痰逆恶心，胸膈痞滞，咳嗽痰涎，喘满呕逆，不欲饮食，**人参丸方**

人参　甘草炙，剉　白术　旋覆花微炒。各一两　麦门冬去心，焙　前胡去芦头　枳壳去瓤，麸炒。各二两　木香半两

上八味，捣罗为细末，以汤浸炊饼和丸，如梧桐子大。每服二十丸，食后温①生姜汤下。

治风头旋，目暗昏眩，肢节疼痛，手足麻木，上膈壅滞，或发寒热，**八风散方**

荆芥穗　芎䓖　防风去叉　独活去芦头　甘草炙，剉　麻黄去根节。各一两　人参二两

上七味，捣罗为散。每服二钱匕，水一盏，入生姜三片，薄荷三叶，煎至七分，去滓温服。

治诸阳受风，头目旋运，目视昏暗，肝气不清，**芎菊散方**

芎䓖　甘菊花择。各一两　羌活去芦头。三钱　防风去叉。三分　细辛去苗叶　白僵蚕炒。各三两　草决明　旋覆花择　蝉蜕洗，焙。各一钱　蜜蒙花择　天麻　荆芥穗　甘草炙。各半两

上一十三味，捣罗为细散。每服二钱匕，水一盏，煎至七分，食后温服，汤点亦得。

治风头旋，目运痰逆，**白蒺藜丸方**

蒺藜子炒，去角　旋覆花择　皂荚去皮子，烧为灰　恶实炒。各一两　龙脑研。二钱　麝香研。一钱　菊花择。二两

上七味，为细末，炼蜜和捣三百杵，丸如鸡头大。每服一丸，嚼细，温酒下，食后服。

治风头旋，痰逆恶心，咽膈不利，**祛痰丸方**

---

① 温：日本抄本、文瑞楼本同，明抄本、乾隆本无。

天南星生　半夏生　赤茯苓去黑皮　干姜炮　陈橘皮汤浸，去白，焙。各等分

上五味，为细末，稀面糊丸如梧桐子大。每服三十丸，加至四十丸，温米饮下，不拘时。

治风头旋，目运欲倒，胸中痰逆，兼治筋骨疼痛，**菊花丸方**

甘菊花择　枸杞子择　天麻酒浸，切，焙　独活去芦头　蔓荆实去皮　木香　芎䓖　防风去叉　羌活去芦头　天竺黄研　赤茯苓去黑皮　藁本去土。各等分

上一十二味，为细末，炼蜜和捣三①百杵，丸如梧桐子大。每服十丸，荆芥汤下，不拘时。

治热毒风上攻，头旋欲倒，或呕吐不止，恶见日光，不思饮食，**旋覆花汤方**

旋覆花　前胡去芦头　菊花　防风去叉　熟干地黄焙　羌活去芦头　杏仁去皮尖、双仁，炒令黄。各二两　玄参　白僵蚕炒　黄芩去黑心　半夏为末，姜汁制，作饼，暴干　白术　藁本去苗、土　甘草炙，剉　当归切，焙　人参　赤茯苓去黑皮。各一两

上一十七味，粗捣筛。每服五钱匕，水一盏半，生姜五片，煎至八分，去滓，食后温服。

治热毒风上攻，头旋目运，耳内虚鸣，或身体瘾胗麻痹，**羚羊角汤方**

羚羊角镑。二两　菊花三两　防风去叉　羌活去芦头　前胡去芦头　藁本去苗、土　玄参　黄芩去黑心　杏仁去皮尖、双仁，炒令黄　菖蒲　甘草炙，剉。各一两

上一十一味，粗捣筛。每服五钱匕，水一盏半，煎至八分，去滓，食后温服。

治头旋心闷，发即欲倒，**蛇蜕饮方**

蛇蜕去土，炙皮。二两　蚱蝉去头、翅、足，炙。四十枚　柴

---

① 三：日本抄本、文瑞楼本同，明抄本、乾隆本作"二三"。

胡去苗　赤芍药　沙参　葛根各二①两　杏仁去皮尖、双仁，炒黄　石膏碎。各三两　牛黄如大豆粒，十枚。研，汤成下②　麻黄去根节。三分

上一十味，除牛黄外，粗捣筛。每服五钱匕，水一③盏半，煎至八分，入蜜、竹沥、牛黄各少许，更煎三两沸，去滓温服。

治头旋脑闷，鼻塞眼运，**贴顶膏方**

蓖麻子去壳，研　杏仁去皮，研　食盐　芎䓖捣末　松脂研。等分

上五味，先捣食盐，次下四味，杵匀，即涂于蜡纸上。有病者先灸百会三壮讫，将蜡纸药于灸处贴之，日一易，得脓血出效。

头面风

论曰：头面风之状，头面多汗，恶风头痛是也。盖诸阳之脉皆上至头面，若运动劳役，阳气发泄，腠理开疏，汗多不止，阳气虚弱，风邪乘之，上攻于头面，故恶风而痛也。

治头面风，状如虫行，或头目风眩，目中泪出，**防风散方**

防风去叉。二两半　桂去粗皮　天雄炮裂，去脐皮　细辛去苗叶　丹砂别研　干姜炮　乌头炮裂，去脐皮。各一两半　莽草用叶　白茯苓去黑皮　人参去芦头。各半两　附子炮裂，去皮脐　当归切，焙。各一两

上一十二味，捣罗为散。每服一钱匕，食前温酒调下，日三。

治头面游风，如细针所刺，忽忽烦闷，**菊花散方**

菊花择。半两　细辛去苗叶　附子炮裂，去皮脐　白术　桂去粗皮　干姜炮　巴戟天去心　人参去芦头　防风去叉　石南叶　天雄炮裂，去脐皮　白茯苓去黑皮　蜀椒去目并闭口，炒出汗　秦艽

---

① 二：日本抄本、文瑞楼本同，明抄本、乾隆本作"一"。

② 十枚研汤成下：日本抄本、文瑞楼本同，明抄本、乾隆本作"数枚。研"。

③ 一：日本抄本、文瑞楼本同，明抄本、乾隆本作"二"。

去苗、土　防己各一两　山茱萸^①　山芋各一两半^②

上一十七味，捣罗为散。每服二钱匕，食前温酒调下，日再^③。

治头面游风，**巴戟天散方**

巴戟天去心。二两　菊花择　芎䓖　干姜炮　防风去叉　石南叶　白术　乌头炮裂，去皮脐　附子炮裂，去皮脐　细辛去苗叶　蜀椒去目并闭口者，炒出汗　山芋　人参去芦头　桔梗去芦头，炒　秦艽去土　栝楼实切，焙干　泽泻　甘草炙，剉　天雄炮裂，去皮脐　羌活去芦头　山茱萸　熟干地黄焙。各一两

上二十二味，捣罗为散。每服一钱半，加至二钱匕，食前温酒调下，日再。

治头面风，皮肤瘙痒，或生疮不已，**防风散方**

防风去叉　芎䓖　荆芥穗　黄耆剉　蒺藜子炒。各一两　人参去芦头　恶实炒　甘草炙，剉。各半两

上八味，捣罗为散。每服一钱匕，食后^④沸汤调下。

治头面风，生疮久不已，**芎䓖丸方**

芎䓖　黄耆剉　防风去叉　山栀子去皮　枳壳麸炒，去瓤。各一两　生干地黄焙　羌活去芦头　白芷　苦参各三分　白附子炮。半两

上一十味，捣罗为末，炼蜜和丸如梧桐子大。每服二十丸，食后温水下。

治头面风，目眩头痛，痰涎壅滞，心膈烦满，**旋覆花汤方**

旋覆花　菊花择　桑根白皮各三分　石膏碎研。一两一分^⑤　甘草炙，剉。半两　蒺藜子炒，去角　地骨皮各一两

上七味，粗捣筛。每服二钱匕，水一盏，煎至七分，食后

卷第一十七

五二三

---

① 山茱萸：明抄本、日本抄本、文瑞楼本同，乾隆本此后有"去核"。
② 一两半：日本抄本、文瑞楼本同，明抄本、乾隆本作"一两"。
③ 再：明抄本、日本抄本、文瑞楼本同，乾隆本此后有"服。一方另以菊花二两，煎浓汁为丸，腊茶清下"。
④ 食后：日本抄本、文瑞楼本同，明抄本、乾隆本无。
⑤ 一两一分：日本抄本、文瑞楼本同，明抄本、乾隆本作"一两"。

温服。

治头面风，头目昏痛，**羌活丸**方

羌活去芦头　蒺藜子炒，去角　芎䓖　薄荷叶干者。各二^①两　白僵蚕炒。一两

上五味，捣罗为末，入龙脑、麝香各少许，炼蜜和丸弹子大。每服一丸，细嚼，腊茶或温酒下。

治头面风，头目昏眩，**甘菊散**方

甘菊花择　旋覆花　防风去叉　石膏碎研。等分

上四味，捣罗为散。每服二钱匕，腊茶调服。如煎此药沐发，大去白屑。

治头面风，头目昏眩，筋脉拘急，痰涎壅滞，肢节烦痛，**羌活汤**方

羌活去芦头　菊花择　麻黄去根节，煎，掠去沫，焙　芎䓖　细辛去苗叶　防风去叉　石膏碎研，生用　前胡去芦头　黄芩去黑心　甘草炙，剉　枳壳麸炒，去瓤　白茯苓去黑皮　蔓荆实各一两

上一十三味，粗捣筛。每服二钱匕，水一盏，入生姜三片，薄荷三叶，煎至六分，去滓温服，不拘时。

治头面风，头目疼痛，昏眩不止，利膈化痰，**独活丸**方

独活去芦头　芎䓖　甘草炙，剉。各一两　干蝎去土，炒。一分　半夏汤洗七遍，去滑　防风去叉。各一两

上六味，捣罗为末，用生姜汁和丸如梧桐子大。每服七丸，加至十丸，荆芥薄荷汤下。

治头面风，头目昏眩，肩背疼痛，头皮肿痒^②，颈项拘急，**檀香散**方

白檀香剉。半两　甘菊花择。三两　芎䓖二两　甘草生用。一两

---

① 二：日本抄本、文瑞楼本同，明抄本、乾隆本作"一"。

② 肿痒：明抄本、日本抄本、文瑞楼本同，乾隆本作"肿疡"。

上四味，捣罗为散。每服一钱匕，温薄荷汤调下，茶清或沸汤调亦得。

治头面风，面热烦躁，皮肉如乱针刺痛，**麻黄汤方**

麻黄去根节　杏仁去皮尖、双仁，炒，研　桔梗去芦头，炒　秦艽去苗、土　薄荷叶　牡丹去心^①　防风去叉　芍药　升麻　黄芩去黑心　紫菀去苗、土。各一分^②　半夏汤洗去滑。半分^③　羌活去芦头。半两

上一十三味，粗捣筛。每服二钱匕，水一盏，入生姜三片，煎至七分，去滓，食后临卧热服。

治头面风，恶风多汗，头痛身热，**羌活汤**方

羌活去芦头　人参　蔓荆实去皮　菊花　石膏　白术　前胡去芦头　防风去叉　地骨皮　芎䓖　枳壳去瓤，麸炒　荆芥穗　桔梗炒　白茯苓去黑皮　麻黄去根节。各一两

上一十五味，粗捣筛。每服三钱匕，水一盏，入生姜二^④片，薄荷五叶，同煎至七分，去滓温服。一方，更入甘草三分。

治头面诸风，**羌活汤**方

羌活去芦头　黄连去须　桂去粗皮　羚羊角镑　枳壳去瓤，麸炒　萆薢　白术各一两　芎䓖　当归切，焙　天雄炮裂，去皮脐　麻黄去根节，煎，掠去沫，焙　石膏各一两半　黄芩去黑心　旋覆花各半两　杏仁十枚。去皮尖、双仁，研

上一十五味，粗捣筛。每服五钱匕，水一盏半，入生姜半分，切，煎至八分，去滓温服。

治头面风及暗风倒仆，**天麻丸方**

天麻酒浸一宿，切，焙　附子炮裂，去皮脐　白附子新罗者，炮　芎䓖　当归切，焙　乌药天台者。各一两　荆芥穗六两

---

① 去心：日本抄本、文瑞楼本同，明抄本无，乾隆本作大字"皮"。
② 分：日本抄本、文瑞楼本同，明抄本、乾隆本作"两"。
③ 分：日本抄本、文瑞楼本同，明抄本、乾隆本作"两"。
④ 二：日本抄本、文瑞楼本同，明抄本、乾隆本作"三"。

上七味，捣罗为末，炼蜜和捣三千①杵，丸如弹子大。每服一丸，薄荷酒嚼下，日三。如不喜酒，薄荷茶嚼下亦得。

治头面多汗，恶风头痛，身热烦闷，**芎术散**方

芎劳　白术　天麻各一两　防风去叉　荆芥穗各半两　细辛去苗叶。一钱　甘草炙，剉。一分

上七味，捣罗为散。每服二钱匕，沸汤点服，或炼蜜和丸如樱桃大。每服一丸，茶清嚼下亦得，不拘时候。

治头面风眼黑及面肿，**羌活散**方

羌活去芦头　独活去芦头　芎劳　桂去粗皮　干姜炮　附子炮裂，去皮脐。等分

上六味，捣罗为散。每服夜卧，煎豉汁，调下二钱匕，立差。

风　痰

论曰：风痰之病，得于气脉闭塞，水饮积聚。其状虽有冷热之异，至于心胸痞隔，饮食不化则一也。盖风壅气滞，三焦不和，则水饮易为停积。风能生热，壅亦成痰，是故有头目不利、神思昏浊之候。其或呕逆不内饮食者，则因于胃冷而得之，其治固不可一概也。

治风痰心腹烦满，呕吐②，不欲饮食，**半夏饮**方

半夏汤洗去滑　大腹皮剉　麦门冬去心，焙　赤茯苓去黑皮　白术　桔梗　青橘皮汤浸，去白。焙　前胡去芦头。各三分③　厚朴去粗皮，涂姜汁炙令香④。一两　防风去叉　枇杷叶拭去毛，炙。各半两

上一十一味，粗捣筛。每服三钱匕，水一盏，入生姜一枣大，拍碎，煎至六分，去滓，不拘时候，稍热服。

治风痰心胸不利，头目昏疼，呕吐痰涎，**木香汤**方

---

① 千：日本抄本、文瑞楼本同，明抄本、乾隆本作"百"。
② 呕吐：日本抄本、文瑞楼本同，明抄本、乾隆本作"呕逆"。
③ 三分：明抄本、乾隆本、文瑞楼本同，日本抄本作"二两"。
④ 香：明抄本、乾隆本、文瑞楼本同，日本抄本作"黄"。

木香　枳壳去瓤，麸炒　旋覆花　白术　桑根白皮剉　半夏曲各半两　人参一两　赤茯苓去黑皮　槟榔剉　前胡去芦头　甘草炙。各三分　细辛去苗叶。一分

上一十二味，粗捣筛。每服三钱匕，水一盏，入生姜一枣大，拍碎，同煎至六分，去滓，不拘时候稍热服。

治风痰气逆，呕吐[1]不止，心腹刺痛，不思饮食，**枇杷叶汤**方

枇杷叶拭去毛，炙。二两　半夏汤洗七度[2]，杵为末，用生姜汁和作饼子，焙干　人参　诃黎勒去核　甘草炙　桂去粗皮。各一两　赤茯苓去黑皮　枳壳去瓤，麸炒。各一两半[3]

上八味，粗捣筛。每服二钱匕，入生姜三片，水一盏，煎至七分，去滓温服，不拘时候。

治风痰头目昏痛，心胸烦满，**香芎汤**方

芎䓖二两　细辛去苗叶　旋覆花各一两　甘草炙　独活去芦头　羌活去芦头。各半两　皂荚二梃。烧存性

上七味，粗捣筛。每服二钱匕，以水一盏，煎至六分，去滓，热呷，食后临卧服。

治风痰壅滞，胸膈不利，头目昏眩，可[4]思饮食，**泽泻汤**方

泽泻　前胡去芦头　白术　赤茯苓去黑皮　甘草炙　人参　半夏汤洗七度，切作片，以生姜汁浸，焙干，炒。各一两　槟榔剉　陈橘皮汤浸，去白，焙。各三分　枳壳去瓤，麸炒。半两

上一十味，粗捣筛。每服二钱匕，以水一盏，入生姜半分，拍碎，煎至六分，去滓，不拘时候温服。

治风痰胃中有寒，呕吐痰涎，胸满气逆，**铁刷汤**方

附子五枚。炮令微裂，地上以盏子覆，冷取，去皮脐　半夏汤

---

① 呕吐：日本抄本、文瑞楼本同，明抄本、乾隆本作"呕"。

② 度：明抄本、乾隆本、文瑞楼本同，日本抄本作"遍"，旁注"遍一作度"。

③ 一两半：文瑞楼本同，明抄本、乾隆本、日本抄本作"一两"。

④ 可：文瑞楼本同，明抄本、乾隆本、日本抄本及《永乐大典医书辑本》卷三百十八"一东·风"作"不"。

洗七遍，去滑，切，麸炒。一两　木香半两

上三味，剉如麻豆。每服二钱匕，以水一盏，入生姜一枣大，拍碎，大枣三枚，擘破，同煎至七分，去滓，空心食前温服。

治风痰咽膈不利，头目昏痛，解烦倦，通鼻塞，退风壅，**细辛丸方**

细辛去苗叶，洗，焙。三分　天南星浆水煮透，切，焙干。四两　白附子生用。一两半　芎䓖二两　甘菊花一两　好墨半两　由跋炮。二两半

上七味，捣罗为细末，以面糊为丸如梧桐子大。每服十五丸至二十丸，以荆芥汤下，或茶清下亦得，食后临卧服。

治风痰头目昏痛，及风气痹滞经络，上攻面部，头旋目暗，不欲饮食[1]，**雄黄防风丸方**

雄黄研。一两半　防风去叉。二两　芎䓖　石膏碎研。各一两　白附子炮　丹砂研　独活去芦头　人参　细辛去苗叶。各半两　麝香研。一分[2]

上一十味，为细末，煮面糊和丸如梧桐子大。每服二十丸，槐胶汤下，食后服。

治风痰头目眩运，心胸烦满，肢体拘倦，**丹砂丸方**

丹砂研　雄黄研　牛黄研　乳香研。各半两　天麻酒浸，炙[3]　阿胶炙燥　白附子炮。各一两　龙脑研　丁香　麝香研　白矾各半两。细研

上一十一味，捣研为末，合和，再研令匀，用豶猪胆汁和，研匀，以枣肉为丸如绿豆大。每服五丸至七丸，薄荷温酒下，不拘时候。

治风痰胸膈烦满，头目昏眩，**天南星丸方**

天南星一斤，每一枚重一两者

上一味，用温汤浸洗，刮去浮皮并虚软处令净，用法酒浸一

---

① 食：日本抄本、文瑞楼本同，明抄本、乾隆本此后有"等证"。
② 分：明抄本、乾隆本、文瑞楼本同，日本抄本作"两"。
③ 炙：日本抄本、文瑞楼本同，明抄本、乾隆本无。

宿，以桑柴蒸，不住添热汤，令釜满，甑内气猛①，更不住洒酒，常令药润，七复时满取出，用铜刀切开，拣大者微嚼，看不麻人口，即是熟，未熟即更蒸。候熟，用铜刀子细切，入石臼内，木杵烂捣如泥，入丹砂一两水飞过者，麝香一两细研罗过者，丁香末一两，龙脑一两半②，同捣令匀，丸如鸡头大，更用丹砂末一两为衣。每服一丸，嚼破，用薄荷茶或酒任下；小儿惊风，半丸。合时忌鸡、犬、妇人见。

治风痰肢体缓纵，偏正头痛，**化风丸方**

天南星用浆水浸七日，取出，切，暴干③　白附子炮　乌头炮裂，去皮脐。各二两　寒水石研　半夏末用生姜汁和作饼，焙干。各四两

上五味，捣罗为末，面糊为丸如梧桐子大。每服十五丸，加④至二十丸，生姜汤下，腊茶亦可，不拘时候。

治风痰壅盛，精神昏愦，**附子丸方**

附子生用，去皮脐　天南星生用，去皮脐。各一两　天麻生用。半两　乌头生，去皮脐　半夏　丹砂研。半两　麝香研。一钱

上七味，捣研为末，拌匀，用粟米粥为丸如梧桐子大，以腻粉衮为衣。每服以生姜葱汤下二丸，研破服，相次吐下恶涎为效。如才觉中风，急用葱酒化三⑤丸与服，吐出稠黏恶涎；如不⑥吐，再服之，以吐为度。

治风痰头目不利，肢体痒痛⑦，**丹砂天麻丸方**⑧

---

① 猛：日本抄本、文瑞楼本同，日本抄本旁注《纂要》猛作旺"，明抄本、乾隆本作"旺"。

② 一两半：日本抄本、文瑞楼本同，明抄本、乾隆本作"一两"。

③ 暴干：日本抄本、文瑞楼本同，明抄本、乾隆本作"焙干"。

④ 加：日本抄本、文瑞楼本同，明抄本、乾隆本作"旋"。

⑤ 三：日本抄本、文瑞楼本同，明抄本、乾隆本作"一"。

⑥ 不：原作"又"，日本抄本、文瑞楼本同，文义不符，据明抄本、乾隆本改。

⑦ 头目不利肢体痒痛：日本抄本、文瑞楼本同，明抄本脱，乾隆本作"眩运"。

⑧ 丹砂天麻丸方：日本抄本、文瑞楼本同，明抄本脱，乾隆本作"丹砂丸方"。

丹砂细研。一半入药，一半为衣，共一两　天麻二两　白芷一分^①　白附子炮。一两　芎劳半两　麝香研。一分　天南星用斋汁浸三宿，换斋汁，煮三五沸，漉出，切作片子，暴干，秤四两，腊月内煮者佳

上七味，除丹砂外，捣研为细末，与丹砂末一半研匀，水煮面糊丸如梧桐子大，以丹砂为衣。每服十五丸至二十丸，食后温荆芥汤下。

治风痰头目疼痛，昏眩不止，**独活丸方**

独活去芦头　芎劳　防风去叉　甘菊花各一两　干蝎去土，炒。一分　半夏汤洗去滑，捣作末，和成饼子，炙，别为末。二两

上五味，捣罗为末，以半夏末用生姜自然汁一大盏煮如膏，和为丸如豌豆大。每服七丸至十丸，荆芥薄荷汤下，不拘时候。

治风痰头目眩运，神思昏愦，**消痰丸方**

皂荚去皮，生用　天南星生用　干薄荷叶　白附子生用。各一两　半夏生用。二两　人参三分　白矾生用　防风去叉。各半两

上八味，捣罗为末，以生姜汁煮面糊，和丸如梧桐子大。每服十五丸，食后临卧生姜汤下。

治风痰，清头目，利咽膈，**玉霜丸方**

半夏汤洗七遍，去滑　滑石研。各二两　寒水石煅，研。四两　白矾飞过。一两半^②　白附子生用。一两

上五味，捣罗为末，以白面糊和丸如梧桐子大。每服十丸，食后生姜汤下。

治风痰胸膈不利，呕逆头眩，**丹砂丸方**

丹砂细研，水飞过。二两　半夏曲三两　人参　天南星炮裂。各一两半　皂荚子炮裂，去皮取黄。一两　青橘皮汤浸，去白，细切，焙干。二两　腻粉秤一钱

上七味，除丹砂、腻粉外，捣罗为细末，入上二味和匀，用

----

① 分：日本抄本、文瑞楼本同，明抄本、乾隆本作"两"。
② 一两半：日本抄本、文瑞楼本同，明抄本、乾隆本作"半两"。

汤浸炊饼和丸，如梧桐子大。每服二十丸，生姜汤下，不计时候。

治风痰水饮积聚，心胸痞隔，饮食不化，头目不利，神思昏浊，甚则呕逆①不思饮食，**万全散方**

白僵蚕炒　附子炮裂，去皮脐　半夏汤洗七遍，去滑，炒　细辛去苗叶　藿香叶　芎䓖　羌活去芦头。各一分　牵牛捣取粉。半两　干姜炮。二钱

上九味，捣罗为散。每服二钱匕，浓煎生姜薄荷汤调下，空心临卧服。

治风痰心胸痞闷，头目不利，甚则呕吐，**羌活饮方**

羌活去芦头　柴胡去苗　桑根白皮炙，剉　附子炮裂，去皮脐。各三分　桔梗炒　芎䓖　赤茯苓去黑皮　石膏捣碎。各一两　陈橘皮汤浸，去白，焙　旋覆花微炒　甘草炙，剉　桂去粗皮。各半两　杏仁汤洗去皮尖、双仁。二十枚

上一十三味，粗捣筛。每服五钱匕，水一盏半，煎至八分，去滓温服。

治痰壅胸膈懊逆及头目昏眩，胀痛困倦，**白雪丸方**

天南星炮　乌头炮裂，去皮脐　白附子生　半夏汤洗七遍，去滑。各二两　滑石研　石膏研。各三两　龙脑研　麝香研。各一分

上八味，捣罗为末，稀面糊和丸如绿豆大。每服三十丸，姜茶或薄荷茶②下。服之良久，豁然清爽，食后为佳。

治风痰不散，食逆呕吐，**前胡丸方**

前胡去芦头　白术　枳壳去瓤，麸炒　半夏汤洗七遍，去滑　赤茯苓去黑皮　人参各三分　白矾半两。枯　丁香一分

上八味，捣罗为末，枣肉和丸如梧桐子大。每服二十丸，煎生姜竹茹汤下，食后服。

治风痰头痛目运，倦怠无力，**羌活丸方**

羌活去芦头　防风去叉　桔梗　白附子　枳壳去瓤，麸炒　白

---

① 呕逆：日本抄本、文瑞楼本同，明抄本作"吐呕逆"，乾隆本作"吐呕气逆"。

② 茶：日本抄本、文瑞楼本同，明抄本、乾隆本作"汤"。

蒺藜各半两 蔓荆实一分半 不蚛皂荚半斤。用新汲水浸一宿，揉取汁，以绢滤入铛中，投少许面，慢火煎成膏

上八味，捣罗七味为末，将皂荚膏和丸如梧桐子大。每服二十丸，温水下，食后服。

治痰逆胃虚，不下粥食，兼疗风痰头目昏运[1]，**水煮丸方**

半夏汤洗去滑，焙干。二两 天南星生，去皮脐。半两 腻粉一钱 桑根白皮剉。一分 丁香一钱 人参三钱

上六味，捣罗为末，用生姜自然汁调生面和丸，如豌豆大。每服十五丸至二十丸，浆水内煮三二沸，漉出，别用生姜人参汤下，不计时候。

治风痰壅盛，每日早晨多喜呕吐，**退痰丸方**

人参 赤茯苓去黑皮 干姜炮 半夏汤洗七遍，去滑。各一两

上四味，捣罗为末，以粟米饭和丸如梧桐子大。每服二十丸，空心生姜汤下，日午再服。

治风痰方

上捣莱菔子为末，温水调一匙，服良久，吐出涎沫。如是摊缓风，以此吐后，用紧疏药；服疏药后，即可服和气药。

又方

上取白僵蚕七[2]枚直者，研细，以生姜汁一茶脚，温水调灌之。

胃 风

论曰：胃风之状，颈多汗，恶风，食饮不下，膈塞不通，腹善满，失衣则膜胀，食寒则泄，诊形瘦而腹大[3]。盖胃者，水谷之海，五脏六腑之大源。因于食寒失衣，则风邪易感，故其证颈多汗、恶风者，以人迎胃脉之所动也；食饮不下，膈塞不通，腹善满者，其经循腹里，其病在中焦也；失衣则膜胀者，重感于风邪，

---

① 昏运：日本抄本、文瑞楼本同，明抄本、乾隆本作"昏眩"。义皆通。
② 七：日本抄本、文瑞楼本同，明抄本、乾隆本作"十"。
③ 胃风之状……诊形瘦而腹大：此段论述源自《素问·风论》。

伤肌肉也；食寒则泄者，风寒交伤于胃，故泄注也；形瘦者，精不营也；腹大者，气不通也。

治胃风颈项多汗，恶风，饮食不下，膈塞不通，腹善满，失衣则膜胀，食寒则泄，形瘦而腹大，**豆蔻丸方**

肉豆蔻去壳。半两　羌活去芦头　防风去叉　桔梗去芦头，炒。各一分　陈橘皮汤浸，去白，焙　独活去芦头　薏苡仁　人参　草豆蔻去皮　芎䓖各半两　甘草炙　木香各一①分

上一十二味，为细末，炼蜜丸如梧桐子大。每服三十丸至四十丸，米饮下，日三②夜一。

治风冷入中，客于肠胃，水谷不化，飧泄注下，腹痛肠鸣，胁肋膜胀，**胃风汤方**

人参　赤茯苓去黑皮　芎䓖　桂去粗皮　当归切，焙　芍药　白术各一两

上七味，粗捣筛。每服三钱匕，水一盏半，粟米半匙，同煎至一盏，去滓温服。或肠胃湿毒下血，或便如豆汁，皆可服。

治久风入客肠胃，腹胀泄利，温中，**厚朴汤方**

厚朴去粗皮，生姜汁炙　当归切，焙　干姜炮　桂去粗皮　赤茯苓去黑皮　白术各二两　人参　桔梗去芦头，炒。各一两　甘草炙。半两

上九味，粗捣筛。每服三钱匕，以水一盏，煎取七分，去滓，早晚食前温服。

治胃风腹胀，飧泄下痢，**白术丸方**

白术　人参　赤茯苓去黑皮。各一两半　甘草炙。半两　厚朴去粗皮，生姜汁炙。一两

上五味，捣罗为细末，炼蜜丸如梧桐子大。每服三十丸，米饮下，日四五服，不拘时。

治胃受风冷，腹胀妨闷，不思饮食，**白豆蔻丸方**

---

① 一：日本抄本、文瑞楼本同，明抄本、乾隆本作"等"。
② 三：明抄本、乾隆本、文瑞楼本同，日本抄本作"二"。

白豆蔻去皮　干姜炮　桂去粗皮　甘草炙。各半两　诃黎勒煨，去核　人参各三分　厚朴去粗皮，生姜汁炙　白术　陈橘皮汤浸，去白，焙。各二①两

上九味，捣罗为细末，炼蜜丸如梧桐子大。每服二十丸，生姜枣汤下，日四五②服，不拘时。

治胃风，冷气攻心腹，胀满疼痛，饮食不消，四肢羸瘦，**厚朴煮散**方

厚朴去粗皮，生姜汁炙　诃黎勒煨，去核。各一两半③　木香　苍术米泔浸一宿，切，焙　枳壳去瓤，麸炒　当归切，焙　桔梗去芦头，炒。各一两　陈橘皮汤浸，去白，焙。二两

上八味，捣罗为散。每服三钱匕，水一盏，枣一枚，去核，煎至七分，温服不拘时。

治胃风腹痛胀满，食不消化，四肢不和④，**木香丸**方

木香　槟榔煨，剉　赤芍药　枳壳去瓤，麸炒。各半两　诃黎勒煨，去核。一两　桂去粗皮。半两　陈橘皮汤浸，去白，焙。一两　吴茱萸汤浸，焙干，炒。一分⑤

上八味，捣罗为细末，炼蜜和捣三百杵，丸如梧桐子大。每服三十丸，粥饮下，不拘时。

治风邪干胃，食物不化，便利完出，病名飧泄，**厚朴陈橘皮汤**方

厚朴去粗皮，生姜汁炙。半两　陈橘皮汤浸，去白，焙　甘草炙，剉　芎䓖　肉豆蔻去壳　赤茯苓去黑皮　防风去叉　吴茱萸汤洗，焙干，炒　羌活去芦头。各一分

上九味，粗捣筛。每服三钱匕，水一盏，煎至七分，去滓温服，空心食前。

---

① 二：文瑞楼本同，明抄本、乾隆本、日本抄本作"一"。
② 四五：日本抄本、文瑞楼本同，明抄本、乾隆本作"三四"。
③ 一两半：日本抄本、文瑞楼本同，明抄本、乾隆本作"一两"。
④ 和：日本抄本、文瑞楼本同，明抄本、乾隆本作"利"。似以"利"义胜。
⑤ 分：日本抄本、文瑞楼本同，明抄本、乾隆本作"两"。

风　秘

论曰：风秘之病，以大肠秘涩不通。大肠者，肺之府，通行水谷，传道所出。若三焦不和，风热所搏[1]，则肠胃干燥，津液虚少，糟粕结聚，传导不行，令人心烦腹满，便秘不通也。

治风气，润利肠胃，**前胡丸方**

前胡去芦头。二[2]两　大黄剉，炒　黄芩去黑心　木通剉　麻子仁　芍药各一两一分

上六味，捣罗为末，炼蜜和丸如豌豆大。每服十五丸，温水下，食前服。

治风气内结，大肠不通利，及四肢疮疹瘙痒，夜卧不安，**槟榔丸方**

槟榔剉。一两　黑牵牛子六两，捣取粉三两　麦蘖　防风去叉　何首乌　苦参　大黄各二两。并生用　陈橘皮汤浸，去白，焙。三两　木香一两　羌活去芦头。一两　皂荚十梃，不蛀者。以水五升挼取浓汁，去滓，熬为膏

上一十一味，捣罗为末，以皂荚膏和丸梧桐子大。每服二十丸至三十丸，盐酒下。

治大肠风热，秘涩不通，**调中丸方**

大黄剉　鳖甲醋炙黄，去裙襕　朴消　桃仁汤浸，去皮尖、双仁，麸炒。各四两　皂荚五梃。去皮，椎碎，用水一升挼取汁，滤过　莱菔一斤[3]。椎碎，绞取汁

上六味，将前四味为末，以陈醋一升半，同皂荚、莱菔汁煎五七沸后，入药末同熬得所，丸如梧桐子大。每服二十丸，温[4]米饮下。

治肠胃风热，津液燥少，大便秘涩，**木香丸方**

---

① 搏：日本抄本、文瑞楼本同，明抄本、乾隆本作"抟"。

② 二：明抄本、乾隆本、文瑞楼本同，日本抄本作"一"。

③ 斤：明抄本、乾隆本、文瑞楼本同，日本抄本作"升"。

④ 温：日本抄本、文瑞楼本同，明抄本、乾隆本无。

木香半两　槟榔剉　大黄煨，剉　麻子仁各二两　牵牛子末　郁李仁汤浸，去皮　枳壳去瓤，麸炒。各一两

上七味，捣罗为末，炼蜜和丸如梧桐子大。每服二十丸，临卧温米饮下。

治大肠风秘不通，**搜风丸方**

木香　恶实各一①分　青橘皮汤浸，去白，焙　牵牛子炒　旋覆花炒。各一两　槟榔煨，剉。二枚　皂荚五梃。用浆水五升浸两宿，授汁去滓，入蜜四两，银石器内慢火熬成膏

上七味，将六味捣罗为末，以皂荚②膏和丸如梧桐子大。每服十五丸，温酒下，不拘时。

治风热气盛，大小肠秘涩，**蜜腻散方**

大黄煨，剉，捣末　牵牛子生，杵为末　甘遂炒微黄，捣为末

上三味，秤大黄、牵牛末各三③钱，甘遂末一钱，入腻粉半钱，同研匀。每服二钱匕，浓煎，蜜汤调下，食前服。

治大肠风热，结涩不通，**芎劳丸方**

芎劳　独活去芦头　槟榔剉。各一两　牵牛子捣取粉。二钱　威灵仙　大黄剉，炒。各二两

上六味，捣罗为末，炼蜜和丸梧桐子大。每服三十丸，食前温熟水下。

治老儿④风气壅盛，大肠秘涩，五六日方大便一次，头旋目暗，发作无时，**威灵仙散方**

威灵仙一两。酒浸，焙干　羌活去芦头　芎劳各半两

上三味，捣罗为散。每服二钱匕，空心葱汤调下。

治风气，大肠秘涩，**羌活丸方**

羌活去芦头　槟榔剉　木香　桂去粗皮　陈橘皮汤浸，去白，焙。各一两　大黄煨熟。二两　牵牛子半斤，捣取粉四两

---

① 一：明抄本、乾隆本、文瑞楼本同，日本抄本作“三”。
② 皂荚：日本抄本、文瑞楼本同，明抄本、乾隆本作“皂角”。
③ 三：明抄本、乾隆本、文瑞楼本同，日本抄本作“二”。
④ 老儿：文瑞楼本同，明抄本、乾隆本、日本抄本作“老人”。

上七味，捣罗为末，更研令匀，炼蜜和丸梧桐子大。每服十五丸至二十丸，生姜紫苏汤下，渐加至三十丸。此药不搜，搅人脏腑。年高大肠风秘，服之自然通利，兼不转泻。

治大肠秘涩，祛风顺气，**香枳散方**

枳壳去瓤，麸炒　防风去叉。各一两。剉　甘草炙，剉。半两

上三味，捣罗为散。每服二钱匕，沸汤点服，空心食前各一。

治风秘，肠胃否塞不通，导气，**槟榔散方**

槟榔剉。一两　木香　木通剉　桑根白皮炙，剉。各半两　牵牛子二两。一半生，一半熟，同捣取末一两用　郁李仁麸炒，去皮。一两。别研如膏　大黄半两。湿纸裹煨

上七味，除研膏外，捣罗为散，入研膏和匀。每服二钱匕，入牛黄、龙脑各少许，温蜜汤调下，空心服。

治风气壅滞，大便秘涩，**青橘①丸方**

青橘皮去白，焙　槟榔剉　郁李仁麸炒，去皮。各一两　木香　羌活去芦头　半夏汤洗七遍。各半两　牵牛子半斤，捣取粉四两　陈橘皮汤浸，去白，焙。四两

上八味，捣罗为末，炼蜜和丸梧桐子大。每服二十丸，临卧生姜汤下。

治风气，中脘不利，大便②秘涩，**搜风散方**

牵牛子二两。一两生，一两炒　大黄剉。半两　郁李仁去皮。半两　枳壳去瓤，麸炒。一两　芎䓖一两　青橘皮汤浸，去白，焙。一分　麻子仁一分　槟榔剉。一枚　木香一分　旋覆花　防风去叉。各一两

上一十一味，捣罗为散。每服二钱匕，临卧生姜茶调，老小加减服。

治风气，大肠涩结，宽胸膈，消壅滞，**大黄丸方**

大黄剉，炒。一两　郁李仁汤去皮。二两　牵牛子生用。二

---

① 青橘：明抄本、乾隆本、文瑞楼本同，日本抄本作"青橘皮"。
② 大便：日本抄本、文瑞楼本同，明抄本、乾隆本作"大肠"。

两　木香一分

上四味，捣罗为末，炼蜜和捣数百下，丸如梧桐子大。每服二十丸，茶清下。度病人脏腑虚实，临时加减。

治风秘，肠胃不宣利，令人壅闷，**香桂丸方**

木香一分　桂去粗皮　大黄湿纸裹煨，剉　郁李仁　羌活去芦头　槟榔剉。各半两　黑牵牛子炒。一两

上七味，捣罗为细末，炼蜜和丸如梧桐子大。每服二十丸至三十丸，茶酒下。

治风热，大肠秘涩不通，心烦腹满，体热引饮，**导秘丸方**

槟榔剉　木香　芎䓖　羌活去芦头　桂去粗皮。各二两　大黄湿纸裹煨　郁李仁汤浸，去皮尖，焙。各四两

上七味，捣罗为细末，炼蜜和丸如梧桐子大。每服二十丸，浆水下，茶汤亦得。一方加枳壳、麻仁各四两，名麻仁丸。又一方加甘菊、诃黎勒、生干①地黄、山芋各二两，名如圣丸。

治肠胃风壅，大便秘涩，**搜风丸方**

牵牛子半斤。半生半炒　枳壳去瓤，麸炒　青橘皮汤浸，去白，焙　桂去粗皮　芎䓖　郁李仁　白芷　羌活去芦头　防风去叉。各二两　大黄剉，炒　麻仁各六两

上一十一味，捣罗为末，炼蜜和丸如梧桐子大。食前茶清下十丸；如大便秘滞②，食后临卧，荆芥汤下三十丸，加减服。

治荣卫凝涩，风热秘结，气壅引饮，**清利丸方**

皂荚不蚛者。刮去黑皮，涂酥炙焦。四两　槟榔剉。一两半　青橘皮汤浸，去白，焙　干姜炮　半夏汤洗七遍，焙干　羌活去芦头。各一两　黑牵牛半斤。生熟各一半，捣取细末四两

上七味，捣罗为细末，用酒煮面糊和丸如梧桐子大。每服二十丸，生姜汤下。

治三焦风热，气不调顺，大肠结燥，不得宣通，**大圣丸方**

---

① 干：日本抄本、文瑞楼本同，明抄本、乾隆本作"姜"。
② 秘滞：日本抄本、文瑞楼本同，明抄本、乾隆本作"秘涩"。

木香　白槟榔①剉　枳壳去瓤，麸炒　大黄剉　羌活去芦头　芎䓖　桂去粗皮　郁李仁去皮，研。各一两

上八味，捣研为末，炼蜜丸如梧桐子大。每服三十丸，温熟②水下，早晚食前服，以利为度。

治风③热气秘，**郁李仁散方**

郁李仁去皮尖，炒　陈橘皮去白，酒一盏煮干　京三棱炮，剉。各一两

上三味，捣罗为散。每服三钱匕，空心煎熟水调下。

治风秘大便不通，发躁引饮④，**槟榔丸方**

槟榔剉。两枚。为细末　黑牵牛子四两，捣取末二两

上二味，拌匀，炼蜜和丸如梧桐子大。每服二十⑤丸，温生姜汤下，不计时服，更看脏腑虚实加减。

风入腹拘急切痛

论曰：风入腹拘急切痛者，风邪搏于阴经也。风邪搏于阴经，则肠缩踡，肠缩踡则绌⑥急，风寒之气与正气相击，故里急而切痛也。

治风入腹，心腹疼痛，胀满拘急，不得息，并转筋，温中止痛，利大小便，**甘草饮方**

甘草炙，剉　防风去叉。各一两半　吴茱萸汤浸，焙，炒　赤芍药　当归切，焙　细辛去苗叶　干姜炮　熟干地黄各一两

上八味，粗捣筛。每服五钱匕，以水一盏半煎，去滓，取八分，空腹温服，日二。

治风入腹攻五脏，拘急不得转侧，有时阴缩，手足厥冷，寒

---

① 白槟榔：日本抄本、文瑞楼本同，明抄本、乾隆本作"大槟榔"。

② 熟：日本抄本、文瑞楼本同，明抄本、乾隆本无。

③ 风：日本抄本、文瑞楼本同，明抄本、乾隆本作"气"。

④ 引饮：日本抄本、文瑞楼本同，明抄本、乾隆本作"导饮"。

⑤ 二十：日本抄本、文瑞楼本同，明抄本、乾隆本作"十"。

⑥ 绌（chù 触）：犹"屈"。《素问·举痛论》："绌急则外引小络，故卒然而痛。"张隐庵《集注》："绌，犹屈也。"

疝^①腹中疗痛，**乌头汤方**

乌头一枚。炮裂，去皮脐　赤芍药二两　甘草二两。炙，剉　桂去粗皮。三两

上四味，剉如麻豆。每服五钱匕，入生姜一分，拍碎，水一盏半煎，去滓，取八分，入蜜半合，再煎三两沸，空腹服，日三。

治风入腹^②，五脏拘急，四肢不随，腹满欲绝，**桂心汤方**

桂去粗皮　防风去叉　黄芩去黑心　干姜炮裂　吴茱萸汤浸，焙，炒　秦艽去苗、土　甘草炙，剉。各一两

上七味，粗捣筛。每服五钱匕，水一盏半，煎至八分，去滓温服，不拘时候。

治风入腹中疗痛，并飞尸遁注，发作无时，发则抢心胀满，胁下如锥刀刺，**甘草汤方**

甘草炙，剉　细辛去苗叶　干姜炮　当归切，焙　桂去粗皮　白茯苓去黑皮　赤芍药　吴茱萸汤浸，焙，炒　熟干地黄切，焙。各一两

上九味，粗捣筛。每服五钱匕，以水一盏半，入切羊脂少许，同煎至八分，去滓，空心日午夜卧服。

治风入心腹，挛急，**鬼箭汤方**

鬼箭羽如鸡子大一块　甘草一尺。炙，剉　麻黄去根节，煎，掠去沫，焙干。四两　石膏如鸡卵一块

上四味，粗捣筛。每服五钱匕，水一盏半，煎至八分，去滓，空心临卧^③各一服。慎外风。

治风入腹，兼尸注入腹，心腹疗痛，气短，喘息不得^④，**干地黄^⑤汤方**

---

① 寒疝：原作"疝寒"，文瑞楼本同，文义不顺，据明抄本、乾隆本、日本抄本乙转。

② 腹：日本抄本、文瑞楼本同，明抄本、乾隆本作"肠"。

③ 临卧：日本抄本、文瑞楼本同，明抄本、乾隆本作"日午、夜卧"。

④ 不得：明抄本、日本抄本、文瑞楼本同，乾隆本作"不得卧"。

⑤ 干地黄：日本抄本、文瑞楼本同，明抄本、乾隆本作"熟干地黄"。

熟干地黄切，焙。一两　当归切，焙。一两半　芍药一两
半　甘草炙，剉。一两　吴茱萸汤洗，焙干，炒。三分　细辛去苗
叶。一两半　干姜炮裂。一两半　附子炮裂，去皮脐。一两　人参
一两　桂去粗皮。一两　厚朴去粗皮，涂生姜汁炙，烟起即止。一两

上一十一味，粗捣筛。每服三钱匕，以水一盏煎，去滓，取
七分，空腹服，日三夜一。

治风入腹，拘急疼痛，**人参汤**方

人参一两　附子炮裂，去皮脐。一两半　麻黄去根节。一两
半　茵芋去苗。一两　黄芩去黑心。一两　防风去叉。三分　芎䓖
三分　防己三分　甘草炙，剉。三分

上九味，粗捣筛。每服三钱匕，以水一盏，生姜三片，煎至
七分，去滓，稍热服，不计时候。

治风入腹，疼痛拘急，**防风汤**方

防风去叉。一两　桂去粗皮。一两　生干地黄切，焙。一
两　赤芍药一两　当归切，焙。一两　吴茱萸汤浸洗七遍，焙干。
半两　干姜炮裂。半两　细辛去苗叶。半[1]两

上八味，粗捣筛。每服三钱匕，水一盏，煎至七分，去滓，
稍热服，不计时候。

治风入腹，心腹疼痛，痰逆恶心，或时呕吐，隔[2]塞不通，**理
中汤**方

人参　干姜炮裂　甘草炙，剉　白术各三两

上四味，粗捣筛。每服三钱匕，水一盏，煎至七分，去滓，
稍热服，空心食前。

---

① 半：明抄本、乾隆本、文瑞楼本同，日本抄本作"一"。
② 隔：日本抄本、文瑞楼本同，明抄本、乾隆本作"膈"。

卷第一十八

诸风门

疬疡风

论曰：疬疡①之病，其状斑驳，点点相连而圆②大③，概似白驳而稍微也。皆由风邪热气搏于脾肺④经，流散肌肉使然也。

治疬疡风，颈面斑驳，**乌蛇散方**

乌蛇酒浸，去皮、骨，炙。二两　秦艽去苗、土　芎劳各一两半　桂去粗皮　羌活去芦头⑤　人参　山栀子　枳壳去瓤，麸炒　丹参⑥　沙参⑦　玄参　犀角镑。各一两　升麻　防风去叉　木通剉⑧　白鲜皮　黄芩去黑心　蒺藜子炒，去角。各一两二钱⑨　苦参二两

上一十九味，捣罗为散。每日温酒调下三钱匕，食后临卧服。

治疬疡风，面额颈项忽生斑驳，其状如癣，**雄黄散涂方**

---

① 疬疡：日本抄本、文瑞楼本同，明抄本、乾隆本作"疬疡风"。
② 圆：明抄本、乾隆本、日本抄本、文瑞楼本同，日本抄本旁注"又作大圆"。
③ 大：日本抄本、文瑞楼本同，明抄本、乾隆本在"圆"之前。
④ 肺：日本抄本、文瑞楼本同，日本抄本旁注"肺下有二字"，明抄本、乾隆本此后有"二"。
⑤ 桂……去芦头：此9字明抄本、日本抄本、文瑞楼本同，乾隆本作"王不留行"。
⑥ 丹参：明抄本、日本抄本、文瑞楼本同，乾隆本作"丹皮"。
⑦ 沙参：明抄本、日本抄本、文瑞楼本同，乾隆本作"白芷"。
⑧ 木通剉：明抄本、日本抄本、文瑞楼本同，乾隆本作"菊花"。
⑨ 一两二钱：日本抄本、文瑞楼本同，明抄本作"一两"，乾隆本作"半两"。

雄黄　硫黄　白矾并研如粉。各一分

上三味，合研令匀，以炼成猪脂调和，涂疮上。

治疬疡风及赤白癜风，**硫黄散涂方**

硫黄研。半两　砒霜研　腻粉各一分^①　苍耳实一合。为末

上四味，细研，入生姜汁半合，调令匀，少少涂之，勿令近口^②。

治疬疡风，身体斑驳，**附子散涂方**

附子一枚，大者。去皮，生用　硫黄研。半两　苍耳苗一握，干者

上三味，捣研为末，以米醋调。先以布巾揩疡上，即以药涂之，干更涂。

治疬疡风，状似白癜，**乌蛇散方**

乌蛇一条。酒浸，去皮、骨，炙

上一味，捣罗为散，炒黑豆半合，以无灰酒浸，去滓，取豆酒调服三^③钱匕，空心食前服^④。

治疬疡风，**油麻酒方**

油麻不拘多少，净择。生用

上一味，取半合，生细嚼，用热酒三合至五合下，每空心午时夜卧各一服^⑤，渐加至一合。服一百日疾愈。

治疬疡风，面颊颈项忽生斑驳如癣，**巴豆涂方**

巴豆去皮，生用。一分　酽醋一合

上二味，先以新布揩令赤，于故沙盆内，用醋磨巴豆如稀膏，涂于患上。

治疬疡遍身斑驳，**女萎膏摩方**

女萎一分　附子一枚。去皮脐，生用　鸡舌香研。半两　木香

---

① 分：明抄本、乾隆本、文瑞楼本同，日本抄本作"两"。

② 口：日本抄本、文瑞楼本同，明抄本、乾隆本作"口目"。

③ 三：明抄本、乾隆本、文瑞楼本同，日本抄本作"一"。

④ 服：日本抄本、文瑞楼本同，明抄本、乾隆本作"各一"。

⑤ 午时夜卧各一服：日本抄本、文瑞楼本同，明抄本、乾隆本作"日午服一"。

半两　白芷一分

上五味，捣研极细和匀，以腊月猪膏七合，于微火上煎熔，去滓，投前药末，煎三四沸，入研麝香一分搅调，复煎三上三下，膏成，瓷器收贮。每用少许摩之。

治疬疡风，**硫黄涂方**

硫黄一两半①　雄黄半两　硇砂研　附子生。各一两

上四味，捣研为细末，以苦酒调涂之，干即易。

白　驳

论曰：白驳之病，其状斑驳如癣，过于疬疡，但不成疮尔。皆由风热搏于肤腠，脾肺二经不利也。

治白驳举体斑白，经年不差，**菖蒲酝酒方**

菖蒲九节者。去须、节，米泔浸，切。一斤　天门冬去心。一斤　天雄炮裂，去皮脐。三两　麻子仁一升。生用　茵芋去粗茎。一两　干漆炒烟出　生干地黄切，焙　远志去心。各三两　露蜂房微炒。一两　苦参一斤　黄耆炙，剉。八两　独活去芦头　石斛去根。各五两　柏子仁生用。二升　蛇蜕皮长三尺②。微炙　天蓼木剉。二两

上一十六味，粗捣筛，以水二石五斗，煮菖蒲等，取汁一石，以酿一石二斗秫米，蒸酝如常法，用六月六日细曲于七月七日酿酒，酒成，去糟取清，收于净器中密覆。每温服四合至五合，日二夜一。更重煮菖蒲并药滓，取汤淋洗所患处佳。

治风头项及面上白驳渐长如癣，但白红色，**白敛散方**

白敛炮　当归切，焙　附子炮裂，去皮脐。各半两　黄芩去黑心　干姜炮　天雄炮裂，去皮脐。各一两　羊踯躅半两。蒸熟，炒干③

上七味，捣罗为散。每服半钱至一钱匕，酒调下，日三。

---

① 一两半：日本抄本、文瑞楼本同，明抄本、乾隆本作"一两"。
② 尺：日本抄本、文瑞楼本同，明抄本脱，乾隆本作"寸"。
③ 炒干：日本抄本、文瑞楼本同，明抄本、乾隆本作"焙干"。

治白驳傅方

雌黄 石硫黄各一两。研如粉 蛇蜕皮一条，大者。烧灰

上三味，同研匀细，用醋调成膏。先以巴豆一粒中截，以平处磨令皮起，然后傅药三两遍即差。

治头项及面上白驳渐长如癣，但不成疮，宜用此**傅方**

桂去粗皮。一两

上一味，捣罗为末。每用半钱或一钱匕，以津唾和，傅于白驳上，日三。

治面项身体白驳傅方

鲇鱼一头约重半斤。去肠肚，净洗后，一依鲊法，用盐、椒、葱、粳米饭匀拌，即用青荷叶裹作三包，各用蒲片系

上一味，更用荷叶重裹，令大臭烂，先以布拭白驳令赤，次炙鲊包，热熨令汗出，以绵衣包，无令风冷所伤。

治周身白驳，渐长似癣，但不成疮，**蛇蜕皮方**

蛇蜕皮一条，大者

上一味，炒热，按摩白驳上，时时噀唾数百遍，弃之田野草中差。

治面项身体白驳风，**涂淋方**

生木树腔中汁柳树为上

上一味，净锅煎热，洗淋之，仍便捣桂、牡蛎末，津唾调涂，日三夜一，隔日淋洗。

治头[1]项及面上白驳，浸淫渐长如癣状，但即无疮[2]，**鳗鲡鱼涂方**

鳗鲡鱼一头[3]，肥者

上一味，炙令脂出，先洗白驳，用物揩拭之，令小痛，然后用熟鱼脂涂。

治白驳，**矾石涂方**

---

① 头：日本抄本、文瑞楼本同，明抄本、乾隆本作"颈"。
② 但即无疮：日本抄本、文瑞楼本同，明抄本、乾隆本作"但不成疮"。
③ 头：日本抄本、文瑞楼本同，明抄本、乾隆本作"条"。

矾石　石硫黄各一分

上二味，同研如面，用好醋调和如膏涂之。

治面项身体白驳风，**大蛇皮涂方**

蛇蜕皮一条，大者。烧作灰用　石硫黄研　槲皮烧作灰。各二钱

上三味，研令极细，以清熟漆①调和，勿令稠硬，薄涂白驳处。欲涂药时，先以巴豆一粒中截，用平处摩令皮微起，然后傅药。

白癜风

论曰：白癜风之状，皮肤皱起，生白斑点是也。由肺脏壅热，风邪乘之，风热相并，传流荣卫，壅滞肌肉，久不消散，故成此②也。

治白癜风，身体瘙麻，**乌蛇散方**

乌蛇酒浸，去皮、骨，炙。三两　白僵蚕微炒　胡麻子　独活去芦头　天麻各二两　乌头炮裂，去皮脐　细辛去苗叶　防风去叉　桂去粗皮　枳实去瓤，麸炒　蝉蜕去土　白附子炮。各半两　天南星炮。一分

上一十三味，捣罗为细散。每服温酒调下二钱匕，不计时候。

治肺脏久积风毒，皮肤生白癜，**苦参散方**

苦参剉　乌蛇酒浸，去皮、骨，炙。各三两　露蜂房微炙　松脂　附子炮裂，去皮脐　栀子仁　木兰皮各二两

上七味，捣罗为细散。每服温酒调下二钱匕，不计时候。

治风热熏蒸，皮肤白癜，**防风汤方**

防风去叉　地骨皮　王不留行　山栀子仁微炒　荆芥穗　恶实炒。各一两　甘草炙。三分　人参　生干地黄焙。各半两

上九味，粗捣筛。每服三钱匕，水一盏，入恶实根二③寸，同煎至七分，去滓温服，不计时候。

---

① 漆：明抄本、日本抄本、文瑞楼本同，乾隆本作"酒"。
② 此：日本抄本、文瑞楼本同，明抄本、乾隆本作"此疾"。
③ 二：日本抄本、文瑞楼本同，明抄本、乾隆本作"三"。

治白癜风，**玉粉膏方**

白矾　石硫黄各半两

上二味，研为末。米醋①调为膏，涂患处。

治白癜风方

杏仁去双仁，不去皮尖，生用

上一味，每日早晨烂嚼二七粒，于白点处揩，夜卧再用。

治白癜风方

鸡子两枚。和壳以米醋三升浸七日，取白　石硫黄研。半两　附子去皮脐，生用。一枚重半两者　粟米二钱

上四味，将后三味捣罗为末，以前鸡子白调如稀糊。临用药，先以葛布揩患处令赤，涂之。

治白癜风，皮肤斑白，毛发亦变，**石硫黄膏方**

石硫黄　墨各一两半

上二味，捣研为细末。先以布揩患处令赤，醋调药成膏涂之；若作疮，差后再涂。

治白癜风，**苦参膏方**

苦参　盐各一分

上二味，捣罗为末，先以酒一升，煎至四合，入药二味搅匀，慢火再煎成膏。每用，先以生布揩患处令赤，涂之。

紫癜风

论曰：紫癜风之状，皮肤生紫点，搔之皮起而不痒痛是也。此由风邪挟湿，客在腠理，荣卫壅滞，不得宣流，蕴瘀皮肤，致令色紫，故名紫癜风。

治紫癜风，大效，**酸石榴丸方**

酸石榴十颗。去皮，以瓷盆盛，饭上蒸烂，绞取汁　梨二十颗。去皮、核，研，绞取汁　羌活去芦头　人参　防风去叉　干薄荷叶各一两　茺蔚子　白附子炮　苦参　犀角镑　乌喙炮裂，去皮脐。

---

① 米醋：日本抄本、文瑞楼本同，明抄本、乾隆本作"醋"。

各半两

上一十一味，除二味汁外，捣罗为末，将汁熬成膏，和丸如梧桐子大。每服二十丸，温酒下，不拘时。

治紫癜风，**白花蛇散方**

白花蛇酒浸，去皮、骨，炙。二两　麻黄去根节　天麻　何首乌去黑皮　天南星炮　白附子炮　桂去粗皮　萆薢　白鲜皮　羌活去芦头　蔓荆实去皮　白僵蚕炒　防风去叉　犀角镑。各半两　磁石煅，醋淬，研。一两　原蚕蛾炒。一分

上一十六味，将一十五味捣罗为散，入磁石研匀。每服二钱匕，食前温酒调下。

治瘙麻紫癜风，**乌蛇散方**

乌蛇酒浸，去皮、骨，炙　防风去叉　羌活去芦头　人参　玄参　沙参　苦参　丹参　白附子炮　蒺藜子炒，去角。各一两

上一十味，捣罗为散。每服一钱匕，温酒调下。

治紫癜风，**除风散方**

防风去叉　蝎梢炒。各一两　白花蛇头二枚。酒浸，炙

上三味，捣罗为散。每服一钱匕，温酒调下。

治紫癜风，**硫黄膏方**

石硫黄不拘多少

上一味，研末，用生姜自然汁同煎成膏。每浴罢，以药揩之令热。

治紫癜风点点相连，**五倍子膏方**

五倍子一分。捣为细末　腻粉二钱匕　砒霜研细。半钱匕

上三味，同研匀细，以醋调为膏，盛以瓷合。每浴罢，匀揩患处，速著衣慎风，仍便洗手。

治紫癜风斑点，**附子硫黄散方**

附子生用，去皮脐。一枚　石硫黄别研。半两

上二味，捣研为细散，入胡粉一分，腻粉少许，同繁柳汁和匀，临卧揩三五遍，早晨温浆洗去，不过三五夜差。

治紫癜风，**牡蛎散方**

牡蛎　胆矾各半两

上二味，生用为散，酽醋调摩患处。

治紫癜风并白癜风，**胡桃涂方**

初结青胡桃一颗。取外皮用　石硫黄一皂子许。研如粉

上二味，先取胡桃皮，切，研如膏，入硫黄末和匀，涂之。

治紫癜风，**灰藋涂方**

灰藋不拘多少。烧灰，用纸衬淋取汁，炼令如膏，约两匙许　雄黄　丹砂　腻粉　麝香　虾蟆灰　石硫黄　矾石灰① 各一钱②

上八味，将七味同研如粉，与炼了灰藋浓汁搅，煎如膏涂之，干即易膏，硬以醋润之。

治紫癜风，**羊蹄根涂方**

羊蹄根捣，绞自然汁半合　生姜研，绞自然汁半合　石硫黄四钱。研如粉

上三味，将二汁与硫黄末同研令黏，涂患处，一日不得洗，不过两上差。

恶　风

论曰：恶风者，皆五风厉气所致也。风有青白赤黑黄之异，其毒中人，五脏则生虫。亦有五种虫，生息滋蔓，入于骨髓，五脏内伤，形貌外应。故食肝则眉睫堕落，食肺则鼻柱倒塌，食脾则语声变散，食肾则耳鸣如雷鼓之声。心不受食，食心则为不可治，是故谓之恶风。

治恶风无问新久，四肢不仁，一身尽痛，头目眩倒，口面㖞僻，**白术散方**

白术微炒　人参　秦艽去苗、土　当归切，焙　天雄炮裂，去皮脐。各三分　附子炮裂，去皮脐　乌头炮裂，去皮脐。各二两③ 干姜炮裂。一两　蜀椒去目并闭口者，炒出汗。一两　防风去

---

① 灰：明抄本、日本抄本、文瑞楼本同，乾隆本作"炼枯"。

② 钱：日本抄本、文瑞楼本同，明抄本、乾隆本作"两"。

③ 两：日本抄本、文瑞楼本同，明抄本脱，乾隆本作"枚"。

又 桂去粗皮 防己剉 萆薢炒 白敛 桔梗去芦头，炒 黄耆细剉。各二[①]两 山茱萸 麻黄去根节，先煮，掠去沫，焙干用 茵芋去粗茎 甘草炙。各三分 细辛去苗叶。半两

上二十一味，捣罗为散。每服二钱匕，温酒调下，空心午时各一服；未效，渐加服之。觉口唇瘑痹，即减服之。

治恶风，**殊圣散方**

天麻 菖蒲九节者。米泔浸，焙干 何首乌 乳香研 菊花 蔓荆实 威灵仙去土 地骨皮 仙人骨[②] 胡麻 防风去叉 枳壳去瓤，麸炒 益母草 乌蛇酒浸，去皮、骨，炙 小荆子[③] 苍耳 苦参 丹参 沙参 人参 玄参 紫参 荆芥各半两

上二十三味，捣罗为散。每服二钱匕，温酒调下，食前后各一服，隔宿先吃猪胰[④]一枚，早晨并服三[⑤]服。

治恶风，**胡麻散方**

胡麻一斤。去浮者，一半煮熟，一半生用 天麻 乳香研 何首乌 苍耳 松花 角蒿 款冬花 克颠草[⑥] 菖蒲 人参 苦参 玄参 沙参 丹参 威灵仙去土。各二两 甘菊花三两 蔓荆实 紫参二两

上一十九味，捣罗为散。每服二钱匕，温酒调下。如病深，渐加至三钱匕。服至旬余，若觉遍身疼痛是效。

治恶风，**五参散方**

① 二：明抄本、乾隆本、日本抄本、文瑞楼本同，日本抄本旁注"二又作一"。
② 仙人骨：日本抄本、文瑞楼本及《普济方》卷一百八"诸风门"引《圣济总录》、《永乐大典医书辑本》卷三百二十六"一东·风"引《圣济总录》同，明抄本、乾隆本作"仙人掌"，在威灵仙前。
③ 小荆子：日本抄本、文瑞楼本及《普济方》卷一百八"诸风门"引《圣济总录》、《永乐大典医书辑本》卷三百二十六"一东·风"引《圣济总录》同，明抄本作"水荆子"，乾隆本作"木荆子"。
④ 猪胰（yí 胰）：日本抄本、文瑞楼本及《普济方》卷一百八"诸风门"引《圣济总录》同，明抄本无，乾隆本、《永乐大典医书辑本》卷三百二十六"一东·风"引《圣济总录》作"猪𦞂"。胰，即猪胰腺体，亦名猪息肉，后作"胰"。《广韵·之韵》："胰，夹息肉，今谓之猪胰。"
⑤ 三：明抄本、乾隆本、文瑞楼本同，日本抄本作"二"。
⑥ 克颠草：日本抄本、文瑞楼本及《永乐大典医书辑本》卷三百二十六"一东·风"引《圣济总录》同，明抄本、乾隆本作"克颠花"。

人参 沙参 丹参 玄参 苦参 木通剉 蒺藜子炒，去角 乌蛇酒①浸，去皮、骨② 干蝎去土 天麻 赤箭 何首乌去黑皮 陈橘皮汤浸，去白，焙。各一两 黄芩去黑心。半两 原蚕蛾一分

上一十五味，并生用，捣罗为散。每服三钱匕，热茶调下，服及半料，即减服二钱匕。初服三日后，先觉头项脊膂身上疼痛，乃药力与病相击也，当安卧两复时许，即无事。如或身上有疮肿，服药一日后，便觉渐减。

治恶风，**天麻散方**

天麻 防风去叉 细辛去苗叶 附子炮裂，去皮脐 藁本去苗 乌蛇酒炙，用肉 羌活去芦头 芎劳 菊花未开者良 桂去粗皮 麻黄去根节，先煎，掠去沫，焙干 干姜炮裂 独活去芦头 甘草炙 阿胶炙令燥 白鲜皮各半两

上一十六味，捣罗为散。每日空腹温酒调服二钱匕，渐加至三③钱匕，日二。春夏煎当归酒调下，秋冬煎蒲黄酒调下。

治脾肺风并恶风等疾，**何首乌丸方**

何首乌 石菖蒲 荆芥穗 苍耳 胡麻炒。各一两 玄参 沙参 苦参 白花蛇酒浸，去皮、骨，炙 乌蛇酒浸，去皮、骨，炙。各半两

上一十味，捣罗为末，炼蜜和丸梧桐子大。每服十丸，茶、酒任下；如要作散，每服二④钱匕，温酒调下，不计时服。

治恶风，**豆蒸丸方**

原蚕蛾全者，二十八枚。炒 羊屦二十八枚。批开，炙干 猪屦二十八枚。如前炙 安息香 犀角屑 没药研 人参 甘草炙，剉 何首乌 大黄剉，炒 远志去心。各一两 角蒿 蒲公草 苍

---

① 酒：日本抄本、文瑞楼本同，明抄本、乾隆本无。
② 骨：日本抄本、文瑞楼本同，明抄本、乾隆本此后有"炙"。
③ 三：明抄本、乾隆本、文瑞楼本同，日本抄本作"二"。
④ 二：明抄本、乾隆本、日本抄本、文瑞楼本同，日本抄本旁注"二作一"。

耳　地锦　益母草　土马鬃　枸杞自角蒿以下七味各一两半①，治净，用黑豆盖覆甑中，蒸令黑豆软熟，不用黑豆，将药暴干②

上一十八味，捣罗为末，入鹅梨汁，并炼蜜同和丸如樱桃大。每服一丸，不以时，米饮嚼下。

治恶风，**白花蛇散方**

白花蛇一条。酒浸，炙，取肉用。三两　露蜂房微炙　苦参剉　防风去叉　丹参　栀子仁　山芋各二两半　秦艽去苗、土。一两一分

上八味，捣罗为散。每日空心用温酒调下二钱匕至三钱匕，日再。

治恶风，**威灵仙散方**

威灵仙去土。二两　丹参六两　羌活去芦头。一两　独活去芦头。一两　苍耳四两　仙灵脾　玄参　人参　沙参各二两　紫参一两　甘草一两。生用　黄芩去黑心。半③两

上一十二味，捣罗为散。食后临卧，用温熟水调下三钱匕。若身体无疮，眼瞳仁不断，鼻梁不塌，服之一月④可差。

治肺脏风毒，发作如癫，变成恶风证，**蔓荆实散方**

蔓荆实揉去白皮，生用。四两　胡麻捣为末，炒熟。半两　天麻二两　菊花未开者良，生用。四两　天南星炮裂。一两　枸杞生用。四两　苦参捣取粉。四两

上七味，捣罗为散。每服温酒调下二钱匕，日三夜一。每服宜去食前后稍远，恐药食相犯。

治恶风，**天蓼散方**

天蓼叶焙干。一斤　天麻三两　何首乌去黑皮，酒炒⑤　王不留行微炒。各二两

①　半：原作"事"，文瑞楼本同，据明抄本、乾隆本、日本抄本改。
②　暴干：日本抄本、文瑞楼本同，明抄本、乾隆本作"焙干"。
③　半：日本抄本、文瑞楼本同，明抄本、乾隆本作"二"。
④　月：日本抄本、文瑞楼本同，日本抄本旁注"月作料"，明抄本、乾隆本作"料"。
⑤　炒：日本抄本、文瑞楼本同，明抄本、乾隆本作"浸"。

上四味，捣罗为散。每服二钱匕，以热浆水调服，日三，不计时。

治恶风，**玉粉丸方**

矾石一两。研细　生炊饼剂一枚

上二味，和匀，却作炊饼蒸熟，乘热丸如梧桐子。每服三十丸，食后茶清下。

治恶风，并疗诸风，**胜玉散方**

角蒿五月采者，去根，九蒸九暴，为末　胡麻九蒸九暴，为末

上二味，每一料用角蒿末一斤，胡麻末半斤，更入乳香一两，别研为细末，拌和令匀。每服一钱或二钱匕，茶、酒随意调下。

治恶风，**乌蛇胆汁方**

乌蛇胆一枚　冬瓜一枚。截作五寸许，去瓤用　梨一枚

上三味，掘地可深三尺，扫拭令净洁，以物盛冬瓜置其中，次安乌蛇胆、梨于其上，以物隔之，用土盖覆，三七日一看，冬瓜未甚坏，则候七七日看，蛇胆、梨浑化为汁，在冬瓜皮内即取汁。每服温一茶脚许，小可风疾，以匙头湿①过，搅酒吃三两，服愈。

治恶风，**乳香散方**

乳香研。三钱　胡麻水淘去浮者，秤一斤。文火炒香　天麻慢火炙令黄色。三两

上三味，捣罗为散。每服三钱匕，饭后先抄着口内，煎荆芥茶，旋呷旋咽，服五七日后，觉遍身无力、昏闷时勿怪，乃药力也。即于腰眼两边，相去量病人一寸半许，各灸二七壮如麦粒大。若鼻塌者，用秫黍枝子去皮，中心通作眼，安在鼻中，身上有肿处，自消。常服，即炼蜜搜和为丸如梧桐子大，温酒下三五丸。

治恶风，**如圣散方**

① 湿：日本抄本、文瑞楼本同，明抄本、乾隆本作"温"。

胡麻二斤。九蒸九暴　天^①麻一两　乳香研　松脂研　款冬花　旋覆花　苍耳　人参　玄参　沙参　苦参　紫参　丹参　松花　白茯苓去黑皮。各半两　木香　丁香　胡麻子花各一分

上一十八味，捣罗为散，和匀。每服三钱匕，薄^②茶调下，日三四服，不计时。服药五日，遍身及百骨节疼痛，起止不得，乃见效也。两三日后，却得安^③，及一月，身体黑瘦，方渐平复。

治恶风癞病，**防风酒方**

防风去叉，剉碎。一斤　天麻剉碎。五两　黍米一石^④　枸杞根刮去皴^⑤皮，去心，剉碎用。五斤　好面曲十五斤

上五味，将防风、天麻、枸杞根三味，用水六斗，煮取三斗，去滓，置于不津器中，将黍米依造酒蒸馈，蒸讫，入曲末拌，分三酘^⑥如常法。又取槐白皮一斤细剉，并用三年纯黑猫儿一个，去皮、肠、肚外烂煮，同剉槐白皮相和入酒，酒熟，压去糟。每服，温饮三四合至五合，日二夜一。

大风眉须堕落

论曰：大风眉须堕落者，盖癞病也。皆由恶风染著，荣^⑦气不清，风湿毒气浸渍肌肉，致淫邪散溢，痒瘙成疮，皮肤疡溃，鼻柱倒塌，须眉堕落。

治大风癞病，眉发堕落，热毒风入五脏，身体头面生疮，**枳壳散方**

枳壳去瓤，麸炒　黄耆炙，剉　苍耳炒　白术微炒　葫藘

---

① 天：明抄本、乾隆本、日本抄本、文瑞楼本同，日本抄本旁注"天一作大"。
② 薄：日本抄本、文瑞楼本同，明抄本、乾隆本作"薄荷"。
③ 安：日本抄本、文瑞楼本同，明抄本、乾隆本作"如"。
④ 石：原作"硕"，日本抄本、文瑞楼本同，据明抄本、乾隆本及《永乐大典医辑本》卷三百二十六"一东·风"引《圣济总录》改。
⑤ 皴：日本抄本、文瑞楼本同，明抄本、乾隆本作"粗"。
⑥ 酘（dòu 豆）：又读"投"。酒再酿。《集韵·俟韵》："酘，酒再酿。"《抱朴子内篇·金丹》："犹一酘之酒，不可以方九酝之醇耳。"
⑦ 荣：明抄本、乾隆本、日本抄本、文瑞楼本同，日本抄本旁注"荣当作卫"。

剉　白蒺藜炒　防风去叉，生用　升麻生用　栀子仁各三分　漏芦去芦头　黄连去须　人参　天门冬去心，焙　防己　干姜炮　芎䓖　丹参去苗、土，炙　麻黄去根节，煎，掠去沫，焙　白芷微炒　甘草炙，剉　葛根剉。各半两　玄参坚者。三两　乌蛇酒浸，去皮、骨，炙。一两

上二十三味，捣罗为散。温酒调下二钱匕，加至三钱匕，空心夜卧服。

治大风恶疾，或二年三年，眉须堕落，手足疼闷，骨节烦肿，面色黑，皮肉渐变①，**白蒺藜散方**

白蒺藜炒　芎䓖各二两　山栀子去皮　防风去叉。各一两三分　萆薢炒　羌活去芦头　白芷炒　升麻各二两　白茯苓去黑皮。二两半　远志去心　菖蒲九节者。米泔浸，切，焙干　蔓荆实　细辛去苗叶，轻炒　茵芋去粗茎　芍药　麻黄去根节，煎，掠去沫，焙干　龙骨刮去土　人参　当归切，焙　桂去粗皮。各一两一分　白术微炒。一两　附子炮裂，去脐皮。二枚②　甘草炙，剉　桔梗切，焙。各一两半③

上二十四味，捣罗为散。每用温酒调下二钱匕至三钱匕，空心午食前各一服。如口干舌涩，喉里烟生，鼻中辛痛，是佳应也；甚即煎少许甘豆汤解之。

治大风眉须堕落等疾，**皂荚丸方**

大皂荚二斤，不蚛者。酥炙过，银铜器中入水揉碎，煎成膏，入后药　羌活去芦头。三④两　木香　萆薢各二两　附子炮裂，去皮脐。半两　白牵牛麸炒　郁李仁去皮尖，研　独活去芦头　槟榔用鸡心者。煨　大黄剉，炒　青橘皮去白，焙　何首乌去黑皮。各二两

上一十二味，捣罗十一味为末，入皂荚膏搜和匀，捣二千杵，

---

① 渐变：日本抄本、文瑞楼本同，明抄本、乾隆本作"变白"。
② 枚：日本抄本、文瑞楼本同，明抄本、乾隆本作"两"。
③ 一两半：日本抄本、文瑞楼本同，明抄本、乾隆本作"一两"。
④ 三：日本抄本、文瑞楼本同，明抄本、乾隆本作"一"。

丸如梧桐子大，暴干。常服，生姜汤下二十丸，加至三十丸；病甚者，稍增之。

治风气留滞，皮肤不仁，须眉堕落，多生疮癣，身体瘙痒等，**何首乌丸方**

何首乌刮去黑皮。十二两　白牵牛拣　干薄荷各三两　肥皂荚三斤。一斤去皮子椎碎，用法酒三升①浸两宿，揉浓汁去滓，银石器中熬成膏；一斤炭火烧令烟尽，收放湿纸上，盆覆之，候冷用；一斤去皮，酥炙令焦，捣罗为末

上四味，捣罗三味为末，用皂荚膏和剂，使膏尽为度，熟捣，丸如梧桐子大。每服十五丸，加至二十丸，不计时候，温酒下，日三服。

治大风眉须堕落，退皮，去爪甲，换骨，**苏木煎丸方**

苏枋木三两。椎碎，以法酒一斗②，煎至一碗，去滓　附子一枚。炮裂，去皮脐　乌头一枚。炮裂，去皮脐　天麻酒浸，焙。一两　草乌头半两。用盐水浸　干蝎去土，酒浸。一分　乳香研　没药研。各半两　雄黄水飞过。半两

上九味，除苏枋木外，捣罗为末，将苏枋木酒和药末为丸，如黑豆大。每服五丸至七丸，用淡豉汤下，衣被盖出汗；妇人用红花酒下。

治大风疾，须眉堕落，皮肉已烂成疮者，**白花蛇散方**

白花蛇去皮、骨，酒炙　乌蛇去皮、骨，酒炙　干蝎全者。去土，炒　白僵蚕炒。各一两　地龙去土，炒。半两　雄黄醋熬，研。一分　蜈蚣十五条，赤足全者。炒　蝎虎十五枚，全者。炒　蜜蜂炒。一分　丹砂研。一两　黄蜂炒。一分　胡蜂炒。一分　龙脑研。半钱

上一十三味，捣罗为散。每服一钱匕，温蜜水调下，日三五服。

---

① 升：日本抄本、文瑞楼本同，明抄本、乾隆本作“斗”。
② 斗：日本抄本、文瑞楼本同，明抄本、乾隆本作“斤”。

治大风癞，并痛疽疥癣，骨肉疽败，百节烦疼，眉发凋落，身体苦痒，眦烂耳聋，风疳齲齿，**茵芋散方**

茵芋去粗茎 附子炮裂，去皮脐 天雄炮裂，去皮脐 踯躅花炒微黄色 细辛去苗叶，轻炒 乌头炮裂，去皮脐 石南酒酒微炒 干姜炮。各半两 独活去芦头。一两半 白术灰炒 防风去叉 菖蒲九节者。用米泔浸后切，焙干 蜀椒去目及闭口者，炒出汗。各一两

上一十三味，捣罗为散。每用温酒调一钱匕，日二夜一，心腹稍空时服，勿更增。唇麻痹甚，啜少许温甘豆汤止之。

治大风癞疾，眉须堕落，遍身痛痹[1]，手足挛缩，**山栀子散方**

山栀子去皮。二两半 芎䓖一两半 藁本去苗、土。三分 当归切，焙 蔓荆实各一两 桔梗剉，炒。一两三分 羌活去芦头 白蒺藜炒 白茯苓去黑皮 防风去叉。各一两一分[2] 侧子炮裂，去皮脐 天麻各半两

上一十二味，捣罗为散。每日空腹温酒调下二钱匕，加至三钱匕，夜卧时再服。服至一料，眉须再生。

治大风癞，遍身瘾胗，如烂桃李大，作疮，经年不愈，重者毛发脱落，**苦参丸方**

苦参十六两。剉，捣取粉八两 生干地黄焙干，捣末。五两半 乳香半两。炒软[3]，放冷研，再与丹砂末同研 丹砂研。一两一分

上四味，研匀，炼蜜和丸如梧桐子大。每日空腹夜卧，以温水下二十丸，渐加三十丸。

治大风癞，眉须堕落及身[4]面瘙痒，腹中烦热，身上瘾胗起如枣核，疼痛生疮，**防己散方**

防己剉。一两半 乌蛇酒浸，去皮、骨，炙。三两 独活去芦

---

① 痹：明抄本、乾隆本、日本抄本、文瑞楼本同，日本抄本旁注"痹作麻"。
② 一两一分：日本抄本、文瑞楼本同，明抄本、乾隆本作"一两三分"。
③ 软：日本抄本、文瑞楼本同，明抄本、乾隆本作"硬"。
④ 身：日本抄本、文瑞楼本同，明抄本、乾隆本作"头"。

头　秦艽去苗、土　黄耆炙，剉　丹参去苗、土，微炙　乌头炮裂，去皮脐　松脂炼过，放冷研　人参　苦参剉　白术炒　桂去粗皮　芍药各一两一分　芎䓖　黄连去须　蒺藜子炒，去角　白茯苓去黑皮　天门冬去心，焙　葛根剉。各一两半　干姜炮　蜀椒炒出汗，去闭口者并子①。各一两　玄参二两

上二十二味，捣罗为散。每空心食前夜卧，温酒调下二钱匕，渐加至三钱匕。

治大风癞，身上生疮，并面部浮肿，眉鬓堕落，四肢瘑痹，**羚羊角饮**方

羚羊角镑　甘草炙，剉。各三分　独活去芦头　山栀子仁各一两半　防风去叉。一两　枳壳去瓤，麸炒　黄耆炙，剉　蒺藜子炒　丹参去苗、土，微炙　玄参　木通剉。各一两一分

上一十一味，粗捣筛。每服五钱匕，以水一盏，煎取七分，去滓温服，每日早食后及夜卧各一服。

治大风癞，身体成疮，眉鬓堕落，痞瘟瘙痒，搔之黄水出者，**漏芦汤**方

漏芦去芦头　乌蛇去皮、骨，酒炙　独活去芦头　黄耆炙　白敛　白茯苓去黑皮　生姜切，炒　大黄剉碎，醋炒。各一两　升麻生用　麻黄去根节，煎，去沫，焙　枳实去瓤，麸炒　芍药　防己　玄参　甘草炙　附子炮裂，去脐皮。各三分　栀子仁一两一分　石膏碎。一两半

上一十八味，剉如麻豆。每服五钱匕，以水一盏半，煎取一盏，去滓温服。要利，空心临卧各并二服。

治大风癞，眉须堕落，身上有疮，手足胀闷，瘑痹挛缩，鼻梁未坏者，**侧子丸**方

侧子炮裂，去皮脐。一两三分②　白芷微炒　附子炮裂，去皮脐　天麻酒浸，切，焙　龙骨　防风去叉，制。各一两一分　蔓荆

---

① 闭口者并子：日本抄本、文瑞楼本同，明抄本、乾隆本作"目并合口者"。

② 分：日本抄本、文瑞楼本同，明抄本、乾隆本作"钱"。

实一两半　白蒺藜炒。二两　白术炒。一两　人参　山芋　生干地黄焙　当归切，焙。各三分

上一十三味，捣罗为末，炼蜜和丸如梧桐子大。空心温酒下三十丸，日再服，渐加至五十丸，唇舌微痹为效。慎避外风。

治大风癞，卒无眉须者，**乳香丸方**

乳香炒软，候冷研　人参　紫参去土、苗　沙参去土、苗　玄参去土、苗　苦参剉，捣取粉　天麻酒浸，切，焙　菊花未开者　枳壳去瓤，麸炒。各半两

上九味，捣罗为末，炼蜜和丸如梧桐子大。食后酒下二十丸，日二夜一，百日内差。六十日内，两鼻中出血是候也。

治大风癞，令生眉髭，**侧柏丸方**

侧柏叶不计多少

上一味，九蒸九暴，捣罗为末，炼蜜和丸如梧桐子大。空心食前① 夜卧各一服，熟水下五十丸，百日毛生。

治大风疾，眉毛脱落，**法制蓖麻方**

蓖麻子不计多少，去皮，黄连水浸七日，每服四粒，空心用黄连水下，服至一月，觉四肢肿，用针刺出水。再服一月，永除根本。

治大风癞，生发，坚眉鬓，**柏脂酝酒方**

炼成柏脂十斤。研为末，炼如松脂法　糯米一石　细曲十五斤　石灰一石

上四味，先炒石灰，以木札著灰中试之，火出为度，以地骨皮剉五斗，以水一石五斗，煮取九斗半，去滓，以淋石灰三② 遍澄，以灰汁和曲，与柏脂粉拌米，用汁、米曲、柏脂粉，多少一如常酝法，仍两酘者③，曲米、汁、粉在内，密封四七日，开，压去滓，取清酒。每服五合至七合，常令酒气相接取效。忌触外风

---

① 食前：日本抄本、文瑞楼本同，明抄本、乾隆本作"日午"。

② 三：明抄本、乾隆本、文瑞楼本同，日本抄本作"二"，旁注"二一作三"。

③ 仍两酘者：日本抄本、文瑞楼本同，明抄本作"次下两，著"，乾隆本作"次于净器，著"，"著"连下读。

冷，其米泔及糟不得令豕畜食之。

治大风癞，皮肤瘙痒，搔之落如麸片，宜安腑脏，去胃中伏热，解咽干舌涩，除风痹虚羸，治眉须堕落，久服轻身，延年不老，**松脂酝酒方**

松脂二斗五升。太山川谷者，六月采　黍米二斗五升　细曲一十五斤半　糯米五斗

上四味，以水一石煎松脂，浮上掠取，入冷水中，却减入汤，如此四五十度。每五度煮，即须换汤，暴干，捣研作粉，得一斗一升二合半。用炼松脂初法用度，水四斗浸曲，曲发，黍米一斗五升，以松脂粉拌饭，一如常酝法，相次成料，每曲随常酝法，入更炊一斗黍米，拌松粉下第一料，又相次更炊糯米三①斗，入松粉和答酘，又相次更炊糯米二斗，同松粉拌，和匀，取其松脂粉，并须和饭用尽，每一斗米，入松脂粉一升五合相拌，入酘后压去滓，取清酒。每服五合细饮，日夜可四五服，渐渐加至一升，温温任性饮之，常令醺醺，酒势相接。又一方，加杏仁五升去皮及双仁者，随料均分，汤退去皮，捣破研如膏，入之佳。

大风出虫

论曰：虫，动物也，皆风之所化。风入五脏，化生五虫，则成五癞。入肝其虫青，入心其虫赤，入脾其虫黄，入肺其虫白，入肾其虫黑。四虫皆可治，惟黑虫为难疗。或所伤未深，专意治之，亦有差者。

治大风疾，五脏生五虫。五虫者，各随五脏之色，惟黑虫为难治。当先服药出虫，以验其色，**阿魏雷丸散方**

阿魏生，研。一分　雷丸生用。三分　雄黄研。半两　丹砂研　滑石研　石胆研。各一分　消石研。半两　白敛剉　犀角镑。各一分　牛黄研。半两　斑猫　芫青各二十枚。与糯米同炒，去翅、足，不用米　紫石英研。半两

① 三：日本抄本、文瑞楼本同，明抄本、乾隆本作"二"。

上一十三味，捣罗为散。每服一钱匕，空腹温酒调下，饥即食小豆羹饭为良。慎勿多食，但半饱即止。常宜觉饥。若食饱，虫出迟也。日晡腹空时，更服一钱。若觉小便似淋痛，不问早晚，即更服一钱，大饥即食；若觉欲^①小便似痛涩，即就一器中尿，尿出看之，其虫或如烂筋状，各逐其脏辨虫色也。

治大风癞，于疮内取风毒涎，杀诸癞虫，涂傅**雄黄散**方

雄黄　白矾　紫石英　白石英　马牙消　大^②阴玄精石　金星石　银星石各一两

以上八味，同捣研为细末，入瓷合中，用白土纸筋泥固济，火烧通赤，以湿土盖罨，来日取出，于净湿地上用纸衬，盆合，出毒三复时，时洒地土令湿^③。

麦饭石^④　阳起石　禹余粮石　红皮^⑤石　密陀僧　不灰木各一两　蒲黄微炒　石灰风化者　定州细瓷末各半两　砒霜一钱。研　铅丹研　青盐研　乱发灰各一两　水银　腻粉各三钱^⑥

上二十三^⑦味，同研令细，以不见水银星子为度，每以生麻油调涂患上，有风毒胶涎出为度，不过一月效。

治大风癞，熏出虫，**熟艾**方

艾叶别揉令熟　砒霜研　水银与雄黄同研　腻粉研　硫黄

①　欲：日本抄本、文瑞楼本同，明抄本、乾隆本无。

②　大：明抄本、乾隆本、日本抄本、文瑞楼本同。大，通"太"。清·江沅《说文释例》："古只作'大'，不作'太'。《易》之'大极'，《春秋》之'大子''大上'，《尚书》之'大誓'，'大王王季'，《史》《汉》之'大上皇'、'大后'，后人皆读为太。或径改本书，作'太'及'泰'。"

③　地土令湿：文瑞楼本同，明抄本作"地令土湿"，乾隆本脱，日本抄本作"地上"，《永乐大典医书辑本》卷三百二十八"一东·风"引《圣济总录》作"地上令湿"。

④　麦饭石：明抄本、日本抄本、文瑞楼本同，乾隆本及《永乐大典医书辑本》卷三百二十八"一东·风"引《圣济总录》此前有"再研，以生麻油调涂患处。治大风癞，杀虫，麦饭石散方"。

⑤　皮：明抄本、乾隆本、文瑞楼本同，日本抄本作"波"，旁注"波一作皮"。

⑥　钱：日本抄本、文瑞楼本及《永乐大典医书辑本》卷三百二十八"一东·风"引《圣济总录》同，明抄本、乾隆本作"分"。

⑦　二十三：日本抄本、文瑞楼本同，明抄本、乾隆本无，《永乐大典医书辑本》卷三百二十八"一东·风"引《圣济总录》作"一十五"。

研 丹砂研 阿魏酒化去沙石，面和作饼，炙 附子炮裂，去皮脐，捣 雄黄研细，入水银，点醋再研，令星子尽，始入腻粉、砒霜、硫黄、丹砂同研。各一两 麝香研。半两 猪牙皂荚一斤。去皮子[1]，别为末

上一十一味，除艾叶、皂荚别捣为末外，并合和细研，用纸四张，先布艾，次糁皂荚末，又次糁诸药末，卷，刀切如饼馇[2]，著碗内烧，以小木甑子笼碗，以衣衬四边，坐于上熏，以衣被遮壅定，不令透出气，热闷即俯伏。

治大风癫，出五虫，**独活散**方

独活去芦头。三分[3] 雄黄研。半两 青黛研。一分 麻黄去节，先煎，掠去沫，焙干。半两 水银一分。与丹砂、雄黄点醋同研，以水银星子尽为度 阿魏生，研。入一分[4] 雷丸炮 丹砂研 滑石捣研。各半两 石胆研 牛黄研 紫石英研。各一分 斑猫四十枚。与糯米同炒，去翅、足，米不用 芫青四十枚。与糯米同炒熟[5]，去翅、足，米不用

上一十四味，捣研为细散。每服一钱匕，空心温酒调下，不得饱食，晚更服。当有虫从小便中出，或当日，或三四日至十日方出。若泻出赤虫如烂樱桃，或如豆麦，或泻出黄虫似黄涕，青虫似青菜汁，白虫似马尾，虫遇药气即死，或随大便下。唯黑虫如豆豉汁，此为难治。

治大风癫疾，下癫虫，**黑虎丸**方

---

① 去皮子：日本抄本、文瑞楼本及《永乐大典医书辑本》卷三百二十八"一东·风"引《圣济总录》同，明抄本作"去皮"，乾隆本作"去皮弦"。

② 馇（dàn 淡）：饼类。《正字通·食部》："唐赐进士有红绫馇，南唐有玲珑馇，皆饼也。"

③ 分：明抄本、日本抄本、文瑞楼本及《永乐大典医书辑本》卷三百二十八"一东·风"引《圣济总录》同，乾隆本作"两"。

④ 入一分：文瑞楼本及《永乐大典医书辑本》卷三百二十八"一东·风"引《圣济总录》同，明抄本、乾隆本作"一两"，日本抄本作"入二分"。

⑤ 熟：日本抄本、文瑞楼本同，明抄本、乾隆本无，《永乐大典医书辑本》卷三百二十八"一东·风"引《圣济总录》作"热"。

天灵盖涂酥炙。三①两　虾蟆去腹中物，炙干，涂酥，再炙。一枚　麝香研。一分　桃仁汤去皮尖、双仁，炒。三两　雄黄研。二两　人中白研。二两　杏仁汤去皮尖、双仁，炒。六两

上七味，捣研为末，再研匀，炼蜜为丸如梧桐子大。空心日午，用芜荑汤下二十丸至三十丸。

治大风癞疾，凡是鼻梁未折，服之虫出无不愈，**通神散方**

皂荚树上独生刺无枝牙者　大黄剉

上二味，生用，等分，捣罗为细散。每临卧冷酒调服三钱匕，候来晨，令病人于净地上登圂，当取下黑身赤头虫，次服温补风药，候气完复，再依前法更进，直候无虫，即病根已除，不须服也。服药时，慎勿语病人能取虫，若知之则无验。

大风癞病

论曰：癞者，《内经》为厉。厉者荣气热，其气不清，故使其鼻柱坏而色败，皮肤疡溃，其证不同。其始则乍寒乍热，腠理壅塞，血气精髓耗竭。久而不治，令人痛痹，汗不流泄，手足痠疼，面目习习奕奕②，胸颈间状如虫行，身体遍痒，搔之成疮；或身体锥刺不痛，青赤黄黑如腐木形；或痛无常处，流移非一；或似绳缚拘急，不可俯仰，眼目浮肿，小便黄赤余沥，心神恍惚而善忘③也。日月浸久，其风化生毒虫。虫既变动，外先食气血，肤革不泽。甚则内食五脏，食肝则眉睫堕落，食肺则鼻柱损坏，食脾则语声散乱，食肾则耳闻雷鼓之音，食心则死。推是癞病，率皆风与虫之为害也。

治大风癞疾，**羚羊角散方**

羚羊角镑　犀角镑　吴茱萸汤洗，焙干，炒。各一分　羌活去

----

① 三：明抄本、乾隆本、文瑞楼本同，日本抄本作"二"。
② 习习奕奕：游走不定的痛痒感。习习，数飞貌或行走貌，《文选·左思·咏史诗》："习习笼中鸟。"张铣注："习习，屡飞貌。"奕奕，《广雅·释训》："奕奕，行也。"习习、奕奕都有行走或游走不定之意。
③ 善忘：日本抄本、文瑞楼本同，明抄本、乾隆本作"善噫"。

芦头　独活去芦头。各半两　麻黄去根节，煎，掠去沫，焙　乌蛇酒浸，去皮、骨，炙　蔓荆实去白皮　当归切，焙　黄耆剉　防风去叉　附子炮裂，去皮脐　杏仁汤浸，去皮尖、双仁。炒　蒺藜子炒，去角。各半两

上一十四味，捣罗为散。每服一钱匕，空心食前温酒调下。

治大风癞疾，若眼脉断，指节零落，脚下有疮，语声嘎，为不可治。如未有此证，宜服**乌蛇丸方**

乌蛇一条。酒浸，去皮、骨、头、尾，取三两　檀香剉　丁香　茜根剉　紫葛剉　防风去叉　苦参　独活去芦头　沙参去芦头　栀子仁　酸枣仁生用　槐子炒　白芷　附子炮裂，去皮脐　藁本去苗、土　羚羊角镑　苍术剉，醋炒　犀角镑　羖羊角镑　防己　桃胶生用　萆薢炒　芜荑仁炒　栝楼根剉　秦艽去苗、土　乌药剉。各三分①　桑根白皮剉。三两　木通剉。一两半

上二十八味，捣罗为末，炼蜜丸如赤小豆大。每服空心温酒下十九至十五丸，日二；不饮酒，薄荷槐白皮汤下。如要速差，宜用后汤下药。

治大风癞疾，下药**桑枝汤方**

桑枝　柳枝　槐枝　枸杞根　黄荆根　羚羊角镑。各一两

上六味，并生用，剉如麻豆大。每用药五钱匕，以水一盏半，煎取七分，去滓，下前丸药。服一月，必觉四体皮肤痒痛不可忍，但宜饮酒睡，不得搔抓，仍频饭食，避外风。如有汗，必腥臭，及有虫从皮肤中出如面尘，或如马尾头发尖，或如线丝尖，或如麸片，头黑身白，形色不定。但痒之后，子细②看之，或从小便中出，或从泄利中出者，大效。此疾稍退，终身禁房室及忌动风物。时以苦参汤洗浴，须换新衣，其旧衣并床蓐等并焚之。

---

① 分：明抄本、乾隆本、文瑞楼本同，日本抄本作"两"。

② 子细：日本抄本、文瑞楼本同，明抄本、乾隆本作"仔细"。义皆通。

治大风癞，**黑龙丹方**

石硫黄别研　雄黄别研　丹砂别研　曾青别研　白石英别研　紫石英别研　水银七味各半两。将丹砂、硫黄、雄黄末点醋，与水银同研，令水银星尽　金箔三十片。与前七味同研匀　太阴玄精石　消石入细桑枝三二寸，同熬为汁，冷用　马牙消熬干用　白矾烧令汁尽　铅丹①　胡粉自玄精石以下至此同研，各半两。以上一十四②味，入药瓶内，依后法烧　天南星酒煮，切，炒　白花蛇酒浸，去皮、骨，炙　白附子酒炙，切，炒　白僵蚕炒　蝎梢炒　天竺黄别研　天麻酒煮，切，焙　麻黄去根节，煎，掠去沫，焙　鹿胎　虎骨酥炙　败龟醋炙　蝉蜕微炙　羚羊角镑　犀角镑　木香　曲碎，炒　麦蘖炒　轻粉　麝香别研。各半两

上三十三③味，除天南星以下一十九味捣罗为末外，前硫黄以下十四④味，用烧药瓷罐子一枚，六一泥固济，火干，以先研玄精石至胡粉六味末平分一半，布在罐子内，次入硫黄至金箔八味在中，又尽玄精石等末在上，别入金箔二十片。药上盖定后，以六一泥固济，留半寸许，不要泥合缝。就净室中掘地坑，面广二尺二寸，深如药罐子二寸，又于坑⑤中心掘一孔，入一大罐满著水，坐药罐在上，不得令水蘸湿。用火一斤，去罐⑥五寸垂胎养三复时毕，出药，方始泥合缝。又加火至三斤，仍旧去罐远近，亦三复时。至满日平明，用火五斤簇药罐子，烧令通赤，一食顷便去火，用灰培罐子上，次用湿土罯盖令实。至来日平明，取出药

---

① 铅丹：日本抄本、文瑞楼本及《永乐大典医书辑本》卷三百二十七"一东·风"同，明抄本、乾隆本此后有"松脂"。

② 一十四：明抄本、日本抄本、文瑞楼本及《永乐大典医书辑本》卷三百二十七"一东·风"同，乾隆本作"一十五"。

③ 三十三：明抄本、日本抄本、文瑞楼本及《永乐大典医书辑本》卷三百二十七"一东·风"同，乾隆本作"三十四"。

④ 十四：明抄本、日本抄本、文瑞楼本及《永乐大典医书辑本》卷三百二十七"一东·风"同，乾隆本作"十五"。

⑤ 坑：原作"炉"，日本抄本、文瑞楼本同，文义不符，据明抄本、乾隆本改。

⑥ 罐：原作"瓶"，日本抄本、文瑞楼本同，前后文义不符，据明抄本、乾隆本及《永乐大典医书辑本》卷三百二十七"一东·风"改。

细研，用重熟帛带湿包裹药，置于净新湿土内，培罯^①三复时，每日夜三次细洒水于土上。常以大盆合盖，俟出火毒日足，别密缝一夹绢袋，贮药，于银石器中，用水二斗，甘草一斤，捣为末。上垂药袋，不得到底，煮一复时，取出焙干，再研如粉，与后十九味草药末同研匀，用蒸枣肉丸如樱桃大，每服一丸，用苦参、黄连浸酒三合磨下；治一切毒风，豆淋酒下半丸，日二夜一。其煮药甘草水，有疮痍疥癣，风热毒聚，淋洗即差。一应^②瘫缓、角弓反张、身有痛痹、急风、浑身瘙痒、走注疼痛、破伤等风，服讫，盖覆出汗；遍身痛肿不散，桦皮灰酒；惊痫，煎金银汤；肠风泻血，煎荆芥汤；小儿天瘹，煎薄荷汤，酒相解，磨一丸，分五服；小儿夜啼惊悸，研丹砂水磨一丸，分八服，仍以半丸入^③绯袋^④子^⑤，男左女右系在臂上。唐《新录》云：天台老人，付此方于金仙道士，进明皇帝，至咸通时始传于世。

治大风癞，神效，**桑柳煎丸方**

东引桑枝十二月采　东引柳枝正月采。各二斤　干槐子十月采。一斤。各剉如豆粒大

上三味，用童子小便二斗，春秋夏浸经两日，冬浸七日，别用长流水五斗，泉水二斗，同煎至一斗，绞取汁，更煎至五升，入白蜜五合，又煎如稠饧，以瓷合盛，经一宿后服。余药滓阴干，入熟绢袋收，取桃仁、吴茱萸各二^⑥两生用，与药滓三两半，同入锅内炒黄，乘热入瓷瓶，重纸盖口，紧系一复时，择去桃仁、茱

---

① 罯：日本抄本、文瑞楼本及《永乐大典医书辑本》卷三百二十七"一东·风"引《圣济总录》同，明抄本、乾隆本作"窨"。

② 一应：原作"应"，明抄本、乾隆本、日本抄本、文瑞楼本同，文义不顺，据《永乐大典医书辑本》卷三百二十七"一东·风"引《圣济总录》改。一应，所有一切。

③ 入：原无，明抄本、乾隆本、日本抄本、文瑞楼本同，于义不顺，据《永乐大典医书辑本》卷三百二十七"一东·风"引《圣济总录》补。

④ 袋：原作"带"，日本抄本、文瑞楼本同，明抄本、乾隆本及《永乐大典医书辑本》卷三百二十七"一东·风"引《圣济总录》作"与"，连下读。

⑤ 子：日本抄本、文瑞楼本同，明抄本、乾隆本及《永乐大典医书辑本》卷三百二十七"一东·风"引《圣济总录》作"与"，连下读。

⑥ 二：明抄本、乾隆本、日本抄本、文瑞楼本同，日本抄本旁注"二作一"。

黄不用，只用煎滓三两，却加原蚕砂、干白椹、仙灵脾、牛膝①、防风各三两，同捣罗为末，炼蜜丸如梧桐子大。每服取前煎三钱至五钱匕，用热酒五合调化下二十丸，空心食前夜卧各一服。别更入红雪或经火朴消，尤佳。

治大风恶疾，滑泄精气，**麋角散方**

麋角半斤。先用桑柴灰二②斗煎汤，淋取汁三斗，次截麋角入灰汁中，慢火煮尽汁为度，候干，取四两用　卢会　赤箭　蝎梢酒炒　麝香研　附子炮裂，去皮脐。各半③两　干姜炮。一分

上七味，捣研为散。每用五钱匕，入好腊茶末七钱匕和匀。凡患此疾，鼻梁未倒，语声未转，精气滑泄者，取药末一钱匕，用荆芥薄荷汤，如茶点热服；觉药力紧，每点入盐少许。要出汗即热服，厚衣覆出汗，慎外风。

治大风疾，四肢不收，不能反覆，两眉中疼痛，身重脑急，筋挛不可行履，时发寒热，足踹④似锥刀所刺。此皆饮酒露卧，伤于风湿，从下上冲，腹背强直痛痹，荣卫不足，精气虚弱，血脉壅塞，怅惕不乐，囊下冷湿，**石斛散方**

石斛去根。二两半　萆薢炒　柏子仁各三⑤分　附子炮裂，去皮脐。一两　石龙芮炙　杜仲去粗皮，炙　泽泻　牛膝去苗，酒浸，切，焙　芍药　云母粉　防风去叉　山茱萸　细辛去苗叶。各三分　菟丝子酒浸，别捣。一两一分　桂去粗皮。一两半

上一十五味，捣罗为散。每服一钱至二钱匕，空腹食前用温酒调下。

治大风癞，**天麻丸方**

天麻　白茯苓去黑皮。各二两　白附子炮。一两半　白芷　芎藭各二两　附子炮裂，去皮脐。一两　防风去叉。二两　细辛去

① 牛膝：日本抄本、文瑞楼本同，明抄本、乾隆本作"生漆"。
② 二：文瑞楼本同，明抄本、乾隆本作"一"，日本抄本作"三"。
③ 半：明抄本、乾隆本、文瑞楼本同，日本抄本作"三"。
④ 踹：足跟。《玉篇·足部》："踹，足跟也。"
⑤ 三：明抄本、乾隆本、文瑞楼本同，日本抄本作"一"。

苗叶。半两　独活去芦头　白僵蚕炒　桔梗炒　马牙消研。各一两　丹砂研。三分　白龙骨一两　牛黄研。一分①　麝香研。半两

上一十六味，除研外，捣罗为末，次将别研药和匀，炼蜜为丸如梧桐子大。每服七丸至十丸，温酒下，空心日午临卧服。治一切风，要出汗，即炒豆淋酒下，厚衣盖覆。

治大风癞，面上生疮，身多盗汗，腹痛，**黄耆丸方**

黄耆剉　防风去叉　丹参去苗、土　白术　白茯苓去黑皮　芎劳　枳壳去瓤，麸炒　山栀子去皮　蒺藜子炒，去角　赤芍药　知母焙　地骨皮　黄芩去黑心　柴胡去苗　苦参　生干地黄焙。各三两

上一十六味，捣罗为末，炼蜜为丸如梧桐子大。每服二十丸，空心日午夜卧用温水下。

治大风癞，**白僵蚕丸方**

白僵蚕炒　蛇蜕烧灰　皂荚刺烧灰　虾蟆烧灰　防风去叉　薄荷根剉　茵陈根剉　兰香根剉　蜥蜴炙　腰带皮灰　皮巾子灰各半两

上一十一味，除为灰五味外，捣罗为末，拌和令匀，用乌蛇卵为丸如梧桐子大。每服二十丸，空腹酒下；无蛇卵，用乌蛇肉为末，酒煎如糊为丸亦得。

治大风癞病，**乌麻子丸方**

乌麻子一斗。九蒸九暴，别捣　天麻去苗。二两　丁香　乳香别研。各一两　苏枋木　黄栌木各五两。内黄栌木细剉，以新汲水一斗，瓷瓮内浸二七日漉出，焙其浸木，水留之

上六味，捣研为末，拌匀，用赤黍米一升净淘，以浸木水煮为稠粥，研膏，熟杵为丸如梧桐子大。每服二十丸至三十丸，食后用浆水下，日二夜一。

治大风癞②，耳穴鼻梁倒坏，**还肌煎方**

---

①　一分：日本抄本、文瑞楼本同，明抄本、乾隆本作"二两"。
②　癞：原无，日本抄本、文瑞楼本同，据明抄本、乾隆本及前后文例补。

杜落崖一秤。亦名克颇草　无灰酒五斗

上二味，和根、茎、叶细剉，置锅内，旋入酒煮令稠，滤去滓，再熬成膏，入新瓷器盛，更取桑东南根汁别收之。有患者，与前膏各一匙许，以无灰热酒调下，厚衣被盖出汗。仍于密室内服药，至醉醒后，以温桑枝水洗其坏肉。著绵衣，勿令当风。

治大风癞及热毒风痫疮疥癣，**苦参丸**方

苦参于九月末旬掘取根，去黑皮，暴干用粉。一斤　枳壳去瓤，麸炒。六两

上二味，捣罗为末，炼蜜为丸如梧桐子大。每服三十丸，患冷者以温酒下，余以粟米饮或淡浆水下，食后服，日二夜一。若苦参根皮薄者，即连皮用，但细剉捣取粉，弃滓不可用。

治大风癞疾，**胡麻续肌散**方

胡麻半斤①　天麻二两　乳香三分。别研

上三味，捣罗二味为细散，入乳香和匀。每服二钱匕，用荆芥腊茶调下，慎房室、盐、酒一百日。服药半月后，两腰眼中灸二七壮，次常服补药。

治大风癞病，**神虎丸**方

乌头生，去皮脐　莨菪子　吴茱萸汤洗七遍　黑豆生，去皮。等分

上四味，捣罗为末，滴水为丸如梧桐子大。每服十五丸，冷水下，日三。如疮脓血溃烂甚者，更用后药蛇床子散。

治大风癞病，**蛇床子散**洗方

蛇床子　莨菪子等分

上二味，捣罗为散。每量多少，浓煎汁洗疮，逐日服神虎丸。十日疮渐干，半月后须眉渐生。如风癞眼不见物，病退更服后千金散。

治大风癞病，**千金散**方

---

① 斤：原字漫漶难辨，据文瑞楼本补。明抄本、日本抄本作"升"，乾隆本作"两"。

皂荚刺烧灰　大黄九蒸九暴干

上二味，各为散。每用大黄末一钱匕，以水七分煎令沸，调皂荚刺灰二钱匕，食后临卧服，日三。鼻坏指落者亦治。

治大风癞，**鲨鱼胆散方**

鲨鱼胆　白矾　绿矾各生用　腻粉　水银　麝香各半两

上六味，一处细研，时点少许水，研水银星尽为度。每服一钱至二钱匕，井华水空心调下；至午时未动，腹空，更一服。后咳出稠黏涕唾，或泻下五色毒涎为效。一月内可三度服。若牙疼，齿缝中涎出乃愈。更量人虚实用之。

治大风癞疾，**黑豆方**

黑豆二升。细粒者　天雄去皮脐，生用。五两　乌头去脐皮，生用。七两

上三味，剉乌头、天雄如豆粒大，用水二斗，慢火煎至七升，去滓，浸黑豆二升一复时，漉出暴干，更浸更暴，以渗尽汁为度，暴取干。每服三枚至七枚，空心食前用酒下，日二服；唇口不痛，即夜深更一服。

治大风癞病，身体面目俱有疮痍，恶汁自出，**艾蒿酝^①酒方**

白艾蒿十束，每束如升许大。净择，水洗，细剉

上一味，煮取浓汁，拌曲米，一如常酝法，酒熟去糟，取清酒稍稍^②饮之，令常醺醺然。

治大风癞病，**天门冬丸方**

天门冬去心，生用。五斗。研，绞取汁

上一味，内瓷器中，密盖口，以蜡封，勿走药气，于净室中经一年，取开，其色赤如砂糖，即入少苦^③参粉及干地黄末，为丸如梧桐子大。每服十丸，温熟水下，食后服。

治大风癞疾，**百花煎方**

---

① 酝：原作"温"，文瑞楼本同，据明抄本、乾隆本、日本抄本改。

② 稍稍：日本抄本、文瑞楼本同，明抄本、乾隆本作"稍温"。

③ 苦：日本抄本、文瑞楼本同，日本抄本旁注"少苦作苦沙"，明抄本、乾隆本作"苦沙"。

白蜜二十两　石榴七颗。甜者，并皮用　生姜去皮，细切。八两

上三味，先研生姜、石榴，绞取自然汁，更滤令净，入蜜，盛于瓷瓶，以蜡纸封口，勿令通气，垂系于釜中，勿到底，以重汤煎一复时成煎。空心酒调二钱匕，渐加至三钱匕，日二夜一。旬日内有恶物随便而出，是病根散矣。

治大风癞病，面赤胅起，手足挛急，身发疮痍，及指节已落者，**黄精煎**方

黄精生者。十二①斤　白蜜五斤　生地黄肥者。五斤

上三味，先将黄精、生地黄洗净、细剉，以木石杵臼捣熟，复研烂，入水三斗，绞取汁，置银铜器中，和蜜搅匀煎之，成稠煎为度。每用温酒调化二钱匕至三钱匕，日三夜一。久服风癞痊平，面如童子，延年不老。

治大风疾鼻坏者，**神效方**

蓖麻子去皮，切为两片　黄连去须，剉。各五两

上二味，用水一处浸七宿后，空心日午临卧，只用浸药水吞下蓖麻一片子。水尽旋添，勿令干。

治大风癞疾，**圣效散淋渫**②方

马棘叶三斤

上一味，捣为细末，夏月取马棘青叶与干末同捣，捏作饼子，暴干，再为细末。每用三两，水十五碗煎取沸，滤入大盆，淋渫遍身及偏渫肉损烂处，日三次。不过半月，肌体复完。

治大风疾，取五色虫，**诸石丸方**

金星石　银星石　云母石　禹余粮石　滑石　自然铜　磁石　生干地黄　龙仙石出齐州，又名龙涎石　阳起石　密陀僧　凝水石各一两

---

① 十二：明抄本、乾隆本、文瑞楼本同，日本抄本作"十一"。

② 渫（xiè泻）：原作"爗"，明抄本、乾隆本、日本抄本、文瑞楼本同，爗（yè叶），指火光、烧或油炸，于义不符，据文义改。后文中"淋爗"、"偏爗"皆依此例改。渫，原指淘去污泥，此指淋洗。

上一十二味，捣碎，以罐子盛，用炭火十斤煅，以火尽为度，取出，捣研为末，醋煮面糊为丸如小豆大。每服十五丸，用后补药下。

补药，**茯苓散方**

白茯苓去黑皮　人参　天麻苗　木香　枸杞根　狗脊去毛　天麻　芎䓖　蓬莪茂　景天护火草是也　青葙子　海桐皮各一两。剉

上一十二味，各生用，捣罗为散。每服二钱匕，白花蛇酒调下前丸药，日三服。忌鸡、猪、鱼、蒜一百日，当见大效。

治大风疾，**愈风丸方**

白牵牛半生半炒　虎骨炙，醋淬。各一①两　山栀子仁　甘菊花　当归切，焙　骨碎补　白芥子各半两　草乌头三两。内一两童子小便浸三日，余二两以桑柴烧为灰　地龙去土　硇砂研。各一分　牛膝酒浸，切，焙　肉苁蓉酒浸，切，焙　麻黄去根节　自然铜煅，醋淬七遍　萆薢　地骨皮各一两　乌头炮裂，去皮脐　枫香脂炒　胡芦巴炒。各半两

上一十九味，捣研为末，醋煮面糊和丸如梧桐子大。每服三十丸，温酒下，空心日中临卧各一服，加至五十丸，第三日用淋渫药。

淋渫药方

干茄子茎　黍穰　艾叶各一两

上三味，细剉，浓煎汤淋渫，三日一次，并常服坠涎丸。

坠涎丸方

水银半两　腻粉七钱匕　巴豆去皮、膜，出油。二七②枚　硇砂研。一分　半夏汤洗七遍　白矾并半夏用生姜二两，一处捣烂，阴干用　五灵脂各一两③　羌活去芦头。半两　木鳖子去壳　大黄煨熟，剉。各一两　茴香一分　马牙消研。二④两　丹砂研。一钱

---

① 一：明抄本、乾隆本、文瑞楼本同，日本抄本作"二"。
② 二七：日本抄本、文瑞楼本同，明抄本、乾隆本作"七"。
③ 各一两：日本抄本、文瑞楼本同，明抄本、乾隆本作"三两"。
④ 二：明抄本、乾隆本、文瑞楼本同，日本抄本作"一"。

上一十三味，捣研为末，水浸蒸饼丸如绿豆大。每服五七丸，茶酒下，日三服。

治癞病，**六神散方**

蝼蛄①一枚。去肚肠　蜜蜂七枚。二味用泥半指厚裹遍，以熟火一斤湿煨，候泥干通红，去火，放冷取出，于乳钵内细研不罗　商陆根汁半盏　生姜汁三分　生蜜三分　绿豆末一钱匕②

上六味，一处和匀，更用温酒调下，只作一服，约半日许发动，恶心，涕唾，汗出，仍吐出涎，渴时频与温米汤吃。若是吐多泻多，或更有血，勿疑，是病出也，切忌出风中；如吐泻后腹痛，取下一块大小如鸡子、有诸般颜色者，此是病根也；如不思食，以甘草二寸，黄连二条，水一盏，煎至半盏温吃，其药即不以老少强弱，都作一服。若是半日已来未发动，即更服樟柳根等汁投之。尚未觉，更与吃无妨。面上如有紫瘄瘟未消者，用干斑猫末，以生油调成膏，傅患上，约半日许，瘄瘟胀起，以软帛子揩拭去药，以棘针挑破近下，令水出自干，即不得剥其疮皮，斑猫不得令入口眼；若面上有小尖瘄瘟子者，不用斑猫，却以熟艾入胆矾少许，纸杵作钗股大小艾炷灸之，每个灸一炷；如手脚上下有疮未较③，煎甘草热汤淋洗，更以白药子三两，甘草一分，荆芥十穗，一处捣罗为末，干贴，如澡豆，使之亦好。切忌房室事，动风发气、盐醋料物等物，只得吃淡粥，过一百日。

治大风疾，**涂傅方**

磁石煅，醋淬　玄精石研　禹余粮煅，醋淬　阳起石研　矾石研　代赭煅，研　金星石研　银星石研。各一两。以上八味再用盐泥固济，以四斤熟火簇定，候通赤，取出去泥，乘热杵碎为末　水银　腻粉二味同于漆碗内研令无星子。各半两

上一十味，每用前药末二钱匕及水银、腻粉二钱匕，研大麻

---

① 蝼蛄：日本抄本、文瑞楼本同，明抄本、乾隆本作"蝮蛇"。

② 钱匕：日本抄本、文瑞楼本同，明抄本、乾隆本作"分"。

③ 较：明抄本、日本抄本、文瑞楼本同，乾隆本作"差"。义皆通。较，病情差减。宋·欧阳修《与王懿恪公书》："小女子患目，殆今未较。"

子三合，麻油一两半^①，生绢取汁，调涂身体，以药末尽为度，铺油单衬卧，以被覆出汗，及转下恶物为度；未转再涂，转即服补药，在后。

治大风癞病，**凝水石涂方**

凝水石研为细末。四两　水银四两　腻粉一两

上三味，滴水研如薄泥，卧病人于密室，先将一半药遍身涂之，除咽喉心上不涂，以两手摩令极热，次夜^②更将余药准前涂摩，或当夜，或次日，脏腑取下恶物。但吃温补药，忌一切动风物。一月皮肤复旧，两月眉睫生。甚者半岁必再发，准前用药，则永安也。

治大风疾，涂药转后，服补药**异功**^③**散方**

天麻酒渍，焙　赤箭　松黄　鬼臼　安息香研　羌活去芦头　款冬花　枫香脂研　天蓼花　侧柏叶　苍耳各一两　苦参一两半　何首乌炮，去黑皮　细辛去苗叶　防风去叉　蔓荆实去浮皮　藁本去苗、土　牛膝切，焙　地骨皮去土　甘草炙，剉　乳香研　天门冬去心，焙　麦门冬去心，焙　丹砂研　草薢　木香　虎骨酒炙　当归切，焙　天南星炮　干蝎炒　乌蛇酒浸，去皮、骨，炙　白花蛇酒浸，去皮、骨，炙　麻黄去根节　雄黄研　附子炮裂，去皮脐　芎䓖　白僵蚕直者。炒　桂去粗皮　鸡舌香研。各半两

上三十九味，捣研为散，入云母粉六两研，和匀。每服一钱^④半匕，腊茶或米饮调下，日三服。

治大风癞病，**娄金**^⑤**丸方**

金箔五十片。研　牛黄研　麝香研　龙脑研　白附子炮　天

----

① 一两半：日本抄本、文瑞楼本及《永乐大典医书辑本》卷三百二十七"一东·风"引《圣济总录》同，明抄本、乾隆本作"二两半"。

② 次夜：日本抄本、文瑞楼本同，明抄本作"次"，乾隆本作"次日"。

③ 功：明抄本、乾隆本、文瑞楼本同，日本抄本作"效"。

④ 钱：原作"盏"，文瑞楼本同，据明抄本、乾隆本、日本抄本及前后文例改。

⑤ 娄金：马蹄金，相传为汉代娄敬所铸。宋·沈括《梦溪笔谈·异事》："小说谓麟趾、褭蹏乃娄敬所为药金，方家谓之娄金，和药最良。"

竺黄各半两　人参　白芷　细辛去苗叶　芎劳　天南星生用。各三分　天麻　白花蛇酒浸，取肉，炙　防风去叉。各一两半　黄耆剉　白僵蚕　藁本去苗、土　羌活去芦头　麻黄去根节　白茯苓去黑皮　犀角错①　羚羊角错　芍药　甘草炙。各一两　甘菊三两

上二十五味，捣研为细末，别用生地黄自然汁二升，蜜半斤，酒一升，酥三分，慢火同煎成膏，放冷和药末令匀，丸如鸡头大。每服三丸，细嚼，茶、酒任下。

治诸癫脓溃，体虚气热，荣卫不清，风鼓于脉，**茯苓丸方**

白茯苓去黑皮　石斛各一两半　人参　蒺藜子炒，去角　羚羊角镑屑　枳壳去瓤，麸炒　五加皮各一两　酸枣仁　五味子各一两半②　菟丝子酒浸一宿，别捣，焙。三两　云母粉二两　黄耆细剉　防风去叉　细辛去苗叶　独活去芦头　杜仲去粗皮，炙，剉。一两　鹿角胶炙燥。二③两　槟榔煨，剉。二两　天雄炮裂，去皮脐。一枚　续断剉，焙。二两　泽泻　当归剉，焙。一两半　熟干地黄焙。三两　甘草炙。一两　肉苁蓉酒浸，去皱皮。一两半

上二十五味，捣罗为末，炼蜜丸如梧桐子大。每服三十丸，空腹煎枣汤下，日二服。

治大风疾及诸风疾，**神应酒方**

茵芋炙　附子　天雄并生用，去皮脐　丹参　蜀椒去目并闭口，炒出汗　踯躅花　甘草炙　石菖蒲　桂去粗皮　干姜生用　乌头生用，去皮脐　独活去芦头　地骨皮　秦艽去苗、土　防风去叉　芎劳　人参　当归　白芷　藁本去苗、土　生干地黄各二两　白鲜皮　栾荆炙。各二两

上二十三味，并细剉，以无灰酒二斗，密器中浸，经七日成。每日空腹饮半盏，渐渐加饮。每饮了，以饭三两匙压之。每饮一盏，即添一盏浸药，药味尽即止。忌热肉、面、鸡鱼牛肉、油腻

---

① 错：明抄本、乾隆本、日本抄本作"镑"，文瑞楼本作"剉"。镑、错义近皆通。

② 一两半：日本抄本、文瑞楼本同，明抄本、乾隆本作"一两"。

③ 二：明抄本、乾隆本、文瑞楼本同，日本抄本作"一"。

果子、陈臭豉汁等物。

治脾肺风毒攻头面，皮肤生疮，成大风疾，**紫参散方**

紫参 防风去叉 蘹香子微炒 苦参 何首乌炒，去黑皮 威灵仙去苗、土 天麻各一两 乌蛇 白花蛇二蛇同酒浸七日，和骨炙用。各三两 丹参 卷柏各一两 苍术去皮，炒。三斤①

上一十二味，捣罗为散，更用胡麻子不计多少，先蒸熟，后入锅炒焦为末，每胡麻子末一斤，入药末三两，一处拌匀。每服三钱匕，温蜜水调下，日三服。吃药三日后，觉浑身疼是效。及起止不得为验，仍不得住药，日三服。

治一切大风，疮化为水，**犀角丸方**

乌犀角屑。一两 升麻 黄芩去黑心 防风去叉 人参 当归切，焙 黄耆剉 干姜炮 黄连去须 甘草剉 栀子仁各半两 大黄煨，剉。一两 巴豆去皮、心，炒，研。三十一枚

上一十三味，捣研为末，炼蜜和杵二三百下，丸如梧桐子大。每服三丸，温汤下，以利三两行为度；不利，以意加之。

治癞疾，**神效丸方**

芎藭 羌活去芦头。各二两 猪牙皂荚五梃②。半生半炙 何首乌炒，去黑皮。四两 杏仁汤浸，去尖、双仁，和皮研。五十枚

上五味，除杏仁外，捣罗为末，腻粉半两，此粉须是得水银真粉则效，寻常卖者多是矾粉。与杏仁同研极细，用白羖羊肉四两薄切作大片，先铺线子，次铺肉，将上件药裹了，用线紧系定，入银器内煮，不可犯铁器。约用水一大碗，于药四面各余两指许水，方可用碗合定，煮候泣尽水，去线子不用，和肉杵三五千下，丸如梧桐子大。每服五丸，黑参汤下，日三服。初服五丸，后逐日每服加五丸，加至五十丸。却逐日每服减五丸，减至五丸止，次服补药。初服药至第五七日，头痛、牙缝中出涎是效。服药后，只得吃淡粥，候服补药，以次吃淡饭。须是忌房室半年。

① 斤：明抄本、乾隆本、文瑞楼本同，日本抄本作"分"。
② 梃：文瑞楼本同，明抄本、乾隆本作"两"，日本抄本作"枚"。

圣济总录

五七六

补药，**地骨皮散方**

地骨皮去土　白蒺藜炒　苦参　苍耳　原蚕砂微炒黄　人参　细辛去苗叶　白茯苓去黑皮　山栀子炒香　山茱萸汤浸，去浮者，微炒　小荆子各半[①]两　卷柏一两　蔓荆实一两　丁香三钱　木香三钱

上一十五味，捣罗为散。每服一钱匕，煎水调下，如人行十里一服。欲治此病，须先择密室不透风者，然后服此药。服至五七日，头不痛无动静者，不可疗；若服此药，头痛以次浑身疼痛，则必愈之兆。以次齿缝中涎出，则牙齿俱动，须是服粥，不可食硬物[②]，至四十五日，可全愈也。若涎出则从足小指病退，渐渐至身俱病退。如是涎出，大便必秘，秘则可服大黄之类药疏之也。其补药若服尽一料，可更服一料无妨。既服药，亦须令人常看。人性急，嫌牙缝中涎浊妨饮食，及浑身疼痛不能忍耐，乃自残者也。欲治此病，必须自九月已后、二月已前可也。

治大风癞疾痈疽，骨肉疽[③]败，百节疼，眉落，身体瘤瘤痛痒，目痛烦躁，耳聋齿龋痔瘘，**天雄散方**

天雄炮裂，去皮脐　细辛去苗、土　乌头炮裂，去皮脐　莽草炙　干姜炮。各一两　石南炙　菖蒲　防风去叉。各二两　白术　独活去芦头。各三两

上一十味，捣罗为散。空腹温酒调下三钱匕，日一服。

治一切癞病，**黄灵先生天真百畏丸方**

丹砂研　水银　桂末　干姜末　乌头末　菖蒲末　蜀椒末　藜芦末　柏子仁研膏。各一两

上九味，再同研匀，先用醇酒二升，于铜器中熬令减半，次下诸药末，并膏，更添醇酒二升，搅令得所，丸如梧桐子大。每

---

① 半：日本抄本、文瑞楼本同，明抄本、乾隆本作"一"。

② 不可食硬物：文瑞楼本同，明抄本作"不可动□物"，乾隆本作"勿食动风物"，日本抄本作"不可食物"。

③ 疽：日本抄本、文瑞楼本同，明抄本误作"疸"，乾隆本及《永乐大典医书辑本》卷三百二十七"一东·风"引《圣济总录》作"脱"。

服三十丸，薄荷茶下，日三服，渐加丸数，三十日眉毛复生，又三十日复本也。

治一切癞病，风瘙疮癣，遍身瘙痒，百节疼痛，眉毛堕落，眦烂耳聋，四肢疼痹，**百神散方**

天雄炮裂，去皮脐　附子炮裂，去皮脐　茵芋炙　踯躅　细辛去苗叶　乌头炮裂，去皮脐　干姜炮　菖蒲　甘草炙　石南叶各一两　防风去叉　白术　独活去芦头。各二两

上一十三味，捣罗为散。每日空心，温酒下四钱匕，日再服。

治大风癞疾，**黄耆丸方**

黄耆剉　防风去叉　丹参　白术　白茯苓去黑皮　芎䓖　山栀子　赤芍药　枳壳去瓤，麸炒　细辛去苗叶。各一两半　大腹剉。一两三分①　升麻　秦艽去苗、土。各二两　蒺藜子炒，去角　独活去芦头　苦参各三两

上一十六味，捣罗为末，炼蜜和丸如梧桐子大。空腹煎枳壳汤下二十丸，日再。

治大风癞疾，**丹参散方**

丹参剉，炒令黑黄。六两　苍耳剉。四两　威灵仙去苗、土　仙灵脾　玄参　人参各二两　沙参　紫参　甘草一两。生，剉　羌活去芦头。三分　独活去芦头。一②两　黄芩去黑心。半两

上一十二味，捣罗为散。食后温熟水调服三钱匕，临卧时再服。若五心无疮，口③不断，瞳仁在，鼻梁不塌，服之一月便差。

治荣气不清，久风入脉，因而成癞，鼻坏色败，皮肤痒溃，**服黄精法**

黄精根去皮，洗净。二斤

上一味，日中暴令软，内粟米饭甑中同蒸之，二④斗米熟为

---

① 一两三分：明抄本、乾隆本、文瑞楼本同，日本抄本作"一两一分"。

② 一：此前原衍"各"，明抄本、日本抄本、文瑞楼本同，据乾隆本删。

③ 口：明抄本、日本抄本、文瑞楼本同，乾隆本及《永乐大典医书辑本》卷三百二十七"一东·风"引《圣济总录》作"目"。

④ 二：日本抄本、文瑞楼本同，明抄本、乾隆本作"三"。

度，不拘时服。

治大风疾，**蓖麻煎丸方**

蓖麻子去皮。十两① 黄连②去须，五两。二味细锉，以水一斗同煮，令水尽控干，不用黄连，将蓖麻子细研为膏 九节菖蒲三两 白附子一两

上四味，除前膏外，捣罗为末，入蓖麻膏中拌匀，炼蜜和丸如梧桐子大。每服三十丸，薄荷茶下，日三服。

治风疾差后，肌肉痛痹，遍体疮癣，或瘾胗瘙痒，**摩风膏方**

防风去叉 羌活去芦头 芎䓖 白敛 细辛去苗叶 蜀椒去目并合口者，炒出汗 当归切，焙 踯躅花各三分 白及 丹参 苦参 玄参 桂去粗皮 附子去皮脐 乌头去皮脐 杏仁去皮尖、双仁 皂荚去黑皮 莽草各一分

上一十八味，细锉，以米醋一升拌匀，三宿后，以火微炒令干，用腊月猪脂二斤，再以文武火煎一日，常小沸，莫令火急，以绵滤去滓，于瓷瓶内盛，勿令水污，如腊月煎可留十年。每用以少许点于手上，于患处摩令热透。

治一切热毒风，恶疮遍体，脓水臭烂，渐成大风，**浸洗方**

生地黄锉。十五斤 黄连锉。一斤 苦参锉。二斤 甘草锉。一斤

上四味，于大锅内，用水七石煎取四石，去滓，以浴斛③盛，周回以熰灰火暖，莫令冷，从朝服治风丸散，及饱饭后，入斛内浑身浸之，至日晚即出④，洗身上疮脓水令净，才出，便须以摩风膏揩摩，甚者只一两度浸差。

治大风疾，**洗浴方**

---

① 两：日本抄本、文瑞楼本同，明抄本、乾隆本作"斤"。

② 黄连：日本抄本、文瑞楼本同，此前明抄本有"连□"，乾隆本有"连翘"。

③ 浴斛：用以洗澡的浴器。唐·白居易《香山寺石楼潭夜浴》诗："平石为浴床，洼石为浴斛。"《资治通鉴·陈纪五·陈宣帝太建六年》："置浴斛，使人裸卧斛中。"胡三省注："浴斛，浴器也。"

④ 出：日本抄本、文瑞楼本同，明抄本、乾隆本作"出汗"。

浮萍草

上一味，浓煎汤，洗浴，日再。

又方

上以葛荈蔓一束许，浓煮汁洗。

乌 癞

论曰：乌癞，初觉皮肤变异，肌腠之间，淫淫跃跃，如虫行动，眼前有物如丝悬布，时发惊恐，言语错乱，皮肉瘾胗如桃李实，或赤或黑，手足瘙痹，不知痛所，或脚下痛不可践地，身体生疮，两肘如缚，此名黑癞。皆由恶风日渐伤损，血气不荣所致也。

治乌癞，**猬皮丸方**

猬皮一枚。炙令黄 海蛤一枚，大者。炙 蚺蛇头一枚。炙黄① 虻虫五枚。去翅、足，炒 蛴螬二枚。炙 鲮鲤甲炙。五片 葛上亭长去翅、足，炒。十五枚 水蛭五枚。炒 斑猫十五枚。将水蛭、亭长、斑猫、虻虫四件，共用糯米少许同炒米熟为度，去米不用 蜈蚣一枚。去头、足，炙 附子炮裂，去皮脐。二②枚 蜘蛛大者。炙。三枚 雷丸十五枚 巴豆七枚。去皮、心、膜，出油 大黄剉如半栗，醋炒。半两 水银半两。与丹砂同研，点醋研，令水银星尽 丹砂半两。研 桂去粗皮。半两 射罔半两 黄连去须。半两 石膏研。一两 蜀椒去合口者并目，炒。半两 芒消生用，别研。一两 龙骨别研。半两 滑石别研。一分 矾石枯，研。一两 甘遂一分。与脂麻同炒，麻熟为度，弃麻不用

上二十七味，捣罗及别研，同拌和令匀，炼蜜丸如梧桐子大。每服熟水下一丸至二丸，空心临卧各一服；未效，加一丸。如小便时茎中觉痛，是虫已化如涕下也。痛多即止一丸，痛少即加至三丸。

治乌癞，**马先蒿散方**

马先蒿不计多少。一名马矢蒿，一名烂石草。细切，焙干用

---

① 黄：日本抄本、文瑞楼本同，明抄本、乾隆本作"七节"。
② 二：日本抄本、文瑞楼本同，明抄本、乾隆本作"一"。

上一味，捣罗为散。每服一钱匕，用荆芥薄荷汤调下。

治乌癞，**浸酒方**

苦参根白皮五斤

上一味，细剉如麻豆，生绢袋贮，好酒三斗，冬浸七日，夏浸四日，每温饮二合至三合，日二夜一，渐加至五七合。

治乌癞，**露蜂房酒方**

露蜂房五两　苦参四斤

上二味，剉细，用水三^①斗，煮取一斗五升，去滓，浸曲四斤半，炊黍米二斗，如常酝法，酒熟。每服三合至五合，日二夜一，稍增无妨。

治乌癞，**葛葎草浴方**

葛葎草二秤。剉，细淘　益母草一秤。剉，细淘

上二味，葛葎取篱垣上者，益母取近屋者，用水二石五斗，煮取一石五斗，漉去滓，盆瓮中浸浴一时辰久方出，著旧布袍，用被衣覆之；又再暖令热，复浸浴一时辰久方出；入温室著旧布袍，被衣盖覆汗出，勿令见风。明日复作。如入汤后，举身瘙痒不可忍，令傍人捉手，不令搔动，食顷渐定。后隔三日一浴，其药水经浴两次即弃之。

治乌癞，**雌黄散涂方**

雌黄半两。研

上一味，以米醋和鸡子清如膏涂疮上，干即更涂。

治乌癞，**大腹子膏傅方**

大腹生者，二枚。如无生者，干者亦得

上一味，用皮全者，勿令伤动，以酒一升浸，缓火熬令酒尽药干，捣罗为末，炼腊月猪膏，调和如膏傅之。

白　癞

论曰：白癞之候，语声嘶嗄，目视不明，四肢瘑痹，关节热

---

① 三：明抄本、乾隆本、文瑞楼本同，日本抄本作"二"。

痛如火燔灼，脊膂拘急，肉如刀劈，手足缓弱，身体瘾胗，鼻生息肉，目生白珠，肉色斑白，故谓之白癞也。

治白癞，**蝮蛇头丸方**

蝮蛇头炙焦　猬皮炙焦　魁蛤炙　蛴螬生用。各一枚　水蛭生用　虻虫去翅、足，生用　葛上亭长去翅、足，生用。各七枚　蜈蚣炙。二枚　大蜘蛛炒。三枚　䗪虫炙。四枚　雷丸炮。四十枚　附子炮裂，去皮脐。三枚　水银　丹砂各一两　消石一分。与水银、丹砂同研水银星尽，滴①醋炒　大黄剉，炒　桂去粗皮　滑石研如粉　甘遂与脂麻同炒，不用脂麻　射罔各一两　石膏研如粉。二两　蜀椒去目并闭口者，炒出汗　芒消研如粉。各半两　巴豆去皮、心，炒。十五粒　龙骨研。三分　矾石枯，研如粉　黄连去须。各一分　鲮鲤甲炙用。七片

上二十八味，捣研极细，同罗为末，炼蜜和丸如梧桐子大。每服二丸，空心临卧温酒下，加至三丸；未觉，小便涩痛，更加一丸至二②丸，以知为度。

治白癞风，**天麻煎方**

天麻生用。一斤半　天蓼木生用。三③斤

上二味，剉如大豆粒，用水三斗五升，煎至一斗，压去滓，于银石器中，慢火煎如稠饧，每服半匙，荆芥薄荷酒调下，不拘时，日二④夜一，一月见效。

治白癞，**苦参酒方**

苦参去土⑤、皮、心，剉。二斤　露蜂房剉。五两⑥

上二味，用水三斗，煮取一斗五升，去滓，浸法曲三斤，经三宿，炊黍米二斗，酝如常法，酒熟，每食后饮一合，日二夜一，加至三合，以差为度。

---

① 滴：明抄本、乾隆本、文瑞楼本同，日本抄本作"酒"。
② 二：明抄本、乾隆本、文瑞楼本同，日本抄本作"三"。
③ 三：明抄本、乾隆本、文瑞楼本同，日本抄本作"一"。
④ 二：明抄本、乾隆本、文瑞楼本同，日本抄本作"三"。
⑤ 土：日本抄本、文瑞楼本同，明抄本、乾隆本无。
⑥ 五两：明抄本、乾隆本、文瑞楼本同，日本抄本作"二斤"。

治遍身白点，搔之屑落，或痒或痛，色白渐展，世呼白癞，**苦参酒方**

苦参_{去土}①、皮、心，剉。五斤　露蜂房_{剉。五两}　猬皮_{剉。}一具

上三味，用水六斗，煮取三斗，去滓，浸细曲四斤半，炊黍米三斗，酝如常法，酒熟，每饮三合至五合，日二夜一，以差为度。

治白癞大风，眉须堕落，八风十二痹，筋脉拘急，肢节缓弱，手足痹痛，**商陆酒方**

商陆根_{削去皮，剉。二十五斤}

上一味，用水一石五斗，煮取八斗，去滓，浸细曲十五斤，炊黍米一石，酝如常法，酒熟，每温饮三合至五合，日二②夜一，重者服至三斗，稍轻者至二斗。若得药发③，吐下为佳。唯宜食鹿肉羹。

治白癞，**艾叶酒方**

干艾叶浓煮取汁，每一斗米曲，用艾叶五两

上一味，随曲米多少，用煎浓汁拌浸，酝如常法，酒熟，不拘时稍稍饮之。常令酒势④相接，醺醺然。

治白癞涂方

葛上亭长四七枚。去翅、足，与糯米同炒，米熟为度，不用米　干蝮蛇一枚。头尾全者，炙黄，去鳞及腹中物

上二味，捣罗，生绢袋贮，以酒五升，瓷瓶中慢火煅，煮酒及一升以下，将绵囊蘸药汁摩涂癞上，日二夜一。如不急痛，日夜⑤可五七次涂之。

治白癞，语声嘶败，四肢瘑痹，瘙痒生疮，**乌蛇散方**

---

① 土：日本抄本、文瑞楼本同，明抄本、乾隆本无。
② 二：明抄本、乾隆本、文瑞楼本同，日本抄本作"三"。
③ 发：日本抄本、文瑞楼本同，明抄本、乾隆本作"法"。
④ 酒势：日本抄本、文瑞楼本同，明抄本、乾隆本作"酒气"。
⑤ 夜：日本抄本、文瑞楼本同，明抄本、乾隆本无。

乌蛇酒浸，去皮、骨，炙　葛根剉。各一两一分　苦参　紫参　沙参　人参　芎藭　天麻酒浸，切，焙　黄芩去黑心　木通剉　地骨皮　防风去叉　防己　莽草叶　白术　蒴藋　木兰皮去粗皮　黄连去须　附子炮裂，去皮脐　乌头炮裂，去皮脐　牛膝去苗　槟榔煨，剉　熟干地黄切，焙　萎蕤　芍药　桂去粗皮　玄参坚者　龙骨研　石膏研如粉　升麻　菊花未开者，微炒　蒺藜子炒，去角　秦艽去苗、土　细辛去苗叶　天雄炮裂，去皮脐。各一两　当归切，焙　甘草炙，剉　远志去心　巴戟天去心　苍耳花炒干。各三分　吴茱萸汤洗，焙，炒　麝香研。各半两

上四十二味，捣研，细罗为散。每服二钱匕，空腹温酒调下，渐加至三钱匕，晡时再服。

治白癞，语声嘶嗄，目视不明，四肢痛痹，关节热痛，身体瘾胗，鼻生息肉，**白花蛇散方**

白花蛇酒浸，去皮、骨，炙。二两　天麻　槐子微炒　羌活去芦头　防风去叉　晚蚕砂微炒　蔓荆实　白鲜皮　威灵仙去土　枳壳去瓤，麸炒。各一两　甘草炙，剉。半两

上一十一味，捣罗为散。每服一钱匕，温酒调下，不计时候。

卷第一十九

诸痹门

诸痹统论

论曰：饮天和，食地德，皆阴阳也。然阳为气，阴为血，气为卫，血为荣，气卫血荣，通贯一身，周而复会，如环无端，岂郁闭而不流哉。夫惟动静居处失其常，邪气乘间，曾不知觉，此风寒湿三气所以杂至，合而为痹。浅则客于肌肤，深则留于骨髓。阳多者，行流散徙而靡常；阴多者，凝泣滞碍而有著。虽异状殊态，然即三气以求之，则所谓痹者，可得而察矣。且痹害于卑①，其为疾也，初若无足治，至其蔓而难图，则偏废弗举，四体不随，皆自诒伊戚②者也。可不慎哉！

肝　痹

论曰：《内经》谓风寒湿三气杂至，合而为痹。又曰以春遇此者为筋痹，又曰筋痹不已，复感于邪，内舍于肝。盖五脏皆有合，病久而不去者，内舍于其合。肝之合筋也，故筋痹不已，复感于邪，则舍于肝也。其证夜卧则惊，多饮小便数，上为引怀③者是也。

治肝痹，筋脉不利，拘挛急痛，夜卧多惊，上气烦满，**薏苡**

---

① 卑：文瑞楼本同，明抄本、乾隆本、日本抄本作"身"。

② 自诒伊戚：自招烦恼、灾殃。《诗经·小雅·小明》："心之忧矣，自诒伊戚。"戚，忧愁，悲哀。

③ 怀：日本抄本、文瑞楼本同，明抄本、乾隆本作"如怀"。

仁汤方

薏苡仁　羌活去芦头　蔓荆实　荆芥穗各二①两　白术　木瓜去核　防风去叉　牛膝酒浸，切，焙　甘草炙。各一两

上九味，剉如麻豆。每服五钱匕，水一盏半②，入生姜五片，煎至一盏，去滓，稍热服。

治肝痹气逆，胸胁引痛，眠卧多惊，筋脉挛急，镇肝去邪，

人参散方

人参二两　酸枣仁微炒　杜仲去皮，剉，微炒　黄耆蜜炙，剉　茯神去木。各一两　五味子　熟干地黄　芎䓖　细辛去苗叶　秦艽去苗、土　羌活去芦头　丹砂飞，研。各半两

上一十二味，除丹砂外，同捣罗为散，入丹砂研匀。每服一钱匕，温酒调下，不拘时候，日三。

治肝痹，缓筋脉，去邪毒，调荣卫，**萆薢丸**方

萆薢　羌活去芦头　天麻酒浸一宿，切，焙。各一两　附子炮裂，去皮脐。半两　没药研　乳香研。各一分

上六味，将四味捣罗为末，入没药、乳香同研匀，炼蜜和丸如弹丸大。每服一丸，空心温酒化下，日再。

治肝痹，两胁下满，筋急，不得太息，疝瘕四逆，抢心腹痛，目不明，**补肝汤**方

白茯苓去黑皮。一两二钱　乌头四枚。炮裂，去皮脐　薏苡仁　独活各一两　附子二枚。炮裂，去皮脐　柏子仁研　防风去叉　细辛去苗叶。各二两　山茱萸　桂去粗皮。各三分　甘草炙，剉。半两

上一十一味，剉如麻豆，入研药拌匀。每服五钱匕，水一盏半，大枣二枚，擘开，同煎数沸，去滓，取一盏服，不计时候③。

治肝虚气痹，两胁胀满，筋脉拘急，不得喘息，四肢少力，

---

①　二：明抄本、乾隆本、文瑞楼本同，日本抄本作"一"。

②　一盏半：日本抄本、文瑞楼本同，明抄本、乾隆本作"一盏"。

③　候：日本抄本、文瑞楼本同，明抄本、乾隆本此后有"一方无独活、薏仁、附子，有蕤仁。方见筋痹条下"。

眼目不明，**细辛汤方**

细辛去苗叶　防风去叉　白茯苓去黑皮　柏子仁研　桃仁汤浸，去皮尖、双仁，麸炒微黄　山茱萸　甘草炙，剉。各三分　蔓荆实　枳壳去瓤，麸炒。各半两　木瓜去核　萆薢　五加皮各一两

上一十二味，剉如麻豆。每服三钱匕，水一盏，大枣三枚，擘破，同煎数沸，去滓，取七分，温服，不计时候。

治肝痹，头目昏塞，四肢不利，胸膈虚烦，**防风汤方**

防风去叉。一两　芎䓖　黄耆剉　五味子　人参　茯神去木　独活去芦头　羚羊角镑屑　前胡去芦头。各三分　细辛去苗叶　酸枣仁微炒　甘草炙。各半两

上一十二味，粗捣筛。每服三钱匕，水一盏，大枣三枚，擘破，同煎，取七分，去滓温服，不计时候。

治肝痹筋挛，肢体不随，**牛膝汤方**

牛膝剉，焙　防风去叉　丹参　前胡去芦头。各二两　石斛去根。二两半①　杜仲去粗皮，涂酥炙，剉　秦艽去苗、土　续断各一两半　陈橘皮汤去白，焙。一两　大麻仁研。一合

上一十味，除大麻仁外，粗捣筛。每服五钱匕，水一盏半，煎五七沸，别下麻仁少许，煎至一盏，去滓，空腹服，日二。

治肝痹，多惊悸，神思不安，**茯神散方**

茯神去木　酸枣仁微炒　黄耆剉　人参各一两　熟干地黄焙　远志去心　五味子各半两　白茯苓去黑皮。一两　丹砂别研。半两

上九味，除丹砂外，捣罗为散，入丹砂末，再研匀。每服一钱匕，以温酒调下，不计时候。

心　痹

论曰：《内经》言风寒湿三气杂至，合而为痹。又曰以夏遇此为脉痹，脉痹不已，复感于邪，内舍于心，是为心痹。其状脉不

---

① 二两半：明抄本、乾隆本、文瑞楼本同，日本抄本作“两半”。

通，烦则心下鼓，暴上气而喘，嗌干善噫，厥气上则恐。盖淫气忧思痹聚在心，经所谓诸痹不已亦益内者如此。

治心痹，神思昏塞，四肢不利，胸中烦闷，时复恐悸，**茯神汤方**

茯神去木　羌活去芦头　龙齿　麦门冬去心，焙　麻黄去根节。各一①两　蔓荆实　人参　薏苡仁　防风去叉　远志去心　犀角屑各三分　赤芍药　甘草微炙。各半两

上一十三味，粗捣筛。每服三钱匕，水一盏，生姜五片，同煎至七分，去滓温服，不计时候。

治心痹，胸中满塞，心中微痛，烦闷不能食，**赤茯苓汤方**

赤茯苓去黑皮　人参　半夏汤浸洗七遍，去滑，焙　柴胡去苗　前胡去芦头　桂去粗皮　桃仁汤浸，去皮尖、双仁，炒。各三分　甘草微炙。一分

上八味，粗捣筛。每服三钱匕，水一盏，生姜五片，枣二枚，擘破，同煎至七分，去滓热服，不计时候。

治心痹，邪气乘虚，恍惚不乐，身体强直，面目变色，**秦艽汤方**

秦艽去苗、土　菖蒲　桂去粗皮　当归切，焙　蔓荆实　人参　附子炮裂，去皮脐　黄芩去黑心　甘草炙　远志去心　防风去叉。各半两　龙骨　赤石脂　白茯苓去黑皮　白芍药　芎䓖　防己各三分②

上一十七味，剉如麻豆。每服三钱匕，水一盏，同煎至七分，去滓温服，不计时候。

治心痹，忧思恍惚，惕惕然惊畏，**紫石英散方**

紫石英别研细，水飞过。一两　远志去心　赤小豆炒　附子炮裂，去皮脐　桂去粗皮　人参　干姜炮裂　防风去叉　龙骨别研　菖蒲　熟干地黄焙。各半两　白茯苓去黑皮　白术　黄耆剉。

---

① 一：明抄本、乾隆本、文瑞楼本同，日本抄本作"十"。
② 分：日本抄本、文瑞楼本同，明抄本、乾隆本作"钱"。

各一两

上一十四味，除别研外，捣罗为散，同拌匀，再研细。每服食前温酒调下二钱匕。

治心痹，精神恍惚，恐畏闷乱，不得睡卧，志气不定，言语错误，**犀角散**方

犀角屑　牛黄别研　麝香别研　羚羊角屑各一分　丹砂别研。半两　防风　天麻　独活去芦头　人参　茯神去木　沙参去芦头　天竺黄别研　升麻　龙齿各一分①　麦门冬去心，焙。半两　白鲜皮一分　远志去心。一分　龙脑别研。半分　甘草微炙。一分

上一十九味，除别研者外，捣罗为散，同研药一处拌匀，再研细。每服三②钱匕，煎麦门冬汤调下，不计时候。

脾　痹

论曰：风寒湿三气杂至，合而为痹。又曰：以至阴遇此者为肌痹，肌痹不已，复感于邪，内舍于脾，是为脾痹。其状四肢解惰，发咳呕汁，上为大塞，经所谓诸痹不已亦益内者如此。

治脾痹，肌肉消瘦，心腹胀满，水谷不化，食即欲呕，饮食无味，四肢怠惰，或时自利，**黄耆丸**方

黄耆剉　石斛去根　附子炮裂，去皮脐　肉苁蓉酒浸，切，焙　益智去皮　白术　人参各一两　桂去粗皮　厚朴去粗皮，生姜汁炙。各一两半　诃黎勒煨，去核。二两　五味子　当归切，焙　白豆蔻去皮　沉香剉　高良姜　枳实去瓤，麸炒。各三分　吴茱萸汤浸，焙，炒　丁香各半两

上一十八味，为细末，煮枣肉，和捣五百杵，丸如梧桐子大。每服三十丸，食前温酒下。

治脾痹，心腹胀满，不欲饮食，食则气滞体重，四肢无力，

---

① 分：日本抄本、文瑞楼本同，明抄本、乾隆本作"钱"。
② 三：日本抄本、文瑞楼本同，明抄本、乾隆本作"二"。

白术汤方

白术　人参　荜澄茄各一两　诃黎勒煨，去核。二两　丁
香　草豆蔻去皮　黄耆　附子炮裂，去皮脐　白茯苓　麦蘖微
炒　沉香　陈橘皮汤浸，去白，焙　木香各三分①　枳实去瓤，麸
炒　甘草炙。各半两

上一十五味，剉如麻豆。每服三钱匕，水一盏，生姜五片，
枣二枚，擘破，煎至七分，去滓温服，不拘时。

治脾痹，肉极虚寒，体重怠惰，四肢不欲举动，关节疼痛，
不嗜饮食②，**黄耆酒方**

黄耆　桂去粗皮　巴戟天去心　石斛去根　泽泻　白茯苓去黑
皮　柏子仁　干姜炮　蜀椒去目并闭口，炒出汗。各三两③　防风去
叉　独活去芦头　人参各二两　天雄炮裂，去皮脐　芍药　附子炮
裂，去皮脐　乌头炮裂，去皮脐　茵芋　半夏汤洗七遍，去滑　细
辛去苗叶　白术　黄芩去黑心　栝楼根　山茱萸各一两

上二十三味，咬咀，绢袋盛，以清酒三斗渍之，秋冬七日，
春夏三日。初服三合，渐加之，以微麻木为效，日再。

治脾痹，四肢怠惰，发咳，**大半夏汤方**

半夏为末，生姜汁和作饼，暴干。五④两　白术　白茯苓去黑
皮　人参　甘草炙　附子炮裂，去皮脐　陈橘皮汤浸，去白，焙。
各二两　桂去粗皮。三⑤两

上八味，剉如麻豆。每服五钱匕，水一盏半，生姜五片，煎
至一盏，去滓温服，日三。

治脾痹，四肢解惰，肉极肌热，**麻黄汤方**

麻黄去根节　枳实去瓤，麸炒　防风去叉　白术　细辛去苗叶。
各三两⑥　石膏碎。八两　附子炮裂，去皮脐。四两　甘草炙　桂去

---

① 分：日本抄本、文瑞楼本同，明抄本、乾隆本作"钱"。
② 不嗜饮食：日本抄本、文瑞楼本同，明抄本、乾隆本无。
③ 两：日本抄本、文瑞楼本同，明抄本、乾隆本作"分"。
④ 五：日本抄本、文瑞楼本同，明抄本、乾隆本作"三"。
⑤ 三：日本抄本、文瑞楼本同，明抄本脱，乾隆本作"一"。
⑥ 两：日本抄本、文瑞楼本同，明抄本、乾隆本作"钱"。

粗皮。各二两

上九味，剉如麻豆。每服五钱匕，水一盏半，生姜五片，煎至一盏，去滓温服，日三。

治脾痹，四肢解惰，皮肤不通，外不得泄，**风引汤方**

独活去芦头。四两　当归切，焙　白茯苓去黑皮。各三^①两　干姜炮　甘草炙　人参　黄耆　防风去叉。各二两　桂去粗皮　附子炮裂，去皮脐。各一两　大豆二升。熬，去皮

上一十一味，剉如麻豆。每服五钱匕，水一盏，酒半盏，煎至一盏，去滓温服，日三夜一。

治脾痹，发咳呕汁^②，**温中法曲丸方**

法曲炒　吴茱萸汤浸，焙，炒　小麦蘗微炒。各五合　枳实去瓤，麸炒　甘草炙　桂去粗皮　厚朴去粗皮，生姜汁炙　当归切，焙　白茯苓去黑皮。各三两　细辛去苗叶　干姜炮　麦门冬去心，焙　人参　桔梗炒　附子炮裂，去皮脐。各一两

上一十五味，为细末，炼蜜丸如梧桐子大。每服七丸，食前熟水下，日三。

肺　痹

论曰：风寒湿三气杂至，合而为痹。以秋遇此者为皮痹，皮痹不已，复感于邪，内舍于肺，是为肺痹。其候胸背痛甚，上气烦满，喘而呕^③是也。

治肺痹，上下否塞，不能息，**橘皮丸方**

陈橘皮汤浸，去白，焙　桔梗剉，炒　干姜炮裂　厚朴去粗皮，生姜汁炙　枳实去瓤，麸炒　细辛去苗叶。各三^④分　胡椒　蜀椒去闭口及目，炒汗出　乌头炮裂，去皮尖。各二两　荜拨二两

---

① 三：文瑞楼本同，明抄本、乾隆本作“二”，日本抄本作“五”。

② 呕汁：日本抄本、文瑞楼本同，明抄本、乾隆本作“呕逆”。

③ 喘而呕：原作“喘痹呕”，明抄本、日本抄本、文瑞楼本同，据《素问·痹论》改。乾隆本作“喘急咳逆”。

④ 三：日本抄本、文瑞楼本同，明抄本、乾隆本作“二”。

半　人参　桂去粗皮　附子炮裂，去皮脐　白茯苓去黑皮　前胡去芦头　防葵　芎䓖各一两　甘草炙　当归切，焙。各二两　白术　吴茱萸汤洗，焙干，炒。各一两半①　大黄②湿纸裹，煨香熟。半两　槟榔剉。一两　葶苈隔纸炒。一分　紫苏子炒。二两③

上二十五味，捣罗为末，炼蜜丸梧桐子大。每服十丸，温酒下，日三，觉有热者，空腹服之。

治肺痹，复感风冷，胸胁满急，**杏仁丸方**

杏仁汤浸，去皮尖、双仁，微炒　赤茯苓去黑皮　防葵各二两　吴茱萸汤洗，焙干，炒　陈橘皮汤浸，去白，焙　桂去粗皮　防风去叉　泽泻各一两　白术　射干　芍药　紫苏子微炒　桔梗剉，炒　枳实去瓤，麸炒微黄。各一两半④

上一十四味，捣罗为末，炼蜜丸如梧桐子大。每服十丸，食前温酒下，渐加至三十丸，日再。

治肺痹，上气闭塞，胸中胁下支满，乍作乍止，不得饮食，唇干口燥，手足冷痛，**当归汤方**

当归切，焙　防风去叉　黄耆细剉。各二两　柴胡去苗。八⑤两　细辛去苗叶　麻黄去根节，煮一二沸，掠去沫，控干⑥　人参各一两　杏仁去皮尖、双仁，炒黄。五十枚　桂去粗皮。三两　半夏汤浸去滑，七遍。五两　黄芩去黑心。一两

上一十一味，粗捣筛。每服四钱匕，水一盏，入生姜七片，枣二枚，擘破，同煎至六分，去滓温服，不计时候，日三夜二。

治肺痹，上气发咳，**五味子汤**方

五味子三两　紫苏子炒。八两　麻黄去根节　细辛去苗叶　紫

---

① 一两半：文瑞楼本同，明抄本、乾隆本、日本抄本作“一两”。
② 大黄：日本抄本、文瑞楼本同，明抄本、乾隆本此药在吴茱萸前且无剂量“半两”。
③ 两：日本抄本、文瑞楼本同，明抄本、乾隆本作“合”。
④ 一两半：日本抄本、文瑞楼本同，明抄本、乾隆本作“一两”。
⑤ 八：乾隆本、日本抄本、文瑞楼本同，明抄本作“一”。
⑥ 控干：日本抄本、文瑞楼本同，明抄本、乾隆本作“暴干”。

菀去苗、土　黄芩去黑心　甘草炙。各二①两　人参　桂去粗皮　当归焙。各一两　半夏汤洗去滑，七遍。三两

上一十一味，粗捣筛。每服四钱匕，水一盏，入生姜五片，同煎至六分，去滓温服，不计时候。上气病，亦单煮紫苏子及生紫苏叶，冬月煮干枝茎叶服。

治肺痹，胸心满塞，上气不下，**紫苏子汤方**

紫苏子炒。八两　半夏汤洗去滑，七遍。五两　陈橘皮汤浸，去白，焙　桂去粗皮。各三两　甘草炙　人参　白术各二两

上七味，粗捣筛。每服四钱匕，水一盏，入生姜五片，枣二枚，擘，同煎至六分，去滓温服，不计时候。

肾　痹

论曰：《内经》谓风寒湿三气杂至，合而为痹。又曰：以冬遇此者为骨痹，骨痹不已，复感于邪，内舍于肾，是为肾痹。其证善胀，尻以代踵，脊以代头。盖肾者胃之关，关闭不利，则胃气不行，所以善胀；筋骨拘迫，故其下挛急，其上踡屈，所以言代踵代头也。

治肾脏虚乏，久感寒湿，因而成痹，补损②益气，**远志丸方**

远志去心　山芋　肉苁蓉去皱皮，酒浸，切，焙　牛膝去苗，酒浸，切，焙。各一两　石斛去根　天雄炮裂，去皮脐　巴戟天去心　人参　山茱萸　泽泻　菟丝子酒浸一宿，别捣　茯神去木　覆盆子　续断　生干地黄焙　桂去粗皮　鹿茸酒炙，去毛　甘草炙，剉　附子炮裂，去皮脐　牡丹皮　白茯苓去黑皮　五味子　杜仲去粗皮，炙，剉。各一分③　蛇床子　楮实微炒　黄耆各一两

上二十六味，捣罗为末，炼蜜和捣数百下，丸如梧桐子大。每服空心温酒下二十丸，加至三十丸。

---

① 二：明抄本、文瑞楼本同，乾隆本作"一"，日本抄本作"三"，旁注"三作二"。

② 损：文瑞楼本同，明抄本、乾隆本作"肾"，日本抄本脱。

③ 分：文瑞楼本同，明抄本、乾隆本、日本抄本作"两"。

治肾脏虚冷，邪气乘虚，身体冷痹不仁，手足牵强，举动艰难，或肌肉眴动，引腰脊及左右偏急，不能饮食，或因房室发动，**防风丸方**

防风去叉　白茯苓去黑皮　细辛去苗叶　白术　附子炮裂，去皮脐　桂去粗皮　泽泻各半两　甘草炙，剉　紫菀去苗　芍药　牛膝去苗，酒浸，切，焙　栝楼根各三分[1]　山茱萸　熟干地黄焙　半夏汤洗七遍，去滑，焙　独活去芦头　山芋各一分　黄耆三两[2]。剉

上一十八味，捣罗为末，炼蜜为丸如梧桐子大。每日空腹，温酒下十丸，日再服；未差，更加丸数。此药宜久服。

治肾脏中风湿，腰痛，脚膝偏枯，皮肤瘙痹，语声謇涩，两耳虚鸣，举体乏力，面无颜色，志意不乐，骨节痠疼，**茵芋散方**

茵芋去茎[3]　杜仲去粗皮，炙，剉　石南　石龙芮　羊踯躅微炒　麝香研　狗脊去毛　当归剉，炒　干蝎微炒　桑螵蛸微炒　菖蒲各半两　赤箭[4]　独活去芦头　附子炮裂，去皮脐　天雄炮裂，去皮脐　甘菊花　牛膝去苗，酒浸，切，焙　木香　麻黄去根节，煮，掠去沫，焙　芎藭各三[5]分　草薢剉。一两

上二十一味，捣罗为散。每服二钱匕，食前温酒调下，日再服。

治肾脏中风，脚膝麻痹，腰背强直疼痛，言语不利，面色萎黑，肌体羸瘦，**白附子丸方**

白附子炮裂　干蝎微炒　防风去叉　天麻　天雄炮裂，去皮脐　黄耆剉　草薢　独活去芦头　丹参　当归剉，炒　肉苁蓉去皱皮，酒浸一宿，焙　海桐皮剉　补骨脂　仙灵脾各三分　白花蛇酒浸，去皮、骨，炙　桂去粗皮　安息香　牛膝去苗，酒浸，切，焙。

---

① 分：日本抄本、文瑞楼本同，明抄本、乾隆本作"两"。
② 两：明抄本、乾隆本、文瑞楼本同，日本抄本作"分"。
③ 茎：日本抄本、文瑞楼本同，明抄本、乾隆本作"叶"。
④ 赤箭：日本抄本、文瑞楼本同，明抄本、乾隆本在桑螵蛸前。
⑤ 三：明抄本、乾隆本、文瑞楼本同，日本抄本作"二"。

各一两　雄黄研。水飞过　麝香研。各半两

上二十味，捣罗为末，炼蜜和捣三五百下，丸如梧桐子大。每服三十丸，空心温酒下，日再服。

治肾脏气虚，外邪杂至，脚膝缓弱，腰脊不可转侧，日加疼痹，**石龙芮汤**方

石龙芮　独活去芦头　防风去叉　茯神去木　杜仲去粗皮，炙，剉　萆薢　丹参　羌活去芦头　五味子　细辛去苗叶　牛膝酒浸，切，焙　当归剉，炒　人参各三分　天雄炮裂，去皮脐　麻黄去根节，煎，掠去沫，焙　桂去粗皮。各一两　枳壳去瓤，麸炒。半两

上一十七味，剉如麻豆。每服四钱匕，水一盏，入生姜五片，同煎至六分，去滓温服，不计时候。

治肾虚中风湿，腰脚缓弱，顽痹不仁，颜色苍黑，语音浑浊，志意不定，头目昏，腰背强痛，四肢拘急，体重无力，**麻黄汤**方

麻黄去根节，煎，掠去沫，焙　羌活去芦头　桂去粗皮　附子炮裂，去皮脐　侧子炮裂，去皮脐。各一两　防己　当归剉，炒　海桐皮　牛膝酒浸，切，焙　甘菊花　羚羊角镑　茵芋去茎　五加皮各三分　甘草炙，剉。半两① 防风去叉　白术各三两

上一十六味，剉如麻豆。每服四钱匕，水一盏，入生姜五片，同煎至七分，去滓温服，不计时候。

治肾气虚冷，复感寒湿为痹，**牛膝酒**方

牛膝　秦艽去苗、土　芎䓖　防风去叉　桂去粗皮　独活去芦头　丹参　白茯苓去黑皮。各二②两　杜仲去粗皮，剉，炒　附子炮裂，去皮脐　石斛去根　干姜炮　麦门冬去心　地骨皮各一两半　五加皮五两　薏苡仁一两　大麻仁炒。半两

上一十七味，剉切如麻豆，以生绢袋盛，酒一斗浸，春夏三日，秋冬五日。每服半盏，空心温服，日再。

---

① 甘菊花……半两：此23字日本抄本、文瑞楼本同，明抄本、乾隆本作"甘草半两 茵芋去茎 五加皮各三分 羚羊角"。

② 二：文瑞楼本同，明抄本、乾隆本、日本抄本作"一"。

痛痹

论曰：寒气胜者为痛痹。夫宜通而塞则为痛，痹之有痛，以寒气入经而稽迟，泣而不行也。痛本于寒气偏胜，寒气偏胜，则阳气少，阴气多，与病相益。治宜通引荣卫，温润经络，血气得温则宣流，自无壅阏矣。

治风湿痹，四肢疼痹，拘挛浮肿，**茯苓汤**方

赤茯苓去黑皮　桑根白皮各二两　防己　桂去粗皮　芎䓖　芍药　麻黄去根节。各一两半[1]

上七味，粗捣筛。每服五钱匕，水一盏半，枣一枚，去核，煎取一盏，去滓温服，连三服后，以热姜粥投之，汗出为度。

治风湿痹，皮肉不仁，骨髓疼痛，不可忍者，**天雄丸**方

天雄炮裂，去皮脐　附子炮裂，去皮脐。各一两　桂去粗皮。一两半　干姜炮。三[2]两　防风去叉。三两[3]

上五味，为细末，炼蜜丸如梧桐子大。每服二十丸，温酒下，日三夜一。

治风湿痹，腰脚疼痛不可忍，久不差者，**去毒丸**方

天雄炮裂，去皮脐　附子炮裂，去皮脐　桂去粗皮。各一两　白僵蚕直者。炒。三两　防风去叉。三分

上五味，为细末，炼蜜丸如梧桐子大。每服二十丸，温酒下，日三夜一。

治诸风寒湿，骨肉痹痛，**当归摩膏**方

当归切，焙　细辛去苗叶。各一两半　桂去粗皮。一两　生地黄一斤。切，研，绞取汁　天雄十枚。去皮脐，生用　白芷三分。留一块不剉全用　芎䓖半两　丹砂研。一两　干姜炮。三分　乌头

---

① 半：日本抄本、文瑞楼本同，明抄本、乾隆本此后有"甘草炙。一两"。

② 三：明抄本、乾隆本、文瑞楼本同，日本抄本作"一"。

③ 三两：文瑞楼本同，明抄本、乾隆本作"三钱"，日本抄本作"二两"。

去皮脐，生用。一两三分　松脂四两　猪脂五斤①。别炼，去滓

上一十二味，先将八味剉如大豆粒，以地黄汁浸一宿，与猪脂、松脂同慢火煎，候前留者一块白芷黄色，以厚绵滤去滓，瓷合盛，入丹砂末，不住搅，至凝即止。每用药用火炙，手摩病处千遍。

治风寒湿痹，皮肉不仁，骨髓疼痛不可忍，宜服**茵芋浸酒**方

茵芋去粗茎　草薢　蜀椒去目并闭口，炒出汗　狗脊去毛　桂去粗皮　附子炮裂，去皮脐。各一两　牛膝去苗，酒浸，切，焙　石斛去根　生姜各一两半

上九味，㕮咀，以生绢袋贮，以酒一斗浸，经三两宿。每服一盏或二盏温服，服尽酒一半，更可添新酒浸之。觉药味淡，即再合。

著痹

论曰：《内经》谓湿气胜者为著痹。地之湿气，感则害人皮肉筋脉。盖湿，土也，土性重缓，荣卫之气与湿俱留，所以湿胜则著而不移也。其证多汗而濡者，以阴气盛也。治宜除寒湿，通行经络则差。

治寒湿痹，著而不散，四肢不仁，脚弱拘挛，或疼痛不能行，跗肿上膝，少腹坚，不欲食，**石斛散**方

石斛去根。二两　天门冬去心。一两半②。焙，剉　附子炮裂，去皮脐。三分　独活去芦头。三分　桂去粗皮。半两　桔梗炒　蜀椒去目及闭口，炒出汗　细辛去苗叶。各半两　麻黄去根节。三分　山茱萸　五味子　白芷各半两　前胡去芦头　秦艽去土。各三分　乌头炮裂，去皮脐　人参　天雄炮裂，去皮脐。各半两　当归切，焙　防风去叉　莽草微炙。各三分　白术半两　杜仲去粗皮，炙，剉。三分　干姜炮。半两

---

① 五斤：日本抄本、文瑞楼本同，明抄本、乾隆本作"四两"。
② 一两半：日本抄本、文瑞楼本同，明抄本、乾隆本作"二两半"。

上二十三味，捣罗为散。每服二钱匕，温酒调下；未知，稍稍加之，不拘时。

治寒湿痹，留著不去，皮肤不仁，手足无力，**侧子汤**方

侧子炮裂，去皮脐　五加皮各一两　磁石煅，醋淬七遍　羚羊角镑　防风去叉　薏苡仁　麻黄去根节　杏仁汤浸，去皮尖、双仁，麸炒。各一两　甘菊花　防己　葛根　赤芍药　芎䓖　秦艽去苗、土　甘草炙。各半两

上一十五味，剉如麻豆。每服三钱匕，水一盏，煎七分，去滓温服，不拘时。

治寒湿痹，留著不去，四肢缓弱，皮肤不仁，精神昏塞，**附子丸**方

附子炮裂，去皮脐。一两　莽草微炙。半两　白花蛇酒浸，去皮、骨，炙。二两　天南星炮。三分　乌头炮裂，去皮脐。半两　天麻三分　干蝎炒。半两　桂去粗皮。三分　防风去叉。半①两　薏苡仁　枫香脂各一②两　芎䓖三分　萆薢一两　羌活去芦头。三分　仙灵脾一两

上一十五味，捣罗为末，以糯米粥和捣数百杵，丸绿豆大。每服十丸，荆芥汤或温酒吞下，不拘时。

治寒湿著痹，皮肉不仁，至骨髓疼痛者，**天雄浸酒**方

天雄炮裂，去皮脐　附子炮裂，去皮脐。各一两　防风去叉　独活去芦头　当归切，焙　白术各二两③　五加皮　芎䓖　桂去粗皮　干姜炮。各一两半④

上一十味，剉如麻豆，以夹绢囊盛，用无灰清酒一斗浸，春夏五日，秋冬七日。每温饮一盏，任性加减，以知为度。

治寒湿著痹，皮肤不仁，或肢节疼痛，**白花蛇丸**方

---

① 半：日本抄本、文瑞楼本同，明抄本、乾隆本作"二"。

② 一：原脱，文瑞楼本同，据明抄本、乾隆、日本抄本补。

③ 各二两：文瑞楼本同，明抄本、乾隆本作"二两"，日本抄本作"各三两"。

④ 各一两半：文瑞楼本同，明抄本、乾隆本作"二两"，日本抄本作"各半两"。

白花蛇酒浸，去皮、骨，炙　仙灵脾　干蝎炒。各一两　茵
芋　乌头[①]炮裂，去皮脐　天南星炮。各半两　天雄炮裂，去皮
脐　天麻　桂去粗皮　麻黄去根节　鹿角镑　草薢各一两　桑螵蛸
炒。半两　雄黄研　麝香研。各一分

上一十五味，捣研为末，拌和令匀，别用天麻末三两，以无
灰酒一大碗，慢火熬成膏，和前药末，更捣五七百杵，丸梧桐子
大。每服薄荷酒下二十丸，不拘时。

治风湿痹留著不去，四肢瘤麻，拘挛浮肿，**茯苓汤**方

赤茯苓去黑皮　桑根白皮各二[②]两　防己　桂去粗皮　芎劳各
一两半　甘草炙。三两　芍药　当归切，焙　麻黄去根节，先煮，
掠去沫，焙干。各一两半

上九味，粗捣筛。每服六钱匕，以水二盏，枣三枚，擘破，
同煎，去滓，取一盏温服，空心临卧时。如欲出汗，服药了，以
生姜热粥投之。汗出慎外风。

治寒湿痹留著不去，四肢不仁，**干蝎散**方

干蝎炒　侧子炮裂，去皮脐　独活去芦头　桑螵蛸炒。各一
两　踯躅花醋拌炒　天南星炮。各半两　草薢剉　天麻　桂去粗皮。
各一两

上九味，捣罗为散。每服一钱匕，温酒调下，不拘时。

治寒湿著痹，四肢皮肤不仁，以至脚弱不能行，**侧子浸酒**方

侧子炮裂，去皮脐　牛膝去苗　丹参去苗、土　山茱萸　杜仲
去粗皮　石斛去根　萹蓄根各二两　防风去叉　蜀椒去合口并目，
炒出汗　细辛去苗叶　独活去芦头　秦艽去苗、土　桂去粗皮　芎
劳　当归切，焙　白术　茵芋去粗茎。各一两半　干姜炮。一
两　五加皮二两半　薏苡仁炒。半升

上二十味，细剉如麻豆，以夹生绢囊盛贮，清酒二斗，春夏
浸三日，秋冬五日。初服温半盏，日再；未知，稍加服。

---

① 乌头：日本抄本、文瑞楼本同，明抄本、乾隆本在仙灵脾前。

② 二：明抄本、乾隆本、文瑞楼本同，日本抄本作"一"。

治风湿著痹，服药虽多，肌肉犹瘭痹，**摩风膏**摩之方

防风去叉 羌活去芦头 芎䓖 细辛去苗叶 蜀椒去目并闭口者，炒出汗 当归 踯躅花各半两 白蔹 白及 丹参 苦参 黑参 桂去粗皮 附子去皮脐 乌头去皮脐 皂荚去皮 莽草各一分① 杏仁去皮尖并双仁。半两

上一十八味，细剉如麻豆，以米醋二升拌匀，浸三宿，熬干，同腊月猪脂二斤，以文武火煎一日，绵滤去滓，瓷瓶贮。每用少许，点摩瘭痹处。兼治一切风毒。其膏年岁深久者，尤佳。

治风湿著痹，肌肉瘭厚，不知痛痒，**龙虎膏方**

龙骨二两 虎骨三两。酥涂，焙② 当归切，焙 桂去粗皮。各一两 皂荚半斤，肥者。去子

上五味，捣罗为末，先别用好肥皂荚十挺，以苦酒三升，接取汁，去滓，入铛中，煎减半，即入前药同煎如稀饧，入瓷合盛。每用少许，揩摩瘭痹处。

行　痹

论曰：《内经》谓风寒湿三气杂至，合而为痹，其风气胜者为行痹。夫气之在人，本自流通，所以痹者，风寒湿三气合而为病也。然三气之中，各有阴阳，风为阳气，善行数变，故风气胜则为行痹。其证上下左右，无所留止，随其所至，气血不通是也。治法虽通行血气，宜多以治风之剂。

治行痹，行走无定，**防风汤方**

防风去叉 甘草炙，剉。各一两 黄芩去黑心。三分 当归切，焙 赤茯苓去黑皮。各一两 秦艽去苗、土 葛根剉。各三分 桂去粗皮 杏仁汤去皮尖、双仁，炒。各一两 麻黄去根节，煎，掠去沫，焙。半两

上一十味，粗捣筛。每服五钱匕，酒一盏，水一盏，枣三③

---

① 分：明抄本、乾隆本、文瑞楼本同，日本抄本作"两"。
② 焙：日本抄本、文瑞楼本同，明抄本、乾隆本作"炙"。
③ 三：日本抄本、文瑞楼本同，明抄本、乾隆本作"二"。

枚，擘破，生姜五片，同煎至一盏，去滓温服，日二夜一。

治行痹，头面四肢袭著，筋脉挛急，手足不随，痰涎胶黏，语涩昏浊，口眼偏㖞，**羚羊角丸方**

羚羊角镑。一①两　木香　青橘皮汤浸，去白，焙　半夏汤洗，同生姜捣曲，焙干　羌活去芦头　独活去芦头　芎䓖　藿香叶　干蝎去土，炒　白花蛇酒炙，去皮、骨　白附子炮　天麻酒浸，切，焙。各半两　槟榔剉　丹砂研。各一两　麝香研　牛黄研　龙脑研。各一两

上一十七味，除研药外，为细末，再和匀，用皂荚、薄荷、鹅梨汁各一碗，同熬成膏，和丸如绿豆大。每服七②丸，温酒或薄荷汤下，不计时服。

治风痹，行走无定处，亦治血痹，**萆薢丸方**

萆薢　山芋　牛膝去苗，酒浸，焙干　泽泻各一两　生干地黄焙。二两半　白术半两　茵芋　蛴螬微炒　干漆炒烟出　狗脊去毛　车前子　天雄炮裂，去皮脐。各一分

上一十二味，为细末，炼蜜丸如梧桐子大。每服温酒下二十丸，加至三十丸，日三。

治风痹，游走无常处，亦治血痹，**山茱萸丸方**

山茱萸炒。一两一分③　生干地黄焙。二两半④　山芋　牛膝去苗，酒浸，焙　泽泻　萆薢各一两⑤　天雄炮裂，去皮脐　蛴螬微炒　车前子　干漆炒烟出　狗脊去毛　白术　地肤子各三⑥分　茵芋去粗茎。半两

上一十四味，为细末，炼蜜丸如梧桐子大。每服温酒下二十丸，加至三十丸，日三。

治诸风痹，走移无定，**干地黄丸方**

---

① 一：明抄本、乾隆本、文瑞楼本同，日本抄本作"二"。
② 七：日本抄本、文瑞楼本同，明抄本、乾隆本作"十"。
③ 一两一分：明抄本、日本抄本、文瑞楼本同，乾隆本作"一两二分"。
④ 二两半：日本抄本、文瑞楼本同，明抄本、乾隆本作"二两"。
⑤ 两：日本抄本、文瑞楼本同，明抄本、乾隆本作"分"。
⑥ 三：明抄本、乾隆本、文瑞楼本同，日本抄本作"二"。

生干地黄焙　泽泻　山茱萸炒。各一两　山芋　牛膝去苗，酒浸，切，焙　白术剉。各半两　天雄炮裂，去皮脐。一分①　蛴螬微炒　干漆炒烟出　狗脊去毛　车前子　茵芋各三钱　萆薢炒。半两

上一十三味，为细末，炼蜜丸如梧桐子大。每空腹用温酒下二十丸，日二夜一。

治诸风痹，附子酒方

附子三枚重二两者。炮裂，去脐皮

上一味，剉如麻豆大，以醇酒五升，浸三五日。每温服一合，去滓，以唇口麻痹为度，日再。

皮　痹

论曰：风寒湿三气杂至，合而为痹，以秋遇此者为皮痹。盖肺主皮毛，于五行为金，于四时为秋。当秋之时，感于三气，则为皮痹，盖正言其时之所感者尔。固有非秋时而得之者，皮肤不营而为不仁，则其证然也。

治肺中风寒湿，项强头昏，胸满短气，嘘吸颤掉，言语声嘶，四肢缓弱，皮肤瘙痹，**防风汤方**

防风去叉　芎䓖　麻黄去根节。各一两　独活去芦头　桂去粗皮　前胡去芦头　五味子　附子炮裂，去皮脐　杏仁汤浸，去皮尖、双仁，麸炒　人参　茯神去木，炙。三分　细辛去苗叶　甘菊花　黄耆　山茱萸　甘草炙，剉。各半两

上一十六味，剉如麻豆。每服四钱匕，水一盏半，生姜五片，煎至八分，去滓，稍热服，不拘时。

治肺感外邪，皮肤瘙痹，项强背痛，四肢缓弱，冒昧昏塞，心胸短气，**赤箭丸方**

赤箭　羌活去芦头　细辛去苗叶　桂去粗皮　当归剉，炒　甘菊花　防风去叉　天雄炮裂，去皮脐　麻黄去根节　蔓荆实去皮　白术　杏仁汤浸，去皮尖、双仁，炒，研　萆薢剉　茯神去

---

① 分：明抄本、乾隆本、文瑞楼本同，日本抄本作"两"。

木　山茱萸　羚羊角镑　芎䓖　犀角镑　五加皮剉　五味子　阿胶炙令燥　人参　枫香脂研　天南星炮　白附子炮。各半两　龙脑研　麝香研　牛黄研。各一钱

上二十八味，捣罗二十三味极细，与研者五味拌匀，炼蜜和捣三二百杵，丸如梧桐子大。每服十五丸，荆芥汤下，不拘时。

治皮痹，皮中如虫行，腹胁胀满，大肠不利，语声不出，**羌活汤方**

羌活去芦头　蒺藜子炒，去角　沙参　丹参　麻黄去根节　白术　羚羊角镑　细辛去苗叶　萆薢　五加皮　五味子　生干地黄焙　赤茯苓去黑皮　杏仁汤浸，去皮尖、双仁，炒　菖蒲去毛　枳壳去瓤，麸炒　郁李仁汤浸，去皮尖，炒　附子炮裂，去皮脐　桂去粗皮。各三分　木通　槟榔各半两

上二十一味，剉如麻豆。每服四钱匕，水一盏半，生姜五片，煎至七分，去滓温服，不拘时。

治皮痹，肌肉不仁，心胸气促，项背硬强，**天麻散方**

天麻　附子炮裂，去皮脐　麻黄去根节　白花蛇肉酥拌炒　防风去叉　细辛去苗叶　芎䓖　菖蒲　荆芥穗　黄耆剉　桑根白皮剉　蒺藜子炒，去角　杏仁汤浸，去皮尖、双仁，炒，研。各三分　牛黄研　麝香研。各一分

上一十五味，捣罗十二味为散，与研者三味拌匀，再罗。每服一钱匕，薄荷酒调下，不拘时。

治皮痹，**蒴藋蒸汤方**

蒴藋根并叶　桃皮并叶　菖蒲叶各剉。三升　细糠一斗　秫米五升

上五味，以水一石五斗，煮取米熟为度，以大盆盛，作小竹床子罩盆，人坐床上，四面将席荐障风，别以被衣盖覆身上，觉气急，即旋开孔取气，如两食久，通身汗出，凡经三蒸。非惟治风寒湿痹，但是皮肤中一切冷气，皆能去之。

治风寒湿之气感于肺经，皮肤痛痹不仁，**麻黄汤方**

麻黄去根节　桂去粗皮　人参　芎劳　附子炮裂，去皮脐　防风去叉　芍药　黄芩去黑心　白术　甘草炙，剉。各一两　赤茯苓去黑皮。三分

上一十一味，剉如麻豆。每服五钱匕，水一盏半，入生姜五片，煎至一盏，去滓，稍热服，盖覆出汗愈。

治皮痹不仁，**蔓荆实丸方**

蔓荆实去浮皮。三分[①]　防风去叉　羌活去芦头　桔梗炒　白附子炮　枳壳去瓤，麸炒　蒺藜子炒，去角。各半两　皂荚半斤，不蛀者。新水浸一宿，揉熟，绢滤去滓，入面少许，同煎成膏

上八味，捣罗七味为末，入膏中和捣，丸如梧桐子大。每服二十丸，食后熟水下。

治皮肤瘙痹，**天麻丸方**

天麻酒浸，切，焙。二两　玄参　没药研　地榆　乌头炮裂，去皮脐。各一两　麝香研。一分[②]

上六味，捣罗四味为末，与二味研者和匀，炼蜜丸如梧桐子大。每服二十丸，空心食前温酒下。

肌　痹

论曰：风寒湿三气杂至，合而为痹，以至阴遇此者，则为肌痹。其状皮肤弗营，肌肉痛厚[③]而不仁是也。

治肌肉痛痹，肢体怠堕缓弱，恶风头疼，舌本强，言语謇涩，**天麻丸方**

天麻　独活去芦头。各一两　人参　防风去叉。各三分　附子炮裂，去皮脐　桂去粗皮　麻黄去根节。各一两　细辛去苗叶　当归切，焙　白术　羚羊角镑屑　芎劳　薏苡仁　干蝎去土，微炒　牛膝去苗，酒浸，焙　茯神去木　天南星别醋拌炒令黄　白僵蚕微炒。各三分　牛黄研　麝香研。各一分　乌蛇肉酒浸，去皮、

---

①　分：日本抄本、文瑞楼本同，明抄本、乾隆本作"钱"。
②　分：明抄本、乾隆本、文瑞楼本同，日本抄本作"两"。
③　厚：日本抄本、文瑞楼本同，明抄本、乾隆本作"痹"。

骨，酥炒令黄。一两　丹砂别研。半两　龙脑别研。一分

上二十三味，除四味别研外，捣罗为末，入所研药拌匀，再罗，炼蜜和杵三五百下，丸如梧桐子大。每服温酒下十丸至十五丸，不计时服。

治肌痹，淫淫如鼠走四体，津液脱，腠理开，汗大泄，为脾风，风气藏于皮肤，肉色败，鼻见黄色，止汗通肉解痹，**麻黄汤**方

麻黄去根节，煎，掠去沫，焙干　枳实去瓤，麸炒微黄　细辛去苗叶　白术　防风去叉。各三两　附子炮裂，去皮脐。四两　甘草炙，剉。二两　桂去粗皮。二两　石膏碎。八两　当归切，焙　芍药各二两

上一十一味，剉如麻豆。每服五钱匕，水一盏半，入生姜半分，切，煎至一盏，去滓温服，不计时候。

治肌痹，津液开泄，时复不仁，或四肢急痛，**西州续命汤**方

麻黄去根节，煎，掠去沫，焙干　当归切，焙　石膏碎。各二两　芎藭　桂去粗皮　甘草炙　黄芩去黑心　防风去叉　芍药各一①两　杏仁汤浸，去皮尖、双仁，炒。四十枚

上一十味，粗捣筛。每服四钱匕，水一盏，入生姜一枣大，切，煎至六分，去滓温服，不计时候。

治肌痹，淫淫如虫行，或腠理开疏汗出，皮肤肉色不泽，唇鼻黄，**细辛汤**方

细辛去苗叶　防风去叉　白术　附子炮裂，去皮脐　桂去粗皮。各一两　石膏碎　麻黄去根节，煎，掠去沫，焙干。各二两　枳实去瓤，麸炒微黄　甘草炙，剉。各半两　黄耆②　当归切，焙。各一两

上一十一味，剉如麻豆。每服四钱匕，水一盏，入生姜五片，

---

① 一：文瑞楼本同，明抄本、乾隆本、日本抄本作"二"，日本抄本旁注"二作一"。

② 黄耆：日本抄本、文瑞楼本同，明抄本、乾隆本在麻黄前。

煎至七分，去滓温服，不计时候。

血痹

论曰：血痹之状，形体肌肤如被微风所吹者是也。盖血为阴，邪入于血而痹，故谓之血痹。宜先针引阳气，后以药治之。

治血痹，去邪益心，悦颜色，壮筋力，**干地黄丸方**

生干地黄焙。二两半① 五味子 桂去粗皮 秦艽去苗、土 独活去芦头 附子炮裂，去皮脐 石斛去根。各一两半 远志去心。一两 肉苁蓉酒浸，切，焙 草薢炒 菟丝子酒浸，别捣 蛇床子炒 牛膝酒浸，切，焙 狗脊去毛 桃仁去皮尖、双仁，炒。各一两半 诃黎勒皮 槟榔各三两半②。剉

上一十七味，捣罗为末，炼蜜和丸如梧桐子大。每日空心食前，温酒下二十丸。

治风血痹，皮肤不仁，**防风汤方**

防风去叉。二两 甘草炙，剉。半两 独活去芦头。三分③ 当归切，焙 赤茯苓去黑皮 秦艽去苗、土。各一两 茵芋去粗茎。半两 桂去粗皮。三④分 杏仁汤浸，去皮尖、双仁，麸炒。半两

上九味，粗捣筛。每服四钱匕，水、酒各七分，入生姜五片，煎至八⑤分，去滓温服，不计时候。

治血痹，手足疼麻不仁，游走无定，**草薢丸方**

草薢炒 山芋 牛膝酒浸，切，焙。各一两 白术半两 泽泻一两 地肤子炒。半两 干漆炒令烟出 蛴螬生，研 天雄炮裂，去皮脐。各三分 熟干地黄焙。一两 狗脊去毛。半两 茵芋去粗茎。一分 山茱萸一两 车前子炒。三分⑥

---

① 二两半：日本抄本、文瑞楼本同，明抄本、乾隆本作"一两半"。
② 三两半：明抄本、乾隆本、文瑞楼本同，日本抄本作"五两半"。
③ 分：明抄本、乾隆本、文瑞楼本同，日本抄本作"两"。
④ 三：明抄本、乾隆本、文瑞楼本同，日本抄本作"一"。
⑤ 八：明抄本、乾隆本、文瑞楼本同，日本抄本作"七"。
⑥ 分：日本抄本、文瑞楼本同，明抄本、乾隆本作"钱"。

上一十四味，除蛴螬研入外，捣罗为末，和令匀，炼蜜和丸如梧桐子大。空心食前，温酒下十丸至十五丸，日二夜一。

治风血痹，身体不仁，肉冷，**芍药汤方**

赤芍药　侧子炮裂，去皮脐　桂去粗皮　麻黄去根节　萆薢炒　当归切，焙　丹参各一两　细辛去苗叶　甘草炙，剉。各半两

上九味，剉如麻豆。每服三钱匕，水一盏，入生姜五片，同煎至六分，去滓温服，不计时候。

治风血痹，阴阳俱微，寸口关上微，或尺中小紧，其状身体不仁，如贼风所中，**黄耆汤方**

黄耆剉　芍药各一两　桂去粗皮。三分

上三味，粗捣筛。每服五钱匕，以水一盏半，枣二枚，擘破，生姜一枣大，拍碎，同煎至八分，去滓温服，早晨、午间、近晚各一服。

治血痹及诸痹甚者四肢不随，**黄耆酒方**

黄耆　独活去芦头　防风去叉　甘草炙　蜀椒去目并闭口者，炒出汗　附子炮裂，去皮脐　白术　牛膝　芎䓖　细辛去苗叶。各三两　干姜炮。三两半①　当归切，焙　桂去粗皮。各二两半②　葛根　秦艽去苗、土　乌头炮裂，去皮脐　山茱萸各二两　大黄一两。生，剉

上一十八味，剉如麻豆，用夹绢囊盛贮，以清酒一斗浸之，春夏五日，秋冬七日。初服一合，日再夜一，渐增之，以知为度。虚弱者，加苁蓉二两；下利者，加女萎三两；心下有水，加茯苓二两。一方加石斛、菖蒲各二两。

治血痹及五脏六腑皮肤骨髓肌肉筋脉等疾，不问新久，**萆薢酒方**

萆薢　防风去叉　菟丝子　杜仲去粗皮，剉，炒　黄耆　菊

---

① 三两半：日本抄本、文瑞楼本同，明抄本、乾隆本作"三两"。
② 各二两半：文瑞楼本同，明抄本、乾隆本作"三两"，日本抄本作"各三两半"。

花 天雄炮裂，去皮脐 石斛去根 生干地黄焙 地骨皮 续断 金牙煅，醋淬 石南 肉苁蓉酒浸，切，焙 蜀椒去目及闭口者，炒出汗。各一两

上一十五味，㕮咀如麻豆，夹绢囊盛贮，以无灰酒五升浸二七日。每日任性服，候减一升，即旋添酒一升，药力薄即别制，年老者亦可服。

治风血痹，肌体手足痿弱，四肢拘挛，**茵芋酒方**

茵芋去粗茎 附子炮裂，去皮脐 天雄炮裂，去皮脐 乌头炮裂，去皮脐 秦艽去苗、土 女萎 防风去叉 羊踯躅 防己 石南 细辛去苗叶 桂去粗皮。各一两

上一十二味，㕮咀如麻豆，夹绢囊盛贮，以清酒五升浸之，冬七日，夏三日，春秋五日。初服一合，日三，渐增之。

治风邪游走无定处，名曰血痹，**萆薢丸方**

萆薢剉，炒令黄 山芋 牛膝切，焙 泽泻各一两 白术三分 地肤子半两 山茱萸炒。一两一分① 狗脊细剉，去毛。三分 茵芋用叶炙过。一分 熟干地黄焙。二两半②

上一十味，捣罗为末，炼蜜和丸如梧桐子大。每服十丸，温酒下，不拘时，稍加至十五丸。

脉痹

论曰：血性得温则宣流，得寒则凝涩。凝涩不行，则皮毛萎悴，肌肉痛痹。《内经》谓风寒湿三气杂至，合而为痹。又曰：夏遇此者为脉痹，痹则血凝不流可知也。

治脉痹，血道壅涩，**导痹汤方**

黄耆剉。四两 当归切，焙 人参 白茯苓去黑皮 龙齿 远志去心 甘草炙。各三两 桂去粗皮 半夏汤浸洗七遍，焙。各五③两 枳实去瓤，麸炒 桔梗去芦头，剉，炒 茯神去木。

---

① 一两一分：日本抄本、文瑞楼本同，明抄本、乾隆本作"一两"。
② 二两半：日本抄本、文瑞楼本同，明抄本、乾隆本作"三两半"。
③ 五：明抄本、乾隆本、文瑞楼本同，日本抄本作"半"。

各二两

上一十二味，粗捣筛。每服先以水二盏，煮粳米半合，米熟去米，即入药五钱匕，生姜五片，大枣二枚，擘破，同煎数沸，去滓，取一盏，温服，不计时候。

治脉痹，通行血脉，**人参丸方**

人参　麦门冬去心，焙　茯神去木　龙齿　远志去心　黄耆剉　菖蒲　赤石脂各一两　熟干地黄焙。二两

上九味，捣罗为末，炼蜜和捣三二百杵，丸梧桐子大。每服食后良久，以清粥饮下三十丸。

治脉痹，身体不仁，**黄耆汤方**

黄耆剉　芍药　桂去粗皮。各三两　当归切，焙　白茯苓去黑皮　菖蒲　人参各二两

上七味，粗捣筛。每服五钱匕，水一盏半，生姜五片，大枣二枚，擘破，同煎，去滓，取一盏，温服，不计时。

治脉痹，面颜脱色，脉空虚，口唇色赤，干燥，消痹蠋热，润悦颜色，**升麻汤方**

升麻　射干　芎藭　人参各三两　赤小豆五合　生姜二两半　麦门冬去心，焙　萎蕤各四两　生地黄二两半　甘草炙。二两　竹叶切。一升

上一十一味，剉如麻豆。每服五钱匕，水一盏半，煎至一盏，去滓温服，不计时，日三[①]。

治风湿脉痹，皮肤不仁，**防风汤方**

防风去叉　当归切，焙　秦艽去苗、土　赤茯苓去黑皮　茵芋去粗茎　甘草炙　杏仁去皮尖、双仁，麸炒　桂去粗皮　独活去芦头。各一两

上九味，粗捣筛。每服五钱匕，以酒、水各半盏，入生姜半分，切，煎取八分，去滓温服，不拘时候。

治脉痹，荣卫不通，四肢疼痹，**芍药汤方**

---

① 三：明抄本、乾隆本、文瑞楼本同，日本抄本作"二"。

芍药　熟干地黄焙　当归切，焙。各二两　防风去叉　秦艽去
苗、土　羌活去芦头　防己　芎䓖　白术各一两　桂去粗皮　甘草
炙。各三分

上一十一味，粗捣筛。每服五钱匕，以水一盏半，煎至八分，
去滓温服，日二服。

卷第二十

诸痹门

诸痹门

筋　痹

论曰:《内经》曰：风寒湿三气杂至，合而为痹。又曰：以春遇此者为筋痹。其状拘急，屈而不伸是也。筋痹不已，复感于邪，内舍于肝，是为肝痹。其状夜卧则惊，饮多，数小便，上为引如怀。盖淫气乏竭，痹聚在肝。治法以筋痹为先，筋痹既平，则邪弗入于肝矣。

治筋风，四肢挛痹，**天麻丸方**

天麻二两　苦参三两　细辛去苗叶。二两　菖蒲二两　牛膝去苗，酒浸，焙。二两　赤箭二两　附子炮裂，去皮脐。一两　地榆二两　人参二两　芎䓖一两　桂去粗皮。一两半　木香一两　陈橘皮汤浸，去白，焙干。一两半①　当归切，焙　赤芍药　酸枣仁微炒　威灵仙去土　藁本去苗、土　防风去叉，剉　独活去芦头。各二两

上二十味，捣罗为细末，炼蜜和杵为丸如梧桐子大。每服温酒下二十丸，日二服，加至三十丸。

治筋痹，以筋虚为风所伤，故筋挛缩，腰背不伸，强直时痛，**牛膝汤方**

牛膝去苗，酒浸，剉，焙　防风去叉　丹参　前胡去芦头。各二两　石斛去根。二两半　杜仲去粗皮，涂酥炙，剉　秦艽去

---

① 一两半：日本抄本、文瑞楼本同，明抄本、乾隆本作“一两”。

苗、土　续断各一两半　陈橘皮汤去白，焙。一两　大麻仁研。
一合

上一十味，除大麻仁外，粗捣筛。每服五钱匕，水一盏半，
煎五七沸，别下麻仁末一钱匕，煎至一盏，去滓，空腹服，日二。

治筋痹，肢体拘急，不得伸展，**独活散方**

独活去芦头。三两　附子炮裂，去皮脐　薏苡仁　苍耳　防风
去叉　蔓荆实　芎䓖　细辛去苗叶　秦艽去苗、土　菖蒲各二两

上一十味，捣罗为细散。每服一钱匕，空腹以温酒调下，日
二①。

治肝痹，多惊悸，神思不安，**茯神散方**

茯神去木　酸枣仁微炒　黄耆剉　人参各一两　熟干地黄
焙　远志去心　五味子各半两　白茯苓去黑皮。一两　丹砂别研。
半两

上九味，除丹砂外，捣罗为散，入丹砂末再研匀。每服一钱
匕，以温酒调下，不计时候。

治肝痹，两胁下满，筋急不得太息，疝瘕四逆，抢心腹痛，
目不明②，**补肝汤方**③

白茯苓去黑皮。一两二钱　乌头四④枚。炮裂，去皮脐　蕤仁
研　柏子仁研　防风去叉　细辛去苗叶。各二两　山茱萸　桂去粗
皮。各三⑤分　甘草炙，剉。半两

上九味，剉如麻豆，入研药拌匀。每服五钱匕，水一盏半，
入大枣二枚，擘开，同煎数沸，去滓，取一盏服，不计时。

治肝虚气痹，两胁胀满，筋脉拘急，不得喘息，四肢少力，

---

① 二：明抄本、乾隆本、文瑞楼本同，日本抄本作"三"。
② 明：明抄本、日本抄本、文瑞楼本同，乾隆本此后有"夜卧则惊，饮多，
小便数"。
③ 方：乾隆本、日本抄本、文瑞楼本同，明抄本此后有小字注"肝痹条目
但多独活、附子、薏苡仁，而无蕤仁"。
④ 四：明抄本、日本抄本、文瑞楼本同，乾隆本作"一"。
⑤ 三：明抄本、乾隆本、文瑞楼本同，日本抄本作"五"。

眼目不明①，**细辛汤方**

细辛去苗叶　防风去叉　白茯苓去黑皮　柏子仁研　桃仁汤浸，去皮尖、双仁，麸炒微黄②　山茱萸　甘草炙，剉。各三③分　蔓荆实　枳壳去瓤，麸炒。各半两

上九味，粗捣筛。每服三钱匕，水一盏，大枣三枚，擘破，同煎数沸，去滓，取七分温服，不计时候④。

治肝痹，头目昏塞，四肢不利，胸膈虚烦，**防风汤方**

防风去叉。一两　芎藭　黄耆剉　五味子　人参　茯神去木　独活去芦头　羚羊角镑屑　前胡去芦头。各三分⑤　细辛去苗叶　酸枣仁微炒　甘草炙。各半两

上一十二味，粗捣筛。每服三钱匕，水一盏，大枣三枚，擘破，同煎取七分，去滓温服，不计时候。

治筋痹，多悲思，颜色苍白，四肢不荣，诸筋拘挛，伸动缩急，腹中转痛，**五加皮酒方**

五加皮　枳刺炒　猪椒根皮各八两　丹参八两　桂去粗皮。三两　当归切，焙。三两　甘草炙　天雄炮裂，去皮脐　秦椒去闭口及目，炒出汗　白鲜皮　木通剉。各四⑥两　芎藭　干姜炮。各五两　薏苡仁半升　大麻仁三升

上一十五味，剉如麻豆大，以夹绢囊盛贮，清酒三斗⑦渍之，春夏三四宿⑧，秋冬六七宿⑨。初服二三合，稍加之，以知为度。

---

① 眼目不明：日本抄本、文瑞楼本同，明抄本、乾隆本无。
② 黄：明抄本、日本抄本、文瑞楼本同，乾隆本此后有"各半两"。
③ 三：乾隆本、日本抄本、文瑞楼本同，明抄本作"二"。
④ 水一盏……不计时候：此24字日本抄本、文瑞楼本同，明抄本、乾隆本作"枣三枚，水煎温服"，且其后明抄本有小字注"方见前肝痹条中，但多木瓜、草藓、五加皮"，乾隆本有小字注"如足胫痿弱，加薏苡仁、木瓜、五加皮"。
⑤ 分：明抄本、乾隆本、文瑞楼本同，日本抄本作"两"。
⑥ 四：日本抄本、文瑞楼本同，明抄本、乾隆本作"半"。
⑦ 斗：明抄本、乾隆本、文瑞楼本同，日本抄本作"升"。
⑧ 三四宿：日本抄本、文瑞楼本同，明抄本、乾隆本作"三日"。
⑨ 宿：日本抄本、文瑞楼本同，明抄本、乾隆本作"日"。

骨痹

论曰:《内经》谓人有身寒,汤火不能热,厚衣不能温,然不冻栗。是人者素肾气胜,以水为事,太阳气衰,肾脂枯不长,一水不能胜两火,肾者水也,而生于骨,肾不荣[①],则髓不能满,故寒甚至骨也。所以不能冻栗者,肝一阳也,心二阳也,肾孤脏也,一水不能胜二火,故不能冻栗,病名曰骨痹,是人当挛节也。夫骨者肾之余,髓者精之所充也,肾水流行,则髓满而骨强。迨夫天癸亏而凝涩,则肾脂不长,肾脂不长,则髓涸而气不行,骨乃痹,而其证内寒也。虽寒不为冻栗,则以肝心二气为阳火,一水不能胜之,特为骨寒而已。外证当挛节,则以髓少而筋燥,故挛缩而急也。

补骨髓,治寒湿,**肉苁蓉丸方**

肉苁蓉酒浸,切,焙。一两　獭肝一具。涂酥炙,切　柴胡去苗　秦艽去苗、土。各三分　巴戟天去心　黄耆剉。各一两　人参半两　白茯苓去黑皮。三分　熟干地黄切,焙。半两　泽泻　附子炮裂,去皮脐。各三分　远志去心。一两　山芋　蒺藜子炒,去角。各半两　石斛去根。三分　厚朴去粗皮,姜汁炙　五味子　桂去粗皮　桃仁汤浸,去皮尖、双仁,炒,别研　丁香　木香各半两　当归切,焙。三分　芍药　陈橘皮汤浸,去白,焙　赤石脂　槟榔　白术　干姜炮　郁李仁汤浸,去皮尖,炒,研　甘草炙,剉　牡丹皮　蜀椒去目并闭口者,炒出汗　山茱萸　芎䓖　牡蛎炒。各半两

上三十五味,捣研为末,再和匀,炼蜜和杵数百下,丸如梧桐子大。每服温酒下三十丸,不拘时,日三服。

治肾虚骨痹,肌体羸瘦,腰脚疼疼,饮食无味,小便滑数,**石斛丸方**

---

① 荣:明抄本、乾隆本、日本抄本、文瑞楼本同,《素问·逆调论》作"生"。

石斛去根　牛膝酒浸，切，焙　续断各三分　菟丝子酒浸，别捣　石龙芮炒　桂去粗皮。各一两　肉苁蓉酒浸，切，焙。三分　鹿茸去毛，酥炙。一两　杜仲去粗皮，炙，剉　白茯苓去黑皮　熟干地黄切，焙。各三分①　附子炮裂，去皮脐。一两　巴戟天去心。半两　防风去叉。三分　桑螵蛸炙　芎䓖各半两　山茱萸三分　覆盆子半两　补骨脂微炒　荜澄茄各三分　五味子半两　泽泻一两　沉香　茴香子微炒。各三②分　薏苡仁炒。一两

上二十五味，捣罗为末，炼蜜和杵数百下，丸如梧桐子大。每服空心，以温酒下三十丸，日二服。

治肾虚骨痹，面色萎黑，足冷耳鸣，四肢羸瘦，脚膝缓弱，小便滑数，补肾，**熟干地黄丸方**

熟干地黄切，焙　肉苁蓉酒浸，切，焙　磁石煅，醋淬。各二两　山茱萸三分　桂去粗皮　附子炮裂，去皮脐。各一③两　山芋三分　牛膝酒浸，切，焙。一两　石南　白茯苓去黑皮　泽泻　黄耆剉。各三分　鹿茸去毛，酥炙。二两　五味子三分　石斛去根，剉。一两　覆盆子　远志去心。各三分　补骨脂微炒。一两　萆薢剉　巴戟天去心。各三分　杜仲去粗皮，炙，剉。一两　菟丝子二两。酒浸，别捣　白龙骨一两

上二十三味，捣罗为末，炼蜜和杵数百下，丸如梧桐子大。每服空心，以温酒下三十丸，日三服。

治肾脏中风寒湿成骨痹，腰脊疼痛，不得俯仰，两脚冷痛，缓弱不遂，头昏耳聋，语音浑浊，四肢沉重，**附子独活汤**方

附子炮裂，去皮脐　独活去芦头。各一两　防风去叉　芎䓖　丹参　萆薢　菖蒲各半两　天麻　桂去粗皮。各一两　黄耆半两　当归切，焙。一两　细辛去苗叶　山茱萸　白术　甘菊花　牛膝酒浸，切，焙　枳壳去瓤，麸炒　甘草炙，剉。各半两

上一十八味，剉如麻豆。每服三钱匕，以水一盏，生姜三片，

---

① 分：明抄本、乾隆本、文瑞楼本同，日本抄本作"两"。
② 三：乾隆本、日本抄本、文瑞楼本同，明抄本作"二"。
③ 一：文瑞楼本同，明抄本、乾隆本作"半"，日本抄本作"二"。

煎至七分，去滓，不计时候温服。

治肾脏气虚，骨痹缓弱，腰脊痠疼，脐腹虚冷，颜色不泽，志意昏愦，**鹿茸天麻丸方**

鹿茸去毛，酥炙。二[①]两　天麻一两半　附子炮裂，去皮脐　巴戟天去心　菖蒲各一两　石斛去根，剉。一两半[②]　干蝎去土，炒　萆薢剉　桂去粗皮　牛膝酒浸，切，焙　天雄炮裂，去皮脐　独活去芦头　丹参　当归切，焙　杜仲去粗皮，炙，剉。各一两　肉苁蓉酒浸，切，焙。一两半　磁石煅，醋淬，细研，水飞过。一两

上一十七味，捣罗为末，炼蜜和匀，捣三五百下，丸如梧桐子大。每服二十丸，加至三十丸，空心及晚食前以温酒下。

治肾脏久虚，骨疼腰痛足冷，少食无力，**肾沥汤方**

磁石煅，醋淬。二两　肉苁蓉酒浸，切，焙　黄耆　人参　白茯苓去黑皮　芎䓖　桂去粗皮　菖蒲　当归切，焙　熟干地黄切，焙　石斛去根　覆盆子　干姜炮　附子炮裂，去皮脐　五味子各一两

上一十五味，剉如麻豆。每服三钱匕，用羊肾一只，去脂膜，先用水二盏，煮肾，取汁一盏，去肾，入药末，煎至七分，去滓温服，空心日午夜卧共三服。

肠 痹

论曰：《内经》曰：肠痹者，数饮而出不得，中气喘争，时发飧泄。夫大肠者，传导之官，其所以传导者，皆冲和之气。今风寒湿三气乘虚客于肠间，则邪留而和气闭矣。故其证数饮而出不得，中气喘争，时发飧泄，大小肠气痹，水道不通，故虽多饮而不得溲便，并气于大肠，使糟粕不化，故中气喘争，时发飧泄也。

治肠痹，寒湿内搏，腹满气急，大便飧泄，**吴茱萸散方**

① 二：日本抄本、文瑞楼本同，明抄本、乾隆本作"一"。
② 一两半：明抄本、乾隆本、文瑞楼本同，日本抄本作"二两半"。

吴茱萸汤洗，焙干，炒。半两　肉豆蔻仁　干姜炮　甘草炙。各半两　陈橘皮汤浸，去白，焙　厚朴去粗皮，生姜汁炙　高良姜各二两　缩砂仁　陈曲炒　白术各一两

上一十味，捣罗为散。每服一钱匕，粥饮调下，食前服。

治肠虚寒湿内攻，腹痛飧泄，**草豆蔻散方**

草豆蔻　陈橘皮汤浸，去白，焙。各一两　桂去粗皮　木香　白术　当归切，焙　白豆蔻仁　丁香　肉豆蔻仁　高良姜各半两

上一十味，捣罗为散。每服一钱匕，煎生姜枣汤调下，食前服。

治肠痹，腹满喘争，小便不利，大便飧泄，**赤茯苓丸方**

赤茯苓去黑皮　白术　桂去粗皮。各二两　木香　诃黎勒煨，去核　陈橘皮汤浸，去白，焙　厚朴去粗皮，生姜汁炙。各一两

上八味①，捣罗为末，炼蜜和丸梧桐子大。每服三十丸，米饮下，空心食前，日二。

治肠痹飧泄，腹胀气痛，饮食不化，**诃黎勒汤方**

诃黎勒煨，用皮。一两半　附子炮裂，去皮脐。一两　当归切，焙。三分　桔梗炒。半两　肉豆蔻去壳。三②分　木香半两　吴茱萸汤浸七遍，焙干，微炒。一分　陈橘皮汤浸，去白，焙。一两　甘草炙，剉。一分

上九味，粗捣筛。每服三钱匕，水一中盏，入生姜半分，枣二枚，煎至七分，去滓，食前稍热服。

治肠痹，腹胀疠痛，时复飧泄，食不消化，**木香丸方**

木香一两　诃黎勒煨，用皮。一两半　白术一两　桂去粗皮。一两　附子炮裂，去皮脐。二两　芜荑微炒。一两　高良姜剉。一两　肉豆蔻去壳。半两　厚朴去粗皮，生姜汁炙过。二两　干姜炮。三分　甘草炙，剉。半两

---

① 八味：日本抄本、文瑞楼本同，与实际药味数不符。《永乐大典医药集》卷一万三千八百七十八"痹"引《圣济总录》同，在厚朴后有"草豆蔻五线"。明抄本、乾隆本无，明抄本在厚朴后有"甘草炙半"。

② 三：明抄本、乾隆本、文瑞楼本同，日本抄本作"二"。

上一十一味，捣罗为末，以曲末煮作糊，和捣三二百杵，丸如梧桐子大。食前生姜枣汤下二十丸。

治肠痹飧泄，腹胁胀满，**诃黎勒丸方**

诃黎勒煨，用皮。一两　干姜炮。三分　当归剉，微炒。一两　黄连去须。一两　白术一两　木香三分　厚朴去粗皮，生姜汁炙。一两

上七味，捣罗为末，炼蜜和捣三二百下，丸如梧桐子大。每服三十丸，粥饮下，不拘时候。

治肠痹，腹胀飧泄，小便不利，**木香散方**

木香三两　诃黎勒煨，用皮。半两　附子炮裂，去皮脐。一①两　干姜炮。一两　厚朴去粗皮，涂生姜汁炙。二②两　枳实去瓤，麸炒。一两　赤茯苓去黑皮。一③两　甘草炙，剉。半两　当归剉，微炒。一两

上九味，捣罗为细末。每服二钱匕，粥饮调下，食前。

周　痹

论曰:《黄帝针经》谓周痹者，在于血脉之中，随脉以上，随脉以下，不能左右，各当其所。夫风寒湿之为痹，本痹而不通，今乃能周身上下者，以其邪中于血脉之间，与脉流通，随气上下，升降无碍也。故痛从上下者，先刺其下以遏之，后刺其上以脱之；痛从下上者，先刺其上以遏之，后刺其下以脱之。刺法附于针灸卷④外，宜徐以药治之。

治周痹，肢体痿弱，不能行履，**巴戟天散方**

巴戟天去心。半两　芎藭一分　附子炮裂，去皮脐。三⑤分　白敛一分　黄耆炙，剉　桂去粗皮　细辛去苗叶，炒。各半两　桔梗

---

① 一：文瑞楼本同，明抄本、乾隆本作"半"，日本抄本作"二"，旁注"二作一"。
② 二：明抄本、乾隆本、日本抄本、文瑞楼本同，日本抄本旁注"二作一"。
③ 一：日本抄本、文瑞楼本同，明抄本、乾隆本作"半"。
④ 卷：明抄本、乾隆本同，日本抄本、文瑞楼本作"门"。
⑤ 三：明抄本、乾隆本、日本抄本、文瑞楼本同，日本抄本旁注"三作二"。

炒。一两　人参半两　芍药一分　牡荆实　天雄炮裂，去皮脐。各半两　肉苁蓉酒浸，切，焙。一分　草薢炒。半两　赤茯苓去黑皮　牛膝去苗，酒浸，切，焙。各一两　山芋　菊花未开者，微炒　秦艽去苗、土。各半两　乌喙炮裂，去皮脐　远志去心。各一两　山茱萸　黄芩去黑心　白术微炒　石斛去根。剉　白矾研如粉。各半两　五味子三分　龙胆去苗、土①　蜀椒去目并闭口，炒汗出。各一分　厚朴去粗皮，生姜汁炙，剉。半两　菖蒲九节者。去须、节，先用米泔浸后切，焙用。一两

上三十一味，除白矾别研外，将三十味捣罗为末，次入白矾末拌匀重罗。每服半钱匕，渐加至一钱匕，温酒调下，日二夜一。未觉身唇口痹热，即渐加至一钱半匕；如觉大痹心烦，以少许豉汤解之。

治周痹不仁，**远志散方**

远志去心　黄耆炙，剉。各半两　芍药一两　五味子　黄芩去黑心。各一分②　赤茯苓去黑皮　牡荆实轻炒。三分　秦艽去苗、土。一两　乌头炮裂，去皮脐　天雄炮裂，去皮脐　细辛去苗叶，微炒　山茱萸　菊花未③开者，炒。各半两　防风去叉。三分　狗脊去毛　桂去粗皮　芎藭　芜荑微炒。各半两　菖蒲用米泔浸，去节、皮，焙　萎蕤去土及须，焙。各三④分　白敛生用　山芋　附子炮裂，去皮脐　龙胆去苗、土　厚朴去粗皮，生姜汁炙，剉。各半两　蜀椒去目并闭口，炒出汗　巴戟天去心。各一分

上二十七味，捣罗为散。每服一钱匕，空心温酒调下，渐加至二钱匕，日二夜一。

治周痹，身体不仁，**黄芩汤方**

黄芩去黑心　甘草炙，剉　防风去叉。各半两　秦艽去苗、土　葛根剉　杏仁去皮尖、双仁，麸炒。各一分　桂去粗皮　当归

---

①　龙胆去苗土：日本抄本、文瑞楼本同，明抄本、乾隆本作"龙脑"。
②　分：明抄本、乾隆本、文瑞楼本同，日本抄本作"两"。
③　未：日本抄本、文瑞楼本同，明抄本、乾隆本无。
④　三：明抄本、乾隆本、文瑞楼本同，日本抄本作"二"。

切，焙　赤茯苓去黑皮。各半两

上九味，粗捣筛。每服六钱匕，以水、酒各一盏，枣二枚，擘破，生姜一枣大，切，同煎至一盏，去滓温服，日二夜一。

治积年周痹，头发秃落，瘾胗生疮，气脉不通，搔之不觉痛痒，**白术散**方

白术微炒。三①两　附子炮裂，去皮脐。二②两　石斛去根，剉。半两　蜀椒去目并闭口，炒出汗　干姜炮　天雄炮裂，去皮脐　细辛去苗叶，轻炒。三分③　羊踯躅微炒。半两　乌头炮裂，去皮脐。一两　石南用叶，酒醋微炒。三分　桂去粗皮。一两　防风去叉。二两半

上一十二味，捣罗为散。每服半钱至一钱匕，渐加至一钱半，温豆淋酒三合调下，空心临卧各一服。每服药后，宜以少白羊脯嚼汁下药，续更用三合温豆淋酒冲涤，令接药力，常令有酒气。其药以韦皮袋贮，勿泄其气。初服，身与腿膝有汗，宜避外风。

治周痹，脚胫细瘦，痿弱不能行立，**金牙散**方

金牙别研细。一两　防风去叉　侧子炮裂，去皮脐　当归切，焙　石膏别研细　桂去粗皮。各二两　芎藭一两半　白术微炒。三④两　泽泻　细辛去苗叶。轻炒　黄芩去黑心　赤茯苓去黑皮。各一两半⑤　石南叶酒酒炒　人参二⑥两

上一十四味，除金牙、石膏别研外，将十二味捣罗为散，方入金牙、石膏末，拌匀重罗。每服一钱半匕，渐加至二钱匕。空心温酒调下，日二夜一；未觉，更增药至二钱半⑦。

治周痹，肢体脚膝无力，**附子散**方

---

① 三：明抄本、乾隆本、文瑞楼本同，日本抄本作"二"。

② 二：明抄本、乾隆本、文瑞楼本同，日本抄本作"一"。

③ 三分：明抄本、乾隆本同，日本抄本作"各二分"，文瑞楼本作"各三分"。以有"各"字义胜。

④ 三：乾隆本、日本抄本、文瑞楼本同，明抄本作"二"。

⑤ 一两半：日本抄本、文瑞楼本同，明抄本、乾隆本作"一两"。

⑥ 二：明抄本、乾隆本、日本抄本同。文瑞楼本此前有"各"，义胜。

⑦ 二钱半：乾隆本、日本抄本、文瑞楼本同，明抄本作"二钱"。

附子炮裂，去皮脐　狗脊去毛。各一分①　山芋　熟干地黄焙②　王孙去土，生用　桂去粗皮　天雄炮裂，去皮脐　山茱萸　秦艽去苗、土　干漆酒③炒令烟出　防风去叉　甘草炙。各半两　白敛一两

上一十三味，捣罗为散。每服一钱匕，空心温酒调下，日二夜一，渐加至一钱半匕。服之一月愈。

治周痹身体拘痛，腰脚痹痛，**六生散方**

生菖蒲九节者。去毛、节，切，焙　生干地黄焙　生枸杞根　生商陆根净洗，切，焙。各一斤　生乌头剉，去皮脐。四两　生姜去皮，切，焙。二斤

上六味，先焙了，各秤及本方分两，复以醇酒一斗五升淹浸一宿，漉出暴干，复内酒中，令酒尽再暴干，捣罗为散。每服半钱匕，以清酒一盏调下，渐加至一钱匕，空心临卧各一。

治八风十二痹，**续命汤方**

羌活去芦头。三两④　茯神去木　薏苡仁炒。各一两

上三味，粗捣筛。每服六钱匕，水二盏，煎取一盏，别入竹沥一匙许，更煎数沸，去滓温服，日二夜一。

治风湿周痹，肢节中痛，不可持物，行动无力，耳聋及肾脏虚损。益精髓，保神守中，**白石英浸酒方**

白石英碎如大麻粒　磁石火煅令赤，醋淬，如此五遍，捣。各五两

上二味，粗捣筛，生绢囊贮，以酒一升浸，经五六日。每服不计时，随性温服；服将尽，可更添酒浸之。

治寒湿周痹，**醍醐方**

醍醐一两

上一味，每日空心，以温酒五合，和一匙许服之。

---

① 分：日本抄本、文瑞楼本同，明抄本、乾隆本作"两"。
② 焙：明抄本、乾隆本、文瑞楼本同，日本抄本作"炮"。
③ 酒：日本抄本、文瑞楼本同，明抄本、乾隆本此后有"浸"。
④ 两：日本抄本、文瑞楼本同，明抄本、乾隆本作"分"。

治周痹，除五脏留滞、胃^①中结聚，益气止毒，润皮毛，补肾脏，**大豆蘖方**

大豆蘖一斤。炒令香熟

上一味，捣为末。每空腹温酒调下半匙，渐加至一匙。

治周痹，**野驼脂方**

野驼脂炼了滤过。一斤

上一味，别入好酥四两，同炼搅匀。每服半匙，以热酒半盏和化服之，渐加至一匙，空心食前各一。

风冷痹

论曰：痹虽异状，然皆本于三气，寒气多者，谓之冷痹。其证令人脚膝痠疼，行履艰难，四肢痠麻，身体俱痛，甚则有一身不随者。

治冷痹，脚膝疼痛，行履艰难，**巴戟天汤方**

巴戟天去心。三两　五加皮二两　萆薢　牛膝酒浸，切，焙　石斛去根　甘草炙。各一两半　防风去叉　白茯苓去黑皮。各一两三分　附子炮裂，去皮脐。二两

上九味，㕮咀如麻豆。每服五钱匕，生姜三片，水一盏半，煎至一盏，去滓，空心温服。

治冷痹，脚膝疼痛无力，**牛膝散方**

牛膝酒浸，切，焙。一两　桂去粗皮。半两　山茱萸一两

上三味，捣罗为散。每服空心温酒调二钱匕，日再服。

治中诸风毒，冷痹，偏枯不随，骨节疼痛，手足挛拳，**虎骨散方**

虎骨酥炙黄　败龟酥炙黄。各一两　何首乌酒蘸，去黑皮　羌活去芦头。各半两　当归细切，焙干　芎䓖　牛膝去苗，酒浸，切，焙　秦艽去苗、土。各三分　附子炮裂，去皮脐。半两　威灵仙洗，

---

① 胃：日本抄本、文瑞楼本同，明抄本、乾隆本作"胸"。

焙　原蚕砂炒。各三分①　延胡索与糯米同炒，米赤为度。半两　皂荚去黑皮并子，炙黄。一两　槟榔煨。三分　生干地黄焙。一两

上一十五味，捣罗为散。每服温酒调下三钱匕，不拘时。

治风冷痹，身体俱痛，**菖蒲散方**

菖蒲剉　生地黄去土，切　枸杞根去心。各四两　乌头炮裂，去皮脐。二两。剉　生商陆根去土，切。四两　生姜薄片切。八两

上六味，以清酒三升渍一宿，暴干，复内酒中，以酒尽干为度，暴干，捣筛为细散。每服空心温酒调一钱匕，日再服。

治风冷痹，游走无定处，亦名血痹，**萆薢丸方**

萆薢　山芋　牛膝去苗，酒浸，焙　泽泻各一②两　熟干地黄焙。二两半③　地肤子　干漆炒烟出　狗脊去毛。各三分④　白术半两　茵芋一分

上一十味，捣罗为细末，炼蜜和丸如梧桐子大。每服空心温酒下二十丸，日再。

治风冷痹，身体不随，四肢疼麻，不觉痛痒，不能言语，**防风汤方**

防风去叉　麻黄去节，先煎，掠去沫，焙。各三两　石膏　黄芩去黑心　芎藭　当归切，焙。各一两　杏仁去双仁、皮尖，熬。四十枚　桂去粗皮。二两　熟干地黄焙　甘草炙，剉。各一两

上一十味，粗捣筛。每服五钱匕，水一盏半，煎至一盏，去滓，空心温服，日再。

治风冷痹肿筋急，展转移易不常，**白敛散方**

白敛二两　附子炮裂，去皮脐。一⑤两

上二味，捣罗为散。每服空心温酒调下二钱匕。

治风冷痹，膝冷疼，颇觉无力，**羌活饮方**

①　分：明抄本、乾隆本、文瑞楼本同，日本抄本作"两"。
②　一：明抄本、乾隆本、文瑞楼本同，日本抄本作"二"。
③　二两半：明抄本、乾隆本、文瑞楼本同，日本抄本作"一两半"。
④　分：明抄本、日本抄本、文瑞楼本同，乾隆本作"两"。
⑤　一：明抄本、乾隆本、文瑞楼本同，日本抄本作"二"。

羌活去芦头。一两半　防风去叉。二两　五加皮剉。一[①]两　赤芍药二两　薏苡仁一两　羚羊角镑。三分　槟榔一枚，鸡心者。煨　磁石火煅，醋淬。五两

上八味，粗捣筛。每服五钱匕，水一盏半，入生姜五片，煎至一盏，去滓，空心温服。

治风冷痹，下焦虚寒，腰脚不随，**楮实丸方**

楮实微炒。三两　桂去粗皮。二分　枳壳去瓤，麸炒。三分　牛膝去苗，酒浸，切，焙　槟榔煨，剉　干姜炮。各一两半

上六味，捣罗为末，炼蜜丸如梧桐子大。空心晚食前温酒下三十丸。

风湿痹

论曰：风湿痹者，以风湿之气伤人经络而为痹也。其状皮肤痛厚，肌肉痠痛。盖由真气虚弱，为风湿所袭，久不差，入于经络，搏于阳经，致关机纵缓，不能维持，故令身体手足不随也。

治风湿痹，肌肤不仁，体常汗出，恶风，**防己汤方**

防己二两　白术一两半　桂去粗皮　茵芋　丹参　五加皮剉。各一两　牛膝酒浸，切，焙　细辛去苗叶　甘草炙。各半两

上九味，粗捣筛。每服五钱匕，水一盏半，入生姜五片，煎至八分，去滓温服，不拘时候，日二。

治风湿痹不仁，肢体疼痛，**海桐皮汤方**

海桐皮　丹参　桂去粗皮　防己各一两　甘草炙　麻黄去根节　天门冬[②]去心，焙。各二两　侧子炮裂，去皮脐。半两

上八味，剉如麻豆。每服四钱匕，水一盏，入生姜五片，煎至七分，去滓温服，不拘时。

治风湿痹，四肢缓弱，皮肤不仁，精神昏愦，**白花蛇丸方**

白花蛇酒浸，去皮、骨，炙。二两　薏苡仁　附子炮裂，去

---

① 一：明抄本、乾隆本、文瑞楼本同，日本抄本作“二”。
② 天门冬：日本抄本、文瑞楼本同，明抄本、乾隆本作“麦门冬”。

皮脐　萆薢　仙灵脾各一两　羌活去芦头　天南星炮　天麻　桂去粗皮　芎䓖各三分　莽草微炙　干蝎去土，炒　乌头炮裂，去皮脐　防风去叉　枫香脂各半两

上一十五味，为细末，糯米粥和捣三百杵，丸如小豆大。每服十丸，荆芥汤或温酒下。

治风湿痹，肢体疼痛，**萆薢丸**方

萆薢四两　牛膝酒浸，切，焙。三两　丹参　附子炮裂，去皮脐　白术　枳壳去瓤，麸炒。各二两

上六味，为细末，炼蜜丸如梧桐子大。每服三十丸，温酒下，不拘时。

治风湿痹，脉浮身重，汗出恶风，**防己汤**方

防己二两　甘草炙　黄耆薄切　麻黄去根节，先煎，掠去沫，焙。各一两　白术一两半

上五味，粗捣筛。每服五钱匕，水一盏半，入枣二枚，擘破，生姜三片，煎至一盏，去滓温服，空心一服，夜卧并二服。服讫，用椒葱汤小浴，继以生姜酒粥投之。汗出慎外风，皮肤中当如虫行。

治风寒湿痹，四肢拘挛，**苍耳饮**方

苍耳微炒。三两

上一味，为末。每服二钱匕，水一盏，煎至七分，去滓温服。

治男女恶风湿痹，周身不仁，小腹拘急，绕脐疗痛，头目昏眩，时吐涎沫，咳嗽，背强，难以俯仰，心下懊㤁，面目脱色，喉咽不利，耳聋恶寒，饮食失味，膀胱忽满，大小便不利，两胫痠痛，手足厥逆，吸吸短气，时复失精，白汗自出，梦寐不安，心神恍惚，肌肤瘾胗，**大黄**[①]**丸**方

五味子炒　䗪虫熬　芎䓖　肉苁蓉酒浸，切，焙　白薇　黄连去须　牡丹皮各三分　阿胶炒燥　麦门冬去心，焙　续断　石

---

① 大黄：原作"大甲"，日本抄本、文瑞楼本同，据明抄本、乾隆本及方中"大黄"改。

斛去根　甘草炙，剉　吴茱萸汤洗，焙，炒　商陆根切　芒消　细辛去苗叶　厚朴去粗皮，生姜汁炙，剉　黄芩去黑心。各半两　桂去粗皮　蜀椒去目并闭口，炒出汗　干姜炮裂　当归切，焙。各一两　乌头炮裂，去皮脐　生干地黄焙。各一两一分　大黄二两半①　附子炮裂，去皮脐。一分

上二十六味，捣罗为末，炼蜜和丸如梧桐子大。每服五丸，日三夜再②，温水下，渐加至十丸，以知为度。

治风寒湿气留于血脉，瘙痹不仁，**乳香丸方**

乳香研　没药研　五灵脂研。各一分　乌头炮裂，去皮脐　草乌头炮　白僵蚕炒　附子炮裂，去皮脐　自然铜醋炒。各半两　黑牵牛瓦上炒　天麻酒浸，切，焙。各一两

上一十味，捣罗为末，酒煮面糊和丸如梧桐子大。每服十丸至十五丸，薄荷酒下。

治风冷痹，腰脚不利，**楮实丸方**

楮实六两　桂去粗皮　干姜炮　枳壳去瓤，麸炒。各一两半　牛膝酒浸，切，焙。三两　槟榔剉。二两半

上六味，捣罗为末，炼蜜和丸如梧桐子大。每服三十丸，食前酒下，日三。

治风冷痹，身体俱痛，**菖蒲散方**

菖蒲　生地黄　枸杞根　商陆根生者。各四两　乌头炮裂，去皮脐。二两　生姜半斤

上六味，细剉，以清酒二升渍一宿，暴干，复内酒中，如此以酒尽为度，暴干，捣罗为散。每空腹暖酒调一钱匕，日二服。

治风湿痹，身体疼痛，恶风微肿，**芍药饮方**

赤芍药　麻黄去根节，先煮，掠去沫，焙　天门冬去心，焙。各三两　杏仁去皮尖、双仁，炒黄。五十枚

上四味，粗捣筛。每服五钱匕，水一盏半，入生姜一枣大，

---

① 二两半：明抄本、乾隆本、文瑞楼本同，日本抄本作"二两"。

② 日三夜再：日本抄本、文瑞楼本同，明抄本作"日夜再"，乾隆本作"日二服"。

切，煎至八分，去滓温服。

治风寒湿痹，四肢挛急，或身体浮肿，**防己饮方**

防己　桑根白皮剉　桂去粗皮　麻黄去根节。各三①两　白茯苓去黑皮。四两

上五味，粗捣筛。每服五钱匕，水一盏半，煎至八分，去滓温服，不拘时。

治风湿痹，皮肤瘄厚，肌肉痠痛，不可屈伸，**芍药饮方**

赤芍药　芎䓖各四两　附子炮裂，去皮脐。二两　甘草炙。三两

上四味，剉如麻豆。每服五钱匕，水一盏半，煎至八分，去滓温服。

治风湿痹不仁，脚弱不能行，**侧子浸酒方**

侧子炮裂，去皮脐　牛膝酒浸，切，焙　丹参　山茱萸并子用　杜仲去粗皮，炙，剉　石斛去根　萹蓄根各二两　防风去叉　蜀椒去目并闭口，炒出汗　细辛去苗叶　独活去芦头　秦艽去苗、土　桂去粗皮　芎䓖　当归　白术　茵芋去粗茎。各一两半　干姜炮。一②两　五加皮二两半　薏苡仁炒。半升③

上二十味，剉如麻豆大，以生绢囊贮，用清酒三斗浸，春夏三四宿，秋冬六七宿。初服三合，日再；稍加之，以知为度。

治风湿痹，脚膝无力，筋挛急痛，**巨胜浸酒方**

巨胜炒。一升半　薏苡仁炒。半升　生干地黄二两

上三味，剉令匀细，生绢囊贮，以酒二④斗浸，春夏三五日，秋冬六七日。每服五合，空心临卧温服。

治久患风湿痹，筋挛膝痛，兼理胃气结聚，止毒热，去黑痣面䵟，润皮毛，**牛膝大豆浸酒方**

---

① 三：明抄本、乾隆本、文瑞楼本同，日本抄本作“半”。
② 一：明抄本、乾隆本、文瑞楼本同，日本抄本作“二”。
③ 升：文瑞楼本同，明抄本、乾隆本作“斤”，日本抄本作“两”。
④ 二：日本抄本、文瑞楼本同，明抄本、乾隆本作“三”。

牛膝酒浸，切，焙。一斤　大豆紧小者。炒熟。一斤^①　生地黄洗，切。一斤

上三味，拌匀，同蒸一馈^②，倾出，绢囊贮，以酒三斗浸经宿。每服三合至五合，空心日中夜卧温服。

治风湿痹，脚膝痹厥，腰脚不随，兼治一切风脚膝之疾方

麦曲末一升　盐三升

上二味，蒸令气馏，毡袋盛之。以足踏践袋上，冷则易之。

治风湿痹，**陈元膏方**

当归生　附子生，去皮脐　天雄生，去皮脐　乌头生，去皮脐。各一两半　生地黄一斤。捣取汁　细辛去苗叶　干姜生　芎䓖各一两　桂去粗皮　白芷生用，留一块不锉　丹砂别研。各半两　雄黄别研。一两一分　醋一升半　松脂四两　猪肪不中水者，去筋、膜，别炼。五斤

上一十五味，除二味研者并地黄汁、猪肪、松脂、醋等相次入外，余剉切如豆粒，先将地黄汁与醋拌匀，浸一宿，取猪肪、松脂同于净器中煎，常令小沸，候白芷色黄，停温，用厚绵滤去滓，瓷合盛，入雄黄、丹砂末，熟搅至凝止，每用涂摩病处。凡修合，无令妇人、小儿及鸡犬见。

治风湿痹，肌肉痛痹，四肢挛急疼痛，日久不差，令机关纵缓，不能维持身体，手足不随，**涂摩膏方**

牛膝去苗　芍药　芎䓖　当归　白术　白芷　蜀椒去目并合口　厚朴去粗皮　雷丸　半夏汤浸七遍，去滑　桔梗炒　细辛去苗叶　吴茱萸　桂去粗皮　附子炮裂，去皮脐　木香　大腹　槟榔各一两　酥二两　驼脂三两　腊月猪脂三斤

上二十一味，除后三味外，并细切，量药多少，以酒渍一宿，先炼猪脂成膏，去滓，后尽入众药，以慢火从旦煎至晚，其膏成，以绵裹滤去滓，再入铛中，投酥并驼脂，候消搅匀，以瓷器盛。

---

① 斤：明抄本、乾隆本、日本抄本同，文瑞楼本作"升"。

② 馈（fēn 分）：蒸饭。

每不拘多少，以药摩之，摩经七日，即歇三两日，再摩之。

风湿痹身体手足不随

论曰：风寒湿气搏于气血，不得宣通，则真邪相击，肌肉尽痛，或皮肤瘖痹，甚则邪气深入于诸阳之经，阳气行迟，不能荣养于筋，故机关弛纵，筋脉不能收摄，而令身体手足不随也。

治风湿痹，肢节疼痛，身体手足不随，**仙灵脾丸**方

仙灵脾三分　防风去叉。半两　羌活去芦头　白附子炮　犀角屑　羚羊角屑　乳香细研　虎胫骨酥炙黄　附子炮裂，去皮脐　当归切，焙　牛膝去苗，酒浸，切，焙　鹿茸酥炙，去毛　石斛去根，细剉　海桐皮细剉。各三分　干蝎去土，炒。半两　乌蛇酒浸，去皮、骨，炙。二两　麝香细研。一两　桂去粗皮。半两　槟榔剉。半两　木香半两　天麻一两　天南星炮。半两　白僵蚕微炒。半两

上二十三味，除研二味，余二十一味捣罗为末，与研者拌和令匀，炼蜜和捣五七百杵，丸如梧桐子大。每服三十丸，食前温酒下。

治风寒湿痹，筋脉挛急，身体手足不随，**防风汤**方

防风去叉　薏苡仁各二两　麻黄去根节，汤煮，掠去沫，焙干。四两　白术　芎䓖　细辛去苗叶　羌活去芦头　茵芋去粗茎　牛膝去苗，酒浸，切，焙　狗脊去毛　萆薢　侧子炮裂，去皮脐　杏仁去皮尖、双仁，炒微黄　赤箭　桂去粗皮。各一两

上一十五味，剉如麻豆。每服四钱匕，水一盏，生姜三①片，同煎至七分，去滓温服，不计时候。

治诸痹身体瘖麻，或多瘙痒，筋脉拘急，言语謇涩，手足不随，**天麻散**方

天麻　白附子炮　羌活去芦头　防风去叉　芎䓖　独活去芦头　当归切，焙　桂去粗皮。各半两　白僵蚕炒　牛膝去苗，酒浸，切，焙　萆薢各三分　干蝎去土，炒　麻黄去根节。各一两

---

① 三：明抄本、乾隆本、文瑞楼本同，日本抄本作"一"。

上一十三味，捣罗为散。每服二钱匕，暖竹沥半盏，酒半盏调下，不计时。

治风湿痹，身体手足不随，冷疼痛痹，**羌活汤**方

羌活去芦头。三分　防风去叉。一两　五加皮剉。半两　赤芍药一两　薏苡仁炒。半两　羚羊角镑。半两　槟榔二枚。煨，剉　磁石煅，醋淬。二两半

上八味，粗捣筛。每服六钱匕，水二盏，入生姜五片，煎取一盏，去滓，空心食前温服，日二夜一。

治风寒湿痹，半身不随，不能语言，四肢麻木，或不知痛痒，**防风饮**方

防风去叉。一两　麻黄去节，汤煮，掠去沫，焙。一两半　石膏　黄芩去黑心　芎䓖　当归切，焙。各半两　杏仁去皮尖、双仁，炒。二十枚　桂去粗皮。一两　熟干地黄焙　甘草炙。各半两

上一十味，粗捣筛。每服五钱匕，以水二盏，煎取一盏，去滓，空心食前温服，日二夜一。

治风寒湿痹，脚膝疼痛，行履不得，**巴戟汤**方

巴戟天去心。一两半① 　五加皮一两　草薢微炒　牛膝去苗，酒浸，切，焙　石斛去根。各三分　防风去叉　白茯苓去黑皮。各九钱　附子炮裂，去皮脐。一两　甘草微炙。三分

上九味，剉如麻豆。每服五钱匕，水二盏，煎取一盏，去滓，空心食前温服，日二夜一。

治风湿痹，身体手足不随，**菖蒲散**方

菖蒲九节者。去须、节，米泔浸，细切，焙干　生干地黄焙　枸杞根各一两半。剉　乌头炮裂，去皮脐。一两　商陆一两半。剉　生姜切，焙。四两

上六味，吹咀如麻豆，清酒二升，浸一宿，暴干，复内酒中，以酒尽为度，暴干，捣罗为散。空心温酒调下一钱匕，日再。

治风寒湿痹，肢体腰膝冷疼痛痹，动不相随，**牛膝散**方

---

① 　一两半：日本抄本、文瑞楼本同，明抄本、乾隆本作"一两"。

牛膝去苗，酒浸，切，焙。半两　桂去粗皮。一分　山茱萸半两

上三味，捣罗为散。每服二钱匕，温酒调下，空心食前，日再。

痹 气

论曰：《内经》谓人身非衣寒也，中非有寒气也，寒从中生者何？是人多痹气也。阳气少，阴气多，故身寒如从水中出。夫阳虚生外寒，阴盛生内寒，人身阴阳偏胜，则自生寒热，不必外伤于邪气也。痹气内寒者，以气痹而血不能运，阳虚而阴自胜也。血凝泣而脉不通，故其证身寒如从水中出也。

治阳气虚，阴气盛，痹气内寒，如从水中出，**温补鹿茸丸**方

鹿茸去毛，酥炙。四两　人参　天雄炮裂，去皮脐　五加皮到　五味子　牛膝酒浸，切，焙　防风去叉　远志去心　石斛去根　山芋　狗脊去毛。各一两　肉苁蓉去皴皮，酒浸，切，焙　熟干地黄焙。各三①两　白茯苓去黑皮　菟丝子酒浸，别捣。各一两一分　覆盆子　石龙芮各二两　萆薢　石南　蛇床子炒，去皮　白术各三分　巴戟天去心，酒浸，焙　天门冬去心，焙　杜仲剉，炒。各一两半　干姜炮裂　桂去粗皮　吴茱萸炒　附子炮裂，去皮脐　细辛去苗叶　蜀椒去目及闭口者，炒出汗。各三分

上三十味，除菟丝子别捣外，捣罗为末，再拌匀，炼蜜丸如梧桐子大。每服温酒下二十丸，稍加至三十丸，空心食前，日三。

治阳衰阴盛，痹气身寒，补益，**巴戟天丸**方

巴戟天去心，酒浸，焙　肉苁蓉去皴皮，酒浸，切，焙　白龙骨　五味子　鹿茸去毛，酥炙　白茯苓去黑皮　天雄炮裂，去皮脐　续断　山芋　白石英各二两半　覆盆子　菟丝子酒浸，别捣。各三两　熟干地黄焙。二两　蛇床子炒，去皮。一两　远志去心　干姜炮裂。各一两半

---

① 三：明抄本、乾隆本、文瑞楼本同，日本抄本作"一"。

上一十六味，除菟丝子别捣外，同捣罗为末，入菟丝子拌匀再罗，炼蜜丸如梧桐子大。每服空心温酒下二十丸，加至三十丸，日再。

治阴盛阳虚痹气，身寒如从水中出，**补益黄耆丸方**

黄耆剉 鹿茸去毛，酥炙 白茯苓去黑皮 乌头炮裂，去皮脐 干姜炮裂。各三分 桂去粗皮 芎藭 当归切，焙 熟干地黄焙。各一两 白术 菟丝子酒浸一宿，别捣 五味子 柏子仁 枸杞根皮剉。各一两半 大枣去核。二十枚。焙

上一十五味，除菟丝子别捣外，同捣罗，再拌匀，炼蜜丸如梧桐子大。每服空心温酒下十五丸，日三。

治阳虚阴盛痹气，身寒如从水中出，**苁蓉丸方**

肉苁蓉去皱皮，酒浸，切，焙 天雄炮裂，去皮脐 石斛剉 当归切，焙 桂去粗皮。各一两 蜀椒去目及闭口，炒出汗 牛膝剉，酒浸，焙 陈橘皮汤浸，去白 干姜炮裂。各一两半

上九味，捣罗为末，炼蜜丸如梧桐子大。每服三十丸，空腹食前温酒下，日三。

治阳虚阴盛痹气，身寒如从水中出，**天雄丸方**

天雄炮裂，去皮脐 乌头炮裂，去皮脐 石龙芮 王孙 王不留行 蜀椒去目及闭口者，炒出汗。各一两 肉苁蓉去皱皮，酒浸，切，焙 当归切，焙 天麻剉。各二两 蛇床子炒。半两

上一十味，捣罗为末，炼蜜丸如梧桐子大。每服空心温酒下三十①丸，日再。

治痹气中寒，阳虚阴盛，身寒如水中出，**附子丸方**

附子炮裂，去皮脐 乌头炮裂，去皮脐 桂去粗皮 蜀椒去目及闭口者，炒出汗 菖蒲去须，剉 甘草炙。各一两 天麻 补骨脂炒 白术各二②两

上九味，捣罗为末，炼蜜丸如梧桐子大。每服空心温酒下

---

① 三十：日本抄本、文瑞楼本同，明抄本、乾隆本作"二十"。

② 二：明抄本、乾隆本、文瑞楼本同，日本抄本作"三"。

圣济总录 六三二

三十丸，日再。

热痹

论曰：《内经》于《痹论》有云：其热者，阳气多，阴气少，阳遭阴，故为痹热。盖腑脏壅热，复遇风寒湿之杂至，客搏经络，留而不行，阳遭其阴，故痹痹熻热而闷也。

治热痹，肌肉热极，体上如鼠走，唇口反坏，皮肤色变，兼治诸风，**石南散方**

石南叶洒醋微炒　山芋各一两　黄耆剉。三分　天雄炮裂，去皮脐。一两　山茱萸一两半　桃花生用　菊花未开者，炒。各三①分　真珠别研。一分　石膏别研　升麻各一两　甘草炙，剉。三分　萎蕤剉。一两　丹砂一分。别研，仍与真珠、石膏末一处，同研极细

上一十三味，别研外，将十味捣罗为末，次入所研者药拌匀。每服一钱匕，空心温酒调下，日二夜一，渐加至二②钱匕。

治热痹，**升麻汤方**

升麻　射干　甘草炙，剉　芎䓖　人参各二两　赤小豆炒。三合　生姜薄切，焙　麦门冬去心，焙　萎蕤各三两

上九味，粗捣筛。每服四钱匕，以水二盏，生地黄汁半合，青竹叶十五片，同煎至一盏半，去滓温服，不拘时候。

治热痹，**防风丸方**

防风去叉　羌活去芦头　茯神去木　牛膝酒浸，切，焙　桂去粗皮　人参　枳壳去瓤，麸炒　五加皮剉　芍药　丹参　薏苡仁　玄参　麦门冬去心，焙　生干地黄焙。以上各一两　磁石煅，醋淬。四两　槟榔剉。二两　松子仁　大黄剉，炒　木香各半两

上一十九味，捣罗为末，炼蜜和丸如梧桐子大。每服温酒下三十丸，加至四十丸，空心食前。

---

① 三：明抄本、乾隆本、文瑞楼本同，日本抄本作"二"。
② 二：明抄本、乾隆本、文瑞楼本同，日本抄本作"一"。

治热痹，**升麻汤**方

升麻三①两　茯神去木　人参　防风去叉　犀角镑　羚羊角镑　羌活去芦头。以上各二②两　桂去粗皮。半两

上八味，粗捣筛。每服四钱匕，水一盏半，生姜一块，拍碎，竹沥少许，同煎取一盏，去滓温服，不拘时候。

治热痹，宜服**生地黄汤**方

生地黄研取汁　竹沥　荆沥各一升　羌活去芦头　防风去叉。各三两　附子一枚，重者。炮，去皮脐，八破之

上六味，除前三味外，余三味剉如麻豆。每服三钱匕，水一盏半，地黄汁、竹沥、荆沥各少许，同煎数沸，去滓，取一盏，温服，不计时候。

---

① 三：日本抄本、文瑞楼本同，明抄本、乾隆本作“二”。
② 二：明抄本、乾隆本、文瑞楼本同，日本抄本作“一”。